Springer-Lehrbuch

Das diesem Handbuch zugrundeliegende Vorhaben wurde mit Mitteln des Bundesministeriums für Bildung und Forschung unter dem Förderkennzeichen 01 FP 0403 gefördert. Die Verantwortung für den Inhalt dieser Veröffentlichung liegt bei den Autorinnen.

Susanne Dettmer
Gabriele Kaczmarczyk
Astrid Bühren

Karriereplanung für Ärztinnen

Mit 30 Abbildungen und 10 Tabellen

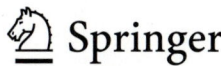

Dr. phil. Susanne Dettmer
Prof. Dr. med. Gabriele Kaczmarczyk
Universitätsklinikum Charité – Campus Virchow-Klinikum
Lehrgebäude
Augustenburger Platz 1
13353 Berlin

Dr. med. Astrid Bühren
Präsidentin des deutschen Ärztinnenbundes e.V.
Hagener Str. 31
82418 Murnau

ISBN 3-540-25633-4 Springer Medizin Verlag Heidelberg

Bibliografische Information der deutschen Bibliothek
Die Deutsche Bibliothek verzeichnet diese Publikation in der Deutschen Nationalbibliografie; detaillierte bibliografische Daten sind im Internet über http://dnb.ddb.de abrufbar.

Springer Medizin Verlag.
Ein Unternehmen von Springer Science+Business Media
springer.com
© Springer Medizin Verlag Heidelberg 2006
Printed in Germany

Planung: Peter Bergmann, Heidelberg
Projektmanagement: Axel Treiber, Heidelberg
Umschlaggestaltung & Design: deblik Berlin
SPIN 11402015
Satz: Fotosatz-Service Köhler GmbH, Würzburg
Druck- und Bindearbeiten: Stürtz GmbH, Würzburg
Gedruckt auf säurefreiem Papier.   15/2117 AT – 5 4 3 2 1 0

Vorwort

Der Anstoß zu diesem Handbuch kam während einer Sitzung der Ärztinnengremien der Bundesärztekammer (BÄK), als über einen Vortrag zum Umgang mit mangelnder Gleichbehandlung von Professorinnen und Professoren am Beispiel des Massachusetts Institute of Technology (MIT) in den USA diskutiert wurde. Grundidee war es, für die sehr ähnlichen Probleme von Ärztinnen in Deutschland ein stärkeres Bewusstsein zu schaffen und Möglichkeiten ihrer beruflichen Förderung aufzuzeigen. Die Idee wurde an die Vertreterinnen der (Landes-)Ärztekammern herangetragen und Vorstand sowie Geschäftsführung der Bundesärztekammer erhielten den Auftrag, die Möglichkeit der Finanzierung eines solchen Vorhabens zu prüfen. In Kooperation mit der Bundesärztekammer – vertreten durch Dr. Astrid Bühren und Dr. Annegret Schoeller – stellte Prof. Dr. Gabriele Kaczmarczyk mit Erfolg einen entsprechenden Projektantrag beim Bundesministerium für Bildung und Forschung. Unter ihrer Leitung wurde das Projekt von Dr. Susanne Dettmer an der Charité Universitätsmedizin Berlin durchgeführt.

Wir möchten uns bei allen bedanken, die zum Gelingen dieses Buches beigetragen haben. Den Autorinnen danken wir für die zuverlässige und vertrauensvolle Zusammenarbeit, den Interviewpartnerinnen für ihre Auskunftsbereitschaft und dafür, dass sie sich so viel Zeit für die Interviews genommen haben. Auf Seiten der Bundesärztekammer sei ganz besonders Dr. Annegret Schoeller für die Vorbereitung des Forschungsantrags, für die kritische Kommentierung der Buchbeiträge und die Hilfe bei organisatorischen Fragen gedankt. Bei Dr. Erika Schulte bedanken wir uns für die Mithilfe bei der Antragsstellung und bei Birgit Henkel für die zügige Transkription der Interviews. Kathrin Houda gilt unser Dank für die Mithilfe bei der Erstellung des Serviceteils sowie bei der Auswertung der Interviews. Besonders bedanken möchten wir uns auch beim Bundesministerium für Bildung und Forschung für die finanzielle Förderung des Projektes und bei Dr. Sabine Gieske (PT-DLR) für die konstruktive und angenehme Zusammenarbeit.

Berlin, im April 2006
Susanne Dettmer
Gabriele Kaczmarczyk
Astrid Bühren

Autorinneninformation

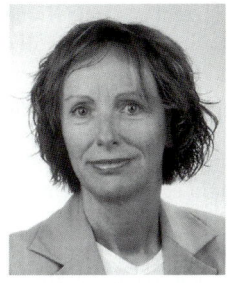

Prof. Dr. phil. Andrea Abele-Brehm. Studium der Psychologie, Soziologie und Geschichte, Promotion 1976, Habilitation 1982, seit 1994 Lehrstuhl Sozialpsychologie an der Universität Erlangen-Nürnberg; wissenschaftliche Schwerpunkte: Berufserfolg von Frauen und Männern; Lebenszufriedenheit; soziale Kognition; Emotionseinflüsse auf Denken und Handeln; zahlreiche internationale Veröffentlichungen; von 1992–1996 Universitätsfrauenbeauftragte; Herausgeberin der Zeitschrift für Sozialpsychologie 2000–2004; Mitglied mehrerer Editorial Boards; Vertrauensdozentin Studienstiftung; Universitätsobfrau; Sprecherin einer Graduiertenschule zu Lebenslaufforschung unter Gender-Perspektive; Mutter zweier Kinder.

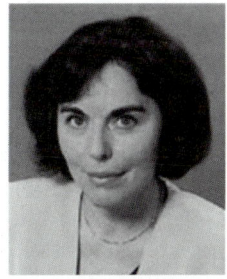

Prof. Dr. med. Vittoria Braun. Verheiratet, zwei Kinder, Medizinstudium von 1967–1973 in Leipzig, Jena und Berlin, Approbation 1973, Promotion 1976, Fachärztin für Allgemeinmedizin (AM), Habilitation 1990, Lehrbeauftragte für AM der Charité seit 1991, Niederlassung und Installierung einer Aus- und Weiterbildungspraxis in Berlin-Köpenick 1992, Lehrstuhl für AM seit 1998, Aufbau des Instituts für AM an der Charité (zurzeit 17 Mitarbeiter/innen), wissenschaftliche Beteiligung an drei Kompetenznetzwerken, zahlreiche Veröffentlichungen und betreute Promotionen. Vizepräsidentin der Vereinigung der Hochschullehrer und Lehrbeauftragten, Vorstandsmitglied der Berliner Ärztekammer, Mitglied der European Academy of Teachers in General Practice (EURACT), Mitglied der Deutschen Akademie für Allgemeinmedizin der Bundesärztekammer und der Ständigen Koordinierungsgruppe Versorgungsforschung der Bundesärztekammer.

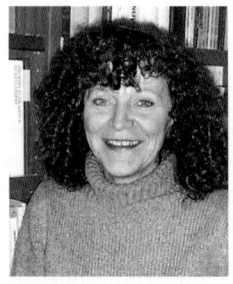

PD Dr. phil. Eva Brinkschulte. Studium der Geschichtswissenschaften und der Soziologie an der Freien Universität Berlin, Promotion zum Dr. phil. mit einer medizinhistorischen Arbeit über »Krankenhaus und Krankenkassen«, Habilitationsarbeit zur Geschichte der Sportmedizin. Privatdozentin und Leiterin des Bereichs »Geschichte, Ethik und Theorie der Medizin« an der Medizinischen Fakultät der Otto-von-Guericke-Universität Magdeburg, Stellv. Vorsitzende des Fachverbandes Medizingeschichte e. V. Arbeits- und Forschungsschwerpunkte: Historische Frauenforschung und Geschlechtergeschichte in der Medizin, Patienten- und Krankenhausgeschichte im 19. und 20. Jahrhundert, Medizin- und Wissenschaftspolitik im 19. und frühen 20. Jahrhundert, Geschichte der Sportmedizin, Medizin und Öffentlichkeit – mediale Kultur der Medizin.

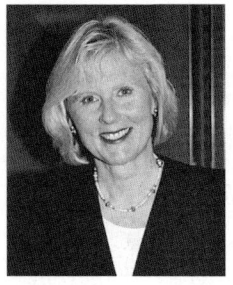

Dr. med. Astrid Bühren. Medizinstudium MH Hannover, Stipendiatin der Studienstiftung des Deutschen Volkes, Zusatzweiterbildung Medizinische Genetik, seit 1993 als Fachärztin für Psychosomatische Medizin und Psychotherapie in Murnau/Oberbayern niedergelassen und in der BG-Unfallklinik Murnau tätig. Coaching und Mentoring von Ärztinnen und Wissenschaftlerinnen. Seit 1997 Präsidentin des Deutschen Ärztinnenbundes, seit 1999 Vorstandsmitglied der Bundesärztekammer und dort u. a. auch Vorsitzende der »Ärztinnen-Gremien«, Vertreterin in der Kassenärztlichen Vereinigung Bayern. Mutter zweier erwachsener Kinder, verheiratet mit einem Chirurgen. Arbeitsschwerpunkte: politisches und berufspolitisches Engagement für die Gleichstellung von Ärztinnen auf allen Ebenen, Vereinbarkeit von Beruf und Familie, Stärkung geschlechtsspezifischer Aspekte in der medizinischen Versorgung, Etablierung von Gender-Mainstreaming.

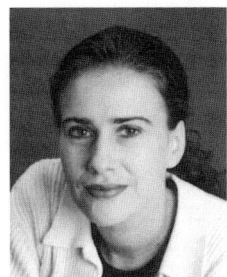

Dr. phil. Susanne Dettmer. Studium der Diplom-Sozialwissenschaften von 1987–1992 an der Universität Göttingen. Anschließend wissenschaftliche Mitarbeit am Soziologischen Forschungsinstitut Göttingen (SOFI) und am Institut Arbeit und Wirtschaft (IAW) der Universität Bremen. Von 1998–2004 Forschungs- und Lehrtätigkeit an der Freien Universität Berlin im Bereich Arbeits-, Berufs- und Organisationspsychologie. Promotion im Rahmen eines DFG-Projektes zu Berufsverläufen und Formen der Lebensgestaltung in Medizin und Psychologie an der Freien Universität Berlin. Seit 2004 Forschungsprojekt zur beruflichen Laufbahngestaltung von Ärztinnen an der Charité Universitätsmedizin Berlin. Arbeitsschwerpunkte: Berufliche Entwicklung, Biographie- und Lebenslaufforschung, Geschlechterforschung, Arbeitsmarkt- und Berufsforschung, Methoden empirischer Sozialforschung.

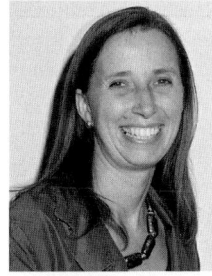

Dr. rer. pol. Christine Färber. Politik- und Verwaltungswissenschaftlerin, seit 2006 als Vertretungsprofessorin für empirische Sozialforschung im Bereich Gesundheitswissenschaften der Hochschule für angewandte Wissenschaften Hamburg tätig. Von 1991–1999 Frauenbeauftragte der Freien Universität Berlin. Seit 1999 Leitung des Unternehmens »Competence Consulting«, Beratung von Ministerien und Hochschulen bei der Einführung von fachbezogenen Gleichstellungsmaßnahmen. 1991 Gründung der Arbeitsgruppe Klinika der Hochschulfrauenbeauftragten, seitdem mit dem Arbeitsschwerpunkt Geschlechteraspekte im Gesundheitswesen. Mutter zweier Kinder.

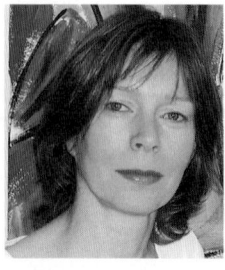

Dr. med. Annette Güntert. Medizinstudium in Bonn, Promotion in der experimentellen Ophthalmologie, 1979 ärztliche Approbation,1985 Weiterbildung zur Fachärztin für Frauenheilkunde und Geburtshilfe mit mehrjähriger Oberarzttätigkeit, ab 1989 in der Medizinalaufsicht des Landes NRW, 1991 Qualifikation zur Fachärztin für Öffentliches Gesundheitswesen (Public Health), 1992–1996 im Krankenhaus-Referat der Bundesärztekammer, 1996–1997 Geschäftsführende Ärztin der Ärztekammer Westfalen-Lippe, seit 1998 Leiterin der Abteilung Ärztliche Aus- und Weiterbildung der Bundesärztekammer, 2000–2004 Stellvertretende Vorsitzende der Gruppe Köln des Deutschen Ärztinnenbundes.

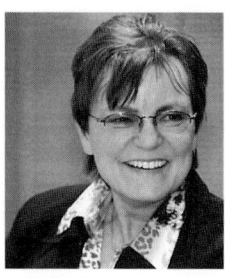

Prof. Dr. med. Gabriele Kaczmarczyk. Studium der Humanmedizin, Internship USA, Fachärztin für Anästhesie und Habilitation (1979), wissenschaftliche Schwerpunkte: Pathophysiologie Salz-Wasser-Haushalt, Nierenfunktion und Herz-Kreislauf, zahlreiche Veröffentlichungen im angelsächsischen Schrifttum, über 30 betreute Promotionen, 3 Habilitationen. Frauenbeauftragte des Klinikums Charlottenburg der Freien Universität, später stellvertretende Frauenbeauftragte der Charité – Universitätsmedizin Berlin bis 2004, Sprecherin der Kommission Klinika der Bundeskonferenz der Frauenbeauftragten an deutschen Hochschulen, Vorstandsmitglied des Arbeitskreises Frauengesundheit e. V., Koordinatorin des postgradualen Masterstudienganges »Health and Society: International Gender-Studies Berlin« an der Charite in Berlin.

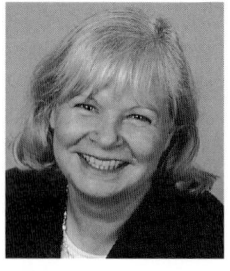

Dr. phil. Ulrike Ley. Sozialwissenschaftlerin, systemische Coach in eigener Praxis in Leipzig und Berlin. Forschung und Promotion über Biografien von Frauen in Führungspositionen. Abteilungsleiterin für Personalentwicklung und Frauenbeauftragte. Workshops zu Karrierestrategien für freche Frauen, Stressbewältigung, Ost-West-Dialog. Forum für Karrierefrauen unter www.KoKon-karriere-prinzip.com

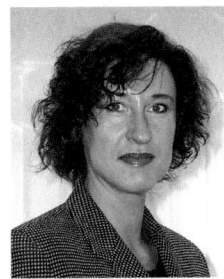

Dr. med. Annegret E. Schoeller. Studium der Humanmedizin, Tätigkeit im öffentlichen Gesundheitsdienst, Schwerpunkte: Umweltmedizin, Sozialmedizin, 1991 wissenschaftliche Assistentin am Universitätsklinikum-Essen-Gesamthochschule in der Inneren Medizin, Schwerpunkte: Angiologie, Nephrologie; im Institut für Hygiene und Arbeitsmedizin der Universität-Essen-Gesamthochschule, Schwerpunkt: Arbeitsmedizin, Umweltmedizin, Reisemedizin; 1996 Fachärztin für Arbeitsmedizin, Umweltmedizin; Ende 1996 Eintritt als Referentin in die Geschäftsführung der Bundesärztekammer, Themenschwerpunkte: Krankenhaus, Arbeitsmedizin, öffentlicher Gesundheitsdienst, Rehabilitation, spezifische Belange von Ärztinnen, Themenschwerpunkte: Verbesserungen von Karrierechancen für Wissenschaftlerinnen, Arbeitszeitmodelle etc.; Vorträge und Artikel über das berufspolitische Engagement in der ärztlichen Selbstverwaltung sowie über Karrierechancen für Ärztinnen.

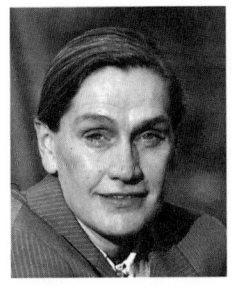

Prof. Dr. phil. Monika Sieverding. Nach Studium der Psychologie an der Philipps-Universität Marburg Wissenschaftliche Begleitforscherin in einem sozialpsychiatrischen Modellprojekt (Medizinische Universität Lübeck). Anschließend langjährige Tätigkeit als Wissenschaftliche Mitarbeiterin am Institut für Medizinische Psychologie der Freien Universität Berlin. Promotion (1990) zum Thema: Psychologische Barrieren in der beruflichen Entwicklung von Frauen – Das Beispiel der Medizinerinnen. Nach der Habilitation (Venia Legendi für Psychologie, 1999) Gastprofessur für Psychologie unter besonderer Berücksichtigung der Geschlechterforschung am Fachbereich Erziehungswissenschaft und Psychologie der Freien Universität Berlin. Seit Oktober 2005 Professorin für Differentielle Psychologie und Geschlechterforschung an der Ruprecht-Karls-Universität Heidelberg. Zahlreiche Veröffentlichungen sowie Vorträge und Workshops zum Themengebiet »Frauen und Karriere». Weiteres Forschungsgebiet: Geschlecht(srollen) und Gesundheit.

Inhaltsverzeichnis

Einleitung

Susanne Dettmer, Gabriele Kaczmarczyk und Astrid Bühren

Kaum ein anderes Studium eröffnet den Zugang zu einer so großen Anzahl klassischer und alternativer Tätigkeitsfelder wie das der Medizin. Bereits im Verlauf des Studiums werden durch die Wahl der Famulaturen, des Dissertationsthemas oder der (Auslands-)Tertialen im Praktischen Jahr wichtige Entscheidungen mit Blick auf die berufliche Zukunft getroffen. Besonders mit der Entscheidung über die fachärztliche Weiterbildung werden grundlegende Weichenstellungen für die spätere berufliche Laufbahn vorgenommen. Da die eingeschlagene Facharztrichtung durch ihre spezifischen Arbeitsbedingungen auch maßgeblichen Einfluss auf die Gestaltung des Privatlebens hat, sind bei dieser Entscheidung vielfältige Aspekte zu bedenken. Voraussetzung für eine subjektiv zufriedenstellende und erfolgreiche Laufbahn ist es deshalb, eine informierte Entscheidung darüber zu treffen, wohin der Berufsweg entsprechend den eigenen Fähigkeiten, Wünschen und Prioritäten führen soll.

Die Notwendigkeit einer gezielten Laufbahnplanung besteht dabei für Ärztinnen in besonderem Maße. Untersuchungen belegen, dass Frauen im Gegensatz zu Männern ihre Berufskarriere weniger frühzeitig planen und stärker von äußeren Faktoren abhängig machen, wie z. B. von dem Beruf des Partners, von familiären Arrangements oder von der Förderung durch Vorgesetzte. Obwohl Frauenförderung bereits seit vielen Jahren an den Universitäten institutionalisiert ist, hat sich bisher der Frauenanteil in den akademischen Spitzenpositionen nicht wesentlich erhöht. Dies gilt für die Medizin sogar in noch stärkerem Maße als in anderen Professionen. Gründe hierfür liegen einerseits in den tradierten »Karrierelogiken« an den medizinischen Fakultäten und Kliniken, die sich nicht zuletzt aufgrund schwieriger Vereinbarkeitsbedingungen noch immer zu ungunsten von Frauen auswirken. Andererseits wird oftmals auch eine zu geringe Karriereorientierung von Frauen beklagt. Es zeigt sich, dass im Laufe der ersten Berufsjahre das berufliche Selbstvertrauen bei Ärztinnen – nicht jedoch bei Ärzten – sinkt. Die berufliche Laufbahngestaltung ist aber auch wesentlich davon abhängig, welche Rollen man sich selbst zuschreibt, wie hoch das berufliche Selbstvertrauen ist und wie man die eigene berufliche Erfolgswahrscheinlichkeit einschätzt.

Anliegen des vorliegenden Handbuches ist es, auf berufliche Hürden für Ärztinnen aufmerksam zu machen, Kriterien für eine erfolgreiche Laufbahngestaltung herauszuarbeiten und dazu anzuregen, aktiv und selbstbewusst die eigene Karriere zu planen. Die Erfahrungen erfolgreicher Medizinerinnen zeigen, dass Fleiß, Leistung und Engagement alleine oft nicht ausreichen, um beruflich erfolgreich zu sein – vielmehr bedarf es eines zusätzlichen Quantums an Wissen über eine zielorientierte Ausrichtung der fachlichen Weiterbildung, über Ressourcen für die Karriereförderung sowie über Möglichkeiten einer Ausbalancierung von Berufstätigkeit, Partnerschaft und familiären Aufgaben. Aber nicht nur dieses Wissen soll vermittelt werden, sondern es sollen auch Denkanstöße für eine Verbesserung der strukturellen Rahmenbedingung zur beruflichen Förderung von Ärztinnen gegeben werden, damit die Ressourcen von Ärztinnen besser genutzt werden können als bisher.

Zielgruppe dieses Buches sind zum einen *Medizinstudentinnen und junge Ärztinnen*, denen Anregungen und Planungshilfen für ihre berufliche Laufbahngestaltung gegeben werden sollen. Zum anderen sollen auch *aktuell nicht berufstätige Ärztinnen* angesprochen werden, die einen beruflichen Wiedereinstieg planen und sich über die aktuellen Anforderungen an berufliches Handeln in unterschiedlichen Tätigkeitsbereichen sowie über Strategien zur Vereinbarkeit von Berufs- und Familienleben informieren wollen. Gerade auch mit Blick auf den zunehmenden Ärzte- und Ärztinnenmangel könnten die Chancen für einen beruflichen Wiedereinstieg von Medizinerinnen gegenwärtig steigen. Natürlich kann dieses Handbuch auch für *männliche Medizinstudenten und junge Ärzte* von Interesse sein, denn zahlreiche Informationen zur erfolgreichen Laufbahngestaltung sind für sie ebenso relevant wie für Frauen. Außerdem nehmen Fragen der Vereinbarkeit von Berufs- und Privatleben sowie Fragen der »Work-Life-Balance« auch für junge Männer an Relevanz zu, denn immer häufiger streben sie gemeinsam mit ihren Lebenspartnerinnen eine gleichberechtigte Aufgabenteilung in Beruf und Familie an. Dazu ist es wichtig, dass die Akzeptanz für familienfreundliche Arbeitszeiten auch für Männer in der Medizin steigt und dass verschiedene Arbeitszeitmodelle unter Einschluss von Elternzeit in Anspruch genommen werden können, ohne dass bestehende Karriereambitionen aufgegeben werden müssen. Ebenfalls zur Zielgruppe dieses Buches gehören die *Akteure und Akteurinnen im Gesundheitswesen und in der Gesundheitspolitik* sowie *Praktiker und Praktikerinnen der beruflichen Beratung*. Sie bekommen zahlreiche Informationen dazu, welche Probleme aus Sicht von Ärztinnen bestehen und welche Rahmenbedingungen geschaffen werden müssten, um eine höhere Arbeitszufriedenheit und eine bessere Integration von Ärztinnen vor allem in höchste Positionen der klinischen Medizin zu erreichen.

Im *ersten Kapitel* dieses Buches werden zunächst verschiedene Aspekte der Forschung zur beruflichen Situation von Ärztinnen vorgestellt. *Eva Brinkschulte* leitet das Kapitel mit einem Beitrag zur historischen Entwicklung des Medizinstudiums und der ärztlichen Praxis von Frauen in Deutschland ein. Dabei werden wichtige Etappen beim Zugang zu Studium und Berufstätigkeit für Frauen thematisiert und Ärztinnen porträtiert, die Geschichte geschrieben haben. Ein zweiter Beitrag von *Andrea E. Abele* zu Karriereverläufen und Berufserfolg bei Medizinerinnen berichtet aus einer Langzeitstudie zur beruflichen Laufbahnentwicklung von Medizinabsolventinnen und -absolventen. Dabei wird insbesondere der Frage nachgegangen, warum Medizinerinnen im beruflichen Verlauf weniger erfolgreich sind als Mediziner. Der anschließende Beitrag von *Monika Sieverding* beschäftigt sich mit psychologischen Karrierehindernissen und zeigt typische Barrieren im Berufsverlauf von Frauen und speziell von Ärztinnen auf. Im abschließenden Beitrag dieses Kapitels von *Ulrike Ley* zu Hierarchie und Konkurrenz in der Medizin thematisiert die Autorin den Zusammenhang zwischen vorherrschenden beruflichen Strukturen und Ausschlussmechanismen gegenüber Ärztinnen. Gleichzeitig wird ein in der Karriereplanung bewährtes Coaching-Modell näher vorgestellt.

Im *zweiten Kapitel wird* eine Interviewstudie mit beruflich erfolgreichen Medizinerinnen vorgestellt. *Susanne Dettmer* beschreibt und analysiert anhand exemplarischer Einzelfalldarstellungen bemerkenswerte Berufswege von Medizinerinnen aus unterschiedlichen Tätigkeitsbereichen. Auf diese Weise können wir in die Karrierewege der Medizinerinnen hineinblicken und unterschiedliche Strategien der beruflichen Laufbahngestaltung kennen lernen. Deutlich wird, wie die Ärztinnen Beruf und Familie vereinbaren – aber auch, warum einige Ärztinnen auf Kinder verzichtet haben. Es wird herausgearbeitet, welche Faktoren sich für den beruflichen Erfolg aus Sicht der befragten Ärztinnen als förderlich erweisen, inwieweit sich die Anforderungen und Erfolgschancen in den verschiedenen Tätigkeitsbereichen und Fächern unterscheiden und welche Vereinbarkeitsbedingungen von Berufs- und Privatleben bestehen.

Im *dritten Kapitel* finden sich praktische Informationen zur Planung und Gestaltung der beruflichen Laufbahn. Im ersten Beitrag von *Annette Güntert* werden umfassende Informationen zu allen relevanten Fragen rund um Planung, Strukturierung und Abschluss der ärztlichen Weiterbildung gegeben. Außerdem erhält die Leserin bzw. der Leser einen Überblick über anrechnungsfähige Zeiten, über Besonderheiten spezieller Gebiete sowie über Zusatz-Weiterbildungen. Der zweite Beitrag von *Gabriele Kaczmarczyk* beschäftigt sich mit der Planung einer wissenschaftlichen Laufbahn. Hier geht es um mögliche Stolpersteine u. a. in der Phase zwischen Promotion und Habilitation sowie um hilfreiche Hinweise zu Publikationsstrategien, zur Drittmitteleinwerbung oder zur Vorbereitung auf das Bewerbungsverfahren um eine Professur. Thema des dritten Beitrags von *Vittoria Braun* ist die Planung einer Praxisgründung bzw. Praxisübernahme. Die Autorin informiert dabei über verschiedene Niederlassungsformen und geht auf organisatorische, finanzielle und soziale Aspekte einer erfolgreichen Praxisführung ein. Im Beitrag von *Annegret Schoeller* stehen Informationen zum berufspolitischen Engagement im Mittelpunkt. Zunächst wird die Organisation der Ärzteschaft mit den verschiedenen Formen der berufspolitischen Vertretung vorgestellt, um anschließend die Möglichkeiten und Chancen eines berufspolitischen Engagements aufzuzeigen. Es folgt ein Beitrag von *Astrid Bühren,* in dem verschiedene berufliche Fördermöglichkeiten durch Mentoring und Coaching erläutert werden sowie Tipps zur Netzwerkbildung und zum beruflichen Wiedereinstieg von Ärztinnen gegeben werden. Im Beitrag von *Christine Färber* zu »Work-Life-Balance« bei Ärztinnen werden schließlich die Probleme und Chancen einer gelungenen Integration von Berufs- und Privatleben thematisiert. Dabei werden nicht nur berufliche Vereinbarkeitsbedingungen in verschiedenen Tätigkeitsbereichen der Medizin angesprochen, sondern auch Fragen der Organisation des Familienlebens und der Arbeitsteilung in Paarbeziehungen.

Am Ende dieses Handbuchs werden in einen *Serviceteil* hilfreiche Kontaktadressen, Links und Literatur zu den zuvor angesprochenen Themen aufgeführt. Außerdem finden sich hier Informationen zu den Autorinnen.

Wir wünschen allen Leserinnen und Lesern viel Freude bei der Lektüre und hoffen, eine anregende Auswahl an Informationen sowie Anstöße für eine fruchtbare Auseinandersetzung mit der eigenen beruflichen Laufbahnentwicklung geben zu können.

1 Die Situation der Frauen in der Medizin

1.1 Historische Einführung: Medizinstudium und ärztliche Praxis von Frauen in den letzten zwei Jahrhunderten

Eva Brinkschulte

1.1.1 Einleitung

Noch immer ist die Geschichte der Medizin in weiten Teilen eine Geschichte der »großen Ärzte« von Hippokrates über Galen, Paracelsus bis hin zu Virchow, Koch und Sauerbruch. Biographien von Ärztinnen, die Geschichte geschrieben haben, sind kaum geläufig. Ebenfalls kaum bekannt ist, wie zäh und langwierig um den Zugang von Frauen zum Medizinstudium in Deutschland gerungen wurde und welche Etappen der Entwicklungsgeschichte von Frauen im ärztlichen Beruf beschrieben werden können.

Befragt man Studentinnen, die mittlerweile nahezu 70% aller Studienanfänger in der Medizin stellen, nach ihrer Studienmotivation sowie nach ihren Wünschen und Vorstellungen über die spätere ärztliche Tätigkeit, so sind Äußerungen, die das Streben nach »Führungspositionen« oder Ambition auf eine wissenschaftliche Karriere in der Medizin offen legen, eher eine Seltenheit. Karriereambitionen zu haben ist für Frauen offensichtlich mit einem zu negativen Beigeschmack behaftet, als dass sie offen und selbstbestimmt geäußert werden könnten. Frauen neigen eher dazu, ihre beruflichen Ambitionen zu verbergen und nur mit »verhaltenem« Ehrgeiz hohe Positionen in Wissenschaft und Forschung anzustreben. Geschlechterbezogene Muster professionsinterner Arbeitsteilung halten sich in der Medizin mit einer großen Hartnäckigkeit, und Medizinerinnen verzichten auch heute noch häufig auf eine Karriere, um Beruf und Familie vereinbaren zu können (Hohner et al. 2003).

Angesichts der Tatsache, dass der Arzt des 21. Jahrhunderts ganz überwiegend »weiblich« sein wird, fragt dieser Beitrag danach, inwieweit die vergleichsweise geringen Karriereaspirationen von angehenden Medizinerinnen vielleicht auch dem Mangel an Vorbildern geschuldet ist. Viel zu wenig ist bekannt über Ärztinnen, die in der Vergangenheit ihren Weg in die medizinische Forschung und ärztliche Praxis beschritten und dabei um die Vereinbarkeit von Arbeit und Leben, Beruf und Familie bemüht waren. Alleiniges Klagen über Ungerechtigkeiten und mangelnde Aufstiegsmöglichkeiten heißt verharren im Ist-Zustand und bringt keinen Fortschritt. Vielmehr braucht es Beispiele, die aufzeigen, dass es auch anders geht und Mut zur Veränderung geben. Eine erfolgreiche Karriereplanung kommt nicht ohne Vorbilder aus. Leitbilder liefern Identifikationsmöglichkeiten und tragen dazu bei, ärztliche Identität und ärztliches Selbstverständnis zu entwickeln. Der Rückblick auf die Geschichte von Frauen im Medizinstudium und im ärztlichen Beruf soll Anstoß geben, über das Rollenverständnis von Ärztinnen in der medizinischen Praxis und über ihre Teilhabe an Wissenschaft und Forschung nachzudenken.

Die Rückschau soll die in der Standesgeschichte weitgehend verschwiegenen weiblichen Traditionslinien zunächst einmal sichtbar machen. Weder die Lexika deutscher Ärzte noch die Standardwerke zur Medizingeschichte thematisieren den Einstieg der Frauen in die akademische Berufswelt der Ärzte. Indes besitzen wir – wenngleich auch nur einige wenige – autobiographische Aufzeichnungen z. B. von Franziska Tiburtius (Tiburtius 1925) sowie von Hermine Heusler-Edenhuizen, deren Lebenserinnerungen erst vor wenigen Jahren posthum publiziert wurden (Edenhuizen 1997). Daneben sind es vor allem die Lebenswege der in der NS-Zeit vertriebenen Ärztinnen wie z. B. Rahel Straus (Straus 1961), Käthe Frankenthal (Frankenthal 1981) und Hertha Nathorff (Nathorff 1989), die Zeugnisse über ihre Lebens- und Berufswege hinterlassen haben.

Der Schwerpunkt der Darstellung liegt auf dem Beginn des Frauenmedizinstudiums um 1900 und der ersten beruflichen Praxis von Frauen im ärztlichen Beruf. Der zeitliche Rahmen spannt sich bis in die Zeit des Nationalsozialismus und gibt zudem einen kurzen Ausblick auf die Zeit nach 1945.

Die Lebenswege von Frauen wie Dorothea Christiane Erxleben, geb. Leporin (1715–1762), der ersten promovierten Ärztin in Deutschland, werden hingegen in dieser Betrachtung nicht berücksichtigt. Dorothea Erxleben war zwar die erste Frau, die den Doktortitel der Medizin erhielt, sie wurde aber nur mit der ausdrücklichen Bewilligung Friedrichs des Großen 1754 zur Promotion in der Medizin an der Universität Halle zugelassen, ein regelrechtes Studium an der Universität hatte sie nicht absolviert. Trotz ihres mit »summa cum laude« abgelegten Examens blieb sie eine Ausnahme. Ihre Erfahrungen mit der Ausbildung und der unmöglichen Studiensituation für Frauen veranlassten sie, sich für das Frauenstudium einzusetzen. In ihrer bereits 1742 in Berlin veröffentlichte Streitschrift »Gründliche Untersuchung der Ursachen, die das weibliche Geschlecht vom Studiren abhalten« thematisierte sie die gesellschaftlichen Bedingungen und die moralischen Normen, die das Studium der Frauen behinderten. Insofern gilt ihr auch auf dem Gebiet des Frauenstudiums eine Vorreiterinnenrolle. Es mussten aber noch 150 Jahre vergehen, bis in Deutschland Frauen das medizinische Examen ablegen und promovieren konnten.

1.1.2 Frauenbewegung und Frauenbildung

Eine zentrale Bedeutung erlangte das Frauenmedizinstudium im Kontext der Frauenbildungsbestrebungen des 19. Jahrhunderts. Seit der Revolutionszeit 1848/49 war es in Deutschland zur Gründung von Frauenvereinen gekommen, die sich für die Bildungs- und Berufsmöglichkeiten der Frauen des Bürgertums engagierten. Im 19. Jahrhundert war der Besuch einer weiterführenden Schule, z. B. eines Gymnasiums, ausschließlich Jungen vorbehalten. Den »höheren Töchtern« standen neben den Volksschulen nur die privaten höheren Mädchenschulen offen, die sie jedoch ohne jede Berechtigung für eine Berufsausbildung oder gar einem Studium verließen (Albisetti 1988; Greven-Aschoff 1981).

Vor dem Hintergrund der wirtschaftlichen und sozialen Veränderungen mit Beginn der Industrialisierung waren auch Frauen der bürgerlichen Mittelschicht zunehmend darauf angewiesen, ihren Lebensunterhalt durch Erwerbsarbeit zu verdienen. Mit unterschiedlichen Ansätzen und Zielen entwickelten die immer zahlreicher werdenden Gruppen und Vereine weibliche Emanzipationskonzepte. Das Recht der bürgerlichen Frauen auf Bildung und Berufsarbeit stand dabei im Vordergrund, war jedoch mit karitativem und sozialfürsorgerischem Engagement für die Frauen der Unterschichten verbunden. Der erste überregionale Zusammenschluss von Frauenvereinen kam 1865 zustande. Die Gründung des »Allgemeinen Deutschen Frauenvereins« unter dem Vorsitz von Louise Otto Peters in Leipzig gilt heute als die Geburtsstunde der bürgerlichen Frauenbewegung in Deutschland. Als eine Art Dachverband der immer größer werdenden Zahl an Frauenorganisationen wurde 1894 der »Bund Deutscher Frauenvereine« gegründet. Schon 1901 zählte er 137 Mitgliedsvereine und 1913 waren es 2200 Vereine mit rund 500.000 Mitgliedern (Greven-Aschoff 1981).

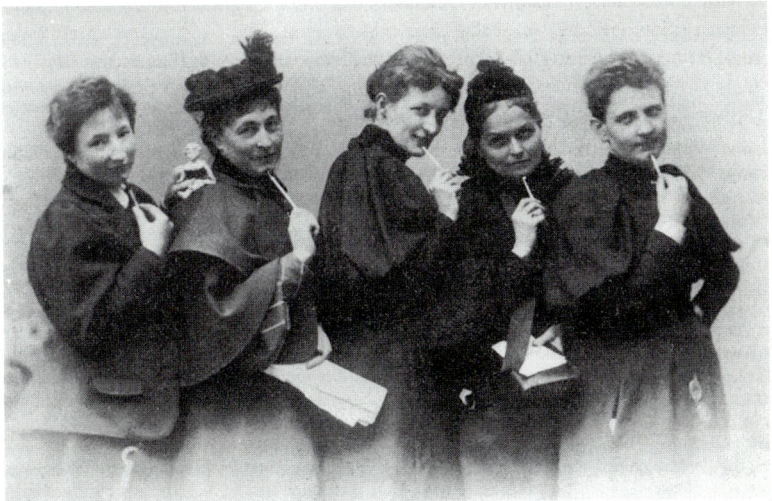

▫ **Abb. 1.1.** »Führerinnen der Frauenbewegung«, von links nach rechts: Anita Augsburg, Marie Stritt, Lily von Gizycki (später Braun), Minna Cauer, Sophia Goudstikker (Quelle: Feministische Studien 1984)

Die Vielfältigkeit der Vereine und Gruppen führte dazu, dass sich in der Auseinandersetzung um den »richtigen« Weg ein »gemäßigter« und ein »radikaler« Flügel bildeten. Während die »Radikalen« die staatsbürgerlichen Rechte der Frauen als Grundvoraussetzung forderten, wollten die »Gemäßigten« eine »praktische Politik« betreiben. Keimzelle des radikalen Flügels war der Verein »Frauenwohl« unter dem Vorsitz von Minna Cauer (1841–1922). Er stellte den Kampf für das Frauenwahlrecht in den Mittelpunkt seiner Arbeit (◘ Abb. 1.1).

Die Gruppe der »Gemäßigten«, deren Hauptvertreterin Helene Lange war, ging von einem Konzept aus, das mit den Begriffen »geistige« oder »organisierte Mütterlichkeit« umschrieben wurde und die Andersartigkeit, aber Gleichwertigkeit der Geschlechter zugrunde legte. Das Postulat, »den Kultureinfluss der Frau zu voller Entfaltung zu bringen«, wurde zum Inbegriff der gemäßigten Position. Weibliche Arbeit – auch Berufsarbeit – wurde dabei als Instrument zur Verwirklichung dieser kulturellen Mission verstanden (Sachße 1981).

1.1.3   Frauen – Medizin – Studium

Seit den neunziger Jahren konzentrierte sich der Kampf der Frauenbewegung auf die Zulassung der Frauen zu den Universitäten und insbesondere zum Medizinstudium. Da es für Frauen in Deutschland nicht möglich war, die Hochschulreife zu erlangen, um ein Studium zu absolvieren, setzte sich die Frauenbewegung zunächst vorrangig für die höhere Mädchenschulbildung ein, um den Zugang zu den Universitäten zu ermöglichen. Die energischste Initiative ergriff 1889 Helene Lange mit der Gründung der »Realkurse für Frauen« in Berlin, die wenig später in Gymnasialkurse umgewandelt wurden und Frauen gezielt auf das Abitur vorbereiteten. Im gleichen Jahr eröffnete Hedwig Kettler in Karlsruhe das erste sechsklassige Mädchengymnasium (Albisetti 1982; Huerkamp 1988).

Wollten Frauen in dieser Zeit ein Hochschulstudium aufnehmen, so waren sie gezwungen, ins Ausland zu gehen. Andere europäische Staaten waren dem Deutschen Reich in der Öffnung der Universitäten für Frauen weit voraus. In den USA eröffnete bereits 1830 das Oberlin College, 1848 wurde das New England Female Medical College in Boston und 1850 Women's Medical College in Pennsylvania (Philadelphia) eröffnet. Die John Hopkins University ließ Frauen allerdings erst 1893 zu. Schon in den sechziger Jahren wurden Frauen in Frankreich und in der Schweiz zum Studium zugelassen. In England wurden ab 1869 spezielle Frauen-Colleges und 1876 die »Medical School for Women« in London gegründet (Costas 1992; Hoesch 1995).

Die Mehrzahl der studierwilligen deutschen Frauen entschloss sich zum Studium in der Schweiz. Ein Grund hierfür war neben der Sprache die Tatsache, dass die Schweizer Hochschulen nur einen Nachweis über gewisse Vorstudien aber keine Reifeprüfung verlangten (Bonner 1988).

Ab 1876 ließen sich die ersten Ärztinnen, die ihr Universitätsstudium in der Schweiz absolviert hatten, in Deutschland nieder – allerdings ohne die deutsche Approbation. Angesichts der Entwicklung im Ausland verschärfte sich in den neunziger Jahren die öffentliche Debatte, in der die Zulassung zum Medizinstudium im Zentrum stand. Diskutiert wurde in diesem Zusammenhang insbesondere über die Studierfähigkeit der Frau. Die betroffene Berufsgruppe – die Ärzteschaft – trat dabei als entschiedener Gegner hervor. Kein sittliches, moralisches und medizinisches Argument blieb ungenannt, um das Eindringen der Frauen in die Universitäten und in die männliche Berufsdomäne zu verhindern (Burchardt 1997). Bekannt ist das Pamphlet des Gynäkologen Paul Moebius »Über den physiologischen Schwachsinn des Weibes«, das noch 1908 in 9. Auflage erschien, oder die Arbeiten des Anatomen Theodor Bischoff, der anhand des Vergleichs männlicher und weiblicher Gehirne die »mindere geistige Befähigung des Weibes« zu beweisen suchte (Moebius 1908; Bischoff 1872).

Die Frauenbewegung begründete ihre Forderung nach Zulassung der Frauen zu den medizinischen Fakultäten mit einem Bedürfnis der weiblichen Patienten nach weiblichen Ärzten, weibliche Ärzte galten als eine »sittliche und sanitäre Notwendigkeit«. Frauen sollte die Möglichkeit gegeben werden, nach freier Wahl einen Arzt oder eine Ärztin in Anspruch zu nehmen. Und sie argumentierten auch mit einer besonderen Befähigung der Frau für den Heilberuf (Weber 1889; Ziegler 1993).

Koedukation oder Frauen-Sonderkurse

Den Gedanken, nach englischem Vorbild besondere medizinische Frauenuniversitäten zu gründen, lehnten die Vertreterinnen der Frauenbewegung ab. Man befürchtete, dass durch diese Trennung Ärztinnen zu Ärzten zweiter Klasse degradiert würden. Im Unterschied zu der männlichen Ärzteschaft sah man im gemeinsamen Anatomieunterricht der Geschlechter keine Gefahr für die Sittlichkeit der Studentinnen und forderten den regulären Zutritt zu den medizinischen Fakultäten. Der Weg zur Immatrikulation und damit zum regulären Studium wurde erst 1899 durch den Beschluss des Bundesrates geöffnet. Frauen waren nun zum ärztlichen, zahnärztlichen und pharmazeutischen Staatsexamen zuzulassen. Die verschiedenen Länderregierungen reagierten unterschiedlich schnell auf den Bundesratsbeschluss und ließen im Laufe der kommenden Jahre die Frauen auch zur regulären Immatrikulation an den Universitäten zu. Zuerst gewährte Baden 1900 den Frauen das Immatrikulationsrecht, 1903 folgte Bayern. Preußen als größtes Land im Deutschen Reich kam dem erst 1908 nach. Dies war insbesondere auf die anhaltenden Widerstände der Berliner medizinischen Fakultät zurückzuführen. In dem Ministererlass, der die Immatrikulation für Frauen regelte, wurde den Profes-

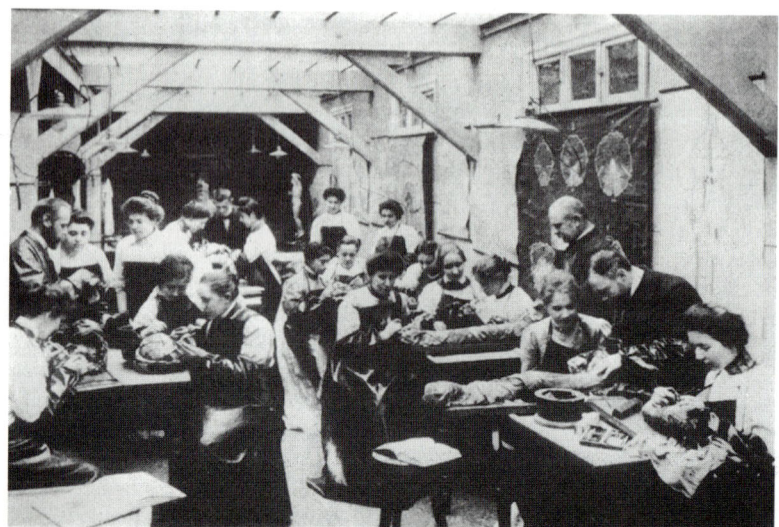

◘ **Abb. 1.2.** Sonderkurse für Studentinnen im Sezieren in der Dachkammer des Berliner Anatomischen Instituts, Wintersemester 1904/05 (Interfoto Friedrich Rauch)

soren der preußischen Universitäten weiterhin das Sonderrecht eingeräumt, Frauen von der Teilnahme an einzelnen Vorlesungen auszuschließen. So weigerte sich z. B. der Berliner Anatom Waldeyer, männliche und weibliche Studenten gemeinsam zu unterrichten und ließ stattdessen von einem seiner Assistenten in der Dachkammer des Berliner Anatomischen Instituts gesonderte Anatomiekurse für Studentinnen abhalten (◘ Abb. 1.2 sowie Burchardt 1997; Von der Ausnahme zur Alltäglichkeit 2003).

Zum WS 1908/09 immatrikulierten sich reichsweit 344 Studentinnen an den medizinischen Fakultäten, an der Friedrich-Wilhelms-Universität in Berlin standen den 88 weiblichen Medizinstudentinnen 1224 männliche Kommilitonen gegenüber. Ihre Zahl stieg in den folgenden Jahren rasch an. Im SS 1914 gab es im Deutschen Reich bereits 1270 weibliche Studierende der Medizin (Burchardt 1993). Trotz der Freigabe der Immatrikulation waren Frauen an der Universität nicht grundsätzlich gleichberechtigt mit ihren männlichen Kommilitonen – das Recht zur Habilitation und damit auch die Möglichkeit eines wissenschaftlichen Berufsweges wurde ihnen erst 1920 eingeräumt (Brinkschulte 1994 und 1998; Häntzschel 1997).

1.1.4 Frühe berufliche Praxis: Die 1. und 2. Generation von Ärztinnen in Deutschland

Die Ärztinnen, die ihr Studium im Ausland – vornehmlich in der Schweiz – absolvieren mussten, wurden als die »erste und zweite Generation« deutscher Ärztinnen bezeichnet. Franziska Tiburtius nannte sie die »Schweizer Garde« (Hoesch 1996).

Emilie Lehmus (1841–1932) und Franziska Tiburtius (1843–1927) waren die beiden ersten deutschen Frauen, die ab 1870 in Zürich Medizin studiert hatten. Emilie Lehmus war als Tochter eines Pfarrers in Fürth bei Nürnberg geboren. Tiburtius wuchs auf dem väterlichen Gutshof auf Rügen auf und hatte, bevor sie sich entschloss Medizin zu studieren, das Lehrerinnenexamen absolviert. Beide wurden in ihrem Entschluss, Medizin zu studieren, durch die Bekanntschaft mit der ersten deutschen Zahnärztin Henriette Pagelsen-Hirschfeld bestärkt. Hirschfeld war die spätere Frau von Tiburtius Bruder, der selbst Arzt war (Tiburtius 1925).

Lehmus ließ sich 1876 in Berlin nieder. Ihr Türschild wies sie als »Dr. med. der Universität Zürich« aus. Ein Jahr später eröffnete sie gemeinsam mit Tiburtius die »Poliklinik weiblicher Ärzte für Frauen« in Berlin. Das Praktizieren im Deutschen Reich war möglich, da für die Ausübung der Heilkunde keine Lizenz erforderlich war. Die Gewerbeordnung des Deutschen Reiches stellte Ärzte den Gewerbetreibenden gleich, und entsprechend der Gewerbefreiheit galt in der Medizin die Kurierfreiheit. Die Berufsbezeichnung »Arzt« war jedoch an die deutsche Approbation gebunden und gesetzlich geschützt. Voraussetzungen waren das Abitur und ein reguläres Studium mit dem abschließenden Staatsexamen an einer Deutschen Universität. Daher konzentrierten sich die Anfeindungen durch die männlichen Kollegen vor allem auf Fragen der Titelführung und Berufsbezeichnung. Der Berliner Pathologe Rudolf Virchow z. B. trat aus dem Kuratorium des Viktoria-Lyzeums aus, als Franziska Tiburtius mit der Leitung eines Kursus für Gesundheitslehre an der Schule beauftragt wurde. Tiburtius trat als engagierte Ärztin in das Licht der Öffentlichkeit, sie war Vorsitzende des »Berliner Frauenclubs« von 1900 und des »Vereins Krankenhaus weiblicher Ärzte«. Beide, Tiburtius und Lehmus, leiteten die »Poliklinik weiblicher Ärzte« bis Letztere aus gesundheitlichen Gründen 1901 in den Ruhestand trat. Sieben Jahre nach Lehmus, zog sich auch Tiburtius aus der Berufspraxis zurück und überließ die »Klinik weiblicher Ärzte« den Ärztinnen der nachfolgenden Generation. Franziska Tiburtius starb 1927 in Berlin, Lehmus fünf Jahre später in Gräfenberg bei Erlangen (◘ Abb. 1.3).

Die ersten Ärztinnen mussten sich den Zugang zu einem Männerberuf erkämpfen. In keinem anderen Land wurde die Medizin so lange wie in Deutschland gegen das Eindringen »weiblicher Elemente« verteidigt. Der Eintritt in das Berufsleben vollzog sich in einer Atmosphäre von »hohen öffentlichen Erwartungen und tiefem kollegialem Misstrauen«. Die Ärzte zogen es zwar in der Regel vor, die neuen Kolleginnen mit Stillschweigen zu übergehen, registrierten aber akribisch jeden

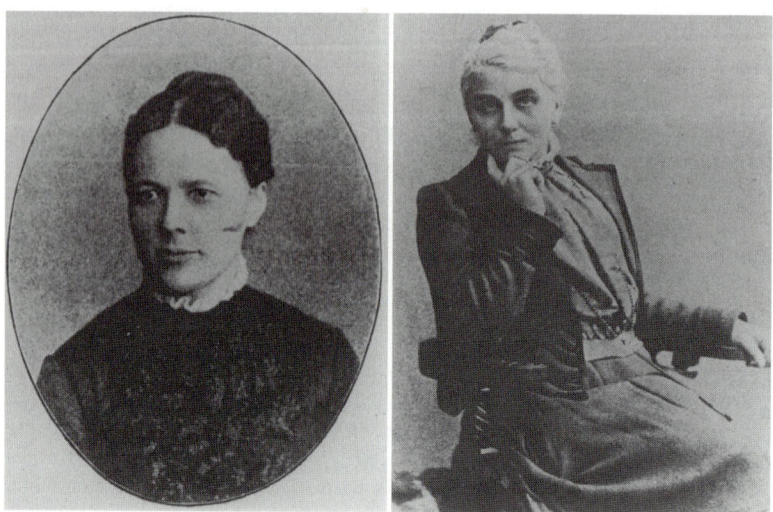

a

b

■ **Abb. 1.3. a** Emilie Lehmus (1841–1932). Eine der ersten deutschen Ärztinnen, Foto aus dem Jahre 1898 (Bildarchiv Preußischer Kulturbesitz bpk), und **b** Franziska Tiburtius (1840–1927), 58 Jahre alt, in: Franziska Tiburtius, Erinnerungen einer Achzigjährigen 3. Aufl., Berlin 1929

möglichen Verstoß gegen Berufs- und Standesregeln. Die Ärztinnen waren nicht auf Konfrontation aus. Sie brauchten für ihre Arbeit die Anerkennung oder zumindest die Duldung der Kollegen (Bleker 2000). Die Praxis sah anders aus. Während der Ärztestand betonte, dass von Frauen keinerlei Nutzen, weder für die Patienten noch für die Medizin, noch für die Frauen selbst zu erwarten sei, setzte sich die Frauenbewegung massiv für die Praxis von Ärztinnen ein und erwartete von den Ärztinnen weibliches Einfühlungsvermögen und Fähigkeiten der mütterlichen Hingabe. Sie sollten den zahllosen Frauen und Mädchen helfen, denen das weibliche Schamgefühl verbot, sich von männlichen Ärzten untersuchen zu lassen oder über intime Dinge zu reden. Die Ärztinnen selbst nahmen die damit verbundenen Verpflichtungen und Erwartungen selbstverständlich an. Im Spannungsfeld zwischen sozialem Engagement und dem Ringen um Professionalität konstituierte sich über vielfältige Aktivitäten die Berufspraxis der Ärztinnen. Die Vorstellung, dass Ärztinnen auch Männer behandeln könnten, erschien allgemein absurd. Tatsächlich behandelten sie wenigstens bis zum 1. Weltkrieg fast ausschließlich Frauen und Kinder (Hoesch 1993; Ziegeler 1993).

Bis 1901 praktizierten 33 Ärztinnen mit ausländischer Approbation in Deutschland. Viele von ihnen legten später noch das deutsche Staatsexamen ab, um die rechtliche Gleichstellung mit den männlichen Ärzten zu erreichen (Bleker 2000).

»Die Klinik weiblicher Ärzte« in Berlin

Neben der von Emilie Lehmus und Franziska Tiburtius eröffneten »Poliklinik weiblicher Ärzte für Frauen« entstand wenige Jahre später – 1881 – eine Pflegeanstalt. Neben diesen Einrichtungen für mittellose Patientinnen etablierten die Ärztinnen eine Klinik, in der die Privatpatientinnen der Berliner Ärztinnen behandelt wurden. Anfang der neunziger Jahre veränderte sich der Charakter der Einrichtungen, denn die »zweite Generation« von Ärztinnen, zu denen Agnes Bluhm, Pauline Ploetz, Anna Kuhnow und Agnes Hacker gehörten, ließ sich in Berlin nieder und arbeitete bald in der Poliklinik und in der Pflegeanstalt mit ihren Vorgängerinnen zusammen. Diese Ärztinnen waren zwar immer noch gezwungen im Ausland zu studieren, da ihnen in Deutschland die Zulassung zu den Universitäten verwehrt war, sie verfügten aber bereits über eine qualifiziertere Ausbildung als die »erste Generation« (Hoesch 1993, 1995).

Unter dem Einfluss dieser »zweiten Generation« veränderte sich die Klinik weiblicher Ärzte zu einer gynäkologischen Spezialklinik. Poliklinik, Pflegeanstalt und Privatklinik bildeten eine Einheit und stellten bis zur Jahrhundertwende die einzigen Institutionen dar, in der sich Frauen von Frauen behandeln lassen konnten. Es waren aber auch die einzigen Einrichtungen, in denen die Ärztinnen ohne deutsche Approbation operieren und behandeln konnten, da ihnen Anstellungen in öffentlichen Krankenhäusern oder bei Behörden zunächst verschlossen waren. 1908 wurde die »Chirurgische Klinik weiblicher Ärzte« in Berlin-Schöneberg eröffnet. Im gleichen Jahr wurde die »Vereinigung weiblicher Ärzte zur Errichtung eines Frauenkrankenhauses in Großberlin« gegründet. Nach den Vorbildern in Boston, London und Zürich sollte in Berlin eine Frauenklinik unter Leitung weiblicher Ärzte entstehen. Zur Realisierung dieses ehrgeizigen Planes ist es jedoch nie gekommen. Die Klinik wurde 1914 von einer Kommission des »Deutschen Lyceum-Clubs« übernommen und entwickelte sich in den folgenden Jahren zu einer kleinen Privatklinik mit dem Schwerpunkt Geburtshilfe. Sie existierte nachweislich bis 1933 (Hoesch 1995).

Ein weiterer Aspekt der Ärztinnen in medizinischer Praxis in dieser Anfangszeit ist ihre Aufklärungstätigkeit – denn auch aus diesem Bereich erwuchsen Berufsfelder mit einem engen sozialen Bezug und zu speziellen Anliegen von Frauen. Aufklärung über Körperfunktionen, Ratschläge zur Körperhygiene im weitesten Sinne (Kleidung, Kinderpflege, Ernährung oder Aufklärung über Verhütungsmittel im Rahmen einer Familienplanung). In diesem Kontext gehört die von einigen der ersten Ärztinnen verfasste so genannte Ratgeberliteratur.

1.1.5 Gesundheitsratgeber

Um 1900 hatten medizinische Ratgeber Hochkonjunktur. Ärzte schrieben, um über naturwissenschaftliche Grundlagen der Medizin aufzuklären und Laien zu gesund-

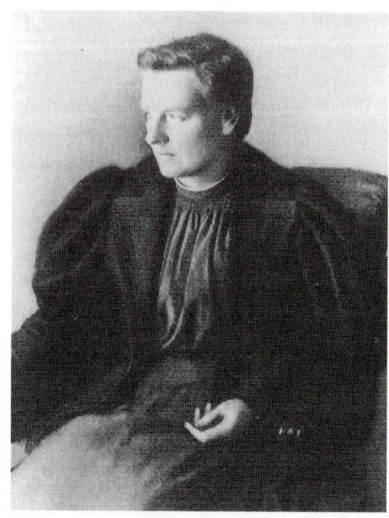

Abb. 1.4. Hope Bridges Adams Lehmann (aus: Die Gesundheit im Haus, Stuttgart 1899)

heitsgemäßem Verhalten im Sinne moderner wissenschaftlicher Hygiene zu erziehen. Naturheilkundler und Lebensreformer brachten ihre alternativen Auffassungen über den besten Weg, die Gesundheit zu erhalten und Krankheiten zu heilen, mit großer Breitenwirkung unter das Volk. Zu denjenigen Ärztinnen, die bereits vor der Jahrhundertwende Gesundheitsratgeber publizierten, die zu populären medizinischen Bestsellern wurden, gehörte Hope Bridges Adams. Ihr zweibändiger Ratgeber »Das Frauenbuch« erschien zuerst 1896 und 1889 bereits in 5. und 6. Auflage. Im gleichen Jahr publizierte sie eine 700-seitige Kurzfassung »Die Gesundheit im Haus«. Hope Bridges Adams (1855–1916) war zudem die erste und bis zur Jahrhundertwende die einzige Frau, die in Deutschland ein medizinisches Staatsexamen abgelegt hatte (Abb. 1.4).

Hope Adams, im schottischen Halliford geboren, war in Deutschland aufgewachsen und hatte 20-jährig ihr Studium zunächst in England begonnen, wechselte aber bereits ein Jahr später, 1876, als Gasthörerin an die Universität Leipzig. Obwohl Gasthörerinnen keine Examen ablegen durften, gelang es Hope Bridges Adams, die Physikumsprüfung und ohne offizielle Erlaubnis, jedoch unter den gleichen Bedingungen wie ihre männlichen Kommilitonen, das medizinische Staatsexamen abzulegen. Die schriftlichen Bestätigungen der Professoren, die ihr gestatteten, an den Prüfungen teilzunehmen, bildeten die Grundlage für die spätere Anerkennung. Da ihr Promotionsgesuch in Leipzig abgelehnt wurde, ging sie nach Bern und promovierte dort 1880. Ab 1881 war sie als Ärztin in Frankfurt tätig, und 1896 ließ sie sich gemeinsam mit ihrem zweiten Ehemann Carl Lehmann in München nieder. Nach zehnjähriger Ehe hatte sie ihren Ehemann verlassen, um diese Liebesheirat mit dem viel jüngeren Lehmann einzugehen. Hope Adams war Mutter von zwei Kindern und forderte das Recht der Frau Mutterschaft und Berufstätigkeit verbinden zu können. Ihre Münchner Wohnung hatte den Ruf eines politischen Salons, zum Freundeskreis der Lehmanns gehörten u. a. Clara Zetkin und August Bebel, dessen Buch »Die Frau und der Sozialismus« Adams ins Englische übersetzte.

1903 beantragte Hope Bridges Adams-Lehmann die nachträgliche Anerkennung ihrer inoffiziellen in Leipzig abgelegten Examina. Das bayerische Obermedizinalkollegium befürwortete ihr Anliegen und die bayerische Regierung beantragte die Anerkennung des Staatsexamens beim Bundesrat in Berlin. Ein viertel Jahrhundert nach ihrem Studienabschluss wurde ihr Staatsexamen 1904 anerkannt. Damit erhielt sie die deutsche Approbation und durfte nun auch ihren Doktortitel führen.

Ihr Engagement galt in München der Gründung eines Versuchskindergartens bzw. einer Versuchsschule und der Einrichtung eines Frauenheimes als Entbindungsheim, besonders für mittellose Frauen (Bleker 1993; Krauss 2002; Brinkschulte 2005).

Die medizinischen Frauenbücher sind ebenso Teil des medizinischen wie auch des feministischen Diskurses dieser Zeit. Ärztinnen machten die Frauen zur Zielgruppe ihrer ärztlichen Medialisierungsbestrebungen. Mit der Orientierung an den besonderen Bedürfnissen und Aufgaben der Frau waren bestimmte Themen vorgesehen: Aufklärung über Geschlechtsorgane und -funktionen der Frau, über den Geburtsvorgang, moderne Säuglingspflege, Anleitung zur Ernährung, Kleider- und Wohnungshygiene sowie Erläuterungen der wichtigsten Krankheiten im Hinblick auf Vorbeugung und Krankenpflege. Eine Zielsetzung war es, Frauen über medizinische Fragen aufzuklären. Die Gleichheit des Geschlechts von Autorin und Publikum führte dabei zu einer offeneren Sprache und detaillierteren Darstellung als sie für die männlichen Autoren statthaft gewesen wäre. Dabei kam man nicht umhin, zu den Fragen von Prostitution, Abtreibung und Geburtenkontrolle eindeutig Position zu beziehen. Hope Bridges Adams-Lehmann war, wie bereits erwähnt, überzeugte Sozialistin. Ihre Schriften standen in der Tradition der ärztlichen Linken und begriffen die Popularisierung wissenschaftlicher Erkenntnisse als Mittel der Gesellschaftsveränderung.

Dieser »ersten und zweiten Generation« folgten die Studentinnen, die nach 1903 in Deutschland ein reguläres Medizinstudium absolvieren konnten.

Die hohe Zahl von 165 approbierten Ärztinnen im Jahre 1914 gegenüber noch 45 im Vorjahr (1913) erklärt sich durch den Beginn des 1. Weltkrieges. Sofort nach Kriegsausbruch änderte die deutsche Regierung per Bundesratbeschluss die Approbationsbestimmungen für Zahn- und Medizinstudierende sowie für die Studentinnen und Studenten der Pharmazie. Für die Kandidatinnen der Medizin bedeu-

Tab. 1.1. Zahl der in Deutschland approbierten Ärztinnen 1901–1918

Jahr	Approbierte Ärztinnen
1901	6
1902	12
1903	11
1904	13
1905	7
1906	9
1907	9
1908	20
1909	29
1910	41
1911	36
1912	49
1913	45
1914	165
1915	57
1916	27
1917	90
1918	137
ohne deutsche Approbation	25
Sonstige	4
Insgesamt	792
Nach Bleker 2000.	

tete dies eine wesentliche Erleichterung, eine Verkürzung der ärztlichen Prüfungen und die Erlassung des praktischen Jahres. Mehr Ärzte als bisher sollten die Universität verlassen, um im Heeresdienst oder in zivilen Einrichtungen eingesetzt werden zu können. Die veränderten Bestimmungen wurden jedoch bereits im Juni 1915 außer Kraft gesetzt, da Engpässe in der medizinischen Versorgung nicht mehr befürchtet wurden. Nach dem Bundesratbeschluss vom 1. August 1914 wurde denjenigen Medizinstudierenden, die bereits die ärztliche Prüfung abgelegt hatten, unter Erlassung des praktischen Jahres die Approbation sofort erteilt. Voraussetzung war die Bereitschaft, sich den zuständigen Behörden für den Kriegseinsatz zur Verfügung zu stellen. Medizinstudentinnen erklärten sich dazu ebenso bereit wie die männlichen Studenten.

1.1.6 Aufbruch in die Wissenschaft

»Der Eintritt der Frauen in die Gelehrtenrepublik – eine Zeitenwende?« so hat Johanna Bleker einen Sammelband betitelt, der danach fragt, ob die Öffnung der Universitäten nur eine sozial- und geschlechterhistorische Zäsur darstellte, oder ob damit auch ein wissenschaftshistorisch relevanter Veränderungsprozess in Gang gesetzt wurde? Diese Frage ist vielschichtig und vieldeutig und markiert die Probleme, die sich aus der Verknüpfung von Wissenschafts- und Geschlechterge-schichte ergeben können. Ich beschränke mich hier für den Bereich »Frauen und Wissenschaft« auf die Perspektive, die versucht, Be- und Verhinderungen weibli-cher Karrieren sichtbar zu machen. Das Jahr 1919 kennzeichnet in der Geschichte der Frauen an deutschen Universitäten die letzte Hürde, die genommen werden musste, damit sie zu wirklichen »Bürgerinnen der Universität« wurden. Bis zu die-sem Zeitpunkt hatten Frauen noch kein Habilitationsrecht. Erst der Ministerial-erlass vom 21. Februar 1920 räumte dies auch dem weiblichen Geschlecht ein und ermöglichte Frauen die berufliche Perspektive einer wissenschaftlichen Laufbahn an der Universität. Im Dezember 1919 hatte die Philosophin Edith Stein nach mehrfachen vergeblichen Versuchen, zur Habilitation zugelassen zu werden, eine Eingabe an den Minister für Wissenschaft, Kunst und Volksbildung gestellt. Edith Stein hatte auf die Unvereinbarkeit der Universitätsstatuten mit Artikel 109 der Weimarer Reichsverfassung verwiesen, der Männern und Frauen gleiche staatsbür-gerliche Rechte und Pflichten garantierte. Sie hatte in ihrer Eingabe ausgeführt, dass die Nichtzulassung von Damen zur Habilitation *durch die Habilitationsordnung nicht gerechtfertigt ... (sei) und außerdem gegen die Reichsverfassung ... (verstoße)«.* In der Antwort auf diese Eingabe wurde offiziell anerkannt, *»dass in der Zugehörig-keit zum weiblichen Geschlecht kein Hindernis gegen die Habilitierung erblickt wer-den darf«* (Brinkschulte 1993 und 1998; Häntzschel 1997).

Doch der vermeintliche Durchbruch relativiert sich im Rückblick. In der Zeit bis 1929 habilitierten sich zwar insgesamt 46 Frauen in verschiedenen Wis-senschaftsdisziplinen, aber lediglich zwei hatten eine reguläre Professur. Dies waren die Botanikerin Margarethe von Wrangel und die Soziologin Mathilde Vaerting. Vor 1920 war lediglich drei Frauen, der Zoologin Marie von Linden, der Bakteriologin Lydia Rabinowitsch-Kempner und der Medizinerin Rahel Hirsch (◘ Abb. 1.5), der Professorentitel verliehen worden. Die Lehrbefugnis hatten sie dadurch nicht erlangt. Bis 1933 habilitierten sich in der Medizin elf Ärztinnen.

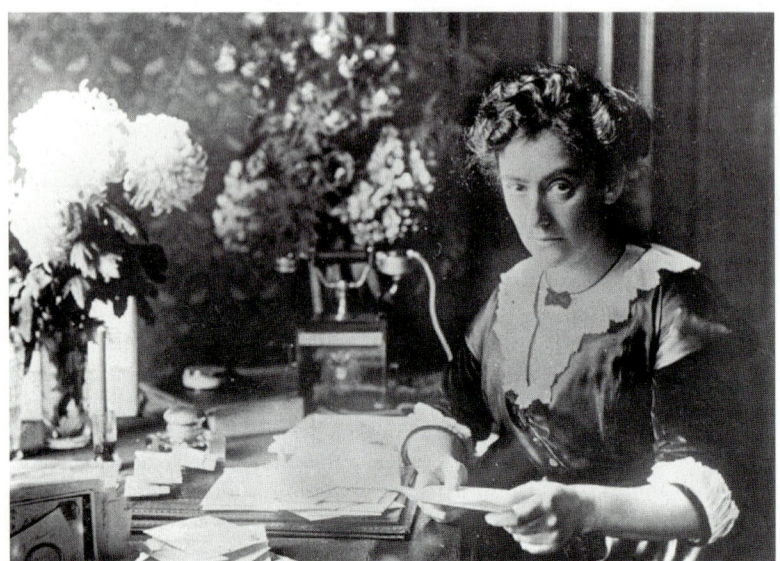

◘ **Abb. 1.5.** Rahel Hirsch (1870–1953), erhielt 1913 als erste Ärztin in Preußen und dritte Frau in Deutschland den Titel »Professor«; Foto von 1913 (Quelle: Bildarchiv Preußischer Kulturbesitz bpk)

1870 in Frankfurt am Main geboren, absolvierte Rahel Hirsch zunächst eine Lehrerinnenausbildung, bevor sie 1898 ihr Medizinstudium in Zürich begann. Während ihrer Studienzeit wechselte sie nach Leipzig und Straßburg. Hier bestand sie im Juli 1903 das Medizinische Staatsexamen. Im gleichen Jahr wurde sie Volontärärztin an der »II. Medizinischen Klinik« der Charité bei Professor Friedrich Kraus. 1906 erhielt sie hier eine außerplanmäßige Assistentenstelle. Die von ihr in dieser Zeit vorgelegten Forschungsergebnisse zur Durchlässigkeit der Darmschleimhaut fanden bei ihren männlichen Kollegen keine Beachtung. Sie wurden in der wissenschaftlichen Fachliteratur nicht erwähnt. 1908 übernahm sie die Leitung der Poliklinik der »II. Medizinischen Klinik«. 1913 wurde ihr als dritter Frau nach der Zoologin Marie von Linden und der Bakteriologin Lydia Rabinowitsch-Kempner für ihre »anerkennenswerten wissenschaftlichen Leistungen« der Professorentitel verliehen. Rahel Hirsch war damit »der erste weibliche preußische medizinische Professor«. Ihre beiden großen Monographien erschienen in der Zeit zwischen 1914 und 1920, u. a. »Unfall und Innere Medizin« und das »Therapeutische Taschenbuch der Elektro- und Strahlentherapie«.

1919 schied Rahel Hirsch aus nicht geklärten Gründen aus der Charité aus und ließ sich als Ärztin für Innere Medizin in Berlin nieder. Von 1933 bis zu ihrer Flucht 1938 befanden sich Wohnung und Praxis, soweit sie diese als »nichtarische« Ärztin noch betreiben durfte, in der Meineckestraße. In einer Nacht- und Nebelaktion floh Rahel Hirsch am 7. Oktober 1938 nach England. Ihren Beruf durfte sie hier nicht ausüben und musste ihren Lebensunterhalt als Laborassistentin verdienen. Sie verkraftete die Emigration und die damit verbundene Umgestaltung ihres Lebens nur schwer, sodass sich ihre geistige Verfassung zunehmend verschlechterte. Sie litt unter Wahnvorstellungen und Verfolgungsängsten und musste schließlich in ein »Mental House« gebracht werden. Nach einer Lungenerkrankung starb sie am 6. Oktober im Alter von 83 Jahren in einem Londoner Hospital.

Erst 50 Jahre später erfuhr Rahel Hirsch für ihre Entdeckung eine wissenschaftliche Rehabilitation und eine späte Würdigung wurde ihr durch die posthume Aufnahme in die »Galerie berühmter jüdischer Wissenschaftler« in Jerusalem zuteil (Brinkschulte 1993).

1.1.7 Der Bund Deutscher Ärztinnen

Im Oktober 1924 fand die Gründungsversammlung des »Bundes Deutscher Ärztinnen« (BDÄ) in Berlin statt. Als Ehrenmitglieder waren Lydia Rabinowitsch-Kempner und Franziska Tiburtius anwesend. Helene Lange ließ persönliche Grüße an die Versammlung übermitteln (◘ Abb. 1.6).

Die in Berlin anwesenden Delegierten vertraten die damals etwa 280 Mitglieder des Vereins. Dies waren 20% aller in Deutschland praktizierenden Ärztinnen. Ungeachtet ihrer politischen Weltanschauung sollte der Bund allen Ärztinnen offen stehen. Als Forum der Auseinandersetzung diente die vom Bund herausgegebene Zeitschrift »Vierteljahresschrift des Bundes Deutscher Ärztinnen« (später »Die Ärztin«). Das Arbeitsprogramm des Bundes, das auf der Gründungsversammlung vorgestellt wurde, umfasste standespolitische Forderungen, die die Benachteiligung der Ärztinnen beseitigen sollte. Als eine weitere Notwendigkeit wurde der Internationalismus, die Zusammenarbeit mit Ärztinnenorganisationen anderer Länder unterstrichen. Im Zentrum des Arbeitsprogramms standen jedoch soziale und sozialhygienische Bestrebungen, Prävention und Fürsorgemaßnahmen. Die Aufgaben des Bundes sind: » (…) Die Bearbeitung sozialhygienischer Fragen vom Standpunkt der Ärztin als Frau« (Eckelmann 1992).

Angeprangert wurden die miserablen Wohnverhältnisse, die Gesetzgebung bezüglich unehelicher Kinder und das Übel der Abtreibung. Die Ärztinnen sollten als Frauen und Medizinerinnen den politischen Inhalt ihres Berufes als Anleitung zur Gesetzgebung der Mutterschafts-, Säuglings- und Jugendfürsorge verstehen. Über die Zusammenarbeit mit parteipolitischen Ausschüssen, kommunalen Be-

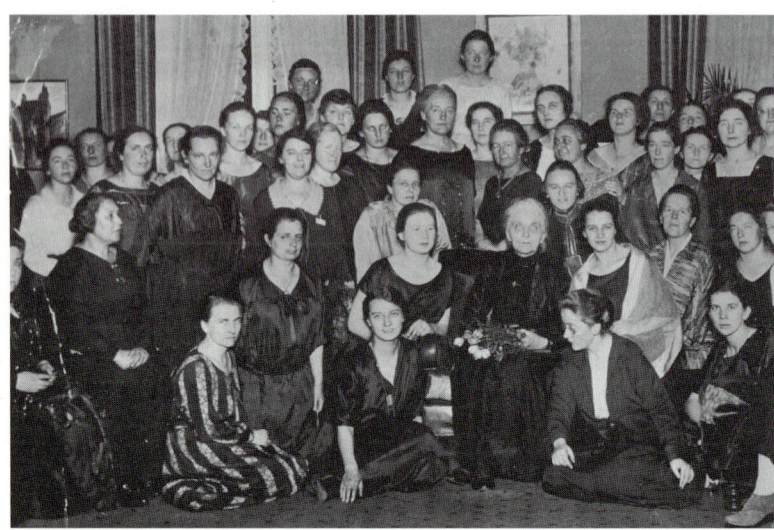

◼ **Abb. 1.6.** Gründungsversammlung BDÄ 1924 in Berlin (aus: Vierteljahrsschrift des Bundes Deutscher Ärztinnen 1 (1924/25)

hörden und Vereinen sollten sowohl Gesetzesentwürfe als auch die Umsetzung einer direkten sozialfürsorgerischen Arbeit initiiert werden. Gemeinsame Berührungspunkte in Bezug auf die sozialhygienischen Bestrebungen ergaben sich am ehesten mit den gesundheitspolitischen Forderungen des »Vereins sozialistischer Ärzte« (VSÄ). Leitgedanke dieses von Ignaz Zadek und Karl Kollwitz 1913 gegründeten Vereins war die Forderung nach der »Sozialisierung des gesamten Gesundheitswesens« und der »Hebung der Volksgesundheit« (Eckelmann 1992).

Eine Reihe engagierter Mitglieder des Ärztinnenbundes waren denn auch Mitglieder des »Vereins Sozialistischer Ärzte«, z. B. Laura Turnau, Mitbegründerin und Vorstandsmitglied des BDÄ. Weitere »Doppelmitglieder« waren beispielsweise die Ärztinnen Lotte Fink und Hertha Riese, die beide in der Ehe- und Sexualberatungsstelle des Mutterschutz e. V. in Frankfurt arbeiteten (ebenso Lotte Landé und Flora Chajes). Auf der anderen Seite des politischen Spektrums standen Persönlichkeiten wie die Rassehygienikerin Agnes Bluhm, Ehrenvorsitzende des Bundes oder die überzeugte Antisemitin und Nationalsozialistin Edith Lölhöffel. Die Mehrheit der Mitglieder, die sich keiner Gruppierung zugehörig fühlten, vertraten noch am ehesten die Positionen der gemäßigten bürgerlichen Frauenbewegung. Im März 1933 hatte der »Bund Deutscher Ärztinnen« über 900 Mitglieder, vertrat also beinahe ein Drittel aller im Deutschen Reich tätigen Ärztinnen.

Auf der Ebene der beruflichen ärztlichen Praxis blieb auch in der Weimarer Zeit die Domäne ärztlicher Tätigkeit von Frauen verknüpft mit sozialem Engagement. Als ehrenamtliche Mitarbeiterinnen oder in nebenberuflicher Tätigkeit wirkten viele Ärztinnen in den Ehe- und Sexualberatungsstellen mit.

1.1.8 Ehe- und Sexualberatungsstellen

Schon der ersten Generation war aus dem Bemühen um Aufklärung eine Verpflichtung zugewachsen, die über die praktische Tätigkeit hinaus ein öffentliches Eintreten und Wirken in diesem Bereich forderte. Die zeitgenössisch virulentesten Themenschwerpunkte bildeten die Aufklärung über Verhütungsmittel im Sinne einer Familienplanung und die »immerwährende Diskussion um den § 218«. In der Weimarer Zeit stand der Schwangerschaftsabbruch als Vergehen nach wie vor unter Strafe. Die Diskrepanz zwischen Strafandrohung und gesellschaftlicher Wirklichkeit wurde gegen Ende der zwanziger Jahre immer offensichtlicher. Zeitgenössische Schätzungen sprachen von 800.000 bis 1.000.000 Abtreibungen pro Jahr. Ärzte rechneten mit 5000 bis 48.000 jährlichen Todesfällen als Folge unsachgemäß durchgeführter Schwangerschaftsabbrüche. Die Weltwirtschaftskrise verschärfte die Not vieler Frauen, vor allem aus der Arbeiterschaft, und zwang sie, unter allen Umständen ihre Kinderzahl zu begrenzen. Verhütungsmittel waren teuer und häufig unsicher. Zudem wurden öffentliche Aufklärung und Vertrieb von Verhütungsmitteln erschwert. So blieb als letzter Ausweg oft nur die Abtreibung, von der sich die Frauen auch nicht durch massive Strafandrohung und Strafverfahren (3800 bis 7100 jährlich) abschrecken ließen. Die Meinung der Ärzteschaft über die Durchführung von Schwangerschaftsabbrüchen war nicht einheitlich. Im Sommer 1930 reichten Berliner Ärztinnen eine Eingabe an den Strafrechtsausschuss ein, in der sie eine praktische Freigabe für eine ärztlich durchgeführte Abtreibung aus medizinischen und sozialen Gründen forderten. Diese Eingabe rief den scharfen Protest zahlreicher Ärztinnen aus ganz Deutschland hervor, die jegliche Form einer sozialen Indikation ablehnten. Auch innerhalb der Ärztinnenschaft wurde die Diskussion um den § 218 mit unversöhnlichen Grundsätzen geführt. Neben dem »Gebärzwang«, der angegriffen wurde, waren auch eugenische Positionen vertreten, die Fürsorgemaßnahmen zur »Erzielung eines hochwertigen Nachwuchses« forderten. Auf politischer Ebene kam es zur Koordination verschiedener Aktivitäten zur Reform des Abtreibungsrechts. Mit steigendem öffentlichem Interesse engagierten sich auch Künstler und Künstlerinnen in der Abtreibungsfrage, beispielsweise Schriftsteller wie Kurt Tucholsky und Bertolt Brecht oder die Malerin und Bildhauerin Käthe Kollwitz (◘ Abb. 1.7; Soden 1988).

Besondere Publizität erlangten zwei von Ärzten verfasste Theaterstücke, die durch die eigene Berufserfahrung ihrer Autoren geprägt waren: Das Stück »§ 218.

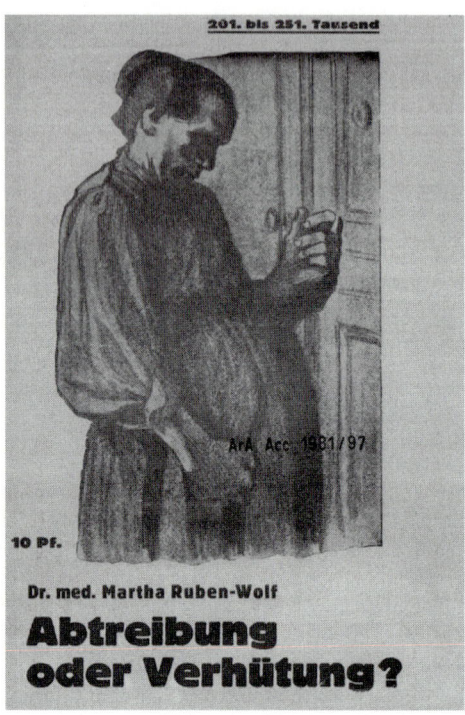

■ **Abb. 1.7.** Das Titelblatt der von der Ärztin Martha Ruben Wolf verfassten Broschüre »Abtreibung oder Verhütung« wurde nach dem bekannten Plakat von Käthe Kollwitz gestaltet (1931)

Gequälte Menschen« des Celler Gynäkologen Carl Credé und sein Buch »Frauen in Not« aus dem Jahre 1929. Sein Theaterstück erregte in der Inszenierung von Erwin Piscator großes Aufsehen. Noch bekannter wurde das Stück »Cyankali« des Schriftstellers und Arztes Friedrich Wolf.

Die mit dieser Debatte zusammenhängende berufliche Praxis steht auf der anderen Seite der Auseinandersetzung – hier ging es um Familienplanung. Zwischen 1919 und 1932 wurden über 400 Ehe- und Sexualberatungsstellen in Deutschland eröffnet, davon allein fast 40 in der Metropole Berlin. Diese Einrichtungen boten Aufklärung und Hilfe für verheiratete und ledige Frauen, aber auch für Ehepaare und Verlobte. Es ging dabei vor allem um Beratung zur Schwangerschaftsverhütung und Familienplanung, bei Partnerschaftsproblemen sowie in wirtschaftlichen und juristischen Fragen. Außerdem wurden hier teilweise unentgeltlich

Verhütungsmittel abgegeben. Träger dieser Beratungsstellen waren kommunale Einrichtungen, freie Verbände und Vereine. Das Engagement der Ärztinnen für die sozialen und gesundheitlichen Belange der weiblichen Bevölkerung fand hier ein reiches Betätigungsfeld. Die meisten arbeiteten ehrenamtlich neben ihrer Tätigkeit als niedergelassene Ärztinnen. 1933 wurden die Beratungsstellen von den Nationalsozialisten geschlossen. Viele ihrer Mitarbeiter und Mitarbeiterinnen wurden entlassen, verhaftet und politisch verfolgt. So wurde unter anderem Hertha Nathorff und Lilli Ehrenfried und auch den beiden in Frankfurt tätigen Ärztinnen Hertha Riese und Lotte Fink 1933 die Kassenzulassung entzogen, da sie »nichtarisch« waren; sie mussten Deutschland verlassen.

1.1.9 Ärztinnen im Nationalsozialismus

Nach der Machtübernahme der Nationalsozialisten hatten die Medizinerinnen zunächst allen Grund, um ihre berufliche Existenz zu fürchten. Die Tendenz, akademische Frauen aus dem Berufsleben herauszudrängen, war zwar bereits in der Weimarer Republik vorhanden, wurde aber von den Nationalsozialisten forciert weiterbetrieben. Im Rahmen der Brüningschen Notverordnung war 1932 im »Doppelverdiener-Erlass« beschlossen worden, verheiratete Frauen aus öffentlichen Stellen zu entlassen, wenn beide Ehepartner ein Einkommen hatten. Zwischen 1933 und 1935 wurde Ärztinnen in beamteten Positionen gekündigt, einem Teil der verheirateten Ärztinnen wurde die Kassenpraxis entzogen und Kliniken lehnten die Einstellung von Ärztinnen ab. Es wurde gefordert, die Zulassungsquote für Medizinstudentinnen auf 5% zu beschränken. Waren 1917 noch 27,4% aller Medizinstudenten Frauen, so war ihr Anteil 1932 auf 20% gesunken (Bleker 1993; Huerkamp 1996).

Durch das »Gesetz zur Wiederherstellung des Berufsbeamtentums« vom April 1933 wurden bis 1935 alle »nichtarischen« Ärztinnen und Ärzte aus ihren Beamtenstellungen entfernt, aus staatlichen Krankenhäusern entlassen und von der Kassenzulassung ausgeschlossen. 20% aller Ärztinnen verloren wegen ihrer »nichtarischen« Abstammung ihre berufliche Existenz. Den noch in Deutschland praktizierenden Ärztinnen und Ärzten jüdischer Abstammung wurde 1938 die Approbation entzogen. Die Existenzangst der Ärztinnen mag teilweise erklären, warum sie den betroffenen Kolleginnen die Solidarität aufkündigten und sie bereits im Juni 1933 aus dem »Bund Deutscher Ärztinnen« ausschlossen. Bereits am 2. April 1933 hatte der BDÄ deutliche Zeichen gesetzt, »um der veränderten Lage Rechnung zu tragen« und beschloss, dass alle »nichtarischen« Mitglieder des Vorstandes und der Schriftleitung ihr Amt niederlegen sollten. Die Geschäftsführung wurde von den drei »arischen« Mitgliedern des Vorstandes weitergeführt (Bleker u. Eckelmann 1993).

Herta Nathorff, eine der Ausgeschlossenen, schildert in ihrem Tagebuch dieses Ereignis auf der Versammlung des Ärztinnenbundes in Berlin: Fassungslos hörte sie die Aufforderung: »Nun bitte ich also die deutschen Kolleginnen zu einer Besprechung ins Nebenzimmer«. Weiter berichtet sie: »Kollegin S., eine gute Katholikin, steht auf und fragt: »Was heißt das, die deutschen Kolleginnen?« »Natürlich alle, die nicht Jüdinnen sind«, lautet die Antwort. So war es gesagt. Schweigend stehen wir jüdischen und halbjüdischen Ärztinnen auf und mit uns einige deutsche Ärztinnen. Schweigend verlassen wir den Raum, blass, bis ins Innerste empört (…). Nun will ich sehen, was weiter kommt. Ich bin so erregt, so traurig und verzweifelt, und ich schäme mich für meine »deutschen« Kolleginnen!« (Nathorff 1989).

Von den 3400 Ärztinnen, die damals im deutschen Reich praktizierten, wurden 572 Ärztinnen als »nichtarisch« bezeichnet, von denen über die Hälfte in Berlin tätig war. Der endgültige Ausschluss aller so genannten »nichtarischen« Mitglieder aus dem BDÄ erfolgte Ende Juni 1933. In einem Akt vorauseilenden Gehorsams warf der Bund wie andere Fachgesellschaften auch nicht nur seine Ideale über Bord, sondern änderte seine politische Richtung, noch bevor die nationalsozialistische Führung die Linie des Vereins bestimmte.

Dass es nicht wenige Ärztinnen waren, die die Ziele der NSDAP auch inhaltlich voll unterstützten, belegen die Zahlen: fast 20% der Ärztinnen gehörten der Partei an. Gemessen an der Gesamtheit der Frauen im Deutschen Reich, von denen nur 0,5% der NSDAP beitraten, erscheint die Affinität der Ärztinnen zum nationalsozialistischen Regime extrem hoch. Unter Führung der alten Parteigenossin Lea Thimm setzte sich der »Bund Deutscher Ärztinnen« gegen die anfänglichen Versuche der Ärzteführung, die Frauen aus dem Berufsstand zu verdrängen, zur Wehr und betonte die Bedeutung, die gerade den Ärztinnen als »den begabtesten und am meisten nordischen Frauen unseres Volkes« für die Umerziehung der »Frauenmasse« zukomme. Das Berufsbild der Ärztin wurde an das Elitedenken und Sendungsbewusstsein des Ärztestandes angeglichen und mit einer Beschwörung spezifisch weiblicher Aufgaben verwoben. Der Ärztinnenberuf stellte die höchste Form weiblichen Volksdienstes dar, vor allem die verheiratete Frau, die »Ärztin-Mutter«, wurde gebraucht. Herausragendes Beispiel für eine scheinbare unpolitische Schulungsarbeit der »ärztlichen Führerinnen« ist das Buch der Ärztin Johanna Haarer: »Die Deutsche Mutter und ihr erstes Kind«, das erstmals 1934 erschien und mit geringen Veränderungen noch heute vertrieben wird. Ute Benz hat das Buch aus psychoanalytischer Sicht analysiert und hebt hervor: »Dr. Haarer konnte … Gefolgschaft beanspruchen, wo Überzeugungskraft allein nicht ausgereicht hätte, als käme ihr als Ärztin, Hausfrau und Mutter eine Qualität zu, die keines Nachweises bedarf« (Benz 1988; Bleker 1993).

Besonders erwünscht war die Mitwirkung der Ärztinnen in »rassedienlichen Einrichtungen«. Vor allem die Gesundheitsämter, die zur Durchsetzung der Erb- und Rassengesetzgebung erheblich erweitert wurden, boten Gelegenheit zu haupt-

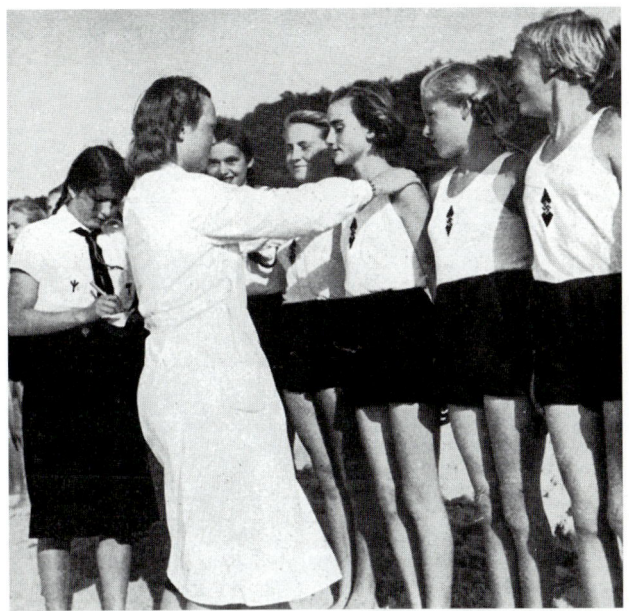

◨ **Abb. 1.8.** »Gesundheitsappell« (aus: Deutsches Gold, München 1942)

und nebenberuflicher Tätigkeit. Es ging um Mütterschulung im »Reichsmütterdienst«, um die Betreuung und Aufklärung der Mädchen im BDM (Bund deutscher Mädel) oder bei der Reihenuntersuchung durch die Jungärztin und im weiblichen Arbeitsdienst, um die sportliche Ertüchtigung und sportärztliche Betreuung der weiblichen Jugend (◨ Abb. 1.8).

Hinzu kamen Tätigkeiten für das Hilfswerk »Mutter und Kind« und die Betreuung von Müttern und Kindern im Rahmen der NS-Volkswohlfahrt. 1939 waren 2400 Ärztinnen im Angestelltenverhältnis tätig, die meisten hiervon in Gesundheitsämtern. Die anfänglichen Versuche der Ärzteführung, die Frauen aus dem Berufsstand zu verdrängen, wurden ab 1936 wieder zurückgenommen. Mit Beginn der Kriegsvorbereitungen wurden die für das Frauenmedizinstudium erlassenen Beschränkungen wieder aufgehoben, um eine weibliche Reserve für die im Fronteinsatz benötigten männlichen Ärzte zu schaffen. In den Kriegsjahren erreichte der weibliche Anteil bei den Medizinstudierenden 35%. Die Zahl von 3391 Ärztinnen im Jahr 1932 hatte sich bis 1939 annähernd verdoppelt und bis 1942 fast verdreifacht. Dabei vollzog sich während des »Dritten Reiches« eine Umschichtung der Berufstätigkeit. Während 1932 drei Viertel aller Ärztinnen in eigener Praxis und

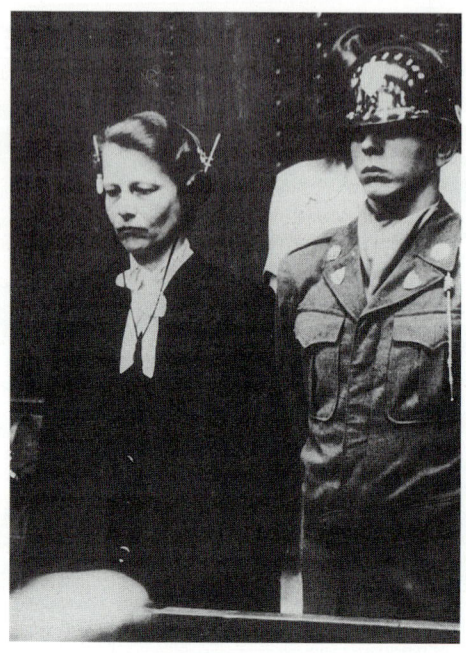

◻ **Abb. 1.9.** Herta Oberheuser (1911–1978) bei der Urteilsverkündung im Nürnberger Ärzteprozess (Quelle: dpa Bilderdienst Hamburg)

nur ein Viertel als Angestellte tätig waren, hatte sich das Verhältnis 1942 umgekehrt: Die Hälfte aller Ärztinnen war nun angestellt.

Über die Mitwirkung von Ärztinnen in Konzentrationslagern und Tötungsanstalten des Euthanasieprogramms ist bislang wenig bekannt. Die Tatsache, dass sie von leitenden Funktionen ausgeschlossen waren, verschleiert ihre Teilhabe am Apparat, der die »Medizin ohne Menschlichkeit« ermöglichte. Einzig die Ärztin Herta Oberheuser wurde wegen ihrer Beteiligung an Menschenexperimenten, die im KZ Ravensbrück vornehmlich an polnischen Frauen durchgeführt wurden, im Nürnberger Ärzteprozess verurteilt (◻ Abb. 1.9).

Herta Oberheuser trat 1935 als Ringärztin dem »Bund Deutscher Mädel« bei und wurde nach ihrem Examen 1937 Mitglied der NSDAP und des NS-Ärztebundes. 1940 meldete sie sich freiwillig als Lagerärztin. Im Lager Ravensbrück assistierte sie bei den berüchtigten Sulfonamid- und Knochentransplantationsexperimenten, die unter Leitung von Prof. Karl Gebhardt 1942 und 1943 an von ihr ausgewählten polnischen Häftlingen durchgeführt wurden. Sie setzte die »planvolle

Nichtversorgung« der Operierten durch, nahm die Qualen und den Tod der Versuchspersonen billigend in Kauf und tötete mehrere Häftlinge eigenhändig durch Benzininjektionen. Sie war die einzige Ärztin, die wegen ihrer Beteiligung an Menschenexperimenten mit Todesfolge im Nürnberger Ärzteprozess verurteilt wurde. Vor dem Gerichtshof hob sie hervor, sie habe nur die Stelle »eines subalternen Hilfsarztes gehabt und habe nur den Anweisungen Gebhardts Folge geleistet«. »Ich habe es als Pflicht aufgefasst und gehofft, als Frau hier helfen zu können …« Ihr Schlussplädoyer bestand aus dem einen Satz: »Ich habe bei meiner therapeutischen Betreuung nach den schulmedizinischen Regeln als Frau in meiner schwierigen Lage alles getan was ich tun konnte.« Herta Oberheuser wurde im Nürnberger Ärzteprozess zu 20 Jahren Haft verurteilt. Nach 7 Jahren wurde sie wegen guter Führung aus dem Gefängnis entlassen (Bleker 1993; Ley & Ruisinger 2001).

1.1.10 Nachkriegszeit

Für die Zeit nach dem 2. Weltkrieg kann in diesem Rahmen nur ein kurzer Ausblick stehen. Die Anzahl der praktizierenden Ärztinnen im Nachkriegsdeutschland ist kontinuierlich angestiegen. Für die alte Bundesrepublik ergibt sich eine Zunahme des Anteils der Ärztinnen an der Gesamtzahl der Ärzteschaft von 13,3% im Jahre 1952 auf 29% im Jahre 1990. In den fünfziger Jahren stellten die Medizinstudentinnen bereits über 35% der Studienanfänger, bis 1965 sank ihr Anteil zwar auf 22%, er stieg später aber langsam wieder an. Anfang der 1990er Jahre lag der Absolventinnenanteil im Bundesdurchschnitt noch unter 50%, heute hat er bereits die 52%-Marke überschritten (▶ Kap. 3.2).

In der DDR lagen schon 1965 die Anteile für Absolventinnen des Humanmedizinstudiums bei 56,2%, für Studenten insgesamt bei 46,1%. Mädchen, die auch hier die besseren Schulnoten mitbrachten, nahmen die begehrten Medizinstudienplätze deshalb ein, da die männlichen Schüler mit guten Noten für die kasernierte Volkspolizei und die Nationale Volksarmee – Berufsfelder, die als gesellschaftlich besonders wichtig eingeschätzt wurden – abgeworben wurden. Bis Ende der 70er Jahre wuchs der Medizinstudentinnenanteil beständig. Da für die gesamten 40 Jahre der DDR weder die Statistischen Jahrbücher noch die Statistiken des DDR-Gesundheitswesens absolute oder relative Zahlenangaben zum Anteil der Ärztinnen enthalten, sind genaue Aussagen über die Anzahl der Ärztinnen schwierig. Für 1976 wurde bereits ein Ärztinnenanteil im »staatlich-örtlichen Bereich von 48,3%« gezählt. Anfang der 70er Jahre gab es Gesundheitseinrichtungen, z. B. Krankenstationen und Polikliniken mit einem Frauenanteil bis zu 90% (Schagen 1996; Lützenkirchen 1999). Mit Beitritt der DDR zur Bundesrepublik Deutschland ist der Anteil der Ärztinnen aus Sicht der Bundesrepublik von 29% auf insgesamt 35% gestiegen, aus Sicht der DDR aber von 53,5% um 18,3% gefallen (Schagen 1996).

1.1.11 Schlussbemerkungen

Anliegen dieses Beitrags war es, die Geschichte der Frauen in der Medizin Revue passieren zu lassen. Dabei wurden die Bemühungen um den Zugang zu höherer Bildung und zum Medizinstudium für Frauen ebenso skizziert wie die einzelnen Stationen der Professionalisierung des weiblichen Berufsstandes. Die beispielhaften Lebenswege der frühen Ärztinnen spiegeln die schwierigen Bedingungen bei der Ausübung ihres Berufes und bei der Teilhabe an Wissenschaft und Forschung wider. Diese Darstellung soll nicht einer verklärenden oder beschönigenden Geschichtsschreibung Vorschub leisten, sondern vielmehr Kontinuitäten und Brüche in der Professionalisierung des weiblichen Ärztestandes aufzeigen. Das Selbstverständnis der ersten Ärztinnen in Deutschland war geprägt durch den Wunsch nach Selbständigkeit, und sie orientierten sich vor allem an der »gesellschaftlichen Nützlichkeit« und der »praktischen Nutzanwendung« ihrer medizinischen Tätigkeit (Bleker 2000). Diese Orientierung und weitgehende Festlegung auf soziale Aspekte ihrer ärztlichen Tätigkeit beinhaltete aber gleichzeitig die Gefahr, beruflich kaum aufsteigen zu können. Auch heute gilt – ebenso wie damals –, dass die »weiblichen« Tätigkeitsgebiete mit vergleichsweise geringerem Einkommen und Prestige verbunden sind als jene Tätigkeitsgebiete, die als »Männerdomänen« gelten. Dies sollten junge Ärztinnen bei ihrer beruflichen Laufbahnplanung mit berücksichtigen.

Literatur

Albisetti JC (1982) The fight for female physician in Imperial Germany. Central European History 15: 99–123

Albisetti JC (1988) Schooling German girls and women. Secondary and higher education in the nineteenth century. Princeton

Benker G, Störmer S (1991) Grenzüberschreitungen. Studentinnen in der Weimarer Republik (Frauen in der Geschichte und Gesellschaft, Bd 21). Centaurus, Pfaffenweiler

Benz U (1988) Brutstätten der Nation. »Die deutsche Mutter und ihr erstes Kind« oder der anhaltende Erfolg eines Erziehungsbuches. Dachauer Hefte 4, H 4: 144–163

Bischoff T (1872) Das Studium und die Ausübung der Medizin durch Frauen. München

Bleker J (1993) Anerkennung durch Unterordnung? Ärztinnen und Nationalsozialismus. In: Brinkschulte E (Hrsg) Weibliche Ärzte. Die Durchsetzung des Berufsbildes in Deutschland. Hentrich, Berlin, S 126–135

Bleker J (Hrsg) (1998) Der Eintritt der Frauen in die Gelehrtenrepublik. Zur Geschlechterfrage im akademischen Selbstverständnis und in der wissenschaftlichen Praxis am Anfang des 20. Jahrhunderts. Matthiesen, Husum

Bleker J, Eckelmann C (1993) »Der Erfolg der Gleichschaltungsaktion kann als durchschlagend bezeichnet werden.« – Der »Bund Deutscher Ärztinnen« 1933 bis 1936. In: Bleker J, Jachertz N (Hrsg) Medizin im Dritten Reich, 2. Aufl. Deutscher Ärzteverlag, Köln, S 87–96

Bleker J, Schleiermacher S (Hrsg) (2000) Ärztinnen aus dem Kaiserreich. Lebensläufe einer Generation. Deutscher Studien Verlag, Weinheim

Bonner T (1988) Pioneering women's medical education in Swiss universities. Gesnerus 45: 461–474

Brinkschulte E (1998) Preußische Wissenschaftsbürokratie im Zugzwang der Geschlechterfrage. Die Umfrage des Ministeriums für die geistlichen, Unterrichts- und Medizinalangelegenheiten von 1907. In: Bleker J (Hrsg) Der Eintritt der Frauen in die Gelehrtenrepublik. Zur Geschlechterfrage im akademischen Selbstverständnis und in der wissenschaftlichen Praxis am Anfang des 20. Jahrhunderts (Abhandlungen zur Geschichte der Medizin und der Naturwissenschaften 84). Matthiesen, Husum, S 51–69

Brinkschulte E (2000) Wissenschaftspolitik im Kaiserreich entlang der Trennungslinie Geschlecht. Die ministerielle Umfrage zur Habilitation von Frauen aus dem Jahre 1907. In: Dickmann E, Schöck-Quinteros E (Hrsg) Barrieren und Karrieren. Die Anfänge des Frauenstudiums in Deutschland. trafo verlag, Berlin, S 177–192

Brinkschulte E (2005) Fräulein Doktor. Der Karikaturist und die erste Ärztin. In: Mabuse + Co. Ein Kabinett kluger Köpfe. Mabuse-Verlag, Frankfurt am Main, S 42–49

Brinkschulte E (Hrsg) (1994) Weibliche Ärzte. Zur Durchsetzung des Berufsbildes in Deutschland. 2. Aufl. Hentrich, Berlin

Burchardt A (1997) Blaustrumpf – Modestudentin – Anarchistin? Deutsche und russische Medizinstudentinnen in Berlin 1896–1918 (Ergebnisse der Frauenforschung 44). Metzler, Stuttgart Weimar

Bußmann H (Hrsg) (1993) Stieftöchter der Alma Mater? 90 Jahre Frauenstudium in Bayern am Beispiel der Universität München. Kunstmann, München

Costas I (1992) Der Kampf um das Frauenstudium im internationalen Vergleich. Begünstigende und hemmende Faktoren für die Emanzipation der Frauen aus ihrer intellektuellen Unmündigkeit in unterschiedlichen bürgerlichen Gesellschaften. In: Schlüter A (Hrsg) Pionierinnen, Feministinnen, Karrierefrauen? Zur Geschichte des Frauenstudiums in Deutschland. Centaurus, Pfaffenweiler, S 115–144

Dünnebier A, Scheu U (2002) Die Rebellion ist eine Frau: Anita Augsburg und Lida G. Heymann – Das schillerndste Paar der Frauenbewegung. Hugendubel, München

Eckelmann C (1992) Ärztinnen in der Weimarer Zeit und im Nationalsozialismus. Eine Untersuchung über den Bund Deutscher Ärztinnen. WFT-Verlag, Wermelskirchen

Frankenthal K (1981) Der dreifache Fluch: Jüdin, Intellektuelle, Sozialistin: Lebenserinnerungen einer Ärztin in Deutschland und im Exil. In: Pearle KM, Leibfried S (Hrsg) Frankfurt am Main, New York

Glaser E (1992) Hindernisse, Umwege, Sackgassen. Die Anfänge des Frauenstudiums in Tübingen (1904–1934), (Ergebnisse der Frauenforschung 25). Deutscher Studien Verlag, Weinheim

Greven-Aschoff B (1981) Die bürgerliche Frauenbewegung in Deutschland 1894–1933 (Kritische Studien zur Geschichtswissenschaft 46), Vandenhoeck u. Ruprecht, Göttingen

Häntzschel H (1997) Zur Geschichte der Habilitation von Frauen in Deutschland. In: Häntzschel H, Bußmann H (Hrsg) (1997) Bedrohlich gescheit. Ein Jahrhundert Frauen und Wissenschaft in Bayern. Beck, München, S 105–136

Häntzschel H, Bußmann H (Hrsg) (1997) Bedrohlich gescheit. Ein Jahrhundert Frauen und Wissenschaft in Bayern. Beck, München

Hausen K (1990) Warum Männer Frauen zur Wissenschaft nicht zulassen wollten. In: Hausen K, Nowotny H (Hrsg) Wie männlich ist die Wissenschaft? Suhrkamp, Frankfurt am Main

Heusler-Edenhuizen H (1997) Die erste deutsche Frauenärztin. Lebenserinnerungen: Im Kampf um den ärztlichen Beruf der Frau. Hrsg. v. Heyo Prahm. Leske u. Budrich, Opladen

Hoesch K (1993) Die Kliniken weiblicher Ärzte in Berlin 1877–1933. In: Brinkschulte E (Hrsg) Weibliche Ärzte. Die Durchsetzung des Berufsbildes in Deutschland (Reihe Deutsche Vergangenheit, Bd 108) 1. Aufl. Hentrich, Berlin, S 44–56

Hoesch K (1995) Ärztinnen für Frauen. Kliniken in Berlin 1877–1914 (Ergebnisse der Frauenforschung, Bd 39) Metzler, Stuttgart Weimar

Hohner H-U, Grote St, Hoff E-H (2003) Geschlechtsspezifische Berufsverläufe. Unterschiede auf dem Weg nach oben. Deutsches Ärzteblatt 100: 2–5

Huerkamp C (1988) Universitäten und Bildungsbürgertum. Zur Lage studierender Frauen 1900–1930. In: Sigrist H (Hrsg) Bürgerliche Berufe. Zur Sozialgeschichte der freien und akademischen Berufe im internationalen Vergleich (Kritische Studien zur Geschichtswissenschaft, Bd 80) Vandenhoeck u. Ruprecht, Göttingen

Huerkamp C (1993) Jüdische Akademikerinnen in Deutschland 1900–1938. In: Rassenpolitik und Geschlechterpolitik im Nationalsozialismus (Geschichte und Gesellschaft H 3), Vandenhoeck u. Ruprecht, Göttingen

Huerkamp C (1996) Bildungsbürgerinnen. Frauen im Studium und in akademischen Berufen 1900–1945 (Bürgertum. Beiträge zur europäischen Gesellschaftsgeschichte 10). Vandenhoeck u. Ruprecht, Göttingen

Kirchhoff A (Hrsg) (1897) Die Akademische Frau. Gutachten hervorragender Universitätsprofessoren, Frauenlehrer und Schriftsteller über die Befähigung der Frau zum wissenschaftlichen Studium und Berufe. Steinitz, Berlin

Koerner M (1997) Auf fremdem Terrain. Studien- und Alltagserfahrungen von Studentinnen 1900 bis 1918. Didot-Verlag, Bonn

Krauss M (2002) Die Frau der Zukunft. Dr. Hope Bridges Adams Lehmann 1855–1916. Ärztin und Reformerin. Buchendorf, München

Kuhn A, Mühlenbruch B, Rothe V (Hrsg) (1996) 100 Jahre Frauenstudium – Frauen der Rheinischen Friedrich-Wilhelms-Universität Bonn. Ebersbach, Dortmund

Ley A, Ruisinger M (2001) Gewissenlos Gewissenhaft. Menschenversuche im Konzentrationslager. Erlangen

Lützenkirchen A (1999) »Ich wäre so gern wieder Mediziner!« Die Veränderung der beruflichen Situation von Ärztinnen in den neuen Bundesländern (Schriftenreihe Gesundheit – Pflege – Soziale Arbeit, Bd 3). Verlag Hans Jacobs, Lage

Moebius PJ (1908) Über den physiologischen Schwachsinn des Weibes. In: Alt VK (Hrsg) Sammlungen zwangloser Abhandlungen auf dem Gebiet der Nerven und Geisteskrankheiten, 9. Aufl. Halle

Nathorff H (1989) Das Tagebuch der Hertha Nathorff. Berlin – New York. Aufzeichnungen 1933 bis 1945, hrsg. v. Wolfgang Benz. Frankfurt am Main

Sachße C (1981) Mütterlichkeit als Beruf. Sozialarbeit, Sozialreform und Frauenbewegung 1871–1929. Suhrkamp, Frankfurt am Main

Schagen U (1996) Frauen im ärztlichen Studium und Beruf: Quantitative Entwicklung und politische Vorgaben in DDR und BRD. In: Meinel C, Renneberg M (Hrsg) Geschlechterverhältnisse in Medizin, Naturwissenschaft und Technik Verlag für Geschichte der Naturwissenschaften und der Technik. Bassum, Stuttgart, S 325–334

Soden C von (1988) Die Sexualberatungsstellen der Weimarer Republik 1919–1933. Hentrich, Berlin

Straus R (1961) Wir lebten in Deutschland. Erinnerungen einer deutschen Jüdin 1880–1933. Deutsche Verlagsanstalt, Stuttgart

Tiburtius F (1925) Erinnerungen einer 80jährigen. 2. Aufl. Berlin

Von der Ausnahme zur Alltäglichkeit. Frauen an der Berliner Universität Unter den Linden. Ausstellungsgruppe an der Humboldt-Universität zu Berlin und Zentrum für interdisziplinäre Frauenforschung (Hrsg). Trafo Verlag, Berlin, 2003

Weber M (1889) Aerztinnen für Frauenkrankheiten, eine ethische und sanitäre Notwendigkeit. 4. Aufl. Tübingen

Ziegeler B (1993)» Zum Heile der Moral und der Gesundheit ihres Geschlechts …« Argumente für Frauenmedizinstudium. In: Brinkschulte E (Hrsg) Weibliche Ärzte. Die Durchsetzung des Berufsbildes in Deutschland (Reihe Deutsche Vergangenheit, Bd 108) 1. Aufl. Hentrich, Berlin, S 33–44

Ziegeler B (1993) Weibliche Ärzte und Krankenkassen. Anfänge ärztlicher Berufstätigkeit von Frauen in Berlin 1893–1935 (Ergebnisse der Frauenforschung, Bd 31). Weinheim

1.2 Karriereverläufe und Berufserfolg bei Medizinerinnen

Andrea E. Abele

1.2.1 Frauen in der Medizin: Geschlecht und Berufserfolg

Derzeit studieren gleich viele Frauen wie Männer Medizin. Unter den Erstsemestern sind Frauen sogar deutlich in der Mehrzahl, nämlich knapp 63% Frauen zu 37% Männern (erstes Fachsemester Wintersemester 2003/04; Statistisches Bundesamt 2004). Auch bei Diplom- bzw. Abschlussprüfungen sind Frauen in der Mehrzahl (im Jahr 2003 waren es 52% Frauen; Statistisches Bundesamt 2003). Medizinerinnen promovieren – bzw. promovierten in der Vergangenheit – jedoch seltener als ihre männlichen Kollegen (Färber 1995; Seemann 1997); sie beenden immer noch seltener ihre Facharztausbildung und sie habilitieren sich seltener als Männer (Färber 1995; Seemann 1997; Zuber 2001). Allerdings zeigt ein Vergleich über das letzte Jahrzehnt, dass der Frauenanteil auf allen Qualifikationsstufen der Medizin zunimmt (Zuber 2001). Neuere Studien zeigen auch, dass die Promotionshäufigkeit von Medizinerinnen nicht niedriger ist als die ihrer männlichen Kollegen (Abele u. Nitzsche 2002; Buddeberg-Fischer u. Klaghofer 2003; 47% der medizinischen Promotionen von Frauen; Statistisches Bundesamt 2003). Bei den Approbationen gibt es keine nennenswerten Verschiebungen der Geschlechterrelationen (Zuber 2001; Dettmer et al. 1999).

Bei Art und Umfang der Berufstätigkeit von Medizinerinnen und Medizinern zeigt sich jedoch eine deutliche Disparität zu Lasten der Frauen. Nach Angaben der Bundesärztekammer waren Ende 1999 z. B. 48% der bei den Landesärztekammern gemeldeten Medizinerinnen ohne ärztliche Tätigkeit (Ruhestand, Elternzeit, in anderen Berufen tätig, arbeitslos), und die Arbeitslosenquote war unter den Medizinerinnen mit 8,3% doppelt so hoch wie unter ihren männlichen Kollegen mit 4% (Biersack et al. 2000). Im Februar 2005 waren 61% der arbeitslos gemeldeten Ärzte Frauen (Bundesagentur für Arbeit, persönliche Mitteilung). Diese Disparität gibt es auch bei als Ärztinnen und Ärzten Beschäftigten. Männer steigen häufiger in einflussreichere Positionen und in bessere Gehaltsklassen als Frauen (Dettmer et al. 1999; Färber 1995; Hoff et al. 2000; Hohner et al. 2003; Zuber 2001). Medizinbereiche mit dem höchsten Prestige und den besten Einkommensmöglichkeiten sind männliche Domänen. Im Durchschnitt nehmen 30% der Männer, aber nur 10% der Frauen medizinische Führungspositionen ein (Dettmer et al. 1999). Unter den Professoren der Medizin beträgt der Frauenanteil in Deutschland derzeit etwa 6% (Zuber 2001).

Dieses Phänomen kann als Schereneffekt bezeichnet werden. Anfänglich bestehen keine quantitativen Unterschiede in der Beteiligung von Frauen und Männern an medizinischer Ausbildung, mit der Zeit jedoch sind Männer zunehmend erfolgreicher in ihrer beruflichen Laufbahn als Frauen. Dieser Schereneffekt zu Lasten der Frauen ist nicht medizinspezifisch, sondern findet sich in vielen Berufsfeldern (Abele et al. 2003 und 2004; Abele & Nitzsche 2002). Im Folgenden soll jedoch spezifisch auf den Schereneffekt bei der beruflichen Entwicklung von Medizinerinnen und Medizinern eingegangen werden. Spezifikum für diese Berufsrichtung ist die extrem lange und zeitaufwendige Ausbildung, bei der Beruf und Familie besonders schwer vereinbar sind (Abele & Nitzsche 2002; Buddeberg-Fischer & Klaghofer 2003; Buddeberg-Fischer et al. 2005; Hohner et al. 2003).

Während viele Studien, die sich mit der Thematik geringeren beruflichen Erfolgs von Medizinerinnen im Vergleich zu Medizinern beschäftigen (▶ Kap. 1.3), Momentaufnahmen darstellen, d. h. zu einem bestimmten Zeitpunkt Unterschiede erfassen, soll hier auf den *Prozess* der Auseinanderentwicklung eingegangen werden. Die im Folgenden berichteten Befunde stammen aus einer Studie, die die berufliche Entwicklung einer Gruppe von Medizinerinnen und Medizinern über einen Zeitraum von bisher 7 Jahren nachzeichnet, vom Ende des zweiten Staatsexamens bis in die Facharztausbildungszeit hinein. Auf diese Art und Weise kann analysiert werden, welche Faktoren über die Zeit hinweg den Schereneffekt in der beruflichen Laufbahn beeinflussen. Bevor die Studie aber genauer dargestellt wird, sollen zuerst allgemeine theoretische Überlegungen und einige Befunde vorgestellt werden.

1.2.2 Warum sind Medizinerinnen weniger erfolgreich als Mediziner?

Um sich der Beantwortung dieser Frage zu nähern, ist es wichtig zu klären, welche Erwartungen heutzutage an Frauen – und Männer – im normativen Sinn gestellt werden und welche Erwartungen Frauen und Männer an sich selbst haben. Dabei wird sehr schnell deutlich, dass die normativen Erwartungen an Männer bzw. an die männliche Geschlechtsrolle relativ eindeutig sind. Männer – insbesondere in hochqualifizierten Berufen wie der Medizin – sollen beruflich erfolgreich sein und genug Geld verdienen, um eine Familie als Alleinverdiener ernähren zu können. Werden diese Männer Väter, so besteht nicht die Erwartung, dass sie ihre Berufstätigkeit zugunsten der Kinderbetreuung unterbrechen. Es gibt zwar durchaus Männer, die für sich selbst eine weniger traditionelle Arbeitsteilung zwischen den Geschlechtern wünschen, diese sind aber klar in der Minderzahl. Väter, die Elternzeit in Anspruch nehmen wollen, haben darüber hinaus mit gravierenden beruflichen Nachteilen zu rechnen. Ganz anders sieht es mit der weiblichen Geschlechtsrolle aus. Erwartungen an Frauen seitens der Gesellschaft sind vielfältig und in sich widersprüchlich (Abele 2001 und 2003; Abele et al. 1994; Wetterer 1995). Frauen sollen attraktiv und erfolgreich, durchsetzungsfähig, gleichzeitig sanft und feminin, liebevolle Partnerinnen und Mütter und gleichzeitig clevere Organisatorinnen des Betriebs »Familie« sein. Als gut ausgebildete Frauen sollen sie erfolgreich ihrer Berufstätigkeit nachgehen, gleichzeitig aber auch Kinder bekommen und als Mütter – natürlich – ihre Berufstätigkeit unterbrechen, um mindestens im Kleinkindalter selbst für das Kind zu sorgen. Wenn die Kinder älter werden ist es dann auch ihre »Aufgabe«, suboptimale Betreuungsmöglichkeiten in Kindergarten und Schule aufzufangen. Gerade in Deutschland ist die Mütterideologie, die davon ausgeht, dass es kleinen Kindern schade, wenn sie nicht rund um die Uhr von der Mutter betreut werden, noch sehr viel stärker vertreten als in anderen europäischen Ländern, wie z. B. der Begriff der »Rabenmutter« nahe legt. Diesen komplexen und widersprüchlichen gesellschaftlichen Erwartungen korrespondiert gerade bei hochqualifizierten Frauen ein »Motivmix« von komplexen, ebenfalls teilweise in sich widersprüchlichen Zielen. Sie wollen »alles« und in möglichst vielen Bereichen Erfolg haben, sie wollen attraktive Partnerinnen, erfolgreiche Berufstätige und natürlich auf keinen Fall »Rabenmütter« sein.

Ein wichtiger psychologischer Aspekt ist insofern das geschlechtsrollenbezogene Selbstkonzept. Damit ist gemeint, wie sich eine Frau bzw. ein Mann hinsichtlich der eigenen Rolle sieht bzw. inwiefern er oder sie den gesellschaftlichen Erwartungen an die eigene Geschlechtsrolle entsprechen möchte. Es bezieht sich auf das Selbstbild, auf Einstellungen, Werthaltungen und Ziele. Befragungen von Medizinerinnen und Medizinern zeigen, dass es in Übereinstimmung mit der Annahme eines größeren Motivmixes bei Frauen und einer eindeutigeren Berufsorientierung bei

Männern Unterschiede in beruflichen Zielsetzungen gibt. So messen Frauen der »Karriere« im engeren Sinn weniger Bedeutung zu und gewichten Vereinbarkeitsziele von Beruf und Familie höher als Männer (Abele & Nitzsche 2002; Augsburger-Dölle 1996; Buddeberg-Fischer u. Klaghofer 2003; Mixa 2000). Frauen sind generell unsicherer als Männer, ob sie ihre beruflichen Ziele in der Medizin werden erreichen können (Seemann 1997; Sieverding 1990), obwohl sie sich in der Selbsteinschätzung ihrer medizinischen Fähigkeiten und in ihren tatsächlichen Studienleistungen nicht unterscheiden (Abele u. Nitzsche 2002). Ähnlich interpretierbar fanden Minks und Bathke (1994) geschlechtsspezifische Unterschiede bei den Begründungen für die Wahl der Assistenzarztstelle. Bei Männern standen karriereorientierte Gründe im Vordergrund (Aufstiegsmöglichkeiten, Renommee der Klinik), bei Frauen Gründe wie Sicherheit des Arbeitsplatzes oder mangelnde Wahlmöglichkeit. Auch Buddeberg-Fischer et al. (Buddenberg-Fischer et al. 2005; Buddeberg-Fischer & Klaghofer 2003) fanden hinsichtlich der Kriterien für die Auswahl des Fachgebiets, dass für Frauen Patientenkontakt und kurze Ausbildungsdauer wichtiger waren, für Männer dagegen Prestige und hohes Einkommen.

Aus Erwartungen leiten sich aber auch konkrete Verhaltensweisen ab. Wenn an Medizinerinnen und Mediziner unterschiedliche Erwartungen herangetragen werden, dann ist es sehr nahe liegend, dass sich dies auch in unterschiedlichem Verhalten diesen Personen gegenüber äußert. So finden sich auch Diskriminierungserfahrungen bei Frauen häufiger als bei Männern. In einer Studie von Carr et al. (2000) berichteten 60% der weiblichen Fakultätsangestellten an einer Medical School, aber nur 9% der männlichen Angestellten von selbst erfahrenen Diskriminierungen. Österreichische Ärztinnen an medizinischen Fakultäten nahmen eine Bevorzugung ihrer männlichen Kollegen wahr, teilweise fühlten sie sich durch Ignoranz, Ablehnung und latente Sexismen besonders belastet (Mixa 2000). Mehr Frauen als Männer meinen, dass das »richtige« Geschlecht bei der Vergabe von Arzt im Praktikum Stellen wichtig sei (Seemann 1997). Hinsichtlich der Häufigkeit von Mentoren werden teilweise keine geschlechtsspezifischen Unterschiede berichtet (Augsburger-Dölle 1996; Bickel 2000; Mixa 2000), in anderen Studien gibt es Unterschiede zu Lasten der Frauen (Buddeberg-Fischer et al. 2005). Auch wird die Qualität der Betreuung während der praktischen Ausbildung von Frauen negativer eingeschätzt als von Männern (Bickel 2000; De Angelis 2000).

Die geschlechtsspezifisch unterschiedliche Bedeutung der Vereinbarung von Beruf und Familie zeigt sich in vielen Studien. Ärztliche Berufstätigkeit ist für Frauen einfacher, wenn sie keine Kinder haben. Für Männer gilt dies nicht. Bei einer Wiederbefragung von Assistenzärzten, die drei Jahre zuvor bereits teilgenommen hatten (Minks u. Bathke 1994), waren z. B. 22% der Frauen und 3% der Männer aktuell nicht beschäftigt, und bei Frauen war in 78% der Fälle die Betreuung eines Kindes Grund der Nichtbeschäftigung. Hohner et al. (Hohner et al. 2003) befragten

Ärztinnen und Ärzte, die vor 15 Jahren in den Beruf eingetreten waren, retrospektiv und bildeten dann verschiedene Berufsverlaufsmuster. Ein geschlechtsspezifischer Unterschied zeigte sich besonders beim Muster des klassischen »Aufstiegs«, das durch eine kontinuierliche Karriereentwicklung hin zu Spitzenpositionen gekennzeichnet ist. In dieses Muster gehörten 36% der Männer, aber nur 13% der Frauen. Umgekehrt waren nur 6% der Männer, aber 24% der Frauen durch einen Berufsweg mit Diskontinuitäten gekennzeichnet. Erfolgreiche Ärzte hatten häufiger Kinder und häufiger eine nicht berufstätige Partnerin als erfolgreiche Ärztinnen, die seltener Kinder hatten und häufiger mit einem ebenfalls Vollzeit berufstätigen Partner zusammenlebten. Die Geburt eines Kindes war für die Männer mit Karrierezuwachs, für Frauen mit Karriereverlust verbunden. Ärztinnen, auch Vollzeit-Berufstätige, die in Partnerschaften leben, übernehmen mehr Haushaltsarbeiten als Ärzte, die in Partnerschaften leben (z. B. Abele u. Nitzsche 2002; Mesletzky 1996). Interessant hinsichtlich Partnerschaft ist darüber hinaus, dass Ärztinnen häufiger Partner haben, die ebenfalls einen Hochschulabschluss aufweisen und in Vollzeit berufstätig sind, als Ärzte, die häufiger Partnerinnen ohne Hochschulabschluss haben, die Teilzeit oder gar nicht berufstätig sind (Abele u. Nitzsche 2002; Augsburger-Dölle 1996; Hohner et al. 2003; Mesletzky 1996; Mixa 2000). Dies ist hinsichtlich Unterstützung und Entlastung bedeutsam. Auch zeigt sich, dass verheiratete Ärztinnen meist die Karriere ihres Mannes der eigenen voranstellen und auf eigene Karrierevorteile zugunsten des Partners verzichten (Mesletzky u. Oelkers 1996; Ward 1982). Schließlich sind – ebenfalls eine Form der »Konfliktlösung« – Ärztinnen seltener verheiratet und haben weniger Kinder als Ärzte (Augsburger-Dölle 1996; Bryant et al. 1991; Mesletzky 1996; Mixa 2000; Seemann 1997; Uhlenberg & Cooney 1990), obwohl beide Geschlechter Beruf und Familie als gleich wichtig für ihre Lebenszufriedenheit betrachten (Sieverding 1990).

Die Befunde zu Benachteiligungen von Frauen im Medizinberuf und insbesondere auch die Befunde zur unterschiedlichen faktischen Bedeutung von Familie für Medizinerinnen versus Mediziner lassen sich in den oben skizzierten Kontext widersprüchlicher Erwartungen an Frauen bzw. des Motivmixes bei Frauen selbst integrieren. Allerdings wäre es zu kurz gegriffen, sie allein damit zu begründen. Vielmehr zeigen sich in diesen Befunden auch strukturelle Aspekte z. B. unzureichender Kinderbetreuungsmöglichkeiten und faktischer Benachteiligungen von Müttern am Arbeitsplatz.

1.2.3 Die Studie BELA-E

Die Studie BELA-E (BErufliche LAufbahnentwicklung Erlanger Absolventinnen und Absolventen; Abele 2002 und 2003) ist als Langzeitstudie angelegt, bei der die berufliche Entwicklung von Akademikerinnen und Akademikern – u. a. Medizinerinnen und Mediziner – über einen Zeitraum vom Ende des Examens (Medizin: zweites Staatsexamen) an analysiert wird.

Theoretisch orientieren wir uns an oben skizzierten Annahmen zu unterschiedlichen Erwartungen an die weibliche versus die männliche Geschlechtsrolle und damit einer gehenden teilweise unterschiedlichen Einstellungen und Zielen von Frauen und Männern sowie daran, dass strukturelle Aspekte die Berufstätigkeit insbesondere von Müttern erschweren. Unsere forschungsleitende Hypothese war, dass es einen Schereneffekt in der beruflichen Entwicklung von Medizinerinnen und Medizinern gibt. Nach Abschluss des zweiten Staatsexamens sollten Geschlechtsunterschiede in berufsrelevanten Leistungen, in beruflichen Zielen und in beruflichem Selbstvertrauen gering sein. Erst im Laufe der Zeit öffnet sich die Schere zu Lasten der Frauen. Dies hat in erster Linie mit Partnerschaft und Familiengründung zu tun, da Mütter kleiner Kinder meist zumindest zeitweilig aus dem Beruf aussteigen, während die Familiengründung für Männer im Allgemeinen keine unmittelbaren beruflichen Folgen hat. Wir erwarteten auch, dass Entmutigungen am Arbeitsplatz sowie Schwierigkeiten bei der Realisierung einer gewünschten Work-life-Balance für Frauen noch gravierender sind als für Männer. Schließlich prüften wir, ob individuelle psychologische Faktoren wie das geschlechtsbezogene Selbstkonzept, Erwartungen und Ziele tatsächlich vorhersagen können, wie der Berufsverlauf der Frauen und Männer aussehen wird.

Zum Ende des zweiten Staatsexamens wurden 311 Medizinerinnen und Mediziner schriftlich befragt. Anschließend erfolgten nach 1,5 Jahren, 3 Jahren und 7 Jahren weitere Befragungen. Bei der vierten und bisher letzten Befragung nahmen 202 der anfänglich kontaktierten Personen noch teil. Sie waren nun 35 Jahre alt. ◻ Tab. 1.2 zeigt die genaue Verteilung der Stichprobe.

Ein Vergleich der Befragten, die nur an der ersten Erhebung teilgenommen hatten, mit solchen, die sich mehrfach beteiligten, ergab keine systematischen Unterschiede.

◻ **Tab. 1.2.** Verteilung der Stichprobe nach Geschlecht und Alter zu den vier Erhebungszeitpunkten

	Frauen		Männer	
	Anzahl	Alter [Jahre]	Anzahl	Alter [Jahre]
Erste Erhebung	139	28	170	28
Zweite Erhebung	103	29	129	29
Dritte Erhebung	93	31	119	31
Vierte Erhebung	87	35	115	35

Erhebungsinstrumente

Bei der ersten Befragung wurden neben Geschlecht, Alter, Abschlussnote und Zahl studierter Fachsemester u. a. die gegenwärtige Lebenssituation (Partnerschaft, Kinder, Kinderwunsch, Kinderbetreuungswunsch), berufliche Selbstwirksamkeitserwartungen (Zutrauen in die eigene berufliche Leistungsfähigkeit) und das geschlechtsrollenbezogene Selbstkonzept (»Instrumentalität« und »Expressivität« als stereotyp männliche bzw. weibliche Eigenschaften) erhoben (Abele & Stief 2004).

Bei der zweiten Befragung, die meist während der Arzt-im-Praktikum-Zeit (AiP, die es in den Jahren 1998/1999 noch gab) stattfand, wurde u. a. die subjektive Relevanz von »Karriere« bzw. die Relevanz von einer zwischen Beruf und Privatleben ausbalancierten Berufstätigkeit, »Balance«, erhoben (Abele 2002; Abele & Nitzsche 2002). Wir vermuteten, dass Erstere von Frauen niedriger und Letztere von Frauen höher eingeschätzt wird als von Männern. Auch erfassten wir einige Aspekte der Arbeitsplatzwahrnehmung, nämlich das Erleben von Handlungsspielraum, von Qualifizierungsmöglichkeiten und von Belastung. Damit sollte untersucht werden, ob es geschlechtsspezifische Unterschiede in der Arbeitsplatzwahrnehmung gibt.

Bei der dritten bzw. vierten Befragung wurden neben soziodemographischen Angaben u. a. wiederum die berufliche Selbstwirksamkeit sowie die Arbeitsplatzwahrnehmung erfragt. Wir fragten ebenso nach sozialer Unterstützung am Arbeitsplatz und nach Mentoren.

Befunde zu Leistungsvoraussetzungen, zu Promotion, Selbstkonzept, Selbstvertrauen und Berufsausübungsvorstellungen

Beim Leistungsvergleich (Noten zweites und drittes Staatsexamen) gab es keinerlei Unterschiede zwischen den befragten Frauen und Männern, die Noten lagen im Durchschnitt bei 2,3. Auch die Studiendauer bis zum zweiten Staatsexamen unterschied sich nicht (im Schnitt zwischen 13 und 14 Semester). Bei der vierten Befragung hatten 71% der Frauen und 74% der Männer ihre medizinische Promotion abgeschlossen, 14% der Frauen und 16% der Männer waren noch nicht fertig, der Rest wollte nicht promovieren. Man sieht also, dass im Gegensatz zu früheren Studien und in Übereinstimmung mit neuen Befunden Leistungen und Promotionsquote von Medizinerinnen und Medizinern im Durchschnitt identisch sind.

Das geschlechtsrollenbezogene Selbstkonzept unterschied sich in die erwartete Richtung, d. h. höhere Expressivität der Frauen und höhere Instrumentalität der Männer.

Wie sieht es nun mit dem beruflichen Selbstvertrauen, den Selbstwirksamkeitserwartungen aus? Wir fanden am Ende des zweiten Staatsexamens keinerlei Unterschiede zwischen Frauen und Männern. Beide Gruppen äußerten ein hohes berufliches Selbstvertrauen, das auf einer Skala von 1 (niedrig) bis 5 (hoch) im Durchschnitt bei 3,8 lag. Dies wäre an sich zu erwarten gewesen, da ja auch die tatsächlichen Leistungen nicht unterschiedlich sind. Es ist jedoch trotzdem ein bemerkenswerter Befund, weil in vielen früheren Studien Frauen dazu tendierten, sich eher zu unterschätzen. Dies war hier *nicht* der Fall.

Die Berufsorientierungen hinsichtlich »Karriere« versus »Balance zwischen Beruf und Privatleben« unterschieden sich zwischen Frauen und Männern stark. In Übereinstimmung mit unseren Annahmen gewichteten Männer »Karriere« deutlich höher als Frauen und Frauen gewichteten »Balance« deutlich höher als Männer.

Man kann also festhalten, dass am Ende des Studiums – und in Bezug auf die Promotion im weiteren Verlauf der Ausbildung – bei den weiblichen und männlichen Befragten keine Unterschiede in Leistungen, aber auch keine im beruflichen Selbstvertrauen bestanden. Dies sind günstige Voraussetzungen für ähnlich erfolgreiche Berufsverläufe von Medizinerinnen wie von Medizinern. Lediglich die niedrigere Instrumentalität der Frauen, die, wie andere Untersuchungen gezeigt haben (Abele 2003), für Berufserfolge prognostisch bedeutsam ist, und die stärkere Orientierung der Frauen auf eine Balance zwischen Beruf und Privatleben lassen vermuten, dass Motive und Zielsetzungen der befragten Frauen im obigen Sinn komplexer sind als die eindeutiger auf Berufserfolg ausgerichtete Orientierung der befragten Männer.

Partnerschafts- und Familiendynamik

Über die vier Befragungen hinweg nahm die Zahl partnerschaftlich gebundener Personen zu (erste Befragung 73%, zweite Befragung 74%, dritte Befragung 80%, vierte Befragung 78%). Während bei den ersten drei Befragungen hierbei keine Geschlechtsunterschiede bestanden, lebten die nun 35-jährigen Medizinerinnen häufiger allein (30%) als ihre männlichen Kollegen (21%). Dies entspricht sowohl Befunden bei Befragungen von Medizinern und Medizinerinnen (Augsburger-Dölle 1996; Mesletzky 1996; Mixa 2000; Seemann 1997) als auch allgemeinen Analysen, wonach Akademikerinnen häufiger alleinstehend sind als Akademiker (Wirth & Dümmler 2004).

Die Partner der Frauen waren älter (bei der vierten Befragung: 37 Jahre) und häufiger Akademiker (85%) und in Vollzeit berufstätig (85%) als die Partnerinnen der Männer (33 Jahre; 42% Vollzeit, 61% Akademikerinnen) Der höhere Bildungsstand der Partner der Frauen entspricht dem generellen Befund, dass Frauen noch stärker »bildungshomogame« Partner wählen als Männer (Hradil 2001). Auch der höhere Anteil Vollzeit berufstätiger Partner der Frauen entspricht Befunden bei anderen Befragungen (Mathematiker/innen, Abele et al. 2004).

Im Wunsch nach Kindern unterschieden sich die Medizinerinnen und Mediziner nicht: Bei der ersten Befragung waren sich 76% »sicher«, dass sie einmal Kinder haben möchten, weitere 13% sagten »vielleicht«. Der Kinderwunsch war damit bei den Befragten deutlich stärker ausgeprägt war als dies bei Bevölkerungs-

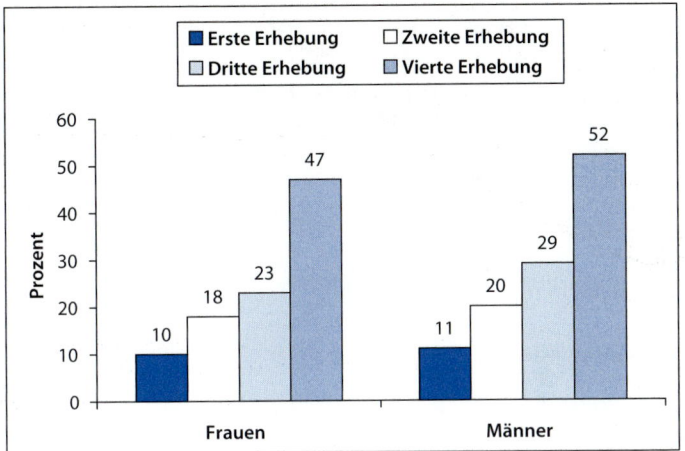

◘ Abb. 1.10. Befragte mit Kindern zu den vier Erhebungszeitpunkten

umfragen der Fall ist (z. B. Institut für Demoskopie Allensbach, 2004). In Übereinstimmung mit unserer generellen Hypothese unterschiedlicher Erwartungen an und von Frauen und Männern äußerten die Medizinerinnen bereits am Ende des Studiums andere Kinderbetreuungswünsche als ihre männlichen Kollegen, sie bevorzugten mehrheitlich ein Mischmodell von Selbst- und Fremdbetreuung (48%), 29% hatten vor, als Mütter eine »Kinderpause« einzulegen, 23% bevorzugten Fremdbetreuung. Männer dagegen bevorzugten in nahezu drei Vierteln der Fälle die Betreuung durch die Mutter des Kindes (73%), 24% wollten sich beteiligen und 3% gaben an, selbst die Betreuung übernehmen zu wollen.

Im Alter von 35 Jahren hatte die Hälfte der Befragten Kinder. Von den Eltern hatten die meisten zwei Kinder, und im Durchschnitt war das jüngste Kind noch im Kleinkindalter. ◘ Abb. 1.10 ist der prozentuale Anteil von Eltern zu den vier Erhebungszeitpunkten zu entnehmen.

Die tatsächliche Art der Kleinkindbetreuung unterschied sich deutlich zwischen den Geschlechtern. Kein einziger der Väter hatte Elternzeit in Anspruch genommen, bei den Müttern kleiner Kinder waren jeweils etwa 40% in Elternzeit bzw. nicht berufstätig (◘ Tab. 1.3). Letztere Zahl ist deutlich höher als die 29% Frauen, die bereits am Ende des Studiums angaben, ihr Kleinkind einmal selbst betreuen zu wollen.

Berufliche Entwicklung

In Tabelle 1.3 ist die berufliche Entwicklung der Befragten über die zweite, dritte und vierte Erhebung enthalten. Kinderlose Befragte waren nahezu zu 100% berufs-

1

◻ **Tab. 1.3.** Berufliche Entwicklung über die verschiedenen Erhebungszeitpunkte hinweg getrennt nach Geschlecht und Elternschaft

	Kinderlose Frauen	Mütter	Kinderlose Männer	Väter
Zweite Erhebung				
AiP/berufstätig	100%	56%	100%	100%
Nicht beschäftigt	–	39%	–	–
Elternzeit	–	–	–	–
Sonstiges	1%	6%	-	–
Dritte Erhebung				
Noch AiP	–	18%	–	–
Vollzeit Assistenzärzte	88%	26%	93%	94%
Teilzeit Assistenzärzte	9%	15%	1%	3%
Vollzeit Wissenschaft	–	–	4%	–
Vollzeit anderes	1,5%	–	–	3%
Nicht beschäftigt	1,5%	41%	2%	–
Vierte Erhebung				
Vollzeit selbständig	23%	5%	18%	25%
Teilzeit selbst./freie Mitarb.	2%	9%	–	–
Vollzeit angestellt	68%	16%	73%	68%
Teilzeit angestellt	2%	30%	–	–
Vollzeit Wissenschaft	–	–	5%	5%
Vollzeit anderes	–	–	–	2%
Elternzeit	–	14%	–	–
Nicht beschäftigt	5%	26%	4%	–

tätig, es gab keinen Unterschied zwischen Frauen und Männern. Väter waren ebenfalls und über den gesamten Zeitraum hinweg zu 100% berufstätig. Mütter dagegen waren über die Zeit hinweg nur zu knapp 60% berufstätig, hatten eine verzögerte Ausbildung (siehe die Mütter, die sich bei der dritten Erhebung noch im AiP befanden) bzw. hatten teilweise überhaupt keinen Arbeitsplatz (zweite Erhebung 39%, dritte Erhebung 41%, vierte Erhebung 26%).

◻ Abb. 1.11 veranschaulicht den Vergleich der Berufspositionen von Ärztinnen und Ärzten mit und ohne Kinder im Alter von etwa 35 Jahren.

Bei der vierten Erhebung waren 91% der kinderlosen Frauen und 96% der kinderlosen Männer Vollzeit berufstätig, meist als Klinikärzte, in etwa einem Fünftel der Fälle auch in eigener Praxis. Für Väter galt dies in gleicher Weise. Mütter dagegen arbeiteten nur in einem Fünftel der Fälle Vollzeit, in knapp 40% der Fälle Teilzeit und ebenfalls in 40% der Fälle waren sie nicht beschäftigt oder in Elternzeit.

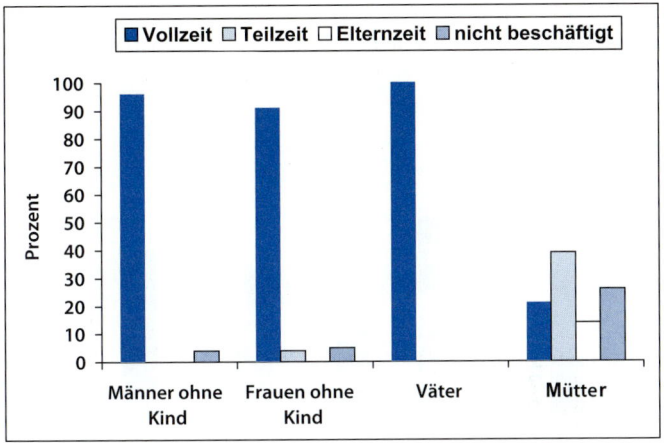

🔲 **Abb. 1.11.** Berufliche Positionen bei der vierten Erhebung in Abhängigkeit von Geschlecht und Elternschaft

Schließlich wurden auch die Facharztausbildungsrichtungen betrachtet. Neben der Zahnmedizin als eigenständiger Ausbildungsrichtung dominierten bei Frauen die Allgemeinmedizin (17%) und die Innere Medizin (15%), bei Männern die Innere Medizin (24%) und die Chirurgie (17%). Vergleichbar zu anderen Studien zeigte sich auch hier, dass Frauen etwas seltener eine Facharztausbildung absolvierten als Männer (87% zu 99%; Färber 1995; Seemann 1997; Zuber 2001).

Erleben des Arbeitsplatzes über die Zeit

Die Befragten wurden zum zweiten, dritten und vierten Erhebungszeitpunkt auch jeweils gebeten, ihren Arbeitsplatz anhand der Aspekte »Handlungsspielraum«, »Qualifizierungsmöglichkeiten« und »Belastung« (▶ oben) zu beschreiben bzw. zu bewerten. Wir verglichen die Aussagen über die Zeit, um etwas über mögliche Veränderungen in der Arbeitsplatzwahrnehmung zu erfahren. Außerdem verglichen wir Frauen und Männer. Schließlich differenzierten wir bei der dritten und vierten Erhebung danach, ob die Befragten in Kliniken arbeiteten oder selbständig eine Praxis führten. Um keine Verzerrungen der Daten zu erhalten, blieben Personen, die nicht als Ärzte arbeiteten, unberücksichtigt. Auch nichtbeschäftigte Personen blieben unberücksichtigt, da sie ja keine Angaben über ihre Arbeitsplatzwahrnehmung machen konnten.

🔲 Abb. 1.12 zeigt, dass der Handlungsspielraum während des AiP (zweite Erhebung) als sehr niedrig erlebt wurde. Bei Klinikärztinnen und -ärzten blieb dies so, bei Personen, die sich selbständig machten, stieg der erlebte Handlungsspiel-

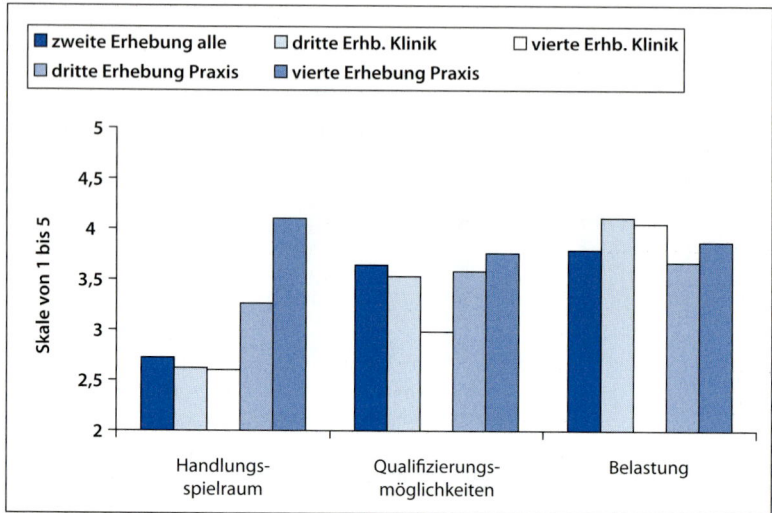

◻ **Abb. 1.12.** Arbeitsplatzwahrnehmung von der zweiten bis zur vierten Erhebung

raum dagegen an. Die erlebten Qualifizierungsmöglichkeiten waren im AiP hoch, blieben bei der dritten Erhebung sowohl für Klinikärzte als auch für Selbständige in etwa gleich, und sanken dann bei den Klinikärzten ab, während sie bei den Selbständigen weiter leicht anstiegen. Schließlich war das Belastungserleben im AiP sehr hoch und stieg bei Klinikärzten weiter an. Bei Selbständigen blieb das Belastungserleben in etwa gleich.

Man sieht also, dass der Klinikalltag als wenig autonom, zunehmend weniger weiterqualifizierend und als sehr belastend erlebt wurde. Selbständige Ärztinnen und Ärzte erlebten dagegen ihre Qualifizierungsmöglichkeiten im Laufe der Zeit positiver und fühlten sich – etwas – weniger belastet als Klinikärzte. All diese Befunde gelten für Frauen und Männer in gleicher Weise, es gibt keinerlei Geschlechtsunterschiede.

Wir untersuchten auch, ob es Unterschiede in der Wahrnehmung von Benachteiligung am Arbeitsplatz zwischen Frauen und Männern gab. Dies war nicht der Fall (Abele 2003).

Schließlich befragten wir die Ärztinnen und Ärzte bei der dritten Erhebung, ob sie an ihrem Arbeitsplatz einen Mentor hätten. 44% der Frauen und 39% der Männer bejahten diese Frage. Wir fanden somit – im Gegensatz zur Studie von Buddeberg-Fischer et al. (2005) – keinen Geschlechtsunterschied.

Sind also die Wahrnehmungen der Arbeitsbedingungen bei Ärztinnen und Ärzten gleich? Die Antwort lautet »ja«, wenn man diejenigen Personen vergleicht, die tatsächlich berufstätig sind. Berufstätige Ärztinnen und Ärzte erlebten in gleicher Weise die starken Belastungen insbesondere der Kliniktätigkeit und – das ist berufspolitisch von hoher Brisanz – Klinikärztinnen und -ärzte sahen ihren Arbeitsplatz zunehmend negativer. Die Antwort auf die Frage, ob die Wahrnehmungen der Arbeitsbedingungen zwischen Medizinerinnen und Medizinern gleich sind, lautet dagegen »jein«, wenn man berücksichtigt, dass ja ein nicht unerheblicher Prozentsatz von Medizinerinnen zu den beiden Erhebungszeitpunkten nicht berufstätig war. Es ist nicht auszuschließen, dass Letztere in der Zeit, in der sie noch berufstätig waren, eine andere Arbeitsplatzwahrnehmung hatten als ihre männlichen Kollegen.

Berufliches Selbstvertrauen über die Zeit

Es gibt jedoch einen wichtigen Bereich, in dem die Entwicklung berufstätiger Ärztinnen und Ärzte unterschiedlich verläuft. Oben war gezeigt worden, dass die befragten Medizinerinnen sich nach dem zweiten Staatsexamen genauso »fit« für den Beruf fühlten und sie ein genauso hohes berufliches Selbstvertrauen hatten wie ihre männlichen Kollegen. Dies blieb aber leider nicht so. Wir haben mit der gleichen Skala wie bei der ersten Erhebung die berufliche Selbstwirksamkeit bei der dritten Erhebung noch einmal erfragt. Und nun zeigte sich ein für Frauen ungünstiges, für Männer dagegen günstiges Muster. Bei den Medizinerinnen sank die berufliche Selbstwirksamkeit, bei den Medizinern stieg sie. Um nun auszuschließen, dass dieser unterschiedliche Effekt vielleicht darauf zurückzuführen ist, dass mehr Medizinerinnen als Mediziner bei der dritten Erhebung nicht berufstätig waren, wurde die Auswertung noch einmal wiederholt, wobei jetzt lediglich Vollzeit-Berufstätige berücksichtigt wurden. Es ergab sich wiederum der gleiche Effekt (◘ Abb. 1.13).

Bei Vollzeit berufstätigen Ärztinnen sank das berufliche Selbstvertrauen von der ersten zur dritten Befragung, bei den Vollzeit berufstätigen Ärzten stieg es dagegen an; die Interaktion zwischen Geschlecht und Messzeitpunkt ist statistisch hoch signifikant. Bei den nicht Vollzeit arbeitenden Ärztinnen (n = 22) und Ärzten (n = 4) sank das berufliche Selbstvertrauen generell.

Drei Jahre Berufstätigkeit haben also das Selbstvertrauen der Ärztinnen nicht verstärkt, sondern im Gegenteil geschwächt. Wäre dies ein allgemeiner, auch bei Männern zu beobachtender Effekt, dann könnte man es auf Entmutigungsprozesse im Arbeitsleben der Befragten zurückführen. Da der Effekt aber für Frauen und Männer gegenläufig ist, müssen die Arbeitsbedingungen für die befragten Frauen entmutigender gewesen sein als für die Männer. Warum dies so war, ist schwer zu beantworten, da ja – siehe oben – die Arbeitsplatzwahrnehmung zwischen Frauen und Männern nicht unterschiedlich war und auch Benachteiligungserfahrungen nicht geschlechtsspezifisch ausgeprägt waren. Entmutigung, die dann zu niedrigeren Selbstwirksamkeitserwartungen führten, wurden also nicht in Form von Benach-

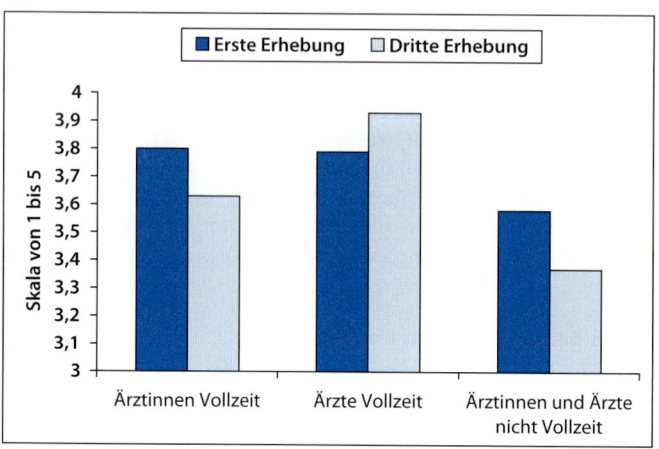

▣ **Abb. 1.13.** Veränderung der beruflichen Selbstwirksamkeit von der ersten zur dritten Erhebung

teiligungen erlebt und auch nicht in Form negativerer Arbeitsplatzwahrnehmung. Es scheint vielmehr so, dass die Frauen sich selbst als weniger kompetent erlebten bzw. negative Erfahrungen am Arbeitsplatz auf sich selbst bezogen. Somit wäre der Befund ähnlich zu interpretieren wie ein in der Literatur häufiger beobachtetes Phänomen, nämlich dass Frauen dazu tendieren, Misserfolge auf eigene mangelnde Kompetenzen zurückzuführen, während dies bei Männern nicht so der Fall ist. Es bleibt festzuhalten, dass nicht niedriges Selbstvertrauen die Berufstätigkeit beeinflusste, sondern umgekehrt die Berufstätigkeit selbst die Medizinerinnen ein Stück weit entmutigte.

Determinanten des Berufserfolgs von Ärztinnen und Ärzten

Schon die Verteilung der beruflichen Positionen, wie sie in ▣ Tab. 1.3 und ▣ Abb. 1.11 vorgestellt wurden, zeigt, dass die befragten Ärztinnen insgesamt weniger erfolgreich in ihrem Berufsverlauf waren als ihre männlichen Kollegen und dass dies hauptsächlich auf die Mütter zurückzuführen ist. Wir wollten den Berufserfolg jedoch noch genauer fassen und haben deshalb einen Index des »objektiven« Berufserfolgs bestimmt (Abele & Dette 2005), in den das Einkommen, die Delegationsbefugnis sowie die Leitungsfunktion der jeweiligen Person eingeht. Dieser Wert wurde am Mittelwert (und der Streuung) der Stichprobe standardisiert, d. h. ein Wert von Null ist »durchschnittlicher Berufserfolg«, Abweichungen nach oben kennzeichnen überdurchschnittlichen und Abweichungen nach unten kennzeichnen unterdurchschnittlichen Berufserfolg.

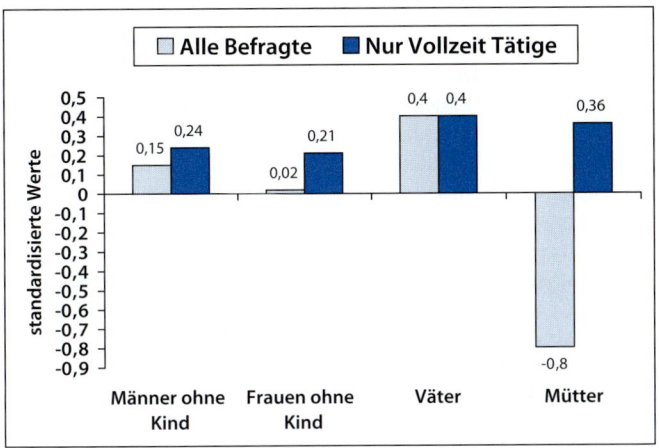

◘ Abb. 1.14. Berufserfolg nach Geschlecht und Elternschaft bei allen Befragten und bei den in Vollzeit Erwerbstätigen

Wir wollten genauer wissen, ob Elternschaft ein zwingender Grund für den geringeren Berufserfolg der Ärztinnen ist oder ob weitere Faktoren – im Sinne der oben erläuterten widersprüchlichen Erwartungen an und von Frauen – wichtig sind bzw. ob unter bestimmten Bedingungen auch mit Mutterschaft ein den Männern vergleichbarer Berufserfolg erzielt werden kann. Deshalb berechneten wir zum einen den Berufserfolg für alle Ärztinnen und Ärzte getrennt nach Eltern vs. Nicht-Eltern. Zum anderen berechneten wir den Berufserfolg nur für Vollzeit berufstätige Ärztinnen und Ärzte, wieder getrennt nach Eltern vs. Nicht-Eltern. Falls sich zeigen sollte, dass der Unterschied im Berufserfolg zwischen Ärztinnen und Ärzten mit Kind(ern) kleiner wird, wenn beide Berufsgruppen Vollzeit berufstätig sind, dann wäre dies ein Hinweis darauf, dass Kinder nicht per se ein Karrierehindernis für Frauen darstellen. ◘ Abb. 1.14 zeigt die Ergebnisse für die vierte Erhebung.

Betrachtet man alle Ärztinnen und Ärzte, dann ist der Befund eindeutig: Frauen sind weniger erfolgreich als Männer. Elternschaft ist für Ärztinnen ein Erfolgshindernis, für Ärzte dagegen ein Erfolgsfaktor. Geschlecht, Elternschaft und die Kombination aus beidem erklären fast ein Viertel (21%) der Varianz im Berufserfolg.

Betrachtet man jedoch ausschließlich Vollzeit beschäftigte Ärztinnen und Ärzte, dann gibt es keinerlei gesicherte Unterschiede zwischen Frauen und Männern mit und ohne Kinder mehr. Mütter, die Vollzeit berufstätig sind, sind genauso erfolgreich wie alle Männer, die Vollzeit berufstätig sind (Abele & Dette 2005). Hieraus folgt, dass Kinder nicht per se für die Karriere von Frauen ungünstig sind. Wenn es einer Ärztin gelingt, mit Kind(ern) Vollzeit berufstätig zu bleiben, dann ist sie genauso erfolgreich wie ihre männlichen Kollegen. Allerdings sind dies nur 20% der Mütter.

Warum bleiben 20% der Ärztinnen auch als Mütter Vollzeit berufstätig? Es liegt nahe, zu vermuten, dass Erstere weniger oder ältere Kinder haben als Letztere. Betrachtet man die Kinderzahl, so haben die Vollzeit berufstätigen Mütter im Durchschnitt 1,6 Kinder, die nicht Vollzeit berufstätigen Mütter im Durchschnitt 1,9 Kinder. Dieser Unterschied ist marginal. Das Alter des ersten Kindes beträgt bei den Vollzeit berufstätigen Müttern knapp 7 Jahre, bei den nicht Vollzeit Berufstätigen knapp 5 Jahre. Dieser Unterschied ist statistisch bedeutsam. Allerdings unterscheidet sich das Alter des zweiten Kindes wiederum nicht zwischen den Vollzeit und nicht Vollzeit erwerbstätigen Müttern (jeweils knapp 4 Jahre). Kinderzahl und -alter erklären den Unterschied also wenig. Betrachtet man die Partnerschaftskonstellation beider Müttergruppen, so haben die Vollzeit berufstätigen Mütter seltener einen Vollzeit berufstätigen Partner (30% der Fälle) als die nicht Vollzeit berufstätigen Mütter (87% der Fälle). Der Unterschied ist signifikant. Es könnte also sein, dass die nicht Vollzeit berufstätigen Mütter in einem Umfeld leben, das ein Zuhausebleiben bei den Kindern aufgrund des Partnereinkommens ermöglicht bzw. die Lösung des »Motivmixes« zwischen Beruf und Familie im Sinne der Familie nahe legt. Interessant ist in diesem Zusammenhang, dass die 20% Vollzeit berufstätigen Mütter bereits nach dem Studium höhere Karriereziele hatten, ihnen Karriere wichtiger war und sie drei Jahre nach Studienabschluss ein höheres berufliches Selbstvertrauen hatten als die bei der vierten Erhebung nicht Vollzeit berufstätigen Mütter. Diese Ergebnisse lassen sich dahingehend interpretieren, dass es sowohl eine gewisse Selbstselektion in verschiedene Positionen und Rollen gibt, da weniger karriereorientierte Frauen ihre Zeit auch ausschließlicher der Familie widmen als stärker karriereorientierte Frauen dies tun. Zum anderen verstärkt auch das Umfeld – hier die Partnerschaftskonstellation – solche Ambitionen.

In einem letzten Auswertungsschritt versuchten wir, den Berufserfolg in der Zusammenschau von Geschlecht und Elternschaft sowie auch individuellen Determinanten wie Zielen, Erwartungen und Selbstkonzept vorherzusagen. Dazu betrachteten wir sowohl Geschlecht und Elternschaft, als auch die früher erhobenen Zielvorstellungen, das Selbstkonzept und das berufliche Selbstvertrauen (Selbstwirksamkeit). In der folgenden ◘ Tab. 1.4 sind die Ergebnisse aufgelistet, wiederum zum einen für die Gesamtgruppe der Befragten, zum anderen lediglich für diejenigen Personen, die zum dritten Erhebungszeitpunkt Vollzeit berufstätig waren.

◘ Tab. 1.4 zeigt, dass bei allen Befragten knapp ein Drittel der Varianz im Berufserfolg durch die hier betrachteten Faktoren erklärt werden kann: Am wichtigsten ist Elternschaft mit positivem Effekt für Väter und negativem Effekt für Mütter, wichtig darüber hinaus die Karriereorientierung und die berufliche Selbstwirksamkeit: Personen, denen bereits kurz nach dem Examen die eigene Karriere besonders wichtig war und die ein hohes Zutrauen in die eigenen beruflichen Fähigkeiten

◘ Tab. 1.4. Vorhersage des Berufserfolgs durch Geschlecht, Elternschaft und psychologische Faktoren für alle Befragten und für die Teilgruppe der Vollzeit beschäftigten Medizinerinnen und Mediziner

	Alle Befragte		Vollzeit Beschäftigte	
	Signifikant?	Erklärte Varianz im Berufserfolg	Signifikant?	Erklärte Varianz im Berufserfolg
Geschlecht	–		–	
Geschlecht x Kind t4	ja	22%	–	3%
Relevanz Karriere t2	ja		ja	
Relevanz Balance t2	–		–	
Expressivität t1	–	Insgesamt 8%	–	Insgesamt 8%
Instrumentalität t1	–		–	
Selbstwirksamkeit t3	ja		ja	
Summe		30%		11%

behalten haben, sind solche, die auch beruflich besonders hohen Erfolg haben. Dies gilt für Männer und Frauen in gleicher Weise. Das Selbstkonzept hinsichtlich Instrumentalität hat entgegen der Erwartung keine prognostische Bedeutung, was jedoch daran liegt, dass es hoch mit der Selbstwirksamkeit korreliert. Berücksichtigt man die Selbstwirksamkeit nicht als Prädiktor, dann ist erwartungsgemäß die Instrumentalität ebenfalls ein statistisch signifikanter Prognosefaktor für Berufserfolg.

Für die Vollzeit Berufstätigen hat – wie bereits gesehen – Elternschaft keinen Einfluss auf Berufserfolg, die beiden individuellen Faktoren Karriereorientierung und berufliche Selbstwirksamkeit haben den gleichen Einfluss wie in der Gesamtgruppe.

1.2.4 Diskussion und Fazit

Unsere Ergebnisse zum Prozess des Berufsverlaufs bei Medizinerinnen und Mediziner zeigen, dass der auch in dieser Studie zutage tretende geringere Berufserfolg der Medizinerinnen als der Mediziner nicht auf leistungsmäßige Voraussetzungen zurückzuführen ist. Er ist auch nicht darauf zurückzuführen, dass Frauen sich anfänglich weniger zutrauten. Er ist ein wenig darauf zurückzuführen, dass Männer eine klarere Karriereorientierung und Frauen mehr »Motivmix« in puncto Beruf und Familie haben. Unsere Auswertungen zu den Determinanten von Berufserfolg zeigten klar, dass in der ersten Ausbildungsphase bestehende Berufsorientierungen (mehr in Richtung »Karriere« vs. mehr in Richtung »Balance«) Vorhersagekraft für späteren Berufserfolg hatten. Der »Biss« und der Wunsch, erfolgreich sein zu wollen, sind eindeutig erfolgsfördernd. Schließlich ist der geringere Berufserfolg auch ein wenig darauf zurückzuführen, dass Frauen im Laufe ihrer beruflichen Tätigkeit an Selbstvertrauen einbüßten, während dies bei Männern umgekehrt war. Dies ist ein besonders wichtiges Ergebnis.

Der postulierte Motivmix bei Frauen zeigte sich nicht nur bei den Berufsorientierungen, sondern besonders deutlich auch daran, dass etwa ein Drittel vorhatte, zugunsten eines kleinen Kindes eine Zeit lang die Berufstätigkeit zu unterbrechen bzw. zu reduzieren. Männer wollten dies nur in Ausnahmefällen.

Der geringere Berufserfolg der Medizinerinnen kann jedoch keinesfalls auf Motivmix allein zurückgeführt werden. Wenn Ärztinnen Mütter wurden, dann unterbrachen bzw. reduzierten wesentlich mehr Frauen ihre Berufstätigkeit als ursprünglich geplant. Die Familienkonstellationen der Befragten wurden traditionell. Mütter von Kleinkindern blieben zuhause, Väter dagegen intensivierten ihr berufliches Engagement. Letzteres hat – auch – damit zu tun, dass die männlichen Befragten sehr häufig auf die direkte Unterstützung und Entlastung durch eine nicht Vollzeit berufstätige Partnerin bauen konnten, während dies bei den weiblichen Befragten nicht der Fall war. Entsprechend öffnete sich die »Schere« bei der beruflichen Entwicklung von Medizinerinnen versus Medizinern in erster Linie dann, wenn Ärztinnen und Ärzte Eltern werden.

Betrachtet man die familiären Konstellationen der Befragten 35-Jährigen, so ist der Prozentsatz an Eltern in etwa vergleichbar mit anderen Akademikergruppen (Abele & Dette 2005). Medizinerinnen haben allerdings – sowohl im Vergleich mit ihren männlichen Kollegen, als auch im Vergleich mit anderen Akademikergruppen – unterdurchschnittlich häufig einen Partner. Der Prozentsatz partnerschaftlich gebundener Befragter steigt bei den Männern über die Zeit an, während er bei den Frauen absinkt. Da wir auch nach Beziehungen gefragt hatten, die über eine größere Distanz gelebt werden (»living apart together«), kann diese Auseinanderentwicklung nicht darauf zurückgeführt werden, dass Frauen häufiger eine Fernbeziehung hätten. Die in knapp einem Drittel der Fälle fehlende partnerschaftliche Bindung ist sicher weniger das Ergebnis einer bewussten Entscheidung, als vielmehr Tribut an die medizinischen Arbeitsbedingungen und daran, dass Frauen seltener Partnerschaften mit Nicht-Akademikern eingehen als Männer dies tun.

Ein kleiner Prozentsatz der befragten Ärztinnen löst das Problem des »Motivmixes« auch dadurch, dass sie familiäre und berufliche Ziele vereinbaren, indem sie Kinder bekommen *und* Vollzeit berufstätig bleiben. Dies ist etwa ein Fünftel der Mütter. Sie lebten seltener mit Vollzeit berufstätigen Partnern zusammen. Dies könnte bedeuten, dass sie – u. a. auch – aus finanziellen Notwendigkeiten heraus berufstätig bleiben mussten, es könnte aber auch bedeuten, dass ihre Partner ihnen mehr familiäre Pflichten abnahmen. Entsprechende Frauen hatten von vornherein beruflichen Zielen eine hohe Relevanz zugemessen und – was besonders wichtig ist – hatten ihr berufliches Selbstvertrauen im Laufe ihrer Tätigkeit nicht reduziert. Der ähnlich hohe Berufserfolg dieser berufstätigen Mütter deutet darauf hin, dass Kinder nicht notwendigerweise ein »Karrierehindernis« darstellen.

Die Ergebnisse dazu, ob Ärztinnen möglicherweise mehr Benachteiligungen in ihrem Berufsalltag erleben als Ärzte (Carr et al. 2000; Mixa 2000; Seemann 1997; Sieverding 1990) sind nicht ganz eindeutig. Insgesamt gibt es nahezu keine Geschlechtsunterschiede bei der Arbeitsplatzwahrnehmung, beim Erleben von Benachteiligungen, aber auch von sozialer Unterstützung oder von »mentoring«. Dies deutet darauf hin, dass Ärztinnen zumindest nicht mehr negative Erfahrungen berichten, als Ärzte dies tun. Allerdings konnten bei diesen Auswertungen die nicht Berufstätigen, die in der Mehrzahl weiblichen Geschlechts sind, nicht berücksichtigt werden, was die Aussagekraft der Daten notwendigerweise etwas einschränkt.

Die Analysen zur Arbeitsplatzwahrnehmung zeigten, dass die Arbeitsbedingungen in Kliniken generell als sehr belastend und mit wenig Handlungsspielraum versehen wahrgenommen werden. Sogar die Qualifizierungsmöglichkeiten werden im Laufe der Zeit zunehmend schlechter beurteilt. Im Vergleich dazu scheint das Verlassen der Klinik, die Gründung einer Praxis bzw. die Mitarbeit in einer Praxis als angenehmer, etwas weniger belastend, als selbstbestimmter und auch als qualifizierender wahrgenommen zu werden. Dies gilt für Ärztinnen und Ärzte gleichermaßen.

Was folgt aus diesen Befunden? Klare Rollenerwartungen an Männer und widersprüchliche Erwartungen an Frauen schlagen sich in beruflichen Prioritätensetzungen auf Seiten der Männer und einem Motivmix auf Seiten der Frauen nieder. Das gilt auch in der Medizin: Männer sind stärker karriere- und erfolgsorientiert, und Erfolgsorientierung erleichtert tatsächlichen Erfolg. Frauen sind stärker balanceorientiert und Balanceorientierung, verbunden mit hohem familiärem Engagement, verlangsamt Berufserfolg. Wer Erfolg haben möchte, muss dies auch wirklich wollen und darf sich durch widrige Umstände nicht entmutigen lassen! Klarheit über die eigenen Ziele, egal wie sie auch aussehen mögen, ist bei deren Verwirklichung sehr hilfreich (Abele & Dette 2005).

Eine positive Botschaft unserer Erforschungen des beruflichen Entwicklungsprozesses von Medizinerinnen und Medizinern bis zum Alter von 35 Jahren lautet: Frauen sind genauso erfolgreich wie Männer – wenn sie nicht Mütter werden.

Eine zweite positive Botschaft lautet: Auch Mütter können beruflich genauso erfolgreich sein wie Männer, wenn sie es schaffen, mit Kind(ern) Vollzeit berufstätig zu bleiben. Dies ist jedoch nur für einen kleinen Teil unserer Befragten erstrebenswert.

Die dritte positive Botschaft lautet: Medizinerinnen möchten gern Mütter sein und nehmen dafür auch berufliche Nachteile für eine gewisse Zeit, meist die Kleinkindzeit ihrer Kinder, in Kauf. Wenn die Arbeitsbedingungen – günstiger offensichtlich in einer Praxis als in einer Klinik – es erlauben, kehrt ein Großteil dieser Frauen in den Beruf zurück und, berücksichtigt man ihre Balanceorientierung, erreicht dann auch das Ziel einer gewissen Balancierung von Privat- und Berufsleben.

Allerdings sind die zu beobachtenden Traditionalisierungseffekte in Familienstrukturen keinesfalls immer geplant und gehen weiter als die Frauen das ursprünglich wollten. Die Diskrepanz zwischen ursprünglich geäußertem Wunsch hinsichtlich Kinderbetreuung und späterer faktischer Situation spiegelt gesellschaftliche Erwartungen an Mütter, Partnererwartungen an die Mutter des Kindes, Vorgesetzten- und Kollegenerwartungen an »nicht voll einsetzbare« Ärztinnen mit Kind und insbesondere nichtexistente bzw. suboptimale Kinderbetreuungsmöglichkeiten wider.

Als Ausblick kann deshalb festgehalten werden, dass das »Unternehmen«, beruflich erfolgreich zu sein und eine Familie zu haben, nicht nur für Männer, sondern auch für Frauen machbar ist, wie unsere Daten eindeutig gezeigt haben. Dieses Unternehmen wäre leichter zu verwirklichen, wenn faktische Rahmenbedingungen der Kinderbetreuung besser wären, wenn die Erwartungen an Frauen weniger widersprüchlich und weniger traditionell wären und wenn mehr oder weniger subtile Entmutigungsmechanismen nicht bestünden. Dies lässt sich jedoch nur begrenzt und mit langem Atem beeinflussen. Was sich beeinflussen lässt, ist zum einen die Partnerwahl und damit die Voraussetzung dafür, ob und wie gemeinsame Vorstellungen über Beruf und Familie, über Rollenverteilung und Aufgaben, über das »Management« des Alltags getroffen werden können. Man/frau sollte über diese Dinge auch im Vorfeld sprechen. Was sich zum anderen beeinflussen lässt, ist die nüchterne Analyse von Erfolgen und Misserfolgen im Beruf: Misserfolge sind nicht nur auf Versagen der eigenen Person und Erfolge sind nicht nur auf günstige Umstände zurückführbar, eine solche Interpretation wäre fatal. Man/frau kann lernen, die entsprechenden Interpretationsmuster bei sich selbst zu beobachten und gegebenenfalls zu modifizieren, allein oder mit Unterstützung durch andere. Und was sich schließlich beeinflussen lässt, das ist die eigene Zielklarheit. Man/frau sollte sich über die eigenen Ziele Gedanken machen, sie formulieren, sie in kurz- und längerfristige unterteilen, in wichtigere und in weniger wichtige. Damit sind die Probleme der Zielerreichung nicht gelöst, aber es wird deutlicher, wo Konflikte und Widersprüche zu erwarten sind, wo die Ansprüche zu hoch (oder zu niedrig) sind, wo noch genauer nachgedacht und Unterstützung eingeholt werden sollte. Zielklarheit erleichtert die Planung, die ebenfalls sorgfältig, vorausschauend und realistisch sein sollte.

Literatur

Abele A (2001) E. Lebens- und Berufsplanung von Frauen. In: Roos-Schumacher H (Hrsg) Kompetent in die Öffentlichkeit. Leske u. Budrich, Opladen, S 27–43

Abele AE (2002) Ärztin – Arzt sein heute – Zwischen Erwartung und Realität. Befunde der Erlanger Längsschnittstudie BELA-E. In: Brandenburg U, Leeners B, Petermann-Meyer A, Schwarte A, Dohmen C, Neises M (Hrsg) Psychosomatische Gynäkologie und Geburtshilfe. Beiträge der Jahrestagung der DGPFG. Psychosozial Verlag, Gießen, S 21–31

Abele AE (2002) Ein Modell und empirische Befunde zu beruflicher Laufbahnentwicklung unter besonderer Berücksichtigung des Geschlechtsvergleichs. Psychologische Rundschau 53: 109–118

Abele AE (2003) Beruf – kein Problem, Karriere schon schwieriger: Berufslaufbahnen von Akademikerinnen und Akademikern im Vergleich. In Abele AE, Hoff E, Hohner H-U (Hrsg), Frauen und Männer in akademischen Professionen. Berufsverläufe und Berufserfolg. Asanger, Heidelberg, S 157–182

Abele AE (2003) Ärztinnen und Ärzte vom zweiten Staatsexamen bis zur Facharztausbildung. In Abele AE, Hoff E, Hohner H-U (Hrsg) Frauen und Männer in akademischen Professionen. Berufsverläufe und Berufserfolg. Asanger, Heidelberg, S 29–42

Abele AE (2003) Geschlecht, geschlechtsbezogenes Selbstkonzept und Berufserfolg. Befunde aus einer prospektiven Längsschnittstudie mit Hochschulabsolventinnen und -absolventen. Zeitschrift für Sozialpsychologie 34: 161–172

Abele AE (2003) The dynamics of masculine-agentic and feminine-communal traits. Findings from a prospective study. J Personality Soc Psychol 85: 768–776

Abele AE, Dette DE (2005) The impact of family structure and personal goals on career success of male and female professionals. Findings from a longitudinal study. J Vocational Behav, under review

Abele AE, Hausmann A, Weich M (1994) Karriereorientierungen angehender Akademikerinnen und Akademiker. Eine Untersuchung an einer west- und einer ostdeutschen Universität. Kleine Verlag, Bielefeld

Abele AE, Hoff E, Hohner H-U (2003) Frauen und Männer in akademischen Professionen. Berufsverläufe und Berufserfolg. Asanger, Heidelberg

Abele AE, Nitzsche U (2002) Der Schereneffekt bei der beruflichen Entwicklung von Ärztinnen und Ärzten. Dtsch Med Wschr 127: 2057–2062

Abele AE, Neunzert H, Tobies R (2004) Traumjob Mathematik! Berufswege von Frauen und Männern in der Mathematik. Birkhäuser, Basel

Abele AE, Stief M (2004) Die Prognose des Berufserfolgs von Hochschulabsolventinnen und -absolventen. Befunde zur ersten und zweiten Erhebung der Erlanger Längsschnittstudie BELA-E. Z Arbeits- und Organisationspsychologie 48: 4–16

Abele AE, Stief M, Andrä MS (2000) Zur ökonomischen Erfassung beruflicher Selbsteffizienzerwartungen - Neukonstruktion einer BSEF-Skala. Z Arbeits- und Organisationspsychologie 44: 145–151

Astin HS (1984) The meaning of work in women's lives: A sociological model of career choice and work behavior. The Counseling Psychologist 12: 117–126

Augsburger-Dölle T (1996) Die Förderung der Einseitigkeit: Karrierewünsche und Karrierehindernisse von Schweizer Ärztinnen und Ärzten. Huber, Bern

Bickel J (2000) Women in academic medicine. J Am Medical Womens' Assoc 55: 10–12

Biersack W, Parmentier K, Schreyer F (2000). Berufe im Spiegel der Statistik. Beschäftigung und Arbeitslosigkeit 1993–1999. Institut für Arbeitsmarkt- und Berufsforschung der Bundesanstalt für Arbeit, Nürnberg

Bryant HE, Jennett PA, Kishinevsky M (1991) Gender, family status, and career patterns of graduates of the University of Calgary faculty of medicine. Acad Med 66 483–485

Buddeberg-Fischer B, Klaghofer R (2003) Geschlecht oder Persönlichkeit? Determinanten der Karrierepläne angehender Ärztinnen und Ärzte. In Abele AE, Hoff E, Hohner H-U (Hrsg) Frauen und Männer in akademischen Professionen. Berufsverläufe und Berufserfolg. Asanger, Heidelberg, S 17–28

Buddeberg-Fischer B, Klaghofer R, Abel T, Buddeberg C (2005) Workplace experiences of junior physicians. Swiss Medical Weekly (in press)

Carr PL, Ash AS, Friedman RH, Szalacha L, Barnett RC, Palepu A, Moskowitz M (2000) Faculty perceptions of gender discrimination and sexual harassment in academic medicine. Ann Int Med 132: 889–896

De Angelis CD (2000) Women in Academic Medicine: New insights, same sad news. New Engl J Med 342: 426–427

Dettmer S, Grote S, Hoff E-H, Hohner H-U (1999) Zum Stand der Professionsentwicklung und zum Geschlechterverhältnis in Medizin und Psychologie (Berichte aus dem Bereich »Arbeit und Entwicklung«, Nr. 13). Freie Universität, Berlin

Färber C (1995) Wo bleiben die Professorinnen der Medizin? Jahrbuch für Kritische Medizin, Frauen-Gesundheit 24: 14–27

Hoff E-H, Grote S, Hohner H-U, Dettmer S (2000) Berufsverlaufsmuster und Geschlecht in Medizin und Psychologie. Z Pol Psychol 8: 203–223

Hohner H-U, Grote S, Hoff E-H, Dettmer S (2003) Berufsverläufe, Berufserfolg und Lebensgestaltung von Ärztinnen und Ärzten. In Abele AE, Hoff E, Hohner H-U (Hrsg), Frauen und Männer in akademischen Professionen. Berufsverläufe und Berufserfolg. Asanger, Heidelberg, S 43–56

Hradil S (2001) Soziale Ungleichheit in Deutschland. Leske u. Budrich, Opladen

Institut für Demoskopie Allensbach (2004) Einflussfaktoren auf die Geburtenrate. Ergebnisse einer Repräsentativbefragung der 18- bis 44-jährigen Bevölkerung. www.ifd-allensbach.de/pdf/akt_0407.pdf.

Mesletzky J (1996) Beruf und Familie bei Medizinerinnen und Medizinern. Centaurus, Pfaffenweiler

Mesletzky J, Oelkers S (1996) Beruf und Familie bei Medizinerinnen und Medizinern. (ZiF: Schriftenreihe des Zentrums für interdisziplinäre Frauenforschung der Christian-Albrecht-Universität zu Kiel, Bd 2). Centaurus, Pfaffenweiler

Minks K-H, Bathke G-W (1994) Absolventenreport Medizin. Ergebnisse einer Längsschnittuntersuchung zum Übergang von Absolventinnen und Absolventen der Humanmedizin. Bundesministerium für Bildung und Wissenschaft, Bonn

Mixa E (2000) Zwischen den Sprossen. Aufstiegsbedingungen und Karrierebarrieren für Medizinerinnen im professionellen und universitären Feld. Bundesministerium für Wissenschaft und Verkehr, Wien

Seemann S (1997) Die berufliche Situation von Medizinerinnen: Ausbildung, Weiterbildung, Arbeitsmarkt. Centaurus, Pfaffenweiler

Sieverding M (1990) Psychologische Barrieren in der beruflichen Entwicklung von Frauen. Das Beispiel der Medizinerinnen. Enke, Stuttgart

Statistisches Bundesamt (2000, 2003, 2005). Bildung und Kultur Fachserie 11. Wiesbaden

Uhlenberg P, Cooney TM (1990) Male and female physicians: Family and career comparison. Soc Sci Med 30: 373–378

Ward A (1982) Careers fo medical women. Br Med J 284: 31–33

Wetterer A (1995) Die soziale Konstruktion von Geschlecht in Professionalisierungsprozessen. Campus, Frankfurt

Wirth H, Dümmler K (2004) Zunehmende Tendenz zu späteren Geburten und Kinderlosigkeit bei Akademikerinnen. Eine Kohortenanalyse auf der Basis von Mikrozensusdaten. Informationsdienst Soziale Indikatoren (ISI) 32: 1–10

Zuber MA (2001) Analyse des Frauenanteils bei verschiedenen Qualifikationsstufen des Fachgebietes Humanmedizin in Deutschland. Dtsch Med Wschr 126: 65–71

1.3 Psychologische Karrierehindernisse im Berufsweg von Frauen

Monika Sieverding

1.3.1 Welche Widerstände verhindern berufliches Engagement und beruflichen Erfolg von Frauen?

Obwohl immer mehr Frauen sich für den Medizinerberuf entscheiden, erreicht nach wie vor »nur ein Bruchteil des Ausgangspotentials eine Führungsposition« (Bund-Länder-Kommission 2004; ▶ Kap. 1.2). Dies gilt nicht nur für Medizinerinnen, sondern für Frauen in den verschiedensten Berufsfeldern. Welche Widerstände sind es, die sich Frauen bei der Verfolgung ihrer beruflichen Ziele in den Weg stellen? Auf Lewin und seine »topologischen Psychologie« (1936, dt. Fassung 1969) geht der Begriff der »Barriere« zurück: »Eine Person verfolgt ein bestimmtes Ziel, jedoch ist es gegenwärtig für sie schwierig oder gar unmöglich, es zu erreichen … eine Barriere (B) macht die Lokomotion von P (Person) nach Z (Ziel) schwierig oder verhindert sie völlig« (Lewin 1969). Folgt man diesem Modell, wird schnell klar, dass die berufliche Entwicklung von Frauen nicht durch eine einzige, sondern durch eine Vielzahl von Barrieren behindert wird.

Die äußeren oder sozialen Barrieren in der beruflichen Entwicklung von Frauen sind weitgehend bekannt. Dies sind in Deutschland beispielsweise steuerliche Rahmenbedingungen, die insbesondere die Teilzeitberufstätigkeit von verheirateten Frauen unattraktiv machen (bekannt als »negativer Anreiz des Ehegattensplitting«)[1]. Für Ärztinnen erweisen sich überholte Mutterschutzrichtlinien als schwerwiegende Karrierehemmnisse (BLK 2004). Ein anderer Tatbestand ist ein so weitgehender Mangel an Kinderbetreuungseinrichtungen und Ganztagesschulen, der geradezu auf eine gesamtgesellschaftliche Verweigerung schließen lässt (Zahlen zum Nichtvorhandensein von Kindergärten an Medizinischen Fakultäten; BLK 2004).

Offene Ausschlüsse und Diskriminierungen von Frauen – z. B. aus bestimmten beruflichen Positionen – sind heutzutage nicht mehr zulässig. Allerdings gibt es nach wie vor subtile Formen der Diskriminierung von Frauen bei Einstellungen, Beförderungen und sonstigen Förderungen. Für Aufruhr gesorgt hat beispielsweise die in der renommierten Zeitschrift »Nature« veröffentlichte Studie von Wenneras & Wold (1997), in der zweifelsfrei nachgewiesen wurde, dass in Schweden die Anträge von Wissenschaftlerinnen auf Forschungsförderung bei gleicher objektiver Leistung signifikant schlechtere Chancen auf Förderung hatten als die Anträge von männlichen Kollegen. Bezeichnend wurde dieser Artikel mit der Überschrift »Nepotism (Vetternwirtschaft) and Sexism in Peer Review« betitelt. Eine Studie des Massachusetts Institute of Technology in den USA 1999 erbrachte, dass Wissenschaftlerinnen deutlich schlechtere Arbeitsbedingungen und weniger Förderung erhielten als ihre männlichen Kollegen (Massachusetts Institute of Technology 1999).

Die beruflichen Karrierechancen von Frauen werden jedoch nicht nur durch äußere Faktoren, sondern auch durch psychologische Barrieren beeinträchtigt. Als solche sind beispielsweise ein typisch feminines Geschlechtsrollenselbstkonzept, eine starke Identifikation mit der Mutter-Kind-Ideologie oder eine zu bescheidene Selbsteinschätzung und Selbstdarstellung von Frauen zu nennen. Dabei darf nicht vergessen werden, dass solche »inneren« Barrieren nicht unabhängig von »äußeren« Barrieren entstehen (Sieverding 1990). Sie können interpretiert werden als Reaktion auf äußere Barrieren, als verinnerlichte gesellschaftliche Erwartungen, als Kompromissbildung zwischen äußeren Anforderungen und inneren Bedürfnissen. Sie sind nicht einfach von vornherein »da«, sondern entwickeln sich im Verlauf der geschlechtsspezifischen Sozialisation und Erfahrung im Elternhaus, in der Schule, in der Universität und im Berufsleben. Da sie weitgehend erlernt sind, können sie – nach den Regeln der Lernpsychologie – auch wieder verlernt werden. Dazu ist jedoch eine vorherige Bewusstmachung unabdingbar.

---

[1] siehe dazu die Berechnung von Schmid (2003, Folie 12): Wenn ein Ehemann 40.000 Euro verdient und die Ehefrau nicht berufstätig ist, beträgt die gemeinsame Steuerlast 6400 Euro. Verdient die Frau 15.000 Euro »hinzu«, so erhöht sich die gemeinsame Steuerlast auf 11.200 Euro. Von den 15.000 Euro bleiben de facto nur 10.200 Euro mehr. Durch das Ehegattensplitting wird somit das traditionelle Modell der Versorgerehe einseitig gefördert.

In diesem Artikel wird ein Überblick über einige wichtige psychologische Barrieren gegeben, die alle mehr oder weniger eng mit traditionellen Geschlechterrollen und Geschlechterstereotypen assoziiert sind. Grob vereinfacht, könnte man es so formulieren: Traditionelle Geschlechterrollen und Geschlechterstereotpye sind die Hauptbarrieren für die berufliche Entwicklung von Frauen, die anderen Faktoren können als Subbarrieren verstanden werden.

1.3.2 Traditionelle Geschlechterrollen und Geschlechterstereotpye

Geschlechterrollen sind definiert als normative Erwartungen der Gesellschaft, die am biologischen Geschlecht anknüpfen. Die Erwartungen definieren die Arbeitsteilung und die hierarchische Beziehungsstruktur (Machtverteilung) zwischen den Geschlechtern sowie als wünschenswert angesehene Eigenschaften, Interessen und Fähigkeiten, die »der« Mann oder »die« Frau haben soll, je nach herrschendem Leitbild von Männlichkeit und Weiblichkeit (Alfermann 1996).

Bekannt wurde das Modell von Parsons und Bales (1955). Darin wurden Männern und Frauen aufgrund ihres biologischen Geschlechts unterschiedliche Geschlechterrollen in den Systemen Familie und Gesellschaft zugewiesen. An den Mann wurden Verhaltenserwartungen entsprechend der instrumentellen oder aufgabenbezogenen Rolle gerichtet. Er galt als zuständig für die Beziehungen der Familie nach außen (vor allem für ihre materielle Basis); innerhalb der Familie sollte er die letzte Entscheidungsinstanz sein, Bestrafungen ausführen und auf Einhaltung von Disziplin und Kontrolle achten. Als für einen Mann typisch und angemessen galten psychologische Charakteristika, die ihn für diese Rolle befähigen: Unabhängigkeit, logisches Denken, Wettbewerbsorientierung und Abenteuergeist (später auch als »instrumentelle« Eigenschaften bezeichnet). An die Frau wurden entsprechend der expressiven Rolle komplementäre Verhaltenserwartungen gerichtet. Sie wurde als zuständig angesehen für die inneren Angelegenheiten in der Familie, vor allem für die sozialemotionale Unterstützung aller Familienangehörigen. Weiterhin wurde ihr eine Vermittlerrolle zugeschrieben, ihre Aufgabe sollte es sein, ein harmonisches Gleichgewicht in der Familie zu schaffen. Von ihr wurden folgende psychologischen Charakteristika erwartet: Wärme, Einfühlsamkeit, Emotionalität und die Sorge um andere (später als »expressive« Eigenschaften bezeichnet).

Natürlich haben sich seit den 50er Jahren die Inhalte der Geschlechterrollen geändert (Abele 1997; Alfermann 1996). Angestoßen durch die Frauenbewegung der 70er und 80er Jahre wurde insbesondere die traditionelle Frauenrolle massiv in Frage gestellt und »neue Männer« gefordert. Und tatsächlich ist die Quote der berufstätigen Frauen – vor allem der Frauen mit Kindern – seitdem gestiegen, und inzwischen beteiligen sich auch Väter an Haushalt und Kindererziehung. Es gibt jedoch vor allem in Westdeutschland eine große Diskrepanz zwischen Anspruch und Wirklichkeit, gerade was die Rollenverteilung in der Familie betrifft. Werden Männer und Frauen nach ihren Einstellungen dazu befragt, befürworten sie mit großer Mehrheit das Partnerschaftsmodell, wonach die Aufgaben in der Familie gleichberechtigt zwischen Mann und Frau verteilt werden sollten und beide die Möglichkeit haben sollten, berufstätig zu sein. Tatsache ist jedoch, dass in sehr vielen Fällen nach der Geburt des ersten Kindes, noch stärker aber nach der Geburt des zweiten Kindes wieder ein traditionelles Modell gelebt wird (Sieverding 1990 und 1992).

Geschlechterstereotpye als vereinfachte Bilder in unserem Kopf sind Annahmen über typische Eigenschaften und Charakteristika von Männern und Frauen. Sie beinhalten eine deskriptive und eine normative Komponente, d. h.: Welche typischen Eigenschaften *hat* ein Mann/eine Frau? Welche Eigenschaften *sollte* ein Mann/eine Frau haben? Und, darüber hinaus, nicht zu vergessen: Welche Eigenschaften *sollte* ein Mann/eine Frau *nicht* haben? Die empirische Erfassung solcher Vorstellungen begann in den USA in den 60er Jahren des letzten Jahrhunderts, so ermittelten beispielsweise Rosenkrantz und Mitarbeiter (1968) Geschlechterstereotpye von amerikanischen College-Studierenden. Sie fanden damals, dass es mehr typische und mehr positive Eigenschaften gab, die mit dem männlichen Geschlecht assoziiert wurden. Nach Alfermann (1996) ist dieses Ergebnis darauf zurückzuführen, dass das männliche Geschlecht als die dominante Gruppe (in der amerikanischen Gesellschaft) auch die Bewertung der Stereotype beeinflusst. Seit dieser »Pionierstudie« der Geschlechterstereotpyenforschung wurde eine Vielzahl von weiteren Untersuchungen über Männlichkeits- und Weiblichkeitsklischées durchgeführt. Bekannt geworden ist beispielsweise die kulturvergleichende Studie von Williams und Best (1990), in der sich herausstellte, dass Geschlechterstereotpye in sehr unterschiedlichen Ländern recht große Übereinstimmungen aufwiesen. In ◘ Tabelle 1.5 sind diejenigen Eigenschaften aufgeführt, die übereinstimmend in allen (25) oder fast allen (24) beteiligten Staaten als typisch männlich bzw. weiblich bezeichnet worden waren.

◘ **Tab. 1.5.** Kulturübergreifende Geschlechterstereotpye in den 80er Jahren (Williams u. Best 1990; Übersetzung aus Alfermann 1996)

Stereotype maskuline Eigenschaften		Stereotype feminine Eigenschaften
abenteuerlustig	robust	liebevoll
aggressiv	selbstherrlich	einfühlsam
dominant	stark	feminin
kräftig	unabhängig	gefühlvoll
kühn	unnachgiebig	träumerisch
maskulin	unternehmungslustig	unterwürfig

Geschlechterstereotpye haben sich zwar im Lauf der Zeit verändert. Der Kern ist doch im Wesentlichen gleich geblieben. Nach wie vor lässt sich das männliche Geschlechterstereotyp als ein »Cluster von Kompetenz und von Aktivität«, das weibliche Geschlechterstereotyp als ein »Cluster von Emotionalität« (Alfermann 1996) und »Besorgtsein um andere« kennzeichnen. Oder anders ausgedrückt: Instrumentelle Eigenschaften kennzeichnen nach wie vor das männliche und expressive Eigenschaften das weibliche Stereotyp.

Die Mehrzahl der bisher vorliegenden Studien zu Geschlechterstereotpyen konzentrierte sich auf die Erfassung von Persönlichkeitsmerkmalen. Eckes (1997) fand in einer Studie, in der er Geschlechterstereotpye über einen Prototypenansatz ermittelte, heraus, dass Persönlichkeitseigenschaften besonders zentrale Bestandteile sind. Daneben spielen aber weitere Komponenten eine wichtige Rolle, z. B. die äußere Erscheinung, Einstellungen und Werte sowie offenes Verhalten. In seiner lesenswerten Studie wurden nicht nur Vorstellungen vom »typischen« Mann und der »typischen« Frau, sondern Substereotype von Männern und Frauen erfasst und charakterisiert. Als weibliche Substereotypen schälten sich vier Frauentypen heraus:

- **Cluster A:**
  - Tussie,
  - Schickimicki,
  - Sekretärin,
  - Spießerin;
- **Cluster B:**
  - Mauerblümchen,
  - Naive,
  - »typische« Frau,
  - Hausfrau;
- **Cluster C:**
  - Selbstbewusste
  - Intellektuelle,
  - Karrierefrau,
  - Dame und
- **Cluster D:**
  - Alternative,
  - Feministin,
  - Emanze.

Diesen verschiedenen Substereotypen sollten typische Merkmale zugeordnet werden. »Die Emanze« wurde beispielsweise durch folgende Merkmale charakterisiert: Lieblingsfarbe lila, ungeschminkt, trägt selbstgestrickte Pullover, sieht Männer als Unterdrücker, lehnt traditionelle Frauenrolle ab, diskutiert gerne, tritt aktiv für

Frauenrechte ein und geht auf Demos. Die »Hausfrau« dagegen wurde mit folgenden Merkmalen beschrieben: mollig, trägt bequeme Kleidung, Dauerwelle, opfert sich für Familie auf, stellt eigene Bedürfnisse zurück, möchte ihre Kinder stets umsorgen, verbringt viel Zeit in der Küche und achtet auf Sauberkeit. Die »Feministin« wurde so charakterisiert: aktiv in Frauengruppen, liest Frauenliteratur, politisch links, aggressiv, rechthaberisch, fällt anderen ins Wort. (Diese Assoziationen mögen erklären, warum manche Frauen es als Schimpfwort verstehen, wenn sie von anderen als »Feministin« tituliert werden.) Als Letztes soll die Charakterisierung der »typischen Frau« berichtet werden: Sie besitzt ein gepflegtes Äußeres, hat den Wunsch nach einer Familie und das Bedürfnis nach Sicherheit. Sie zeigt Gefühle, ist verständnisvoll, ist unentschlossen und abhängig (Eckes 1997).

Um zu verstehen, wie Geschlechterstereotpye entstehen, ist die Soziale-Rollen-Theorie von Alice Eagly (1987) hilfreich. Diese Theorie besagt, dass wir – meist unbewusst – Menschen danach beurteilen, was sie tun: »People are what they do«. Wenn wir eine Person dabei beobachten, wie sie ein Kind wickelt und füttert, nehmen wir an, dass sie über fürsorgliche und einfühlsame Qualitäten verfügt. Erleben wir eine andere Person, die einer Gruppe von Angestellten Anweisungen gibt, schließen wir, dass diese Person durchsetzungsfähig und selbstbewusst ist. Die Tatsache, dass in den meisten Gesellschaften die Rolle der Kindererziehung und die Sorge für Haushalt und Familie an Frauen delegiert werden, ist nach Eagly der Grund dafür, dass Frauen mehr expressive (fürsorgliche) Eigenschaften zugeschrieben werden. Da in den meisten Gesellschaften sehr viel mehr Männer Führungspositionen besetzen, wird angenommen, dass Männer mehr instrumentelle Eigenschaften – wie z. B. Durchsetzungsfähigkeit, Selbstsicherheit und Unabhängigkeit – »besitzen«. Die Annahmen der Theorie wurden in einer Vielzahl von Studien überprüft. So konnte beispielsweise gezeigt werden, dass Hausfrauen mehr expressive Eigenschaften als berufstätigen Frauen zugeordnet werden, dagegen wird bei Hausmännern ein geringeres Maß an instrumentellen Eigenschaften vermutet als bei berufstätigen Männern (Bless et al. 1992).

Deaux und Major (1987) haben ein Modell vorgestellt, in dem sie demonstrieren, wie Geschlechterstereotpye zu sich selbst erfüllenden Prophezeiungen werden können. Sie postulieren darin, dass sich die Geschlechterstereotype in Prozessen der sozialen Interaktion ständig reproduzieren. So habe ich als handelnde Person bestimmte Annahmen darüber, was Frauen im Allgemeinen und ich im Besonderen für Eigenschaften mitbringen. Die Personen, mit denen ich interagiere, z. B. Eltern, Partner, Freunde und Freundinnen, Kollegen, Vorgesetzte, haben ebenfalls Annahmen darüber, wie Frauen im Allgemeinen und ich im Besonderen bin. Je weniger sie mich persönlich kennen, also z. B. neue Kollegen und/oder Vorgesetzte, desto eher werden sie allgemeine Annahmen über Frauen auch auf mich anwenden. Diese Erwartungen werden sie mir in einer konkreten Situation oder bei der Besprechung einer Aufgabe mehr oder weniger offen signalisieren, z. B. indem sie sie direkt ansprechen oder lediglich durch nonverbale Signale andeuten. Je nachdem, wie gut ihre Erwartungen zu meinen Erwartungen passen und wie abhängig ich von den Erwartungen dieser anderen Person bin, werde ich tatsächlich ihre Annahmen durch mein Verhalten bestätigen.

Ich möchte die – hier sehr stark vereinfacht dargestellte – Theorie von Deaux und Major (1987) auf ein Beispiel aus dem medizinischen Alltag anwenden: Professor Schulz, der Chefarzt einer gynäkologischen Abteilung hat zwei neue Assistenzärzte, Frau Schneider und Herrn Müller. Herr Schulz ist der festen Überzeugung, dass Ärztinnen einfühlsamer sind und besser mit Patienten sprechen können. Dagegen hält er Ärzte für analytischer denkend und pragmatischer. Es gibt nun aktuell zwei Aufgaben zu vergeben: Mehrere Patientinnen benötigen (z. B. nach der Übermittlung einer infausten Diagnose) ein ausführliches ärztliches Gespräch, in dem auch auf psychische Aspekte und Probleme eingegangen werden muss. Außerdem soll ein wissenschaftlicher Artikel über eine kürzlich abgeschlossene Studie geschrieben werden. Herr Schulz wird nun Frau Schneider bitten, die Patientinnengespräche zu führen, ihr gleichzeitig signalisierend, dass sie dafür doch »als Frau« die notwendige Einfühlsamkeit und Kommunikationsfähigkeit mitbringe. Die Erstellung des Artikels hingegen vergibt er an Herrn Müller, die Erwartung äußernd, dass dieser den Artikel möglichst zügig erstellen werde. Was passiert nun? Frau Schneider und Herr Müller werden die Aufgaben, wie delegiert, übernehmen (müssen) und sie werden sich voraussichtlich bemühen, ihren Job möglichst gut zu machen. Frau Schneider führt die Patientinnengespräche, Herr Müller schreibt den Artikel. Falls sie Schwierigkeiten bei ihren Aufgaben haben, werden sie sich möglicherweise Hilfe und Unterstützung suchen; die Wahrscheinlichkeit, dass sie ihrem Chef rückmelden, dass sie der Aufgabe nicht gewachsen sind oder dass sie die Aufgabe nicht übernehmen wollen, ist (insbesondere wegen des Abhängigkeitsverhältnisses) recht gering. Wahrscheinlich werden beide ihre Aufgabe »gut« machen. Die erfolgreiche Ausführung der Aufgaben bestätigt nun nicht nur die bestehenden Geschlechterstereotpye ihres Vorgesetzten, sondern auch ihre tatsächlichen Fähigkeiten: Durch jedes weitere »schwierige« Patientinnengespräch werden die empathischen und kommunikativen Fertigkeiten von Frau Schneider verbessert, dagegen steigert sich die wissenschaftliche Kompetenz des Herrn Müller mit jeder neuen Studie und jedem neuen Artikel. Und es geht noch weiter: Da Frau Schneider noch nie einen wissenschaftlichen Artikel formuliert hat, traut sie es sich immer weniger zu, dagegen macht Herr Müller einen großen Bogen um »schwierige« Patientinnen. Nach einiger Zeit ist dann tatsächlich Frau Schneider die »bessere« Ansprechpartnerin für Patientinnen, Herr Müller der »bessere« Wissenschaftler, die Geschlechterstereotpye haben sich verselbständigt und in gewisser Weise bewahrheitet. Ein Rollentausch wird dann – nicht nur aus der Sicht der Klinik – immer unwahrscheinlicher und unökonomischer.

Häufig ist es im Alltag so, dass tatsächlich anfangs (geringfügige) Unterschiede in bestimmten Fähigkeiten bestehen. So haben stillende Mütter unweigerlich einen biologischen Vorteil gegenüber ihren Partnern, wenn es um die Beruhigung eines schreienden Säuglings geht. Die Frage ist, was aus solchen Ausgangsunterschieden abgeleitet wird: Heißt das, dass nun die Mutter die ersten Lebensjahre (oder länger, oder immer?) die Hauptbezugsperson für das Kind sein muss? Oder heißt es vielmehr, dass ein Vater sich besondere Mühe geben sollte, in der Beziehung zum Kind den biologischen Anfangsnachteil wettzumachen? Beobachtungen an Paaren, in denen nicht die Mutter, sondern der Vater die meiste Zeit mit dem Kind zusammen ist, zeigen jedenfalls, dass Väter das Kinder-Beruhigen sehr wohl erlernen können. Eine Kollegin von mir, die nach der Geburt ihres Kindes sehr schnell wieder in den Beruf eingestiegen ist, gibt ihr schreiendes Kleinkind gern an ihren Mann, der ein Erziehungsjahr genommen hat, weiter:»Da, nimm!«

Die Ausführungen verdeutlichen, dass Geschlechterrollen und -stereotype einerseits die Welt vereinfachen, andererseits erschweren. Vereinfachen deshalb, da klar ist, was von wem in einer bestimmten Situation erwartet wird (»Wer entfernt die Spinne?«, »Wer repariert den Rasenmäher?«, »Wer wickelt das Kind?«, »Wer schreibt die Weihnachtsgrußkarten?«, »Wer bleibt zu Hause, wenn ein Kind geboren wird?«). Erschweren deshalb, da sich häufig aus zunächst banal anmutenden Zuschreibungen und Arbeitsaufteilungen fest gefügte Rollenmuster und -verhalten (in einer Partnerschaft, in einer Familie, in einer Arbeitsgruppe) zementieren, aus denen dann nur noch schwer auszubrechen ist.

1.3.3   Weiblichkeit und Karriere: inkompatibel?

Eine Ursache für die Unterrepräsentanz von Frauen in Leitungspositionen wird darin gesehen, dass es in Beurteilungsprozessen von Frauen zu Vorurteilen und Potentialfehleinschätzungen (insbesondere zu Unterschätzungen) kommt, da Führungsqualifikationen (wie Selbstsicherheit) eher mit dem männlichen als mit dem weiblichen Geschlechterstereotyp assoziiert werden (Eagly & Karau 2002; Sczesny 2003). Die Rollen-(In-)Kongruitätstheorie von Eagly und Karau (2002) bringt das Dilemma von Frauen auf den Punkt: Nach dieser Theorie nehmen viele Menschen eine Diskrepanz wahr zwischen den typischen Charakteristika, die Frauen aufweisen (sollten) und den Charakteristika, die erfolgreiche Führungsperson aufweisen (sollten). Diese Einstellung bewirkt zwei Formen von Vorurteilen: a) werden Frauen als weniger geeignet für leitende Positionen eingeschätzt und b) wird Führungsverhalten weniger positiv beurteilt, wenn es von Frauen ausgeübt wird. Man kann diese Theorie stark vereinfachend so formulieren: Eine »richtige« Frau kann nicht führen/ist nicht geeignet für eine berufliche Karriere; andererseits kann eine Frau, die gut führen kann und beruflich Karriere macht, keine »richtige« (vor allem keine weibliche) Frau sein. Eagly und Karau (2002) berichten über empirische Studien, die diese Annahmen unterstützen. Im Alltagsleben zeigen sich ebenfalls Belege für die Richtigkeit der Rollen-(In-)Kongruitätstheorie. Ein gutes Beispiel sind öffentliche Urteile über Politikerinnen: Sehr schnell bekam die ehemalige britische Premierministerin Margaret Thatcher den Beinamen »Iron Lady« verpasst. Auch das Studium von Kontakt- und Heiratsanzeigen kann die Theorie untermauern. In solchen Anzeigen scheinen beruflich engagierte und erfolgreiche Frauen ihre Weiblichkeit besonders betonen zu müssen, wenn sie ihre Chancen auf eine Antwort erhöhen wollen. Dazu ein aktuelles Beispiel, wie eine »exklusive« Partnerschaftsvermittlerin seit Jahren beruflich engagierte Akademikerinnen »an den Mann« zu bringen versucht: »Entzückende Mädchenfrau, 32/164, Projektmanagerin, stilvoll, charmant, gut aussehend, mit schönem langem Haar und zierlicher, ideal weiblich proportionierter Figur, selbstbewusst, temperamentvoll, witzig, zuverlässig, emotional, einfühlsam, liebevoll, möchte ihren ›Seelenverwandten‹ mit Persönlichkeit, Herz und Intellekt für eine gemeinsame Lebensplanung finden« (Der Tagesspiegel vom 20.03.05, Rubrik »Heirat, Bekanntschaft, Partnerschaft«).

Fremdbeurteilungsbiases und Vorurteile bei der Beurteilung karriererelevanter Qualifikationen von Frauen sind mehrfach empirisch nachgewiesen worden. Hierzu gehört die in der Einleitung bereits kurz beschriebene Studie zur Benachteiligung schwedischer Wissenschaftlerinnen bei der Zuteilung von Forschungsstipendien (Wenneras & Wold 1997). In einer Metaanalyse haben Davison und Burke (2000) die Effekte von Geschlechtsdiskriminierung in simulierten Bewerbungsgesprächen zusammengestellt. Danach neigen nicht nur männliche, sondern auch weibliche Beurteiler zu einer ungünstigeren Beurteilung von Frauen in simulierten Bewerbungs- und Einstellungsstudien. Bühren (2001) führte eine Umfrage unter 103 Lehrstuhlinhabern und Abteilungsleitern chirurgischer Abteilungen an deutschen Universitätskliniken durch. Darin erwies sich ein konservatives Geschlechterrollenmodell als mögliche Ursache für (unbewusste) Diskriminierung von Frauen. Hier zwei Kommentare von Befragten: »Dieser physisch und mental harte Beruf in Kombination mit einer hoch kompetitiven wissenschaftlichen Karriere ist nicht mit Ehe und Familie vereinbar«. Oder: »Einzige Erklärung, warum sich nicht mehr (Frauen) habilitieren: weniger Aggressivität und »Ehrgeiz« (im eigentlichen Wortsinne) bei den Frauen.« (Zitate aus Bühren 2001).

Die Frage ist jedoch nicht nur, ob *andere* Personen Frauen Führung und Karriere »zutrauen«, sondern auch, ob Frauen selbst der Meinung sind, dass sie Karriere machen können, ohne sich selbst zu verbiegen oder sich selbst »untreu« zu werden. So höre ich häufig von Studentinnen und jungen Akademikerinnen Aussagen wie diese: »Karriere kann ich nur machen, wenn ich mich verbiege«, »Karriere geht auf Kosten meiner Weiblichkeit«, oder: »Ich will nicht männliche Attribute übernehmen, um Karriere machen zu können«. Wenn eine Frau ein solches Geschlechterstereotyp verinnerlicht hat, wird es ihr tatsächlich schwer fallen, das eigene weibliche Selbstkonzept mit dem Bild einer beruflichen Karriere zu vereinbaren. Interessanterweise etikettieren Frauen ihr eigenes selbstbewusstes und durchsetzungsfähiges Verhalten, wenn es im familiären Bereich, z. B. gegenüber den Kindern gezeigt wird, nicht als »männlich«.

In diesem Zusammenhang möchte ich einige Ergebnisse aus eigenen Studien vorstellen, die von der Selbstkonzepttheorie der beruflichen Entwicklung inspiriert wurden. Nach dieser Theorie suchen Menschen sich einen Beruf aus, von dem sie glauben, dass sie dafür das richtige Eigenschaftsprofil mitbringen und dass sie in diesem ihr Selbstkonzept verwirklichen können. Welche Persönlichkeitseigenschaften werden als förderlich für eine Karriere im ärztlichen Beruf angesehen? Diese Frage untersuchte ich in einer Studie, an der insgesamt 450 StudienanfängerrInnen und PJlerInnen der Freien Universität Berlin teilnahmen (Sieverding 1990). Die Studienteilnehmer sollten anhand einer Liste von Persönlichkeitseigenschaften beurteilen, inwieweit diese förderlich sind, in der Klinik eine Stelle zu bekommen, zu behalten und in der Klinik aufzusteigen. Natürlich können Medizinerinnen auch außerhalb der Klinik Karriere machen, z. B. in einer eigenen Praxis. Notwendig ist dafür in der Regel jedoch ein Facharztabschluss, der nur im Rahmen einer mehrjährigen Tätigkeit an einer Klinik erlangt werden kann. In der Eigenschaftsliste waren zwei Skalen zur Erfassung von Persönlichkeitseigenschaften, die als typischer für Männer oder für Frauen gehalten werden, sowie zwei Skalen zum Leistungsstreben und zur Selbstbehauptung. Die Instrumentalitätsskala des Personal Attributes Questionnaire (dt. Fassung: Runge et al. 1981) enthält aufgabenbezogene Eigenschaften, die als typisch maskuline Persönlichkeitsattribute gelten, wie »selbstsicher«, »durchsetzungsfähig«, »aktiv«, »leicht Entscheidungen fällend«. Die Expressivitätsskala enthält Eigenschaften, die der sozialemotionalen Unterstützung anderer dienen, wie »hilfsbereit«, »einfühlsam« oder »freundlich«. Expressive Eigenschaften gelten als typisch feminine Qualitäten.

Von allen vier Befragtengruppen wurden instrumentelle Eigenschaften als deutlich förderlicher für eine berufliche Karriere im Krankenhaus eingestuft, während expressive Eigenschaften als sehr viel weniger förderlich angesehen wurden (◘ Abb. 1.15). Das Gleiche galt für die ebenfalls erfassten – nicht näher definierten – Eigenschaften »männlich« und »weiblich«. Das Selbstkonzept wurde anhand der gleichen Eigenschaften erfasst und anschließend ein Diskrepanzscore zwischen Karrierekonzept und Selbstkonzept berechnet. Bei den Studienanfängern gab es in diesem Diskrepanzscore keinen Geschlechtsunterschied, wohl aber bei den Befragten im Praktischen Jahr. Bei den Medizinerinnen am Ende des Studiums war die Diskrepanz signifikant größer als bei ihren männlichen Kommilitonen. Diese größere Diskrepanz war auf zwei Phänomene zurückzuführen. Einerseits hatten die PJlerinnen ein besonders maskulines Karrierekonzept, d. h., sie hatten noch mehr als Studienanfängerinnen und männliche Kollegen das Gefühl, dass feminine

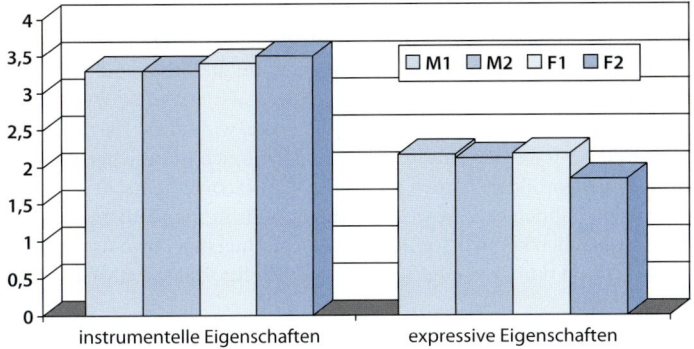

■ **Abb. 1.15.** Subjektives Karrierekonzept bei Medizinstudierenden. Welche Eigenschaften sind förderlich für eine berufliche Karriere im Krankenhaus?
Anmerkungen. Mögliche Werte von 0 (»überhaupt nicht förderlich«) bis 4 (»sehr förderlich«); n = 450; M1/F1: Männer/Frauen am Anfang des Medizinstudiums, M2/F2: Männer und Frauen am Ende des Medizinstudiums (Quelle: Sieverding 1990)

Eigenschaften in der Klinik überhaupt nicht zählen (■ Abb. 1.15).[2] Andererseits wiesen die Medizinerinnen am Ende des Studiums ein feminineres Selbstkonzept als die Medizinerinnen zu Beginn des Studiums auf.

Je femininer sich die Medizinerinnen in ihrem Selbstkonzept beschrieben, desto geringer waren auch ihr berufliches Selbstvertrauen, ihre Karrieremotivation sowie ihre Hoffnungen, dass sie ihre Karrierepläne verwirklichen können würden. Ein instrumentelles Selbstkonzept und berufliches Selbstvertrauen (bekannt auch als so genannte »career self-efficacy«) sind jedoch wichtige psychologische Ressourcen für eine berufliche Karriere, wie in der Längsschnittstudie BELA von Abele und Mitarbeiterinnen gezeigt werden konnte (Abele & Stief 2004 sowie Abele in diesem Band).

Buddeberg-Fischer et al. (2002) untersuchten »Karrierewünsche und Karriereängste« von Medizinstudierenden der Universitäten Basel, Bern und Zürich in Fokusgruppeninterviews. Auch sie fanden bei den Medizinstudentinnen die Diskrepanz zwischen subjektivem Karrierekonzept und Selbstkonzept als innere Barriere: Eine Medizinstudentin formulierte diesen Konflikt so: »Da muss ich wirklich tough dahinter sein, meine Ellbogen ausstrecken zu können, meinen Weg gehen und nicht zögern. Und davor habe ich im Moment sicher noch Angst und will es auch nicht eingehen« (Buddeberg-Fischer et al. 2002).

---

2 So beschrieben einige ihre Erfahrungen in der Klinik, dass sie als »Schwester« angesprochen wurden, wenn sie besonders mitfühlend zu den Patienten waren.

Je größer die Diskrepanz zwischen subjektivem Karrierekonzept und Selbstkonzept ist, desto ungünstiger ist die psychologische Ausgangslage für die Verfolgung der eigenen Karriere, insbesondere wenn es um die Auseinandersetzung mit äußeren Barrieren und Widrigkeiten geht.

An diesem Punkt stellt sich natürlich die Frage, wie solche Karrierekonzepte entstehen und inwieweit sie modifizierbar sind. Hilfreich ist es sicher, erfolgreiche weibliche Rollenvorbilder kennen zu lernen, die Karriere gemacht haben, ohne »Haare auf den Zähnen« zu entwickeln. Andererseits werden Frauen nur aus dem Dilemma ausbrechen können, wenn sie die geschlechterstereotpye Assoziation von selbstbewusst und durchsetzungsfähig = männlich für sich selbst (wie für andere Frauen) auflösen.

1.3.4 Die Mutter-Kind-Ideologie

Die Unvereinbarkeit von Kind und Beruf gilt als die »klassische« Barriere für die Berufstätigkeit und die berufliche Karriere von Frauen. Für die Pionierinnen im Ärztinnenberuf beispielsweise war die Unvereinbarkeit der beiden Rollen explizit; sie wurden mit einer polarisierten Lebensentscheidung, mit einer Entscheidung für eine der Rollen konfrontiert: medizinische Karriere oder Heirat. In manchen Bundesländern wurde verheirateten Ärztinnen die Kassenzulassung verweigert, in anderen mussten sie bei Zulassung Erklärungen unterschreiben, mit der Verpflichtung, bei Heirat auszuscheiden. Nur ein Bruchteil der Ärztinnen, die in den ersten Jahrzehnten dieses Jahrhunderts ihren Abschluss gemacht haben, hat geheiratet oder Kinder bekommen. Dieser Sachverhalt änderte sich in den nachfolgenden Jahrzehnten deutlich, die meisten Ärztinnen heirateten und bekamen Kinder. Allerdings verzichteten diese dann zeitweise oder auch ganz auf die Ausübung ihres Berufes. So waren beispielsweise im Jahr Ende 1987 in der Bundesrepublik Deutschland und West-Berlin 19.631, d. h. 30% aller approbierten Ärztinnen nicht als Ärztin berufstätig (bei den Männern 16%). Von diesen war jedoch nur jede sechste, nämlich insgesamt 3200, arbeitslos gemeldet (Sieverding 1990). Berufstätigkeit und Familie lassen sich im ärztlichen Beruf schwerer miteinander vereinbaren[3] als in anderen Berufsfeldern; die durchschnittliche wöchentliche Arbeitszeit in der Klinik liegt bei 55 Stunden (Stern 1996); durch Überstunden und Bereitschaftsdienste ist zudem die Arbeitszeit schwer kalkulierbar. In der Regel finden Männer leichter eine Partnerin, die bereit ist, für die Familie ihre eigenen berufli-

---

[3] Dies gilt zumindest für Westdeutschland; in der ehemaligen DDR war eine deutlich bessere Vereinbarkeit gegeben, vor allem wegen eines umfangreichen Angebots an staatlichen Krippen, Kindergärten und Ganztagsschulen. In Westdeutschland dagegen gibt es kaum Angebote zur Ganztagesbetreuung.

chen Ambitionen zurückzustecken oder ganz aufzugeben (s. dazu den Beitrag von Abele in diesem Band).

Das Zurückstellen des beruflichen Engagements zugunsten von Kind und Familie scheint in den letzten Jahren abgenommen zu haben. Inzwischen gibt es in der Bundesrepublik Deutschland den erschreckenden Tatbestand, dass immer mehr Akademikerinnen kinderlos bleiben. So stieg in Westdeutschland die Zahl kinderloser Akademikerinnen (bis zu 40 Jahren) in einem Zehnjahreszeitraum von 32% im Jahr 1991 auf 42% im Jahr 2001 (iwd, 2003)! Im gleichen Zeitraum stieg in Deutschland der Frauenanteil an abgeschlossenen Promotionen von 28,5 (1990) auf 36,4% (2002, dpa-Meldung vom 24.02.05) und der Frauenanteil an abgeschlossenen Habilitationen von 12,9% (1992) aus 21,6% (2002; BLK 2004).

Die Gründe für diesen Geburtenrückgang bei Akademikerinnen werden vor allem in den unzureichenden Betreuungsmöglichkeiten für Kinder gesehen. Tatsächlich ist die Betreuungssituation in Westdeutschland im Vergleich zu anderen Ländern äußerst unzureichend. Daneben wirkt jedoch eine weitere psychologische Barriere, die so genannte Mutter-Kind-Ideologie, die vermutlich – zumindest zum Teil – für das Fehlen von Ganztagsbetreuungseinrichtungen in (West-)Deutschland mitverantwortlich ist. Diese Ideologie kann relativ einfach über die Zustimmung zu folgender Aussage gemessen werden: »Ein Vorschulkind leidet, wenn die Mutter berufstätig ist«. Obwohl vielfach widerlegt, hält sich dieses Vorurteil hartnäckig, zumindest im Westen Deutschlands. Dass die Meinungen über diese Aussage auseinander gehen, zeigt sich beispielsweise in einer Studie, in der die Zustimmungsquoten von verheirateten Frauen mit Kindern im Ländervergleich miteinander verglichen wurden (Höllinger 1991). Während im Jahr 1988 in den USA und Großbritannien 43 bzw. 47% der Befragten der Aussage zustimmten, waren es in Italien 67%, der ehemaligen Bundesrepublik Deutschland 72%, in Österreich 77%. Stellt man diesen Zustimmungsquoten ein Maß für die Erwerbsbeteiligung von Frauen gegenüber, zeigt sich ein interessantes Muster: Je höher die Zustimmungsraten zur Mutter-Kind-Ideologie in einem Land war, desto niedriger war dort auch die Erwerbsquote von Frauen im Alter von 30–44 Jahren. Dieses Ergebnis war zu erwarten. Interessanterweise waren in diesen Ländern jedoch gleichzeitig auch die Geburtenraten niedriger (◘ Tab. 1.6). Die Mutter-Kind-Ideologie scheint somit nicht mit einer höheren Geburtenrate, sondern sogar mit einer niedrigeren Geburtenrate verbunden zu sein!

In der 2003 durchgeführten Online-Umfrage »Perspektive Deutschland« (Kluge et al. 2004) wurde nach möglichen Gründen für die geringe Geburtenrate in Deutschland gefragt. Dass berufstätige Mütter als »Rabenmütter« angesehen werden, wurde zwar nur von 12% der Befragten als Grund angegeben. Wurde jedoch neutraler gefragt, ob Kinder unter der Berufstätigkeit von Müttern leiden, stimmten immerhin 43% der westdeutschen Befragten zu. In Ostdeutschland lag die Zustimmungsquote nur bei 25 %. Die Mutter-Kind-Ideologie ist vor allem ein west-

Tab. 1.6. Zustimmung zur Mutter-Kind-Ideologie, Frauenerwerbsquoten und Geburtenrate im internationalen Vergleich

	Zustimmungsquote Mutter-Kind-Ideologie (1988)	Erwerbsquote der 30- bis 44-jährigen Frauen (1985)	Geburten pro 1000 Bev. (1985)
USA	43%	72	16
Großbritannien	47%	71	13
Italien	67%	55	10
Bundesrepublik Deutschland	72%	62	10
Österreich	77%	62	12
Nach Höllinger 1991.			

deutsches Phänomen, in der ehemaligen DDR war die gleichzeitige Ausübung der Mutter- wie der Berufstätigenrolle selbstverständlich. So haben vor der Wende nur 0,5% aller Frauen in Ostdeutschland wegen der Berufstätigkeit auf Kinder verzichtet, während es bei den westdeutschen Frauen 33% waren (BLK 2004). Und auch heute ist die Kinderlosigkeit unter ostdeutschen Akademikerinnen zwar ebenfalls zunehmend, aber deutlich geringer ausgeprägt als bei den westdeutschen Akademikerinnen (1991 bei 14%, 2001 bei 17%, idw 2003).

1.3.5 Zu bescheidene Selbsteinschätzung und Selbstdarstellung

Kay Deaux, die in mehreren Studien zunächst Fremdbeurteilungsbiases in der Beurteilung weiblicher Leistung untersucht hatte, formulierte schon Ende der 70er Jahre die Vermutung, dass (zu) ungünstige Selbstbeurteilungen von Frauen ihre Karrierechancen beeinträchtigen können (Deaux 1979).

In einer Fülle von Studien wurden Selbstbeurteilungen im Geschlechtervergleich untersucht, mit dem weitgehend konsistenten Ergebnis, dass Frauen in Leistungssituationen ihre Leistungen unterschätzen (Überblick in Sieverding 2003). Ehrlinger und Dunning (2003) beispielsweise untersuchten die Selbsteinschätzungen der wissenschaftlichen Fähigkeit von College-Studierenden, wobei sie zwischen allgemeinen Selbsteinschätzungen (»chronic self-views«) der wissenschaftlichen Fähigkeit und der Selbsteinschätzung der konkreten Leistung in einem Test unterschieden. Sie konnten zeigen, dass Frauen eine negativere allgemeine Selbsteinschätzung ihrer wissenschaftlichen Fähigkeit besaßen und dass sie auch ihre konkrete Leistung in einem Wissenschaftsquiz negativer beurteilten als Männer, obwohl sich in der objektiven Leistung im Test keine Geschlechtsunterschiede zeigten. Frauen zeigten im Anschluss an den Test weniger Interesse, an einem Wissenschaftswettbewerb teilzunehmen, in dem interessante Preise zu gewinnen waren. Dabei hing das Desinteresse der Frauen stärker mit ihren Selbsteinschätzungen der Leistungen im Test als mit ihren tatsächlichen Testleistungen zusammen.

Aufschlussreich sind weiterhin Studien, die Selbsteinschätzungen im beruflichen Setting untersuchten. Deaux (1979) erfasste die Selbstbeurteilungen von weiblichen und männlichen Managern in vergleichbaren Positionen und fand eine Reihe von Geschlechtsunterschieden. Männliche Manager beurteilten nicht nur ihre Gesamtleistung als besser, sie schätzten auch ihre Fähigkeiten und ihre Intelligenz höher ein als weibliche Manager. Männliche Manager attribuierten darüber hinaus ihren Erfolg mit höherer Wahrscheinlichkeit auf ihre Fähigkeiten als weibliche Manager. In der Fremdbeurteilung durch die (männlichen) Supervisoren fanden sich jedoch nur geringfügige Unterschiede; insbesondere wurden weibliche und männliche Manager in Hinsicht auf ihre allgemeinen Leistungen, Fähigkeiten und Motivation nicht als unterschiedlich beurteilt. Auch in einer neueren Studie zeigten sich noch Geschlechtsunterschiede in der Selbstbeurteilung von Managern: Managerinnen attribuierten ihren Erfolg weniger stark auf ihre Fähigkeiten als Manager (Rosenthal et al.1996).

Lindeman et al. (1995) verglichen die Selbstbeurteilungen von männlichen und weiblichen Bankkaufleuten mit ihrer objektiven Leistung. Als Indikator der objektiven Leistung wurde die Verkaufsleistung in einem Dreimonatszeitraum herangezogen. Die Akkuratheit der Selbsteinschätzung wurde definiert als die Differenz zwischen der (jeweils standardisierten) Verkaufsleistung und Selbsteinschätzung. Sie fanden, dass Männer sich selbst positiver als Frauen beurteilten; zwei Drittel der Männer wurden als »Selbstüberschätzer« diagnostiziert, während Frauen sich gleichmäßig auf die Gruppen der »Selbstunterschätzer«, »akkurate Selbsteinschätzer« und »Selbstüberschätzer« verteilten.

Wie sieht es mit Selbsteinschätzung und Selbstdarstellung in Bewerbungsgesprächen aus? Diese Frage wurde in einer Studie an der Freien Universität Berlin untersucht (Sieverding 2000, 2003). Ein Vorstellungsgespräch ist in der Regel eine notwendig zu überwindende »Hürde« auf dem Weg zur gewünschten Stelle oder zur beruflichen Position dar. Der Eindruck, den ein Bewerber oder eine Bewerberin in dieser zeitlich sehr begrenzten Situation macht, gibt häufig den entscheidenden Ausschlag über Anstellung oder Nichtanstellung und damit über wichtige Karriereoptionen. In einem solchen Job-Interview, in dem man in der Regel unmittelbar mit den Mitbewerbern der engeren Wahl verglichen wird, ist es besonders wichtig, die eigenen Stärken zu kennen und entsprechend nach außen darstellen zu können. Um jedoch selbstbewusst auftreten zu können, ist eine realistische Einschätzung der eigenen Fähigkeiten notwendig. Ziel der Studie war es, potentielle Selbstbeurteilungsbiases bei Frauen und Männern in einer Bewerbungssituation zu untersuchen.

Die Stichprobe bestand aus 37 Männern und 37 Frauen aus verschiedenen Studienfächern, für die eine berufliche Bewerbung in absehbarer Zeit aktuell war. Die meisten Probanden befanden sich im Hauptstudium, kurz vor Abschluss des Studiums, einige hatten ihr Studium bereits abgeschlossen (4 Männer, 7 Frauen). Die Probanden waren zwischen 22 und 34 Jahre alt; das Durchschnittsalter lag bei 26 Jahren. Die Teilnehmer der Studie mussten im Labor in Einzelversuchen verschiedene Aufgaben absolvieren, wie sie typisch für Bewerbungssituationen sind: Einen schriftlichen Leistungstest, einen Vortrag zur Selbstdarstellung der beruflichen Qualifikation sowie ein standardisiertes Bewerbungsinterview. Vortrag und Bewerbungsinterview wurden videographiert. Nach jeder Untersuchungsphase sollten die Teilnehmer einschätzen, wie erfolgreich sie sich in der vergangenen Phase gefühlt hatten. Dabei konnten Werte von 0 (»überhaupt nicht erfolgreich) bis 9 (»sehr erfolgreich«) angekreuzt werden. Nach Beendigung der Aufgabenphasen wurden die Probanden in einer schriftlichen Nachbefragung gebeten, sich zum Erleben der verschiedenen Abschnitte der Untersuchung zu äußern. Das Verhalten der Bewerber und Bewerberinnen wurde später von zwei Expertinnen, einer Diplompsychologin und einer Ärztin, anhand eines Videoausschnittes aus dem Bewerbungsinterview beurteilt.

Geschlechtsunterschiede zeigten sich in der Selbsteinschätzung wie in der Selbstdarstellung. Zunächst zur Selbsteinschätzung: Frauen schätzten sich in *allen* Phasen des Versuchs als deutlich weniger erfolgreich ein. Dabei trat dieser Geschlechtsunterschied schon *vor* Beginn der eigentlichen Untersuchung auf, d. h., bevor die eigentlichen Aufgaben bearbeitet wurden. Die Diskrepanz zwischen männlichen und weiblichen Selbsteinschätzungen betrug im Durchschnitt ca. 2 Skalenpunkte! (◘ Abb. 1.16).

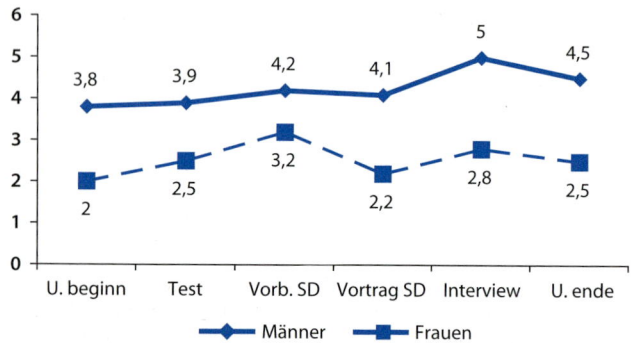

◘ **Abb. 1.16.** Selbsteinschätzung als »erfolgreich« im Job-Interview
Anmerkungen. Arithmetische Mittelwerte; n = 74; mögliche Werte von 0 (»überhaupt nicht erfolgreich«) bis 9 (»sehr erfolgreich«); SD = Selbstdarstellung (Quelle: Sieverding 2003)

Interessant ist nun die Frage, ob die Geschlechtsunterschiede in der Selbsteinschätzung als erfolgreich auf eine Selbstunterschätzung der Frauen, auf eine Selbstüberschätzung der Männer oder auf beide Phänomene zurückzuführen sind. Deshalb wurden die Selbsteinschätzungen mit den objektiven Leistungen im schriftlichen Leistungstest sowie mit Fremdeinschätzungen des Verhaltens im Bewerbungsinterview verglichen. In den verschiedenen Untertests des Leistungstests fanden sich keine signifikanten Geschlechtsunterschiede. Männer und Frauen erreichten hier im Durchschnitt vergleichbare Werte. In den Fremdeinschätzungen dagegen wurden die Männer ebenfalls als erfolgreicher eingeschätzt als die Frauen (die Mittelwerte betrugen M = 4,7 für die männlichen und M = 3,7 für die weiblichen Bewerber), der Geschlechtsunterschied in den Fremdeinschätzungen war jedoch deutlich geringer als der in den Selbsteinschätzungen (◘ Abb. 1.16). Im Vergleich zur erreichten Punktezahl in den Leistungstests und zur Fremdbeurteilung eines Videoausschnittes aus dem Bewerbungsinterview lag bei Frauen eine eindeutige Selbstunterschätzung vor. Bei den Selbstbeurteilungen der Männer zeigte sich im Vergleich zum Leistungstest eine gewisse Selbstüberschätzung, im Vergleich zur Fremdbeurteilung dagegen eine realistische Selbsteinschätzung.

Auch in der Selbstdarstellung gab es Geschlechtsunterschiede. Die Studienteilnehmer hatten die Aufgabe, einen 5-minütigen Bewerbungsvortrag (Selbstdarstellung der beruflichen Qualifikationen) zu halten und waren aufgefordert, diese 5 Minuten auch zu nutzen. Nur jeder vierte Proband (n = 18) nutzte die vorgegebene Zeit entsprechend der Instruktion voll aus. Das Spektrum reichte von 50 bis 300 Sekunden, der arithmetische Mittelwert lag bei M = 196 Sekunden (SD = 84). Es zeigte sich ein hochsignifikanter Geschlechtsunterschied: Männer redeten im Durchschnitt fast eine Minute länger als Frauen (M = 222 versus M = 170; Sieverding 2000).

In einer multiplen Regressionsanalyse wurde abschließend berechnet, welche Faktoren die Fremdeinschätzung als »erfolgreich« vorhersagen können: Ist es das biologische Geschlecht, ist es die Leistung im schriftlichen Test, ist es die Selbsteinschätzung als »erfolgreich«, ist es die Dauer der Selbstdarstellung? Welche dieser Faktoren können vorhersagen, inwiefern ein Bewerber oder eine Bewerberin als »erfolgreich« eingestuft wird? Das Ergebnis dieser Analyse ist in ◘ Tab. 1.7 dargestellt.

Das biologische Geschlecht der BewerberInnen spielte keine signifikante Rolle mehr für die Fremdbeurteilung, wenn die Selbsteinschätzung als erfolgreich und die Dauer der Selbstdarstellung berücksichtigt wurden. Erfolgreich wurden solche BewerberInnen eingeschätzt, die die Zeit für die Selbstdarstellung möglichst lange ausgenutzt hatten und die sich selbst als erfolgreich eingeschätzt hatten! Ein besonders gutes Abschneiden in einem Teil des schriftlichen Leistungstests war sogar negativ mit der Fremdeinschätzung als erfolgreich assoziiert, dieses Ergebnis soll nicht überinterpretiert werden, verweist jedoch auf die Tatsache, dass Selbsteinschätzung und Selbstdarstellung der Bewerber wichtiger war als die objektive Leis-

◘ Tab. 1.7. Multiple Regression zur Vorhersage der Fremdeinschätzung als »erfolgreich« im Bewerbungsinterview

Prädiktor	R2cum	Beta	t
Dauer der Selbstdarstellung	0,19	0,31	2,7**
Selbsteinschätzung als erfolgreich	0,25	0,35	2,9**
Abschneiden im schriftlichen Leistungstest[a]	0,29	0,22	–2,0*

Anmerkungen. R^2 x 100 = aufgeklärte Varianz in %.
[a] Würfeltest des Intelligenz-Struktur-Test; * p <0,05; ** p <0,01 (Quellen: Sieverding 2000, 2003).

tung. Die Ergebnisse der vorliegenden Studie unterstützen somit die These eines Vorurteils gegenüber weiblichen Bewerbern – zumindest für weibliche Beurteiler – *nicht*. Vielmehr unterstützen die hier erzielten Befunde die Hypothese, dass Potentialunterschätzungen nicht nur bei externen Beurteilern eine Rolle spielen können, sondern auch bei der Beurteilung der eigenen Person. Meine These ist, dass auch im Berufsalltag viele Frauen ihr eigenes Potential unterschätzen, und dass eine solche Unterschätzung gerade in einer Bewerbungssituation zur »self-fulfilling prophecy« werden kann. Tatsächlich wurden ja die weiblichen Kandidaten als signifikant weniger erfolgreich beurteilt im Vergleich zu den männlichen Kandidaten, und zwar von weiblichen Beurteilern.

Es ist zu vermuten, dass viele Frauen an sich selbst ein unrealistisch hohes Anspruchsniveau anlegen, vor dem dann ihre Selbstbeurteilung – im Vergleich zu ihren männlichen Konkurrenten – zu schlecht ausfällt. Hennig und Jardim (1987) haben dieses Phänomen damit erklärt, dass Männer die Welt häufiger so sehen, wie sie *ist* und Frauen sie sehen, wie sie sein *sollte*. Viele Frauen in einer Bewerbungssituation scheinen sich auch so zu sehen, wie sie – ihrer Meinung nach – sein sollten, und resignieren angesichts einer zu hohen Erwartungshaltung. Das negative psychologische Potential solcher Selbsteinschätzung ist aus den Aufsätzen in der Nachbefragung zu erkennen. Während Männer häufig im Nachhinein die Situation als »Herausforderung« oder als »Chance« beschreiben, bewerten nicht wenige Frauen die Situation als »Bedrohung« oder »Verlust«, ihr eigenes Verhalten als »Versagen«. Dazu einige Beispiele zunächst von männlichen Probanden:

»Während des Tests wurde mir aber wieder verstärkt klar, wie viel Engagement nötig sein wird, später wirklich mal einen interessanten Job zu kriegen. Besonders das präzise Ausformulieren meiner Gedanken und Antworten machte mir mehr Schwierigkeiten, als ich mir selbst gewünscht hätte. Andererseits machte es mir aber Freude, eine später wohl wirklich auftretende ‚Stress'-Situation jetzt schon durchspielen zu können.«
(Pb 01204, männlich)

»Habe ganz guten Eindruck auf den Interviewer gemacht. Hätte vielleicht noch ein Späßchen mehr machen können, um die Situation aufzulockern. Seine eigenen Vorteile anzupreisen ist total ungewohnt, habe Hemmungen dabei (Angeber!) … Fühle mich aber ziemlich gut nach der Untersuchung. Ob ich dem Interviewer wohl sympathisch bin? Habe ich zu sehr meine Einfühlsamkeit betont?« (Pb 01205, männlich)

Dazu im Vergleich zwei Beispiele von Einschätzungen weiblicher Probanden:

»Es ist eine ziemlich stressige Situation, wenn Fragen zur persönlichen Eignung zu beantworten sind, aber auch, wenn ein Kurzvortrag gefordert ist, indem man seine Eignung, seine Qualitäten möglichst gut herausstellen soll. Ich fühle mich in solchen Situationen immer ziemlich mies, habe das Gefühl, mich verkaufen zu müssen und das liegt mir gar nicht. Irgendwie ist es für mich etwas würdelos. Besser finde ich die Möglichkeit, sich im Gespräch äußern zu können oder in einem Test bestimmte Fertigkeiten nachweisen zu müssen. Ich glaube, ziemlich unsicher gewirkt zu haben. Obwohl ich mir vornehme, nicht als Verliererin zu empfinden, geht es mir so, dass ich mir von vornherein wenig Chancen gebe. Wichtig fände ich für solche Personalbewerbungsgespräche, dass eine zwanglose Atmosphäre herrscht. Sonst profitieren von der Drucksituation nur die Selbstdarsteller-Typen.« (Pb 02233, weiblich)
»Für mich ist die Situation schon unangenehm, vor allem die Tatsache, gezwungenermaßen zu überlegen, warum eigne ich mich.

- *Letztlich: was ist an mir gut/gut genug/besser als an anderen?*
- *Das ,Ich-armer-Hanswurst-Gefühl', bzw. ich kann doch schon etwas, doch wie preise ich mich an?*
- *Erschreckend empfinde ich die Tatsache oder den Eindruck, mich selbst nicht präsentieren zu können, den Bauch fast klopfen zu fühlen …*
- *Die vorausschauende Unsicherheit nimmt mir den Atem bzw. macht mir deutlich, wie dringend eine solche Situation zu trainieren wäre …*
- *Ich fühle mich so gescheitert bzw. ein Versager, da selbst die Kamera ,mich anguckt' und die Vorstellung dessen, was einen in einem solchen Gespräch erwartet, ist somit schon jetzt grässlich …«' (Pb, 02240, weiblich).*

Noch im Nachhinein verurteilten sich einige der Frauen, weil sie ihren hohen Erwartungen nicht gerecht worden waren. Hier handelt es sich um eine destruktive Selbsteinschätzung, die einen ungünstigen Einfluss auf das Verhalten in nachfolgenden Situationen haben kann. Ein solcher Übertragungseffekt wird im letzten Zitat angedeutet. Wenn Frauen ihre Selbstdarstellung und damit auch ihre Chancen in einem Bewerbungsgespräch verbessern wollen, erscheint eine realistischere Selbsteinschätzung eine notwendige (wenn auch wahrscheinlich nicht hinreichende) Voraussetzung. Es scheint so zu sein, als ob manche Frauen eine selbstbewusste Selbstdarstellung geradezu als unwürdig oder als »unweiblich« ansehen, nicht zu vereinbaren mit dem traditionellen Weiblichkeitsideal der bescheidenen, sich im Hintergrund haltenden Frau. Die Rollen-(In-)Kongruitätstheorie kann auch dieses Phänomen erklären.

1.3.6 Ausblick

In diesem Beitrag wurde versucht zu zeigen, wie überholte Geschlechterrollen und -stereotype Frauen einengen und ihre berufliche Karriere behindern oder sogar verhindern können. Diese Geschlechterkonstrukte wirken gewissermaßen doppelt: einerseits von außen, durch die Erwartungen, die unsere soziale Umwelt an uns richtet. Verhalten wir uns nicht entsprechend diesen Erwartungen, haben wir mit mehr oder weniger starken Sanktionen zu rechnen. Eine verbreitete Sanktion ist die, Frauen, die sich nicht erwartungskonform verhalten, die »aus der Rolle« fallen, ihre Weiblichkeit abzusprechen. Andererseits wirken die Geschlechterkonstrukte jedoch auch von innen, und dieser Mechanismus ist besonders effektiv. Je mehr wir geschlechterstereotpye Überzeugungen über »angemessene« oder »unangemessene« Eigenschaften von Frauen (und Männern) verinnerlicht haben, desto schwerer wird es uns fallen, gegen äußere Barrieren anzugehen. Umgekehrt: je mehr wir uns innerlich freigemacht haben von Vorschriften, wie wir »als Frau« sein sollten – und damit schließe ich ausdrücklich auch Erwartungen ein, die »unter Frauen« kursieren –, Vorschriften, wie wir denken, fühlen, handeln sollten, desto eher wird es uns gelingen, unseren Weg erfolgreich zu gehen.

Was kann helfen, solche äußere wie innere Barrieren zu überwinden? Hilfreich sind: der Aufbau und die aktive Nutzung formeller und informeller Netzwerke von beruflich engagierten Frauen, die aktive Suche nach Rollenvorbildern und Mentorinnen, die Erarbeitung einer realistischen Selbsteinschätzung und Selbstdarstellung (u. U. auch in entsprechenden Workshops), die strategische Karriereplanung, bei der je nach Bedarf und Situation durchaus auch auf professionelles Coaching zurückgegriffen werden sollte. Und, nicht zuletzt, sollten Frauen sich ab und zu vor Augen führen, wenn es um ihre eigene berufliche Karriere geht: »Bescheidenheit ist eine Zier, doch weiter komm ich ohne ihr!«

Literatur

Abele A (1997) Geschlechtsrollen, Geschlechtsrollenorientierungen und Geschlechterstereotype im Wandel. In E. Liebau (Hrsg.), Das Generationenverhältnis. Über das Zusammenleben in Familie und Gesellschaft. Juventa, Weinheim

Abele-Brehm AE, Stief M (2004) Die Prognose des Berufserfolgs von Hochschulabsolventinnen und -absolventen. Befunde zur ersten und zweiten Erhebung der Erlanger Längsschnittstudie BELA-E. Z Arbeits- und Organisationspsychologie 48: 4–16

Alfermann D (1996) Geschlechterrollen und geschlechtstypisches Verhalten. Kohlhammer, Stuttgart

Bless H, Bohner G, Chassein B, Kittel C, Kohlhoff A, Nathusius K, Schüssler G, Schwarz N (1992) Hausmann und Abteilungsleiterin. Die Auswirkungen von Geschlechtsrollenerwartungen und rollendiskrepantem Verhalten auf die Zuschreibung von Persönlichkeitseigenschaften. Z Sozialpsychol 23: 16–24

Bühren A (2001) UM-Denken ist gefragt auf dem Weg zur Medizin des 21. Jahrhunderts. Ärztin 48: 4–5

Bund-Länder-Kommission für Bildungsplanung und Forschungsförderung (2004). Frauen in der Medizin – Ausbildung und berufliche Situation von Medizinerinnen. Materialien zur Bildungsplanung und zur Forschungsförderung (Heft 117). Verfügbar unter: http://www. blk-bonn.de/papers/heft117.pdf

Buddeberg-Fischer B, Illes C, Klaghofer R (2002) Karrierewünsche und Karriereängste von Medizinstudierenden - Ergebnisse von Fokusgruppeninterviews mit Staatsexamenskandidatinnen und -kandidaten. Das Gesundheitswesen 64: 353–362

Davison HK Burke MJ (2000) Sex discrimination in simulated employment contexts: A meta-analytic investigation. J Voc Behav 56: 225–248

Deaux K (1979) Self-evaluations of male and female managers. Sex Roles 5: 571–580

Deaux K, Major B (1987) Putting gender into context: An interactive model of gender-related behavior. Psychological Rev 94: 369–389

Eagly AH (1987) Sex differences in social behavior: A social-role interpretation. Lawrence Erlbaum, Hillsdale, N.J.

Eagly A-H, Karau SJ (2002) Role congruity theory of prejudice toward female leaders. Psychological Rev 109: 573–598

Eckes T (1997) Geschlechterstereotype: Frau und Mann in sozialpsychologischer Sicht. Centaurus, Pfaffenweiler

Ehrlinger J, Dunning D (2003) How chronic self-views influence (and potentially mislead) estimates of performance. J Personal Soc Psychol 84: 5–17

Hennig M, Jardim A (1987) Frau und Karriere. Rowohlt, Reinbek

Höllinger F (1991) Frauenerwerbstätigkeit und Wandel der Geschlechtsrollen im internationalen Vergleich. Kölner Z Soziol Sozialpsychol 43: 753–771

iwd (2003) Informationsdienst des Instituts der deutschen Wirtschaft Köln Nr. 38 vom 18. September 2003. Verfügbar unter: http://www.iwkoeln.de

Kluge J, Osterkorn T, Laurent S, Schächter M (2004) Projektbericht Perspektive Deutschland 2003/2004. Verfügbar unter: www.perspektive-deutschland.de

Massachusetts Institute of Technology (1999). A study on the status of women faculty in science at MIT. Verfügbar unter: http://web.mit.edu/fnl/women/women.html

Lewin K (1969) Grundzüge der topologischen Psychologie. Huber, Bern

Lindeman M, Sundvik L, Rouhiainen P (1995) Under- or overestimation of self? Person variables and self-assessment accuracy in work settings. J Soc Behav Personal 10: 123–134

Parsons T, Bales RF (1955) Family. Socialization and interaction process. Routledge & Kegan, London

Rosenkrantz P, Vogel S, Bee H, Broverman I, Broverman DM (1968) Sex-role stereotypes and self-concepts in college students. J Consult Clin Psychol 32: 287–295

Rosenthal P, Guest D, Peccei R (1996) Gender differences in managers' causal explanations for their work performance: A study in two organizations. J Occup Organ Psychol 69: 145–151

Runge TE, Frey D, Gollwitzer PM, Helmreich RL, Spence JT (1981) Masculine (instrumental) and feminine (expressive) traits. A comparison between students in the United States and West Germany. J Cross-Cultural Psychol 12: 142–162

Schmid G, Brzinsky C (2003) Individualisierung und Arbeitsmarkt – Frauen »drängen« auf den Arbeitsmarkt. Überblicksvorlesung »Politik und Wirtschaft« an der FU Berlin, WS 2003/2004. Verfügbar unter: http://www.wz-berlin.de/ars/ab/pdf/vorlesung_praesentation_040112.pdf

Sczesny S (2003) Führungskompetenz: Selbst- und Fremdwahrnehmung weiblicher und männlicher Führungskräfte. Z Sozialpsychol 34: 133–145

Sieverding M (1990) Psychologische Barrieren in der beruflichen Entwicklung von Frauen – Das Beispiel der Medizinerinnen. Enke, Stuttgart

Sieverding M (1992) Wenn das Kind einmal da ist … Die Entwicklung traditionellen Rollenverhaltens bei Paaren mit ursprünglich egalitären Rollenvorstellungen. In Brüderl L, Paetzold B (Hrsg) Frauenleben zwischen Beruf und Familie. Juventa, Weinheim

Sieverding M (2000) »Alle wahren Gefühle verbergen und mit fester Stimme und wohlformulierten Sätzen glänzen!« – Die Bedeutung von Selbstdarstellungsregeln im Bewerbungsinterview. Z Arbeits- und Organisationspsychol 44: 152–156

Sieverding M (2003) Frauen unterschätzen sich: Selbstbeurteilungs-Biases in einer simulierten Bewerbungssituation. Z Sozialpsychol 34: 147–160

Stern K (1996) Ende eines Traumberufs? Lebensqualität und Belastungen bei Ärztinnen und Ärzten. Waxmann, Münster

Wenneras C, Wold A (1997) Nepotism and sexism in peer-review. Nature 387: 341–343

Williams JE, Best DL (1990) Measuring sex stereotypes: A multination study. Sage, Beverly Hill

1.4 Hierarchie und Konkurrenz in der Medizin

Ulrike Ley

»Man denke sich eine Frau als ärztliche Dirigentin eines Hospitals … Muss nicht jeder bei dem Gedanken lachen (oder auch weinen), dass eine Frau, selbst wenn sie die medizinischen Kenntnisse dazu hätte, den hohen Grad von Autorität ausüben soll, welcher dem Dirigenten eines Spitals unentbehrlich ist?« (von Bischoff 1872)

Das Lachen ist vergangen. Die Weigerungsphänomene der Männer sind geblieben. Die Frauen auch.

Noch nicht 100 Jahre ist es her, dass Frauen Medizin studieren, promovieren und sich habilitieren dürfen. Diese Geschichte der Medizin ist also extrem kurz. Heute liegt der Frauenanteil unter den Medizinstudierenden bei über 60%. Welche Leistung in nicht einmal 90 Jahren! Die Veränderungen sind rasant: Allein der Frauenanteil in den Qualifikationsstufen Studierende, Examenskandidat, Promotionen, berufstätige ÄrztInnen, wissenschaftliche AssistentInnen an Hochschulen ist in den letzten 20 Jahren um 15% gestiegen. Einige Hürden und Hindernisse haben Frauen bereits mit Elan übersprungen; so weit so gut. Etwas stört das Bild. Denn, was ist mit den »Dirigentinnen eines Hospitals«, den Chefärztinnen? 3,7% weist der Berufsreport 2003 aus, 0,5% Klinikdirektorinnen (Bestmann 2004). Die guten und bestbezahlten, die einflussreichsten Arbeitsplätze befinden sich zu über 90% in den Händen von Männern. Die bekannte Pyramide: Je höher es geht, desto weniger Frauen bleiben übrig. Ein Grund zum Weinen? Ein Grund zum Lamentieren, zum Wütendwerden? Wohl eher zur Analyse: Geschlechtsspezifische Disparitäten erweisen sich bislang offenbar unbeeinflussbar von dem gestiegenen Qualifikationsniveau, dem Ausmaß der Beteiligung an der Erwerbsarbeit und der Karrieremotivation der Frauen. Hier ist sie, die Machtfrage – immer noch ungeklärt.

Wie kommt das? Welchen Anteil haben Männer, welchen Frauen an diesem Befund? Und welche Rolle spielt dabei die Konkurrenz zwischen Männern und Frauen und interessanter noch, die Konkurrenz unter Frauen? Sind es also nicht allein die Männer, die Frauen auf dem Karriereweg behindern, sondern sind es auch Frauen, die andere Frauen ausbremsen?

1.4.1 Der Blick von außen

Erfahrungen beim Coaching von Ärztinnen zeigen, dass es vor allem strukturelle Gründe des Arbeitsplatzes sind und weniger die häufig unterstellten Motivations- und Qualifikationsdefizite, die Frauen auf dem Karriereweg zu schaffen machen. Was sie als störend beschreiben, ist ein Gefühl der Fremdheit: Dies rührt nicht von der ärztlichen Tätigkeit her – im Gegenteil: hier fühlen sich die Ärztinnen zuhause –, sondern aus dem System Medizin, mit seinen die Frauen ausgrenzenden Mechanismen, die sie bewusst oder unbewusst auf sich selbst beziehen. In der Konkurrenz um Reputation und Einfluss, um eine egalitäre Wahrnehmung ihrer ärztlichen Leistungen und ihrer Karriereinteressen erleben sich Ärztinnen oft als Menschen, die von Männern nicht als Ebenbürtige behandelt, sondern die unter Wert gehandelt werden. Diese Art von Diskrepanz zwischen innen und außen bzw. Selbst- und Fremddefinition erleben sie als energieverzehrend und unnötig als demotivierend.

Wer im Feld Medizin arbeitet, ist den dort herrschenden beruflichen Strukturen unterworfen, muss diese selbst praktizieren, um sich im System behaupten zu können. Ärztinnen müssen, um sich zu behaupten, das System erkennen und entschlüsseln, um es dann auch »beherrschen« zu können. Sie sind damit, wie alle Karrierefrauen, in einem Dilemma gefangen. »Wenn ich mit den Jungs im Sandkasten mitspielen will, dann muss ich erst mal die Regeln akzeptieren. Aber wenn ich dann im Sandkasten sitze, dann kann ich die Regeln ändern«, ist die Einsicht einer Oberärztin.

Einerseits kommen Frauen nicht umhin, die grundlegenden Regeln anzuerkennen, obwohl sie darunter leiden, andererseits ist ungewiss, ob ihre Karriere sie tatsächlich in die Positionen bringt, wo sie Regeln verändern können.

Der Dreh- und Angelpunkt ist die fehlende Anerkennung – als Ärztin, als Frau, als berufstätige Mutter. Das grundlegende Bedürfnis nach Anerkennung begleitet Menschen überall, im Beruf und privat, ein Leben lang. Woher sollen Ärztinnen ihre berufliche Anerkennung beziehen und woraus schöpfen sie ihre Kraft in einem hierarchischen System, in dem der Mann das Maß aller Dinge ist? Sie verfügen eben nicht über die wirksame Eigenschaft »männliches Geschlecht« und sie vertreten oft eine Medizin, die auf die herrschende Medizin sehr kritisch blickt. Viele Ärztinnen verstehen sich insofern als Dissidentinnen. In der Organisationsforschung ist anerkannt, dass Dissidenten in einer Organisation zu deren Veränderbarkeit beitragen. Das zum Trost auf einem langen Weg.

Was also sehe ich als Coach, wenn ich auf Hierarchie und Konkurrenz in der Medizin blicke und den Fokus auf die Situation der Ärztinnen lege? Ich orientiere mich an einem systemischen Modell, das den Coaching-Prozess beschreibt, dem »Bewältigungshaus«.

Der berufliche Alltag, wie die Coachee ihn sieht, die Situation der Ärztinnen, die alltäglichen Schwierigkeiten und Konflikte, die Karrierehindernisse finden im »*Erdgeschoss*« statt.

Im Coaching sitzen wir im »*1. Stock*« – dem Ort des Coachings – und sehen durch den gläsernen Fußboden auf die Situation. Coaching ist eine Einladung zum gemeinsamen Schauen, die Coachee schildert ihren Konflikt, die oder der Coach ermöglicht ihr durch Fragen und gezielte Perspektivwechsel, die eigene Situation zu analysieren, Systemzusammenhänge besser zu verstehen, also Klarheit über ihre Rolle, über ihr Verhalten und die eigenen Anteile an der Situation zu gewinnen; denn keine ist ja nur »Opfer« auch wenn sie sich selbst erst einmal so sieht. In ihren Antworten auf die Fragen der Coach entwickelt die Coachee selbst Handlungsoptionen, findet alternative Strategien, die ihr in der aktuellen Situation helfen können. Es geht darum, möglichst viele Alternativen durchzuspielen und dabei die Perspektive zu wechseln, erst dann wird geklärt, welcher Lösungsweg für die Coachee der richtige ist. Es gibt also keinen guten Rat, sondern Hilfe zur Selbsthilfe in einem Dialog unter vier Augen; zwei Menschen, Coach und Coachee, begegnen sich auf gleicher Augenhöhe, eben mit Respekt. Vermieden wird damit eine (weitere) Beschämung oder Kränkung durch Bewertungen, Ratschläge oder Tipps. Die Coach ist Expertin des 1. Stocks, sie sieht das Ganze, nicht wie die Coachee den Konflikt, das spezielle Problem. Die Coachee ist Expertin für die Entwicklung der für ihr Leben passenden Lösung.

Hin und wieder ist es nötig, in den »*Keller*« zu gehen, um ein vertieftes Verstehen des Konflikts zu ermöglichen. Die persönliche Lebensgeschichte, berufliche und private Erfahrungen, die inneren Barrieren, aber auch die Wiederbelebungen von Konflikten aus der Geschichte der Medizin werden thematisiert. Diese »Kellergeister« werden begrenzt, d. h. auf den Konflikt orientiert und nicht in der Gesamtheit reflektiert. Und nicht zu vergessen, im Keller liegen auch Schätze: Ressourcen aus der Vergangenheit.

Zur Karriereplanung steigen Coach und Coachee aufs »*Dach*«, verschaffen sich einen Überblick über mögliche Wege, Förderer und Unterstützerinnen und einen Ausblick auf das Ziel.

1.4.2   Im »Erdgeschoss« oder wenn Frauen führen …

Erfahrungen im Alltag

Die öffentlich sichtbare Frau in einer Führungsposition ist prinzipiell möglich geworden, wird aber – außer von ihr selbst – immer noch als etwas Besonderes betrachtet. Jede Frau in einer Führungsposition erregt Aufsehen und wird immer zuerst als Frau wahrgenommen und bewertet.

Die ersten, die Pionierinnen, hatten es in allen Bereichen immer am schwersten: Carmen Thomas moderierte 1973 als erste Frau das »Sportstudio« – ein männliches Heiligtum. Sie erhielt viele Briefe mit einem gleichen Tenor: »Eine Frau, die mit 26 Jahren noch den eigenen Lebensunterhalt verdienen muss, das spricht doch für sich« (Willeke 2005) Heute, nach 30 Jahren, eine völlig antiquierte Argumentation.

Im Januar 2005 war Angela Merkel, damals Parteivorsitzende der CDU, Fraktionsvorsitzende im Bundestag bei »Beckmann« zu Gast, der einen Großteil der Sendung darauf verwendete zu klären, welche Männer ihr gefallen, um schließlich festzustellen: »Jetzt wissen wir, hinter welchen Männern Sie her waren« und ihr ungefragt und öffentlich Kleidervorschläge zu machen – entworfen vom Modeschöpfer der Queen, über dessen Geschmack sich ja bekanntlich streiten lässt. Ob der neue Status, Kanzlerin der Bundesrepublik Deutschland, sie davor schützt?

Was hier öffentlich und für alle sichtbar passiert, erleben viele Frauen alltäglich.

Erwarten Sie nicht, hier Freunde zu finden

> *»Was immer eine Frau macht, muss sie doppelt so gut machen wie ein Mann, damit sie für halb so gut gehalten wird. Zum Glück ist das nicht schwer.« (Charlotte Whitton, Bürgermeisterin von Ottawa)*

Einer der Hauptgründe für die Unterrepräsentation von Frauen in Führungspositionen ist der Einfluss von unbewussten, nicht ausgesprochenen Geschlechterstereotypen (Valian 1999). In der tradierten Wahrnehmung der Geschlechterbilder sind Männer autonom, selbstbewusst, sach- und lösungsorientiert und Frauen fürsorglich, gefühlsbetont und führungsschwach. So ist jede Frau, die in einer Führungsposition das Gegenteil beweist, eine »Bildstörung«.

Wie nehmen sich Frauen wahr, die eine Führungsposition haben? Befragt nach ihrer persönlichen Einstellung und ihren Erfahrungen als Frau und als Führungskraft, sagt die Mehrheit:»Ja, ich habe Lust an der Macht!« (78%). Und Macht haben heißt »Dinge bewegen und verändern zu können« (35%), Einfluss ausüben können (22%), sozialkompetent und verantwortlich handeln (21%), Verantwortung für Menschen übernehmen (19%) (Frauen führen, 2004). Männer haben mit weiblichen Chefs Probleme. Vorbehalte und Abwehrmechanismen werden benannt und *jede* hat in ihrem Berufsleben Widerstände erlebt, wenn sie sich als Führungskraft gegenüber Männern durchsetzen musste: 68% der Frauen nennen Unterschätzung, 50% Arroganz, 39% Abwertung, 29% Neid, 25% Misstrauen ihnen gegenüber. Kein professionelles Verhalten der Männer. Einige der Befragten sprechen Männern die »Fähigkeit mit Frauen fair zu konkurrieren« ab. Konfrontiert mit einer weiblichen Vorgesetzten reagieren Männer emotional, gemessen am tradierten Geschlechterbild auch hier eine »Bildstörung«.

Wenn immer noch zu wenig Frauen führen, dann nicht weil sie es nicht könnten oder wollten. Auch nicht weil, wie lange unterstellt, ihnen das »Führungsgen« (Y) fehlt oder weil sie Angst vor der Macht haben. Es sind festsitzende Vorstellungen von Männern und Frauen, wie eine Frau zu sein hat. Für Frauen sind diese Vorstellungen oft noch eine hinderliche innere Barriere, die sie zögern lässt, vor dem selbstbewussten Griff zur Macht. Und oft fehlen schlicht die Voraussetzungen (und das sind mehr, als gute Kinderbetreuungseinrichtungen) um über die Optionen Beruf oder Familie oder beides »frei« zu entscheiden.

Ärztinnen planen ihre Laufbahn genauso, wie es Ärzte tun, die Karriere machen wollen. Die Karriere ist für beide gleich wichtig. Karriere machen schließlich mehr Männer als Frauen. Schlimmer noch, ein Viertel der Ärztinnen scheidet aus dem Arbeitsprozess aus. Gründe sind Unvereinbarkeit von Beruf und Familie, Vorurteile, fehlende Anerkennung, fehlende Unterstützung, fehlende Vorbilder. Die wenigsten Ärztinnen verzichten freiwillig auf die Ausübung ihres Berufes; sie haben in der Männerdomäne Medizin resigniert oder Kind und Familie nicht mit dem Beruf vereinbaren können.

Dass es einen klaren Unterschied in der Förderung von Ärztinnen und Ärzten in der Klinik gibt, wird spätestens mit der ersten Anstellung deutlich, dann, wenn erste Erfahrungen im System Medizin bewusst (gemacht) werden. Beim Berufseinstieg erlebt sich jede junge Ärztin am Ende einer endlos langen, straff organisierten Hierarchie. Sie erleben, dass Männer mit schlechteren Noten eher eine Stelle bekommen, als Frauen mit guten. Transparent sind solche Entscheidungen nicht: »Immer öfter hatte ich den Eindruck, dass es längst beschlossene Sache war, dass nicht ich, sondern mein männlicher Kollege im Anschluss eine Stelle erhalten würde. Nach dem Urlaub sah ich dann, dass auf dem Rotationsplan mein Name durch den des Kollegen ersetzt worden war« (Ahmadi 1998). Die zweite Hürde ist die Vertragsdauer, die zur Weiterbildung zur Fachärztin reichen muss – was sie meist bereits formal nicht tut. Strukturen für die Karriereförderung von Ärztinnen fehlen. Und, die Rollenerwartungen an Ärzte und Ärztinnen sind verschieden. Die dritte Hürde: Anders als Männer, die sich allein auf die Karriere konzentrieren, versuchen Frauen, drei Dinge miteinander zu vereinen: den eigenen Beruf, die Familie und die Karriere des Partners. Eine Lebensplanung, die eine Integration verschiedener Rollen anstrebt, ist im medizinisch-klinischen Bereich nahezu unmöglich. Denn, wer in der Medizin Karriere machen will, muss beruflich vollkommen und ohne Unterbrechungen verfügbar sein.

Die Betreuung der Kinder ist gleichermaßen Aufgabe des Vaters wie der Mutter – das sagen junge Ärzte, solange sie keine Kinder haben; nach der Geburt des ersten Kindes hat aber der Beruf absolute Priorität, die traditionelle Rollenverteilung greift. Dem Dilemma »mein Beruf – dein Beruf – unsere Familie« versuchen die jungen Ärztinnen möglichst lange zu entgehen, sie schieben die Entscheidung vor sich her und bleiben erst einmal kinderlos. Das heißt, trotz gleicher Begabung und gleichen Interesses an einer Karriere, spielt bei jeder beruflichen Entscheidung der drohende Konflikt eine Rolle; zusätzlich zum äußeren Karrierehindernis wird innerlich eine Barriere aufgebaut.

Karrieremänner in der Medizin sind in der überwiegenden Mehrzahl verheiratet mit Partnerinnen, die hinsichtlich Ausbildung und Status unter ihnen stehen oder eher bereit sind, ihre beruflichen Ambitionen zurückzustellen. Etwa die Hälfte der Karrierefrauen ist verheiratet mit beruflich gleichrangigen Partnern, sie haben häufiger keine Kinder. Ein Viertel der Frauen lebt allein. Partnerschaft und Familie bilden für Frauen ein Karrierehindernis, während sich für Männer diese Lebensform karriereförderlich auswirkt. Ärztinnen, die versuchen, eine »Double Career« zu verwirklichen, stellen bezahlte Hilfen ein, um sich eine sichere häusliche Plattform zu schaffen. Bei Ärzten dagegen ist die Ehefrau der wichtigste Caretaker.

Von Frauen, Müttern und Rabenvätern

»Zeige mir eine Frau, die keine Schuldgefühle hat, und ich zeige dir einen Mann.« (Erica Jong, Schriftstellerin)

Es sind nicht nur die äußeren Faktoren (Kinderbetreuung), die das Kinderkriegen und Kinderhaben für karrierewillige Frauen so schwer machen. Das romantisch-verklärte Familienbild, das erwerbstätige Mütter mit glücklichen Kindern nicht vorsieht und eine überstrapazierte Mutterrolle – niemand kann so gut am Sandkastenrand sitzen wie die eigene Mama – sind wirkungsmächtig bis heute. Die außerhalb des Hauses arbeitende Frau ist in Deutschland vor allem eins, »Rabenmutter«.

Auffällig ist, dass es fast nie die Männer sind, die entscheiden, ob und wie sie ihren Beruf fortsetzen wollen. Sie tun es einfach. Und insbesondere die oft abwesenden Väter vertreten die Ansicht, dass Kinder zu Hause besser aufgehoben seien als bei Tagesmüttern, in Krippen oder Krabbelgruppen. Aber, Kinder haben oder nicht, das eröffnet nicht nur Konkurrenzen zwischen Männern und Frauen, Ärzten und Ärztinnen. Eine weitere Front wird hier aufgemacht: Frauen konkurrieren mit Frauen, Mütter mit Nichtmüttern, um Rollenmodelle, nämlich darum, welcher Stellenwert der Karriere zukommt und welcher der Kinderbetreuung. Die verschiedenen weiblichen Lebensentwürfe geraten miteinander in Konkurrenz und spalten die Frauen in Untergruppen, wie z. B. alleinstehende Frauen, kinderlose Frauen und Mütter. Ganz konkret geht es um Gleichbehandlung und schlicht um Zeit, eben darum, ob auf die alleinerziehende Kollegin bei der Verteilung von Diensten Rücksicht genommen wird – oder nicht. Die eine wagt es aus Karrieregründen nicht zu fordern, die andere plädiert für Gleichbehandlung: Kinder sind Privatleben und das gehört nicht in den Beruf. Nirgendwo werden die Auseinandersetzungen zwischen Frauen so unerbittlich geführt, nirgendwo so stark polarisiert wie in der Kinderfrage. Wie es gehen könnte? Das setzt einen Perspektivwechsel voraus und Vorbilder.

Die gibt es nicht hier aber anderswo: In skandinavischen Ländern, in Frankreich und Kanada gilt es als selbstverständlich, dass Mütter frühzeitig in ihren Beruf zurückkehren und Kinder ihre Karriere nicht blockieren. Die französische Ministerin Brigitte Girardin hat eine Familie, die Hochkommissarin für Menschenrechte, die Kanadierin Louise Arbour, ebenso. Also kein Entweder-Oder. Nichts besonderes, Kinder zu haben, sondern normales Leben.

1.4.3 Im »1. Stock«: Ein Blick auf Hierarchien und Konkurrenzen in der Medizin

Der professionelle Blick von außen offenbart ein unzeitgemäßes, klar gegliedertes hierarchisches System, das auf drei Säulen (Verwaltung, ärztlichem Dienst und pflegerischem Dienst) steht und »männliche« Strukturen aufweist. Verblüffend, was hier alles bis heute überlebt hat. Es ist das alte Preußen mit seiner klaren Ämterhierarchie und seinen Grundsätzen von Pflicht und Gehorsam, das hier fortlebt. Dieser Geist herrscht in nur wenig abgeschwächter oder verschleierter Form. Die Hierarchiekette Chef, Oberarzt, Facharzt, Assistenzarzt erinnert an die Befehlskette einer kämpfenden Truppe mit den entsprechenden Tugenden, Gehorsam und Loyalität. Erstaunlich, dass sich nie ernsthafter Widerstand geregt hat. Frauen sind in diesem männlichen System »potentiell Fremde«, die nicht dazupassen, die Angst auslösen und den Impuls hervorrufen, sie auszuschließen. Kein Chefarzt wird heute geistige Minderwertigkeit dafür angeben (wie noch seine Kollegen vor einigen Jahrzehnten), wenn er eine Führungsposition mit einem Arzt statt mit einer Ärztin besetzt. Geblieben von den Argumenten ist die Möglichkeit einer Schwangerschaft, das Kinder-Haben-Können. Und vor allem das Frauenbild: Wenn Mutter, dann auch Gattin und Hausfrau. Die tradierten asymmetrischen Geschlechterkulturen sind noch in Kraft bzw. können mobilisiert werden und bleiben solange wirksam, wie sich Männer auf die darin archivierten Deutungsmuster der Geschlechterseparierung und -hierarchisierung mehr oder weniger unhinterfragt beziehen können.

Um dieses Spiel und seine Regeln zu verstehen – ein kurzer Blick in den »Keller«.

Von Männerbünden, Frauenwünschen und Macht

Beinahe jedem institutionellem Terraingewinn von Frauen stehen engagierte Versuche von Männern gegenüber, ihre Kontrolle über Frauen durch Blockaden, Barrieren, Widerstände wiederherzustellen. So ging es um 1900, als die ersten Frauen ihr Medizinstudium aufnahmen, tatsächlich um Macht und die Ausübung von Macht und darum, Konkurrentinnen auf Distanz zu halten. Diese »Gegenströmungen« waren und sind fest verankert in einer Männerbundideologie (Völger u. Welck 1990). Es waren Mediziner, keine isolierten Denker oder skurrile Außenseiter, die sich in offener und exzentrischer Form artikulierten, um die hierarchische Geschlechterordnung »wissenschaftlich« zu untermauern. Die Männerbundideologie, oder moderner ausgedrückt das Old Boys Network, war untrennbar mit einem Programm verbunden, das sich gegen die »vorgebliche Ebenbürtigkeit der Frauen« wandte und gegen ihr Verlangen nach Partizipation. Die Begründung: Dem Mann ist »die dauernde Gesellschaft der Frau unerträglich und herabmindernd« schon dann, wenn »auch nur eine Frau, die klügste und beste auf der Welt, als gleichberechtigtes, Rechte forderndes Mitglied eintritt« ist die schöpferische Leistung der Männer dahin (Blüher 1916). Man muss nicht Feministin sein, um bei diesen Argumenten zusammenzuzucken.

Soziales Gegenüber waren und sind im Kern bis heute Frauen, Mütter und durch sie repräsentierte alte familiale Ordnungen. Der Männerbund fungiert also als Gegenkonzept der Familie. Das Phänomen Männerbund besteht in der gegenwärtigen Kultur trotz seiner Anachronizität weiter. Mühelos lassen sich die alten Modelle der Geschlechterverhältnisse im beginnenden 21. Jahrhundert wieder finden – in Wirtschaft, Politik, Wissenschaft und eben auch in der Medizin.

Um es kurz zu machen: Männerbünde haben mit Macht zu tun, sie üben Macht aus, sichern Privilegien, verteilen Karrierechancen, kontrollieren gesellschaftliche Veränderungen. Männerbünde schließen Frauen aus. Sie verteilen Macht nur unter Männern – ganz gegen das Grundgesetz im Übrigen. Allenfalls dulden sie in den Machtzentren die ein oder andere Alibifrau. Das ist die Lage – doch kein Grund zu resignieren.

Nun bilden Männer heute keine erratischen patriarchalischen Blöcke, kein männlich-patriarchalisches Gesteinsmassiv wie etwa 1905. Die Männerforschung verweist auf eine Vielzahl soziokultureller Männlichkeiten, mit unterschiedlichen Lebensentwürfen. Nicht jederzeit sind sich die über Karrieren entscheidenden Männer bewusst über ihre Handlungen und Motive. Das ändert jedoch nichts an der hierarchischen Platzzuweisung in Positionen der Über- und Unterordnung als Entscheidung des praktischen Bewusstseins. Die allen Frauen unterstellte Doppelorientierung auf Familie und Beruf legitimiert dies. Die Geschlechterdifferenz bildet also wieder die Begründung für die Ungleichbehandlung mit dem Effekt der Ungleichstellung von Frauen. Ganz klassisch. In der Argumentation verschwindet die Vielfalt weiblicher Lebensentwürfe und Lebensverläufe – Kinder haben oder nicht haben, alleine leben oder mit einem Mann, Erziehungsarbeit übernehmen oder nicht übernehmen – hinter einem allgemeinen Muttersein oder Mutter-Werden-Können.

Für Frauen auf dem Karriereweg – nicht aber für Männer – die betreuungspflichtige Kinder haben, sind die Angebote von flexiblen Arbeitszeiten oder Erziehungsurlaub gedacht. Machen sie von diesen Angeboten Gebrauch, unterstellt man ihnen, dass sie nicht zielstrebig genug seien und eine Spitzenposition nicht ernsthaft anstreben. Die Unterbrechung oder Einschränkung von Arbeitszeit von Frauen in hochqualifizierten Berufen lässt auf zu geringe Verfügbarkeit schließen, und das schließt von Beförderungen aus. Dieses Verhalten passt nicht in die traditionelle Karrieredefinition.

Das ist aber noch nicht alles. Die unterstellten, zugewiesenen und tatsächlichen Pflichten und Arbeiten werden zum zentralen Ausschlussargument von Frauen aus Führungspositionen, die ja auf Immer-Verfügbarkeit und Kontinuität als Leitideen setzen. Hier schließen sich die Argumentationskreise: Entweder können Frauen Führungspositionen wegen der Doppelbelastung nicht ausfüllen, oder sie haben durch Baby-Auszeiten Lücken und Defizite in ihrer Qualifikation und sind damit nicht glaubwürdig in einer Spitzenposition. Oder es fehlt ihnen an Motivation zur Weiterqualifikation – bewiesen durch Karriereunterbrechungen wg. Mutterschaft. Ganz unverblümt heißt es im Interview: »Das Handicap ist nicht ihre mangelnde Leistung, ihr mangelnder Wille oder die Böswilligkeit der männlichen Kollegen …, sondern der Nachteil für sie ist, dass sie irgendwann in Karenz [Erziehungsurlaub] geht oder gehen muss und in dem Moment verliert sie den Anschluss. … Und da kann man hundert Gesetze machen, wo es heißt, bei gleicher Qualifikation usw. – sie schafft es nicht« (Dackweiler 2002).

Warum schafft sie es nicht, wo doch täglich Frauen das Gegenteil beweisen? Für diese Setzung werden eigene Erfahrungen eingebracht und die Konkurrenz unter Frauen aktiviert: »Und erst meine Frau hat gesagt … in der Früh ist immer eine Frau mit einem ca. ein Jahr alten Kind um halb sechs in den Kindergarten gefahren. Ist es für das Kind gut? Ist es für die Frau gut?« Und: »Ich versuche mich mal in die

Lage zu versetzen, ich wäre eine Frau mit dem Arbeitsaufwand, dem Pensum und so, wie ich es jetzt handhabe. Das wäre unmöglich, die Familie kriegte nie etwas zu essen, es würde nie eingekauft werden.« Kein Wunder, dass es kinderlose und alleinstehende Frauen waren, die befördert wurden, und dass »weil es auch überall so ist« (Dackweiler 2002).

Die Männer wissen genau über die Doppelbelastung Bescheid und, wenn sie diese selbst nicht stemmen können, dürfen es auch die Frauen nicht können können. Sie sind Wissende, die Veränderungen verhindern. Sie bewachen die Geschlechtergrenzen, verteilen Lebens- und Karrierechancen traditionell und ungleich, denn »man hat nur ein Leben«, und sie sind nicht gewillt, in ihrem Leben auf Wettbewerbsvorteile – wie das Privileg der Nichtzuständigkeit für Versorgungs- und Erziehungsarbeiten – zugunsten von Frauen zu verzichten.

Was hier passiert? Eine Übergeneralisierung von Familie als der Dimension, die das Erwerbsleben aller Frauen auf dieselbe Weise strukturiert. Oder anders gesagt, alle Frauen werden über einen Kamm geschoren: Mutterschaft. Differenzen und individuelle Lebensentwürfe geraten in diesen Wirklichkeitskonstruktionen, die ja Wirklichkeitsverzerrungen sind, aus dem Blick. Das Selbstverständnis von Männern – also wann ist ein Mann ein achtenswerter Mann – wird von einem tradierten Rollenverständnis über die Frau und den damit verbundenen Mythen bestimmt. Daraus erklären sich die Kriterien die karriereentscheidend sind.

Männer und Frauen teilen in der Arbeitswelt mittlerweile formale berufliche Qualifikationen: Hochschulabschlüsse und Ausbildungen. Die alten Ausschlusskriterien sind schon längst nicht mehr intakt. Nun wird die Exklusion von Frauen, ihre Ungleichheit indirekt reguliert und symbolisch bekräftigt. Die Ungleichheit besteht in der Freistellung der Gruppe der Männer von der Sorge um Partnerinnen, Kinder und andere Familienangehörige, ihre Nichtverantwortlichkeit für die Reproduktionsarbeit und die Zuweisung dieser Arbeit auf die Frauen.

Die Fremde – wie Frauen sich fühlen und wie Männer sie sehen

»Um jemand zu sein, muss eine Frau nicht mehr sein wie ein Mann, sondern wie eine Frau«. (Sally E. Shaywitz, Ärztin)

Wechseln wir die Perspektive. Was sagen Ärztinnen über ihren Karriereweg in der Medizin?

Beginnen wir von hinten: Ärztinnen, die aus der Klinik ausscheiden, nennen neben der erörterten Vereinbarkeit von Beruf und Familie als weitere Gründe Vorurteile, fehlende Anerkennung, fehlende Unterstützung, fehlende Vorbilder. Weibliche Ärzte erleben organisatorische Klinikstrukturen als autoritär und fremd. Sie fühlen sich als Fremde in einem System, dessen Strukturen nach männlichen Vorstellungen gezimmert sind – Frauen waren ja noch nicht da. Ihre Wahrnehmung wird von den Ärzten geteilt: Jede Frau erweist sich in den Argumentationsstrategien der Männer als »Fremde«. Insbesondere die klar karriereorientierte Frau ist eine Fremde, die heute kommt und morgen bleibt, wo sie nicht hingehört.

Die Position der fremden Frau ist dadurch bestimmt, dass sie nicht in dieses Umfeld – Führungsetage – gehört und Qualitäten mitbringt – potentielle Mutterschaft –, die hier nicht vorhanden sind. Fremdsein ist eine besondere Wechselwirkung: Die Frau ist Teil der Gruppe, aber anders. Wahrgenommen nicht als Individuum, sondern als Angehörige eines fremden Typus. Nun sind karriereorientierte Frauen in der Arbeitswelt schon lange keine Wandernden mehr, die heute kommen und morgen gehen. In den Konstruktionen der personalverantwortlichen Männer treten sie aber als »noch nicht Weitergezogene«, als »Fremde« auf, die eigentlich woanders hingehören aber real ein Gegenüber sind. Viele Frauen, die gläserne Decken durchbrochen haben, beschreiben das Gefühl Fremde in der Fremde zu sein. »Es ist nur anstrengend. Nicht anstrengend, was die Arbeit betrifft, damit komme ich immer zurecht, sondern emotional anstrengend … psychologisch gesehen finde ich es unerträglich. Und das war ein Schock für mich, denn was ich wollte war Sicherheit, nicht Ablehnung. Ich wollte dazugehören« (Gallese 1986).

Wobei sich das Fremdsein, das Nicht-dazu-passen, unterscheidet, es bildet sich eine Hierarchie des Fremdseins heraus. Alleinstehende und kinderlose Karrierefrauen sind die Fremdesten, mit ihnen ist z. B. keine Kommunikation über Kinder möglich, die verbinden könnte. Kolleginnen, die mit einem Partner leben oder mit einer Familie, sind den Kollegen zwar nicht geheuer, aber es gibt Überschneidungen im Alltagserleben, denn Familie haben die Männer auch. Oder umgekehrt: Ledige Frauen im Beruf haben mehr Gemeinsamkeiten mit Männern als mit verheirateten Frauen, die zuhause sind und Kinder erziehen.

Karrierestrategie »Anwesenheitskult«

Wie sieht es aus im oberen Stockwerk des patriarchalischen Klinikbetriebs? Die Führungspositionen sind von Männern dominiert, die häufig einen befehlenden und kontrollierenden Führungsstil haben. Sie setzen fort, was sie selbst einst bei ihren Chefs erlebt haben. Für Management- und Führungsaufgaben sind die fachlich höchstqualifizierten Chef- und Oberärzte nie ausgebildet worden. Chefärztinnen und -ärzte wie Ordinarien üben auf die Weiterbildung und Karriereentwicklung junger Ärztinnen und Ärzte einen großen Einfluss aus. Befragt nach den karrierefördernden Kriterien antworten sie gleich: berufliches Engagement, wissenschaftliches Interesse, soziale Kompetenz, Zielstrebigkeit, Durchhaltevermögen, Charakterstärke. Was hier so einheitlich aussieht, erweist sich in der Praxis als verschieden. Ärztinnen setzen in ihrer Arbeit häufig andere Prioritäten als Ärzte.

In keinem anderen Bereich sind die Arbeitszeiten und die Arbeitsbelastungen so groß wie in der Klinik. Dabei gibt es Unterschiede bei der Verteilung der pro Tag geleisteten Arbeitsstunden: Die üblichen 8–9 Stunden leisten 48% der Frauen, aber nur 37% der Männer, 10–11 Stunden arbeiten mehr Männer (44%) als Frauen (34%), 12 Stunden und mehr leisten 12% Männer und 2% Frauen (Sagebiel 2001). In den Diskussionen um bezahlte und unbezahlte Dienste ist das ärztliche Tätigkeitsfeld aufgeteilt worden in einen Pflichtbereich (38,5 Wochenstunden) aus Operationen, Behandlungen, Visiten, Besprechungen, Aufnahmen, Dokumentationen und dazugehörige Verwaltung – alles, was unmittelbare Arbeit am Patienten ist. Die Kür sind danach Vorträge, eigene Schwerpunkte in Diagnostik und Therapie, Fortbildungen, Weiterbildungen, Konzeptionen. Bleibt als freiwilliges Engagement die Forschung und Kongressbesuche.

Offenbar leisten Frauen das Pflichtprogramm. Die klinische Arbeit aber hat vergleichsweise wenig Bedeutung auf dem Karriereweg. Die karriereträchtige Kür bleibt häufig Männersache. Ärztinnen gestalten ihre Arbeitszeit auch inhaltlich anders als ihre Kollegen: Klinikerinnen verwenden generell mehr Zeit auf Patientenbetreuung, das erhöht ihr Verständnis, verhindert Fehler, ist aber ein Karrierehindernis.

Der »Anwesenheitskult« (Simpson 1998), die Demonstration zeitlicher Verfügbarkeit, ist eine männliche Karrierestrategie; es geht um Geld und Ansehen, vor allem aber um die Einübung in die Statushierarchie. Denn Chefärzte verbringen, überspitzt ausgedrückt, »einen 24-Stunden-Tag in der Klinik, und das tun sie, seit sie 30 sind.« Das alles geht nur unter bestimmten Bedingungen: »Den Sozialbereich haben sie an ihre Frauen delegiert … Im Grunde kann das für einen ganzen Berufsstand, der junge Menschen ausbildet … und in dem Sozialisation und soziale Fähigkeiten sehr hoch gewertet werden müssen, eigentlich nur ungut sein« (Vetter u. Buddeberg 2003, S. 110)

Sozialkompetenz – Schlüssel zum Erfolg

Das größte Problem in einem Krankenhaus ist die mangelnde, nicht sachgerechte und nicht beziehungsgerechte Kommunikation.

Die Medizin verändert sich. Mit dem Wettbewerbsdruck auf die Kliniken steigt der Leistungs- und Erfolgsdruck. Kein Zweifel, dass die Führungskräfte und deren ambitionierter Nachwuchs die Wucht steigender Anforderungen und Erwartungen am deutlichsten zu spüren bekommen. Hochleistung in Höchstgeschwindigkeit, dauernder Veränderungs- und Anpassungsdruck. Intelligenz, Bildung und Wissen, Fleiß, Disziplin, Beharrlichkeit und Motivation zur Leistung reichen nicht aus, um erfolgreich zu sein. Wer Führungsverantwortung trägt oder tragen will, muss mit den Mitmenschen, KollegInnen, PatientInnen, PartnerInnen umgehen können. In einer Arbeitswelt, die immer komplexer wird, mit immer unübersichtlicheren Problemen und immer weniger Zeit, sind alle angewiesen auf Menschen, die mitmachen. Gelingt es, andere zu gewinnen, gewinnen alle, die beruflich und auch sonst miteinander umgehen und arbeiten. Die Kunst, dieses Win-win-Prinzip umzusetzen, ist die Schlüsselqualifikation der Chefärztinnen und -ärzte von morgen und von heute.

Das Schlüsselwort für dieses Erfolgs- und Entlastungsprinzip heißt Sozialkompetenz. Was gehört dazu? Die Fähigkeit, über die eigenen Gedanken und Empfindungen hinaus auch die der anderen zu spüren und sich auf die anderen einlassen zu können. Was steckt dahinter? Es liegt ein grundlegendes menschliches Bedürfnis darin, gesehen, respektiert und unterstützt zu werden. Und dies ist ein hierarchieübergreifendes Bedürfnis von Chefs und Chefinnen, Kollegen und Kollegen sowie Patienten und Patientinnen.

Sozialkompetenz ist die Fähigkeit, Kontakte zu anderen Menschen herzustellen und aufrechtzuerhalten, zu PatientInnen, KollegInnen, MitarbeiterInnen, Menschen für sich einzunehmen, Freunde zu gewinnen – soweit die gängige Definition. Und wie das geht? Grundlegend ist dabei die Fähigkeit, andere Personen wirklich wahrzunehmen, ihre Bedürfnisse zu erkennen, sich in sie einzufühlen und durch angemessene Bestätigung und Wertschätzung ein Arbeits- und Behandlungsklima des konstruktiven Austausches entstehen zu lassen. Auf den Alltag bezogen meint dies, sozialkompetent verhält sich, wer eigenständig, umsichtig und nutzbringend handelt, dies geht auch, ohne die persönlichen Ziele aus den Augen zu verlieren. Eigenständig zum Beispiel: So anstrengend Patienten, Schwestern, Kollegen, Chefs und Chefinnen auch sein können – unfreundliches Gegenhalten führt nur höchst selten aus problematischen zwischenmenschlichen Situationen heraus. Es sorgt dafür aber zuverlässig für Eskalation und unnötige zusätzliche nervliche Belastung.

Umsichtig handelt dagegen, wer in Denken, Handeln und Absichten mehr als einen Aspekt, eine Sichtweise einbezieht. Und nutzbringend handelt, wer konsequent darauf bedacht ist, nicht nur die eigenen Vorstellungen, Absichten und Interessen zum Maß aller Dinge, zum Ziel allen Trachtens und Leitlinie des Handelns zu machen, sondern den eigenen Nutzen im gemeinsamen Nutzen sucht. Dies ist eine Kurzbeschreibung der Win-win-Strategie. Dreh- und Angelpunkt ist, dass sie keine Sieger und Verlierer mehr kennt, beide Seiten können mit erhobenem Haupt und ohne inneren Groll und innere Kränkungen, also ohne das Gesicht zu verlieren, aus der Begegnung gehen. Jede gelungene Kommunikation beruht auf dieser Strategie. Und: nicht unwichtig ist ein betriebswirtschaftlicher Aspekt. Neben dem Eigenmarketing – Verhaltensklugheit in kritischen Situationen als positive Karriereempfehlung – gibt es keine kostengünstigere und einträglichere Patientinnenbindung und »Werbemaßnahme« für die Klinik, der Nutzen ist also vielfältig.

Alle Beratungserfahrung, alle Ergebnisse der Organisationsforschung zeigen immer dasselbe. Menschen können eine fachlich noch so hochqualifizierte und hervorragende Führungs- oder Nachwuchskraft sein, ohne menschliches und situatives Einfühlungsvermögen, ist ihr gesamtes Wissen, Können und Bestreben nur die Hälfte wert. Sie entwerten sich selbst.

Wesentlich in zwischenmenschlichen Begegnungen ist es, immer die beiden Ebenen der Kommunikation wahrzunehmen und zu unterscheiden: Die Sachebene und die Beziehungsebene. Die Sachebene repräsentiert den »Kopf«, die erste Orientierungsebene, das Wollen, die Absichten, es geht um das *Was?* Auf der Beziehungsebene geht es um das *Wie?*, sie repräsentiert die – im Management wie in der Klinik unterschätzte – Welt der Gefühle.

Wer nicht sozialkompetent führen kann, ist fehl am Platz. Er/sie ist nicht nur eine beachtliche Störgröße, sondern eine potentielle Gefahr für die Klinik. Hierarchie – mit ihren auf Befehl und Gehorsam ausgerichteten Führungsprinzipien – schafft ein Klima der Angst. Angst demotiviert und ist der größte Leistungshemmer, Angst produziert Fehler, Angst stört Vertrauen, Angst erhöht Fluktuation, Angst ist also teuer. Sozialkompetenz rechnet sich, auch ökonomisch.

Ein großer Teil der beruflichen Konflikte entwickelt sich nicht auf der Basis unterschiedlicher Vorstellungen und Inhalte – berührt also nicht die Sachebene. Die Probleme liegen auf der emotionalen, der Beziehungsebene, die die Art des Umgangs miteinander bestimmt.

Sozialkompetenz ist unabdingbar und nützlich: Was uns krank macht – auch Ärztinnen können ja krank werden – ist nicht viel zu arbeiten, sondern wie wir arbeiten und in welchem Arbeitsklima. Das gestörte menschliche Miteinander, gekennzeichnet durch Neid, Missgunst, Ungerechtigkeit, Ärger durch misslungene Kommunikation, macht krank. Ein Team in dem Sozialkompetenz führt, ist leistungsfähiger, motivierter und gesünder.

Die auch in der Medizin zunehmende Dynamik des Wissensgewinns und die Komplexität hat eine weitere Folge: Niemand kann die Probleme alleine lösen. Gebraucht werden Personen mit verschiedenem Wissen aus allen Statusgruppen – Pflegepersonal, ÄrztInnen, Verwaltung, PatientInnen – die ihr Wissen zur Lösung von Problemen einbringen und anschließend am selben Ende des Strangs in dieselbe Richtung ziehen – in die richtige wohlgemerkt. Das ist alles andere als leicht. Um diese so verschiedenen Menschen mit ihren vielfältigen und unterschiedlichen Wahrheiten, ihren Egos und Erfahrungen in ein Team zu integrieren, bedarf es höchster sozialer Kompetenz, die sich übrigens lernen lässt. Gelingt es nicht, bleiben Probleme ungelöst – mit hohen menschlichen und ökonomischen Kosten.

Und noch etwas: Die hohe psychische Belastung, hervorgerufen durch die verantwortungsvolle Arbeit an der Grenze zwischen Leben und Tod, und die hohe körperliche Belastung durch Nachtdienste besonders in den chirurgischen Fächern stehen Ärztinnen unter einer Dauerspannung. Eigentlich sind alle Beteiligten dringend darauf angewiesen, ein gutes Team mit entspanntem Arbeitsklima zu haben, um gesund zu bleiben. Ein wesentliches Sicherheitsventil, um diesen Druck nicht zum auszehrenden Lebenselement werden zu lassen, ist das eigene Verhalten. Bei sich selbst anfangen, das hat immer auch Auswirkungen auf das System.

Das alles wird in der Klinik bisher häufiger von Ärztinnen als von Ärzten praktiziert – zwei therapeutische Ansätze stehen dafür »caring versus curing« – und das alles gilt als nicht karrierewirksam.

Aus der Organisationsforschung wissen wir, dass eine überspitzte Hierarchie nicht effektiv und effizient ist. Sie unterfordert und demotiviert Ärzte und Ärztinnen, die ja akademisch ausgebildet sind, also einen hohen Grad an Bildung haben und sich Eigenmotivation, Selbstorganisation, Durchhaltevermögen, in einem großen Fachgebiet erarbeitet haben, unabhängig vom Fachwissen. Und: Ein Beruf im Umgang mit (kranken) Menschen trägt weitere Erwartungen in sich. Leitbild eines engagierten, an der Aufgabe (Heilen) und den Menschen (Patienten) interessierten Menschen. Die interne Umgangsweise widerspricht dem.

Noch wirkt sich die starre Hierarchie leistungshemmend aus, führt zu einem unproduktiven Arbeitsklima: hoher Krankenstand, hohe Abwanderung sind Indizien dafür. Herrscht vor allem Konkurrenz statt Kooperation, verlassen Frauen früher oder später die Klinik und suchen alternative Arbeitsbereiche. Die Institution verliert viel: fachliche und menschliche Ressourcen sowie Innovationspotential. Sie läuft Gefahr, dass nicht die Besten bleiben und in Führungspositionen in Klinik und Forschung gelangen, sondern diejenigen, denen das System vertraut ist und die sich anpassen oder arrangieren können.

Konkurrenzen: Ich und die anderen

Wer konkurriert mit wem? Zuerst einmal die Statusgruppen – also Ärzte, Verwaltung und Pflegepersonal miteinander, dann Männer mit Männern, Männer und Frauen, Frauen mit Frauen. Konkurrenzen zudem auf allen hierarchischen Ebenen. Und worum wird konkurriert? Um Macht, Einfluss und Geld, um Karrierechancen und Fortkommen, um Anerkennung. Ganz konkret: Es geht z. B. um die Konkurrenz mit einer anderen Ärztin oder mit einem anderen Arzt um die Besetzung einer Oberarztstelle. Und darum, wer sich durchsetzt. Dafür gibt es Spielregeln. Werfen wir zuerst einen Blick auf die Lage:

Junge Ärztinnen und Ärzte sehen sich einem Konkurrenzdruck um begehrte Positionen ausgesetzt: Kurz befristete Arbeitsverträge während der Weiterbildung erhöhen diesen Konkurrenzdruck. Tatsächlich werden Frauen seltener zu den anzurechnenden Operationen eingeteilt, verbleiben länger auf bestimmten Stationen als nötig. Wer beim Chef in »Ungnade« fällt, dessen Vertrag wird nicht verlängert, der darf für die Weiterbildung notwendige Untersuchungen und Operationen nicht durchführen. Diese Abhängigkeiten belasten das Verhältnis untereinander, Ellbogen sind gefordert bis zu Mobbing-Aktivitäten, wie dem Diebstahl geistigen Eigentums, dem Bloßstellen in der Öffentlichkeit (z. B. während der Visite), Ausgrenzungen, lächerlich machen und demütigen. Die Folge ist eine hohe Abwanderung in die Niederlassung, in die Industrie, ins Ausland, in andere Berufe.

Um welche Konkurrenz geht es unter Frauen? Darum, wer fachlich besser ist? Wer mehr Aufmerksamkeit (und Förderung) vom Chef bekommt? Um die steilste Karriere? Dass die andere Karriere und Kinder hat? Vordergründig ja, aber es spielt noch viel mehr hinein: Wer das hübscheste und klügste Kind hat, den attraktivsten Mann, der sich auch noch an der Familienarbeit beteiligt, dass wir mehr erreichen als unsere Mutter oder unsere Schwester. Und es geht immer noch darum, wer die Schönste, die Attraktivste ist. Denn Schönheit siegt, das haben Frauen tief verinnerlicht. All dies zeigt Neid als Schlüsselmotiv für Konkurrenz. Das ist die eine Seite. Die andere: Die Solidarisierung mit Kolleginnen, die gegenseitige Anerkennung von Frauen und die Unterstützung untereinander gehören zum feministischen Glaubenskanon; praktisch tun sich hier viele Falltüren auf. Denn Frauen sind sich zwar ähnlich, aber nicht gleich. In der Konkurrenz von Frauen mit Frauen um Einfluss, Ressourcen, Anerkennung fehlt es zudem an Vorbildern; Frauen bewegen sich hier auf einem beruflichen Neuland, für das es noch keine Spielregeln gibt. Erfahrungen mit Solidarität gibt es wenige, umso mehr Geschichten zur Kultur der gegenseitigen Abwertung, der gegenseitigen Blockade. Und es gibt Mythen: »Einer der größten Mythen …, der besonders laut von Männern verkündet wird, ist, dass Frauen einander nicht unterstützen. Das stimmt nicht. … Wenn an diesem Mythos überhaupt etwas Wahres ist, dann spiegelt er nur, auf welche Weise männliche Hierarchien für eine Position gern zwei Bewerberinnen gegeneinander ausspielen und so eine unangenehme Konkurrenzsituation schaffen«, behauptet die Karriereberaterin Gail Evans (Evans 2000).

Die Konkurrenz zwischen Frauen ist oft durch eine unangemessene Personifizierung berufsbedingter Konflikte gekennzeichnet. Frauen haben Frauen gegenüber Vorurteile. Sie haben die gesellschaftlichen Vorurteile der Männer übernommen, die sie oft – unreflektiert – für Tatsachen halten. Frauen beurteilen andere Frauen nach Aussehen, Alter, Sex-Appeal. Sie sind erleichtert, wenn eine andere Frau nicht allzu hübsch oder nicht viel attraktiver ist. Doch: Warum sollten Frauen Frauen anders sehen als die Gesellschaft?

Übergangsstadium: Nicht mehr und noch nicht

Frauen begegnen sich heute in anderen Bereichen als noch vor 30 Jahren, d. h. nicht nur privat, sondern auch beruflich. Viele stehen heute wirtschaftlich auf eigenen Füßen und können frei entscheiden, ob sie mit einem Mann zusammen leben wollen oder nicht, ob sie alleine leben wollen oder mit einer Frau, ob sie mit Kindern leben wollen, allein erziehend oder in einer Familie. Mit diesen neuen Lebensformen hat sich auch die Palette der Konkurrenzthemen erweitert. Wie sollen Frauen sich nun zu Frauen verhalten? Ärztinnen zu Ärztinnen, Ärztinnen zu Schwestern und Sekretärinnen? Bis zu welchem Grad können sie freundlich und freundschaftlich auftreten, wo liegt die Grenze? Denn die Beziehungen am Arbeitsplatz haben sich verändert. Frauen verfügen über Sekretärinnen, Frauen haben eine weibliche Vorgesetzte, Frauen in Führungspositionen haben gleichrangige Kolleginnen, Frauen haben Geschäftspartnerinnen. Und natürlich haben sie Kollegen, Männer. Sind Frauen am Arbeitsplatz nun natürliche Verbündete oder potentielle Feindinnen? Erst einmal ist ein Erfahrungsdefizit zu konstatieren. Frauen meinen einerseits, sie müssten anderen Frauen gegenüber nett sein und kooperieren, und andererseits fürchten sie, sich auf eine andere Frau doch nicht so verlassen zu können wie auf einen Mann. Eine Falle. Es existieren noch keine Spielregeln für den Umgang von Frauen untereinander, wie sie Männer seit Jahrhunderten haben. Und: Frauen treffen gleichzeitig auf die Ängste der Männer, die Frauen könnten die Macht an sich reißen. Von der Gefahr einer Feminisierung der Medizin ist dann die Rede. Ärztinnen leben in einem Übergangsstadium, in dem die alten Regeln nicht mehr funktionieren und die neuen noch nicht entwickelt sind. Dies ist eine Konstellation, die sehr großen Stress erzeugt, in der das Verhalten von Frauen als »zickig« erscheint. Zu dieser Verunsicherung durch die neue Rollenverteilung kommt hinzu, das Frauen in Führungspositionen ständig in die Verteidigung gedrängt werden. Sie selbst sind zwar von ihren Kompetenzen überzeugt, sie können sich aber der gesellschaftlichen Resonanz wie der Resonanz ihres beruflichen Umfelds nicht sicher sein. Sie befürchten, nicht als vollwertiges Mitglied der Gesellschaft anerkannt zu sein. Es sind diese Zweifel am eigenen Wert, die dazu führen, dass Frauen auch den Wert anderer Frauen in Frage stellen. Das führt zu labilen Beziehungen und Kämpfen.

Konkurrenz und Weiblichkeit

»Manchmal denke ich, ich bin ein Neutrum.« (Elizabeth Connors, Topmanagerin)

Nach meiner Erfahrung aus dem Coaching geht es den miteinander konkurrierenden Frauen (ebenso wie den Männern) in erster Linie um die Sache: Um Leistung, Fachkompetenz, Qualifikation und Anerkennung. Aber es geht auch um Weiblichkeit und die Anerkennung der Weiblichkeit.

Frauen in Führungspositionen haben ein komplexes Wechselspiel zu bewältigen: Weiblichkeit und Professionalität müssen betont oder unterdrückt werden, um karrierehinderliche Konkurrenzen und Ängste nicht zu fördern, also ein für ihre Karriere produktives Arbeitsklima zu erreichen. Es gibt sie eben, die Ängste der Männer und der Frauen vor zu kompetenten Kolleginnen, die auch noch schön weiblich sind. Konkurrenz ist für Ärztinnen ein komplexes Spiel in zwei Bereichen – Fachlichkeit und Weiblichkeit – deren Grenzen nicht klar beschrieben sind, die sich unerwartet überschneiden. Darf Weiblichkeit sichtbar werden und wenn ja, wie viel und in welcher Form – hier liegt die Gefahr. Hier kann jede nur alles falsch machen oder alles richtig – je nachdem. Steuern kann sie nur wenig, denn die Entscheidungen für oder gegen die Förderung einer Karriere beruhen bei Männern und Frauen auf vergangenen Erfahrungen, dem sozialen Umfeld, aber auch auf Alltagstheorien sowie den Erfahrungen mit und den Vorstellungen über die Arbeitsteilung von Mann und Frau. Noch etwas kommt hinzu: Ärzte und Ärztinnen ziehen bei der Unterstützung dort eine Grenze, wo ihr eigener Status bedroht ist.

Frauen haben frühzeitig gelernt, auf Provokationen und Frustrationen nicht mit Wut oder gezielter Gegenwehr zu reagieren, denn dies gilt als unangemessenes, unweibliches Verhalten. Ein offener Kampf zwischen zwei Frauen wird von Männern und Frauen als unwürdig und peinlich wahrgenommen: »Stutenbissigkeit«. In der Konkurrenz unter Frauen entsteht daher so etwas wie eine Konkurrenzsubkultur. Das offiziell Unmögliche wird durch Tarnung möglich gemacht. Unauffällig mit hohem strategischem Erfindungssinn arbeiten die Rivalinnen gegeneinander; Verbündete werden akquiriert. Die Gegnerin soll nicht allein durch Leistung übertroffen, sondern als ganze Person ausgeschaltet werden. Dieses Verhalten bindet Energie in Verhinderung und betreibt Blockierung. Wenn Frauen auf dem Karriereweg sind, arbeiten sie oft massiv gegen nachrückende Frauen.

Konkurrenz unter Frauen: zwei Modelle

Die Gleichheit und eng damit verbunden die Solidarität des »wir«, die »Schwesterlichkeit« war und ist ein wichtiges Paradigma. »Das Zusammenhalten der Frauen rührt daher, dass sie sich miteinander identifizieren«, sagte Simone de Beauvoir, die mit ihrem 1949 erschienenen Buch »Das andere Geschlecht« die Frauenbewegung maßgeblich geprägt hat. Und sie fährt fort: »Aber gerade deshalb ist jede in Abwehrstellung gegen ihre Genossinnen.« »Frauen gemeinsam sind stark«. Aber: Gleichheit verhindert Differenz und Divergenz, also Anderssein, Kreativität durch Vielfalt und konstruktive Konkurrenz. Aufgrund des Gleichheitsgebotes und der Konkurrenzangst wird eine Frau die »besser« ist, sanktioniert. Gleichheit ist die Regel, keine tanzt aus der Reihe, keine fällt aus der Rolle, keine stellt sich alleine ins Licht. Tut sie es doch, erlebt sie Neid, der zu aggressiven Energien führt: Entwertungen, Verletzungen, Kränkungen, Beschädigungen.

Und genau dort liegt das Problem. Wir sind uns vielleicht ähnlich, aber wir sind doch verschieden – das ist die Herausforderung und darin steckt die Möglichkeit zu wachsen. Die Ähnlichkeit beruht darauf, dass sich Frauen in der Gemeinschaft stark bzw. als »Schwestern« fühlen. Aber Gleichheit schafft auch gegenseitige Abhängigkeit; Gleichheit wirkt als »Wachstumshemmnis«. Und Solidarität fungiert häufig als Ersatz für fehlende Regeln zwischen Frauen; besonders in Konkurrenz- und Konfliktsituationen zwischen ihnen bleibt daher vieles dem Zufall überlassen. Wie schaffen wir nun den Sprung von der altbekannten Gleichheit zur Differenz und damit zur konstruktiven Konkurrenz unter Frauen? Zuerst einmal brauchen wir eine neue Perspektive: »Die Vielfalt von Frauen finde ich toll. Ich glaube, ich bewundere Frauen« sagt eine Managerin im Coaching, die viele Frauenprojekte aufgebaut hat. Sich für das andere in der anderen interessieren, es annehmen und als Bereicherung ansehen. Die Verschiedenheit akzeptieren und schätzen, das ist der erste Schritt. Die Erkenntnis voneinander verschieden zu sein, bewirkt Distanz und die Überzeugung, einen eigenen Weg vor sich zu haben, ein eigenes Leben, obwohl man eine Frau unter anderen Frauen ist. Das ist gleichzeitig der Impuls für jede Frau »die zu werden, die sie ist«, ins berufliche und gesellschaftliche Leben zu treten, sichtbar zu sein, keine Angst mehr davor zu haben, was die anderen Frauen über sie denken könnten. Draußen das umsetzen, was sie in ihrem Innern sind.

Es sind viele Barrieren (innere und äußere) zu überwinden und etliche Fallen, in die wir nicht tappen sollten auf dem Weg nach vorn. Was aber wäre die richtige Strategie? Was wäre das richtige Modell zur Orientierung? Das richtige gibt es nicht. Denn Frauen sind so verschieden wie ihre Lebenswege, ihre beruflichen Interessen und die Konstellationen, in denen sie arbeiten und so sollte es auch sein. Das folgende Modell bietet Erfolgsregeln, Zutaten zu einer Karriere und zu einer konstruktiven Konkurrenz unter Frauen.

»Der Wettlauf« hat viel mit Aggression zu tun, mit dem Willen zu gewinnen. Eine übertrumpft eine andere, um zu siegen. Wettbewerb läuft auf zwei Ebenen – mit den anderen (Konkurrentinnen) und mit sich selbst. Eine Ärztin sagt im Coaching: »Dieses eigene Streben. Energie, nach vorne zu kommen, dass ich selbst weiterkommen will. Ich habe das Gefühl vor allem in mir selbst. Ich bin auch mit mir in einem Wettbewerb. Weil ich einen eigenen Anspruch habe. Dem ich immer mehr gerecht werden will.«

Konkurrenz bedeutet immer einen Wettkampf zwischen Individuen, die das Gleiche erreichen wollen, aber nicht können. Weil sie verschieden sind. Das Modell Wettlauf setzt nicht auf Gleichheit – im Gegenteil, es geht vom Gesetz der Ungleichheit aus. Frauen konkurrieren offen gegeneinander darum, wer die Beste ist. Eine gegen alle: Die Konkurrentinnen starten gleichzeitig von einem Punkt aus, der 1000 m von der Ziellinie entfernt ist. Wer die 1000 m in der kürzesten Zeit läuft, gewinnt das Rennen. Es gibt keinen vernünftigen Grund, warum bei einer Gruppe durchtrainierter Teilnehmerinnen nicht alle gleichzeitig die Ziellinie berühren sollten. Ein solches Ergebnis hat es noch nie gegeben – weil selbst in gut trainierten Gruppen die Menschen sich unterscheiden.

Die Unterschiedlichkeit der Läuferinnen - wie sie auf das Rennen vorbereitet sind, ihr psychischer und physischer Zustand im Augenblick des Laufs, wie sie die Zeit einteilen, ihre Schuhe und was sie zum Frühstück gegessen haben – werden in den Ergebnissen sichtbar. Je besser sie trainiert sind, desto mehr ist jede Läuferin motiviert, Bestzeit zu laufen. Ungleichheiten (Unterschiede, wie momentan und flüchtig auch immer) bei den für den Wettlauf relevanten Eigenschaften machen aus den Teilnehmerinnen schließlich eine Gewinnerin und Verliererinnen. Die Gewinnerin ist (für einen Moment) der Star; die Verliererin muss ihr den Sieg gönnen können. Und, ein Trost: Die Verliererin kann die Siegerin von morgen sein.

Wettkampf heißt sich stellen, sich mit anderen vergleichen, sich offen (öffentlich) aneinander messen, ein Test der »Fitness«. Ob Sieg, Platz oder Niederlage, ob der nächste Karriereschritt gelingt oder (noch) nicht, die Erfahrung fördert das Wachstum.

Im Beruf gibt es viele einflussreiche Faktoren für den Erfolg. Aber jede bestimmt mit: ihre Kondition, ihr Können und an erster Stelle ihre Motivation, zu siegen, die Beste zu sein, die erste, die, die den Job, den Forschungsauftrag, das Stipendium bekommt. Sieg oder Niederlage, ein Ergebnis, das beim nächsten »Lauf« ganz anders aussehen kann. Dreh- und Angelpunkt jeder konstruktiven Konkurrenz sind Selbstsicherheit, Selbstvertrauen, Selbstbehauptung. Denn: Die Anerkennung einer anderen basiert auf der eigenen Selbstanerkennung, die mit Selbstbehauptung und Autonomie verbunden ist. Die Gegnerin ist weniger »die andere«, sondern die eigenen negativen inneren Stimmen (»Das schaffst Du nie!«), der innere Richter (»Du warst nicht gut genug!«), die verbotenen Bereiche (Chefärztin und Mutter das schließt sich aus), die Glaubenssätze (»Dräng' Dich nicht vor, wer tüchtig ist, deren Leistungen werden anerkannt!«) und der Grad der Entschlossenheit trotzdem eine Karriere anzugehen.

Und, ganz nebenbei, die gegenseitige Anerkennung und Wertschätzung würde die hierarchisch strukturierte Medizin vollkommen verändern.

Das Kokon-Karriere-Prinzip

Wie war das mit der Entwicklung der Schmetterlinge?

Alles beginnt mit Ei und Raupe, dann Puppe, schließlich Schmetterling – vier Entwicklungsstadien. Es ist ein Häutungsprozess. Zur Häutung schwillt die Raupe an, bis die alte Haut platzt, sie reckt und streckt sich, bis die Haut abgestreift ist, gleich mehrfach, bis sie ihre endgültige Größe erreicht hat, d. h. erwachsen ist. Jetzt ist sie eine Puppe, sitzt in einer Hülle aus Spinnfäden – dem Kokon – und verwandelt sich in eine völlig andere Gestalt, zum Schmetterling. Welche Ressourcen hat die Puppe, um den Kokon zu knacken, wie also kommt sie groß raus? Ein Veränderungsprozess, nichts bleibt wie es war, es wird abgebaut, umgeformt und umgebildet, schließlich platzt die Puppenhaut auf und der Schmetterling entfaltet sich und startet zu seinem ersten Flug.

Soweit zur Biologie. Nun zum Beruf.

Das Kokon-Karriere-Prinzip (Ley & Michalik 2005) berührt mehrere Ebenen: **Ko**nkurrenz und **Kon**flikt wagen, sich beidem aussetzen als notwendige Erfahrungen, als Rüstzeug für den »Gipfel«. In Konkurrenz treten, dazu gehört auch eine Portion Aggression. Aggression ist wichtig, für die Abgrenzung, die Selbstbehauptung, für das Sich-wehren-Können, alles wichtige Aspekte der Identität. Und ohne Aggression lässt sich der Kokon nicht knacken.

Konkurrenz, sich aneinander messen können, ist eine für die Karriere notwendige Fähigkeit und gleichzeitig ein Akt gegenseitiger Wertschätzung. Wenn

Frauen sich wirklich gegenseitig ernst nehmen, ihre Vielfältigkeit, ihr Anderssein anerkennen, müssen sie sich gegenübertreten und ihren Rang untereinander bestimmen. Eine Neuorientierung in der Konkurrenz unter Frauen ist dazu notwendig.

Karriere wagen heißt in den offenen Wettbewerb gehen – aber nicht ungeschützt und nicht allein, sondern unterstützt durch Wissende und durch Regeln. Karriere machen bedeutet Auseinandersetzung, Anstrengung, Aufregung und Kampf, Sieg und Niederlage. Dazu gehören auch Ruhepausen – sich einspinnen – um den Erfolg zu verwalten und den nächsten Schritt zu bestimmen und vorzubereiten. Karriere wagen heißt, verschiedene Entwicklungsstadien durchlaufen, sich verändern und wachsen: aus dem traditionellen Verhalten von Frauen, dem Kokon ausbrechen, sich entpuppen zu dem, was Frauen eigentlich sind.

Wie das ist, wie sich das anfühlt?

»Ich fühle mich heute sehr frei und sehr leicht«, sagt eine Karrierefrau. »Ich habe immer mein Licht unter den Scheffel gestellt. Ich hab gedacht, ich bin nicht gut genug. Ich habe lange gebraucht, bis ich mich entpuppt habe. … irgendwas hat mich früher unendlich verschlossen, richtig zugemacht. Es war wie eine Mauer um mich herum. (…) Erst vor fünf, sechs Jahren bin ich endlich aus mir rausgekommen, endlich das geworden, was ich bin« (Schwarzer 2003).

Aufträge, Mythen und andere Missverständnisse

Ob eine Frau Karriere macht, hat mit Vielem zu tun: mit ihrer physischen und psychischen »Ausstattung«: dem Mut, Grenzen zu übertreten, Barrieren zu überspringen, ihrem Selbstwertgefühl, sozialer Kompetenz, Zähigkeit etc. Und dann gibt es noch die »Aufträge«. Von der Mutter: »mehr« zu erreichen, ein anderes Leben zu probieren, etwa eines, das nicht von Familie dominiert ist. Die Tochter antizipiert diese Aufträge als »ich will nicht werden wie meine Mutter«. Auch Väter erteilen Aufträge vorzugsweise an Vater-Töchter und ermutigen zur Karriere. Töchter wollen Vätern, später auch Doktorvätern, gefallen. Auch die Gleichstellungsbeauftragten, die Karrierefrauen erteilen Aufträge: Zu wenig Frauen in Führungspositionen – es sollen mehr werden. Schließlich die Leistungsgesellschaft: Du bist was oder nichts? Maßstab sind Status, Geld, Anerkennung. Diese »Aufträge« sind nicht immer bewusst, sie regieren oft als »Kellergeister« in Entscheidungen hinein, sie können Karrieren fördern oder blockieren.

Frauen unterschätzen häufig ihre Leistungen und sind in der Selbstpräsentation zu bescheiden. Männer überschätzen sich dagegen eher in ihrer Kompetenz. Das ist allerdings karriereförderlich. Nur wenn Frauen von sich selbst überzeugt sind, wenn sie ihre Qualifikation angemessen darstellen können, haben sie eine Chance zu überzeugen und sich gegen Mitbewerber durchzusetzen. So steht es in jedem Karrierehandbuch. Stimmt das wirklich? Macht Männern die Leistungsstärke und weibliche Überlegenheit nicht Angst? Und wird Leistung wirklich belohnt?

Die Wirklichkeit ist komplexer, nämlich ein kompliziertes Wechselspiel. Einerseits geht es nicht ohne Leistung und deren Verkauf, andererseits wird Leistungsstärke und deren gelungene Präsentation nicht unbedingt belohnt, jedenfalls nicht hier zu Lande. Und nicht gegenüber Frauen. Wirksam wird hier das Double-Bind der Konkurrenzvermeidung: Kämpfen Frauen nicht um ihre Arbeit, fachliche Kompetenz und Anerkennung im Sinne von Eigenmarketing sind sie davon abhängig von anderen (vor allem Männern) entdeckt und gefördert zu werden. Wettkämpfen sie offen und massiv, laufen sie Gefahr als aggressiv zu gelten, werden sie stigmatisiert und ausgegrenzt. Diese soziale Desintegrationspraxis findet entweder auf der Beziehungsebene statt oder auf der Sachebene, sie führt zur kleinlauten Anpassung oder zum Wechsel des Arbeitsplatzes. Eine Gratwanderung fürwahr.

Sich selber in den Vordergrund zu rücken, ist in der weiblichen Sozialisation negativ bewertet. »Das tut man nicht! Das ist überheblich und angeberisch«. »Sei nicht wie die stolze Rose«, so steht es noch in manchem Poesiealbum. Mit diesen Bescheidenheitsgeboten wachsen Mädchen auf. So ist es eine Grundüberzeugung vieler Karrierefrauen, dass sich die Qualität ihrer Arbeit schon durchsetzt, dass die fachliche Leistung gesehen und anerkannt wird. Ein Mädchenglaube. Es reicht nicht gut zu sein, die Leistung muss selber sichtbar gemacht (»Das war ich!«) und »verkauft« werden. Das ist erst einmal neu, fremd und unangenehm. Am liebsten möchten Frauen nichts dazu tun müssen, dass ihr Können sichtbar wird. Bleiben sie aber unsichtbar, werden sie übergangen, sind sie gekränkt.

Es ist nicht leicht zu fordern, aus der zweiten Reihe zu treten und sich darzustellen – aber unabdingbar. Karriere ist ein Wettbewerb und es geht ums gewinnen. Männer wissen das, sie haben das Prinzip gelernt und auch die Regeln dazu. Jede berufliche Situation wird analysiert – was geht vor? Dann wird gehandelt, d. h. gekämpft, auch mit Schaukämpfen oder Intrigen. Frauen sehen oft nicht den Wettkampf und das Ziel (»gewinnen«), sie haben gelernt, dass das Gemeinschaftserlebnis des Spiels im Vordergrund steht. Kennen sie die Spielregeln nicht, missverstehen sie die Situation und nehmen die Angriffe im Kampf persönlich, sie rahmen die Handlung anders ein als die Männer, eine »Fehlrahmung« also, bis sie die Regeln beherrschen.

Für Frauen auf dem Karriereweg ist es wichtig, ein unerschütterliches Selbstbewusstsein aufzubauen, sich darzustellen und ein unterstützendes soziales Umfeld zu organisieren – keine Frage –, entscheidend ist aber der Chefarzt, die Chefärztin, die den Ärztinnen vermitteln, dass sie qualifizierte, wichtige Mitarbeiterinnen sind – oder eben nicht. Die häufig fehlende Anerkennung wird als Geringschätzung der eigenen Leistungen wahrgenommen, ganz persönlich, das Selbstwertgefühl wird negativ beeinflusst, das kennen sie schon, ein Leben lang. Es ist ein ganz anderer Karriereweg, den Frauen vor sich haben, wenn sie in ihrer Sozialisation Tennisregeln gelernt haben und damit nun wie Männer erfolgreich Fußball spielen sollen.

Was tun?

»Handeln bezwingt Verzweiflung.« (Joan Baez)

Heute gibt es keine verbotenen Bereiche mehr für Frauen, grundsätzlich ist jede Karriere möglich, und Frauen sind auch keine Denkverbote mehr auferlegt. Jede kann für sich Visionen entwickeln: »Ich als Chefärztin, ich als Klinikdirektorin, ich als Ordinaria, ich als Präsidentin«.

Visionen verwirklichen, den ersten Schritt gehen und viele weitere, eine Karriere klug planen. Es ist nicht nötig, es sich dabei unnötig schwer zu machen. Holen wir also Rat ein, den Rat der Männer, den Rat der Frauen, und dann gehen wir den eigenen Weg.

Der Rat der Männer

Männer fördern Männer. Vielen ist dabei nicht bewusst, dass in jedem Menschen ein stabilisierender Faktor agiert: Ich nehme jemanden für meine Nachfolge, der so ist wie ich. Eine Ärztin, eine, die zudem noch Kinder hat, fällt aus diesem Raster heraus. Männer geben karriereorientierten Frauen, ganz unabhängig von Frauenförderplänen, nur dann eine reelle Karrierechance, wenn sie wie sie auf Familie und Kinder verzichten – oder diese so unsichtbar bleiben wie bei ihnen auch. Frauen sollten sich nicht einbilden »alles« haben zu können – darin sind sich die verheirateten Väter einig – und sagen offen, darüber dürfe man den Frauen nichts vormachen. Im Wettstreit um Macht, Geld, Prestige und Erfolg sind Ehe und Familie der wahre Grund, warum Männer Frauen verlieren lassen. Daraus machen sie kein Geheimnis. Eindringlich werden Warnungen und auch Drohungen gerichtet an diejenigen, die den traditionellen drei K's ein viertes – Karriere – hinzufügen wollen. Ihnen droht das fünfte »K«, der Kollaps – das Scheitern in Beruf und Familie. Norbert Wetzel, ein Spitzenmanager, fasst pragmatisch zusammen: »Nun sind die Probleme der Männer in unserer Gesellschaft schon groß genug, aber Männer können sich im Regelfall auf ihre berufliche Sphäre konzentrieren, ohne dass sie ob der Vernachlässigung der privaten Sphäre Schuldgefühle entwickeln oder ihnen die Gesellschaft solche vermittelt. Frauen gelingt dies sehr viel weniger gut und sie müssen mit dem Dilemma leben, den Anforderungen keiner der beiden Sphären voll genügen zu können. Und je besser die beruflichen Möglichkeiten werden und je attraktiver die Verfolgung einer Karriere wird, desto schärfer tritt dieses Dilemma zu Tage.« Das ist die Lage und nun der Rat: »Eine Antwort ist sicher der Verzicht auf Partnerschaft und Kinder. Ein Preis für eine Karriere, der vielen Frauen zu hoch sein wird.« Unter Aufbietung aller Kräfte allen Anforderungen genügen zu wollen, sich etwa an den Superfrauen, die wie im Film alles perfekt und mühelos bewältigen, zu orientieren ist auch keine Lösung, »weil das Scheitern im Regelfall impliziert, und damit Schuldgefühle und Gefühle des Versagens auslöst.« Und die

Lösung? Sie liegt »im Wissen um die Unmöglichkeit, den exzessiven Anforderungen aller Bereiche Rechnung tragen zu können« (Wetzel 2002).

Das, was unmöglich ist, muss man vernünftigerweise nicht unterstützen.

Aber, haben sie nicht Recht? Ist »alles« – Kind(er) und Karriere – nicht eine unlösbare Aufgabe? Ist der Versuch, gleichzeitig ein männliches und ein weibliches Leben zu leben, nicht einfach zu viel? Das Schlüsselwort für dieses Dilemma ist »Zeitzwang«: Das Verschieben des Kinderkriegens und -habens nach hinten, in ein späteres Lebensalter, die Unentschiedenheit von Frauen und Männern, die starre Polarisierung ausgedrückt in der Argumentationsfigur »Rabenmutter« sind Indizien für die Unlösbarkeit der Aufgabe. Ein kleiner hilfreicher Hinweis: Ein Grund zu scheitern ist der Anspruch perfekt zu sein. Renate Schmidt, ehemals Bundesministerin für Familie, Senioren, Frauen und Jugend, warnt vor diesem Perfektionswahn: »Wer aber versucht, jeden Tag zu hundert Prozent perfekte Ehefrau, zu hundert Prozent innige Geliebte, zu hundert Prozent hingebungsvolle Mutter und zu hundert Prozent die tatkräftige Berufstätige zu sein, ist am Ende ein vierhundertprozentiges Wrack.« Also seien Sie großzügig, auch zu sich selbst.

Der Rat der Frauen

> »Frauen haben zu allem, was Menschen tun, etwas Besonderes beizutragen«.
> (Margaret Mead, Anthropologin)

Es wäre schon viel gewonnen, wenn Chefärztinnen, Universitätsprofessorinnen, Klinikdirektorinnen, Praxisinhaberinnen und Präsidentinnen nicht länger behaupten würden, ihnen sei dies »zufällig« passiert, wie es in Selbst- und Fremddarstellungen von Karrierefrauen üblich ist. Anstreben und planen sind keine Garantien für (große) Karrieren – auch Glück schadet nicht –, aber notwendige Voraussetzungen. Frauen haben mittlerweile die Wahl zwischen klassischen Lebensentwürfen und atypischen Lebensläufen und sie sollten sich ihrer Wahlmöglichkeit bewusst sein, diese bewusst gestalten. Die verinnerlichten Barrieren, wie etwa die Wahrnehmung, dass Chefärztin zu sein, ein verbotenes Ziel ist, ist wirkungsmächtig. Dass junge Medizinerinnen soviel Selbstvertrauen bekommen, dass sie sich eine Karriere überhaupt zutrauen und dass ihr berufliches und privates Umfeld nicht bremsend eingreift. Erst einmal geht es darum, dass sie den Mut und den Willen haben sich auf die Startblöcke zu stellen, zu springen und am Rennen teilzunehmen. »Das Sich-selbst-aus-dem-Rennen-nehmen, das Sich-im-Hintergrund-wohler-Fühlen und das Ich-muss-nicht-von-allem-Haben sind vielleicht die alarmierendsten Konsequenzen der über Jahrhunderte gewachsenen und tradierten Denk- und Verhaltensmuster. Das sind Barrieren, die Frauen internalisiert haben und die sie selbst zur Anwendung bringen. Wie praktisch: Die Betroffenen haben die Kleinhaltemechanismen schon in ihren Köpfen und kollaborieren … unbewusst mit den frauenverhindernden Kräften«, so urteilt Gabriele Mautner, die eine große Karriere gemacht hat (Mautner 2002).

Karriere: Die Zutaten

»Wohin Du gehst, nimm immer eine Frau mit.« (Gloria Steinem, Herausgeberin von »Ms'«)

Keine Frau kann Karriere alleine, als Einzelkämpferin machen. Männer haben auf ihrem Karriereweg in der Regel Mentoren. Während es für sie mittlerweile ganz selbstverständlich ist, sich für wichtige Karriereschritte einen externen Coach zu engagieren, kenne ich aus der Praxis von höchstqualifizierten Frauen (die sich z. B. auf das Berufungsverfahren für eine W3-Professur vorbereiten) die Frage: »Würden Sie mich denn nehmen, als Coachee?«

Die Zutaten für eine Karriere, also führen können, delegieren können, Zeitdruck, großes Arbeitspensum bewältigen, Mut zur Sichtbarkeit, also öffentliche Präsenz, Balance zwischen Engagement und Gelassenheit, das ist nicht allen in die Wiege gelegt und wenn doch, nicht unbedingt gefördert worden. Mühevolle und manchmal schmerzliche Lernprozesse sind notwendig. Und eine gute Begleitung – Mentoring und/oder Coaching – die Stärken betont, ermutigt und zutraut, das Nach-vorne-schauen lehrt, ist dafür essentiell. Denn: Gewiss, Frauen sind und werden auf ihrem Karriereweg benachteiligt. Die Ursachen dafür müssen sie genau kennen und die Perspektive der Männer. Auch die von Männern gemachten Spielregeln, um mitspielen und weibliche Strategien dagegen setzen zu können. Aber: Das dauernde Reden und Reflektieren darüber betont den Opferstatus und wird leicht zum Auslöser von sich selbst erfüllenden Prophezeiungen. Manchmal, sagt Gerlinde Mautner,»ist die gläserne Decke am leichtesten zu durchstoßen, wenn man sie ignoriert.«

Es geht! Dafür brauchen Frauen Vorbilder – keine Superfrauen.

»Ich hatte immer das Gefühl, dass ich nicht nur einen Schritt vor den anderen setzen muss, das ist ja schon anstrengend genug, sondern dass ich auch die Straße, auf der ich laufe, wirklich jeden Zentimeter selbst pflastern muss. Ich hatte kein Vorbild« sagt eine Professorin im Coaching.

Frauen verfügen noch nicht über ein breites Spektrum weiblicher Rollen, Rollen, in denen im vollen Umfang weibliche Fähigkeiten ausgedrückt werden können. Im weiblichen Lebensentwurf mangelt es an Vorbildern, die einem Mädchen zeigen, wie sich eine Frau ihren eigenen Fähigkeiten, Neigungen, ihren besonderen Begabungen gemäß entwickeln und ausbilden kann. Frauen brauchen – wie Männer – Vorbilder, die ihre Phantasie beflügeln, als Inspirationsquelle dienen, von denen sie sich etwas abgucken können, mit denen sie sich auseinandersetzen können. »Um groß zu werden, in jeglichem Sinne, braucht eine Frau eine andere

Frau, die größer ist, als sie.« Das ist der zentrale Satz des Affidamento-Konzepts der Mailänder Frauengruppe um Luisa Murano (Liberia delle donne di Milano 1988). Um eine andere Frau als Vorbild zu erkennen, müssen Frauen sie anerkennen und wertschätzen können, ihr Anderssein wertschätzen. Tatsächlich stehen Ärztinnen die Karriere machen (wollen), »auf den Schultern von Riesinnen« – nur wissen sie es nicht. Zur Behebung der Rollenunsicherheit lohnt ein Blick in den Keller, nicht auf die Kellergeister, sondern auf die Schätze, die historischen Ressourcen.

Die ersten Ärztinnen, die (in Berlin ab 1876) praktizierten – Emilie Lehmus und Franziska Tiburtius - kannten sich aus dem Studium in Zürich. Sie hatten ein Vorbild oder, wie es zeitgenössisch hieß, eine Wegbereiterin: Henriette Hirschfeld, verheiratet, mehrere Kinder. Beide haben sich ganz ausdrücklich auf sie bezogen und sich von ihr beraten lassen. Mehr noch, bereits in den Anfängen existierte ein oft über berufs- und frauenpolitisches Engagement gebildetes Netzwerk, Coaching und Mentoring. Frauen förderten Frauen. Sie schufen und hielten die Verbindung zu den wenigen Professoren, die an ihren Kliniken Ärztinnen weiterbildeten und nicht diskriminierten. Voraussetzung für die Besetzung dieser Stellen war die Empfehlung von Frau Prof. Marie Heim-Vögtlin, der ersten Schweizer Ärztin. In diesen Kliniken trafen sie sich, lernten sich in gemeinsamer Arbeit kennen und schätzen. Gegenseitige Anerkennung und Förderung eingeschlossen.

1.4.4 Auf dem »Dach«: Ausblicke und Visionen

»Menschen die etwas erreichen, lehnen sich selten zurück und warten, bis in ihrem Leben etwas passiert. Sie ziehen los und passieren ihrem Leben.« (Elinor Smith, Fliegerin)

Eine Karriere ist nur begrenzt planbar, neben den diskutierten Rezepten bleiben einige Unwägbarkeiten. Wichtig aber ist, es wenigstens zu versuchen. Und professionell dabei vorzugehen. Die auf dem Weg gemachten Erfahrungen und das Gefühl, alles versucht und gelebt zu haben, ist essentiell. Daraus ergeben sich oft Alternativen.

Eine Medizin, die Geschlechteraspekte gleichmäßig berücksichtigt, müsste in gleichen Maße von Männern und Frauen definiert und ausgeführt werden, und zwar auf allen Stufen der Hierarchie. Ein weiter Weg – gewiss. Aber es gibt Ansätze: Das erste nur von Frauen geschriebene medizinische Lehrbuch der Frauenheilkunde liegt schon vor (Beckermann & Pearl 2004).

Sicher lassen sich Wege finden, begabten Frauen zu ermöglichen, über eine längere Dauer die akademische Laufbahn zu schaffen, den Habilitationsweg wie in den angelsächsischen Ländern in längerer Zeit zu gehen. Dort ist von Anfang an eine Familienpause mit eingeplant. Christiane Nüsslein-Volhard, erste und einzige deutsche Nobelpreisträgerin für Medizin, hat eine Stiftung gegründet, die hochbegabte Wissenschaftlerinnen unterstützt, die doppelte Herausforderung von Wissenschaft und Familie parallel zu bewältigen: Das Geld ist für Babysitter, Haushaltshilfen u. Ä. gedacht. Sie nennt es Eliteförderung.

Werfen wir noch einen Blick zurück, auf die Lebensläufe der ersten Medizinerinnen. Gemeinsamkeiten zeigen sich da, bei aller individuellen Verschiedenheit: Mut sich gegen Konventionen und Barrieren aufzulehnen und Durchhaltewillen, um die eigenen Ziele (und Träume) zu verwirklichen. Ihr Antrieb war eine Sehnsucht nach Ganzheit: Kopf und Bauch, geistige und körperliche Mutterschaft, Karriere und Familie. Voller Ungeduld forderten sie alles und das hieß, keine Halbheiten mehr. Sie haben ganz unmittelbar erfahren, dass Männer sich nicht für etwas engagieren, was nur auf Verlustabgabe hinausläuft. Partizipation von Frauen ist kein Problem der Männer, also ist nicht zu erwarten, dass sie es lösen.

Karrierefrau (-mann gibt es nicht), »eine Frau, die beruflich eine wichtige Stellung innehat und auf eine erfolgreiche Laufbahn bedacht ist« – das ist die übliche Definition. Aufstieg, Fortkommen, Vorwärts, Weg zum Erfolg, Entwicklung, Verbesserung, Förderung, Fortschritt, Entfaltung, Gehaltsanstieg. Stufen, Treppe, Leiter, Podest. Spielen wir assoziativ mit diesen Karriereworten, so lässt sich etwas entdecken – ein Perspektivwechsel vorausgesetzt. Karriere ist nicht nur als fachliche Qualifizierung zu begreifen, sondern auch als persönliches Wachsen. Bisher wird Karriere meist vertikal als Weg nach oben, die Karriereleiter hinauf begriffen. Das ist sicher eine der deutschen Leistungsgesellschaft adäquate, aber einseitige Sicht. Näher kommen wir einer neuen Bewertung mit der Frage nach einem gelingenden Leben nach dem persönlichen Glück. Eine »horizontale Karriere« sozusagen, orientiert an der Frage: Wie will ich leben? Für viele Ärztinnen lag und liegt das in der Selbstständigkeit, in der Selbstbestimmung in eigener Praxis fernab von den starren Klinikstrukturen, Versagungen, Kränkungen.

Es ist wichtig, Fixierungen aufzugeben. Sicher, es sind zu wenige, es sollten mehr sein als Aufforderung, den Anteil zu erhöhen, mit dem Auftrag und den Hoffnungen, die vielen sollten die Medizin verändern, weiblicher, menschlicher machen. Eigene Träume verwirklichen, tun, was man wirklich gerne tut, das konkretisiert sich erst mit Lebens- und Berufserfahrung, also auf dem Karriereweg. Das Ziel ist Lebenszufriedenheit und die ist höchst individuell.

Der Versuch, Karriere zu machen, heißt, eigene Grenzen austesten und überschreiten, heißt, persönliche Entwicklung und Selbsterfahrung. Auch wenn es Karrierebrüche oder -knicke gibt, oder andere Wege, vergebens war es nicht, ganz persönlich gesehen. Und: jeder Versuch hat Auswirkungen auf das System und bewirkt Veränderungen, so oder so. Und: die Ärztinnen, die hohe und höchste Positionen erreicht haben, sollten wir dafür bewundern, uns über ihren Erfolg mitfreuen, ihre Leistung und sie selbst als Frauen anerkennen und feiern.

Literatur

Ahmadi G (1998) Das Kreuz mit dem X. Via medici, Online-Ausgabe (4)

Beauvoir S de (1972) Das andere Geschlecht. Rowohlt, Reinbek

Beckermann M J, Pearl F M (2004) Frauen-Heilkunde und Geburts-Hilfe. Schwabe, Basel

Bestmann B, Rohde V, Wellmann A, Küchler T (2004) Berufsreport 2003. Geschlechterunterschiede im Beruf. Dtsch Arztebl 101: 776–779

Bischoff T L von (1872) Das Studium und die Ausübung der Medicin durch Frauen. München

Blüher H (1916) Der bürgerliche und der geistige Antifeminismus. Selbstverlag, Berlin

Brinkschulte E (1993) Weibliche Ärzte. Die Durchsetzung des Berufsbildes in Deutschland. Hentrich, Berlin

Dackweiler RM (2002) Karriere-Konkurrenz-Kollaps. Wirklichkeitskonstruktion von personalverantwortlichen Männern zu Gleichstellungsinitiativen. In: Goldberg C, Rosenberger SK (Hrsg) KarriereFrauenKonkurrenz. Studienverlag, Innsbruck

Evans G (2001) Business Games. Krüger, Frankfurt/Main

Gallese LR (1986) Von den Folgen des Erfolgs. Gespräche mit Spitzen-Managerinnen. Rowohlt, Reinbek

Goldberg C, Rosenberger SK (2002) (Hrsg) KarriereFrauenKonkurrenz. Studienverlag, Innsbruck

Ley U, Michalik R (2005) Karrierestrategien für freche Frauen. Neue Spielregeln für Konkurrenz- und Konfliktsituationen. Redline Wirtschaftsverlag, Frankfurt

Liberia delle donne di Milano (1988) «Wie weibliche Freiheit entsteht". Frankfurt

Mautner G (2002) Frauenkarrieren an der Universität. Erfahrungen und Beobachtungen. In: Goldberg C, Rosenberger SK (Hrsg) FrauenKarriereKonkurrenz. Studienverlag, Innsbruck

Morschhäuser M (1993) Frauen in Männerdomänen. Bund-Verlag, Köln

Pearson A (2002) Working Mum. Rowohlt, Reinbek

Sagebiel D (2001) Von Ärzteschwemme keine Spur. Berliner Ärzte 10: 12–17

Schwarzer A (2003) Alice Schwarzer porträtiert Vorbilder und Idole. Kiepenheuer & Witsch, Köln

Simmel G (1908) Exkurs über den Fremden. In: Soziologische Untersuchungen über die Formen der Vergesellschaftung, Leipzig

Simpson R (1998) Presenteeism, power and organizational change: long hours as a carreer barrier and the impact in the working lives of women managers. Br J Manage 9: 37–50

Valian V (1999) Why so slow? The advancement of women. MIT Press, Cambridge, Massachusetts

Vetter K, Buddeberg C (2003) Feminisierung in der Medizin. Interdisziplinäre Aspekte. Hamburg

Frauen führen ... Tendenzen und Trends aus Führungsetagen (2004). Akademie für Führungskräfte der Wirtschaft und EWMD ((European Women's Managemet Development Network). www.die-akademie.de

Wetzel N (2002) Frauenkarrieren im 21. Jahrhundert. In: Goldberg C, Rosenberger SK (Hrsg) FrauenKarriereKonkurrenz. Studienverlag, Innsbruck

Willeke S (2005) Null fünf. Das Carmen-Thomas-Jahr hat begonnen. Die Zeit (2) 05.01.2005

Völger G, Welck K von (Hrsg) (1990) Männerbande, Männerbünde. Zur Rolle des Mannes im Kulturvergleich. Köln

2 Wege zum beruflichen Erfolg – Karriereverläufe von Ärztinnen

Susanne Dettmer

2.1   Einleitung und Problemhintergrund

Welchen aktiven Beitrag können Medizinerinnen bei der Gestaltung ihres beruflichen Alltags und ihres beruflichen Werdegangs leisten? Welche Kompetenzen sind hierfür erforderlich und welche Rahmenbedingungen können dabei unterstützend wirken? Die Fragen nach individuellen Gestaltungsoptionen und -kompetenzen und ihrer Förderbarkeit gewinnen für einen erfolgreichen Berufsverlauf zunehmend an Bedeutung und die Notwendigkeit einer frühzeitigen beruflichen Laufbahnplanung nimmt zu. Dies gilt in besonderem Maße für Frauen, denn Untersuchungen belegen, dass Frauen im Gegensatz zu Männern ihre Berufskarriere häufig nicht so frühzeitig planen und stärker von äußeren Faktoren abhängig machen, wie z. B. vom Beruf des Partners, von familiären Arrangements oder der Förderung durch Vorgesetzte (Buddeberg-Fischer & Klaghofer 2003, Baus 1994, Autenrieth 1993). Der Begriff der Berufskarriere scheint zudem unter Frauen z. T. immer noch eher negativ konnotiert zu sein (▶ Kap. 1.3). Eine Karriereplanung ist jedoch auch wesentlich davon abhängig, welche Rollen man sich selbst zuschreibt, welches Selbstvertrauen man hat und wie man die eigenen beruflichen Erfolgschancen einschätzt. Die Selbstzuschreibung von Rollen wird dabei entscheidend durch die soziale Umwelt und durch Vorbilder geprägt (Metz-Göckel 1990). Ergebnisse einer Längsschnittuntersuchung zur Entwicklung des beruflichen Selbstvertrauens bei Ärztinnen und Ärzten zeigen, dass im Laufe der ersten Berufsjahre das Selbstvertrauen der Ärztinnen – nicht aber das der Ärzte – sinkt (Abele 2003). Zum Zeitpunkt des Abschlusses der universitären Ausbildung hatten sich dagegen noch keine entsprechenden Unterschiede zwischen den Geschlechtern gefunden.

Trotz einer zunehmenden Angleichung der Geschlechteranteile bei den berufstätigen Ärztinnen und Ärzten hat sich der Frauenanteil in den Spitzenpositionen der Medizin hierzulande bis heute nicht wesentlich erhöht. Ärztinnen sind zudem häufiger arbeitslos, finden sich mehrheitlich in weniger prestigeträchtigen Tätigkeitsbereichen und haben ein geringeres Einkommen als ihre männlichen Kollegen (Dettmer et al. 2003; Hohner et al. 2003). Unterschiede in den Berufsverläufen von Frauen und Männern verstärken sich dabei zunehmend im biographischen Verlauf, weshalb man auch von einer sich öffnenden »Schere« zwischen Frauen und Männern sprechen kann (Abele-Brehm & Nitsche 2002) (▶ Kap. 1.2 und ▶ Kap. 3.2).

Die vorliegende Studie knüpft an diese Problemzusammenhänge an und soll dazu beitragen, Medizinstudentinnen und junge Ärztinnen auf berufliche Hürden aufmerksam zu machen und Tipps zu einer erfolgreichen Laufbahngestaltung zu geben. Dazu werden exemplarische Berufsverläufe von erfolgreichen Ärztinnen aus den Tätigkeitsbereichen Wissenschaft, Klinik, Praxis sowie aus alternativen Tätigkeitsbereichen vorgestellt und hinsichtlich der zugrunde liegenden Laufbahngestaltungsstrategien analysiert. Bei der Beschreibung der beruflichen Wege werden auch die Einflüsse aus dem privaten Lebensbereich sowie das Verhältnis der

Lebenssphären (»Work-Life-Balance«) in den Blick genommen, denn der Wunsch nach Beruf *und* Familie gehört heute zum Lebensentwurf der meisten jungen Frauen (Geissler & Oechsle 1996). Insofern ist die Frage nach den Möglichkeiten der Vereinbarkeit auch zentral für die Frage nach beruflich erfolgreichen Wegen. Deshalb wurden zum einen Ärztinnen mit Kindern befragt, um einen Einblick in die konkreten Schwierigkeiten bei der Bewältigung des Berufsalltages mit Kindern zu gewinnen. Zum anderen wurden aber auch kinderlose Ärztinnen befragt, um Barrieren in den Blick zu nehmen, die Frauen daran hindern, Kinder zu bekommen.

Im folgenden Kapitel soll zunächst kurz die methodische Vorgehensweise erläutert werden, bevor anschließend die Befunde der Interviewstudie mit den biographischen Einzelfalldarstellungen der befragten Ärztinnen im Mittelpunkt stehen. Dabei werden jeweils drei Ärztinnen pro Tätigkeitsbereich vorgestellt und anschließend anhand der zugrunde liegenden Erfolgsstrategien und beruflichen Gestaltungsmuster miteinander verglichen. Am Ende dieses Kapitels steht eine Zusammenfassung und Diskussion der Ergebnisse mit Blick auf Schlussfolgerungen für eine erfolgreiche berufliche Laufbahngestaltung für Ärztinnen.

2.2 Methodische Vorgehensweise

Um die subjektiven Handlungs- und Interpretationsmuster der Ärztinnen im Zusammenhang mit ihrer beruflichen Laufbahngestaltung erheben zu können, ist ein qualitatives Erhebungsverfahren notwendig. Das für diese Studie gewählte Verfahren des offenen, leitfadenorientierten Expertinneninterviews (Meuser & Nagel 2002) wurde mit Elementen des narrativen biographischen Interviews (Fischer-Rosenthal & Rosenthal 1997, Heinze 2001) kombiniert. Dieses Verfahren verbindet somit narrative Elemente mit einer situationsflexibel gehandhabten Leitfadensteuerung. Gemäß den Erfordernissen einer befragtenzentrierten Kommunikationssituation kann je nach Bedarf stärker auf Narrationen oder unterstützend auf Nachfragen im Dialogverfahren gesetzt werden. Der Vorteil leitfadengestützter Interviews liegt darin, dass diese Vorgehensweise die Auskunftsbereitschaft der Befragten anregt. Der offene Fragestil eröffnet gleichzeitig notwendige Freiräume für subjektive Schwerpunktsetzungen und »Eigenlogiken« in den Antworten. Zugleich wird jedoch das interessierende Themenspektrum auf bestimmte Problembereiche fokussiert. Insofern bietet der Leitfaden eine Gewähr dafür, dass die Thematisierung nicht beliebig erfolgt, sondern sich überwiegend auf das spezifische Forschungsinteresse bezieht. Das Interview begann mit einer Eingangsfrage, die als »Erzählaufforderung« diente. Anschließend wurden anhand eines Interviewleitfadens spezifische Nachfragen gestellt. Der Interviewleitfaden zeichnete dabei die Chronologie des Lebenslaufs nach (Berufsfindung, wichtigste berufliche Stationen, Vorstellungen über die berufliche Zukunft). Außerdem wurden Fragen zu wechselseitigen Einflüssen zwischen dem beruflichen und privaten Lebensbereich, zu sozialen Netzwerken und zu positiven bzw. negativen Erfahrungen mit Vorgesetzten gestellt. Die durchschnittlich 90 Minuten langen Interviews wurden auf Tonband aufgenommen und anschließend nach zuvor festgelegten Transkriptionsregeln vollständig transkribiert.

Die Auswahl der Interviewpartnerinnen fand in einem mehrstufigen Verfahren statt, bei dem zunächst für die Medizin zentrale Tätigkeitsbereiche (Wissenschaft, Klinik, Niederlassung, alternative Bereiche) festgelegt wurden. Zum einen wurden Medizinerinnen aus Facharztgebieten ausgewählt, die als besonders »männlich« gelten, zum anderen aber auch aus Gebieten, die einen vergleichsweise hohen Frauenanteil aufweisen. Danach wurde in Zusammenarbeit mit der Bundesärztekammer nach besonders erfolgreichen Ärztinnen bzw. nach innovativen oder interessanten beruflichen Werdegängen von Ärztinnen recherchiert. Die so zusammengetragene Gruppe von Ärztinnen konnte in einem weiteren Schritt genauer nach soziobiographischen Merkmalen wie z. B. Kinderzahl, Familienstand differenziert werden. Schließlich wurden pro Tätigkeitsbereich drei Ärztinnen mit unterschiedlichem beruflichem Profil ausgewählt, die sich auch in ihren soziobiographischen Merkmalen unterscheiden, um möglichst verschiedenartige Rahmenbedingungen und entsprechend unterschiedliche Strategien zur Bewältigung ihres beruflichen und privaten Alltags »einzufangen«. Da es in dieser Studie um die exemplarische Darstellung der beruflichen Entwicklung und der Einbettung des Berufes in die gesamte Lebensgestaltung ging, wurden Ärztinnen befragt, die bereits länger in ihrem Beruf tätig sind. Auf diese Weise konnten sie retrospektiv über umfangreiche Erfahrungen im Zusammenhang mit wichtigen beruflichen Weichenstellungen sowie über Probleme und Strategien der Vereinbarkeit von Berufs- und Privatleben berichten.

Insgesamt wurden 12 Interviews mit Vertreterinnen der verschiedenen ärztlichen Tätigkeitsbereiche durchgeführt und vollständig transkribiert. Die Auswertung der Interviews orientierte sich an der Methode des Experteninterviews (Meuser & Nagel 2002). Ziel der Auswertung war es, die typischen Differenzierungslinien zwischen den befragten Ärztinnen – aber auch das zu den Forschungsfragen überindividuell Gemeinsame herauszuarbeiten. Die Bearbeitung des empirischen Materials erfolgte in Form von Einzelfallanalysen und Fallvergleichen. Als heuristischer Rahmen dieser Untersuchung diente das Konzept der »Rekonstruktion von berufsbiographischen Orientierungen, Handlungen und Erfahrungsverarbeitung in Lebenslaufsequenzen« (Witzel 2001). Dieser Ansatz betont die »alltagsweltliche« Perspektive (Schütz 1974; Luckmann 1992) und eröffnet differenzierte Möglichkeiten der Analyse von Orientierungen und Handlungen, indem die Subjektorientierung mit der Erfahrungsabhängigkeit sozialen Handelns verknüpft wird. Dadurch können Zusammenhänge von subjektiven und institutionellen Aspekten der Berufsbiographien herausgearbeitet werden. Hierbei sollen die Beziehungen zwischen der sozialen und subjektiven Gestaltung des Lebenslaufs sowie zwischen kulturellen Normen und biographischen Orientierungen einbezogen werden. Als besonders wichtige Aspekte der Lebenslaufstruktur werden Statusveränderungen in einer Berufskarriere, Rahmenbedingungen durch Ausbildung und Beschäftigungsverhältnisse sowie Einflüsse durch soziale Netzwerke, subjektive Wahrnehmung und die damit verbundenen Prozesse der Auseinandersetzung mit Karrierepfaden sowie mit beruflichen Handlungszielen und Erfahrungsbewertungen dokumentiert. Ziel ist es, die Laufbahngestaltung der Ärztinnen in ihren sozialen Kontexten und in ihrer biographischen Entwicklung deutlich zu machen. Die biographischen Einzelfalldarstellungen haben den Anspruch, den Leserinnen einen Einblick in typische Schwierigkeiten im Berufsalltag zu gewähren und zu zeigen, wie diese Schwierigkeiten individuell bewältigt wurden. Damit die befragten Medizinerinnen ausführlich zu Wort kommen, wird in den Einzelfalldarstellungen detailliert aus den Interviews zitiert.

2.3 Befunde der Interviewstudie

2.3.1 Berufskarrieren in der Universität

Wissenschaft, Forschung und Lehre sind Tätigkeitsfelder, in denen die Entwicklung und die Kultur eines Faches maßgeblich geprägt wird. Gleichzeitig sind Ärztinnen in diesen Feldern besonders deutlich unterrepräsentiert. Vor allem in der Phase zwischen Promotion und Habilitation werden die Frauen von den Männern abgehängt: Der Frauenanteil in der Humanmedizin sinkt zwischen diesen beiden Qualifikationsstufen um mehr als 25 Prozentpunkte (Bund-Länder-Kommission 2004). Viele Frauen absolvieren ihre Promotion noch mit viel Elan und scheitern anschließend an den bislang wenig frauenfreundlichen universitären Strukturen (▶ Kap. 3.2). Das Phänomen eines »Cooling Out« der Wissenschaftlerinnen auf dieser Stufe der akademischen Karriereleiter zeigt sich fächerübergreifend sowohl in den Universitäten als auch in den außeruniversitären Forschungseinrichtungen (Lind 2004; Mühlenbruch et al. 2004). Der Frauenanteil an den Habilitationen lag 2002 in der Human- und Zahnmedizin bei 15,5% und damit unter dem Durchschnitt aller Fächer, der bei 21,6% lag (Bund-Länder-Kommission 2004). Fast 14% der promovierten Ärzte - jedoch nur 3% der promovierten Ärztinnen – habilitieren sich. Bei den C3-Professuren lag der Frauenanteil in der Human- und Zahnmedizin im Jahre 2002 lediglich bei 9,3% und bei den C4-Professuren sogar nur bei 4,8% (Bund-Länder-Kommission 2004). Somit ist auch bei der Besetzung der Professuren die Unterrepräsentanz von Medizinerinnen im Vergleich zum Durchschnitt aller Fächer mit einem Frauenanteil von 15,2% an C3-Professuren und 8% an C4-Professuren besonders stark ausgeprägt. Auf der Basis von Kohortenanalysen zeigt sich, dass in der Humanmedizin die Wahrscheinlichkeit bzw. Chance auf eine Professur für Medizinerinnen mehr als fünfmal niedriger ist als für Mediziner (Bund-Länder-Kommission 2005). Die Universitätskliniken gelten gleichzeitig als ein Arbeitsbereich mit besonders schlechten Vereinbarkeitsbedingungen und dementsprechend ist der Anteil an Ärztinnen ohne Kinder hier besonders hoch.

Im Folgenden werden Ärztinnen aus den Tätigkeitsbereichen Chirurgie, Kardiologie und Anästhesie vorgestellt, die es trotz der schwierigen Rahmenbedingungen geschafft haben, eine Professur zu erlangen und dabei »Pionierarbeit« leisten, weil sie in ihren Positionen mit zu den ersten Frauen überhaupt gehören.

Prof. Dr. med. Doris Henne-Bruns (Viszeral- und Transplantationschirurgie)

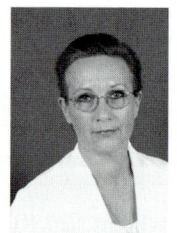

»Ich habe beruflich eigentlich immer die Dinge gemacht, die mir Spaß machten, und die ich als Herausforderung empfunden habe. Begeisterungsfähigkeit, egal was man beruflich macht, ist sehr wichtig.«

Prof. Dr. Doris Henne-Bruns (geb. 1954) ist die erste Ordinaria (C4) für Chirurgie in Deutschland. Sie wurde 2001 auf den Lehrstuhl für Viszeral- und Transplantationschirurgie als ärztliche Direktorin an die Universitätsklinik Ulm berufen. Sie ist verheiratet und hat ein Kind.

Berufsfindung

Das Interesse an der Medizin entwickelte sich bei Frau Henne-Bruns biographisch bereits sehr früh. Dabei hatte ihr Vater einen großen Einfluss, denn er war als niedergelassener Internist mit starkem ärztlichem und politischem Engagement ein Vorbild für sie.

»Ich stamme aus einer Medizinerfamilie. Mein Vater war Internist und nebenbei ehrenamtlich sowohl sozialpolitisch wie berufspolitisch sehr engagiert und dadurch ein Vorbild. Durch seine Vorbildfunktion wurde zwar nicht der Beruf, wohl aber die »Liebe zum Beruf« vererbt. (…) Ab der Oberstufe interessierten mich die Naturwissenschaften mehr als die Geisteswissenschaften und nach dem Abitur war für mich klar: Naturwissenschaften oder Medizin mit der Priorität bei der Medizin.«

Zunächst studierte sie allerdings für ein Semester Chemie, weil sie den NC für Medizin ganz knapp verpasst hatte. Als sie dann erfuhr, dass sie einen Medizinstudienplatz bekommen würde, bemühte sie sich um ein Krankenpflegepraktikum. Bereits während dieses Praktikums machte sie ihre ersten Erfahrungen mit der Chirurgie als »Hakenhalterin« im OP, und es entstand sofort eine starke Faszination für dieses Fach, die auch während ihres gesamten weiteren Berufslebens anhalten sollte.

> »Während meines Krankenpflegepraktikums wurden im OP Studenten zum Hakenhalten gebraucht und auch ich hatte die Möglichkeit, bei Operationen dabei zu sein. Dieser erste Eindruck hat mich von Anfang an fasziniert, was sicher auch daran lag, dass der dortige Chirurg sehr ästhetisch und zügig operierte. Nach meinem Praktikum war klar, dass ich Chirurgin werden wollte. Dabei ist es dann auch geblieben.«

Beruflicher Werdegang

Ihr beruflicher Werdegang begann nach der Approbation zunächst in einem Kreiskrankenhaus, wo sie eine unbefristete Stelle als Assistenzärztin bekam. Dieses Krankenhaus hatte aber nur begrenzte Weiterbildungsmöglichkeiten, sodass sie sich um eine Stelle in einem anderen Haus mit kompletter Weiterbildungsmöglichkeit bewerben musste, um ihre Facharztqualifikation zu erhalten. Sie bewarb sich in mehreren Häusern und bekam dann die Möglichkeit, ins Uniklinikum Hamburg zu wechseln, wo sie bereits als PJlerin war und wo man sich noch an sie erinnerte. Diese Stelle war allerdings zunächst nur als Vertretungsstelle auf ein Jahr befristet. Obwohl also das Risiko bestand, nach einem Jahr ohne Stelle dazustehen, entschied sie sich trotzdem, an die Universitätsklinik zu wechseln.

> »Ich ging das Risiko ein, denn mit dem Stellenwechsel erfüllten sich mehrere Dinge. Ich konnte universitäre Chirurgie sehen, die natürlich auf einem anderen Level ist, und ich bekam eine Weiterbildungsstätte in einem Haus mit der vollen Weiterbildungsermächtigung.«

Wie sich später herausstellte, hat sich dieser Mut zum Risiko gelohnt, denn die Stelle an der Universität Hamburg wurde verlängert, und sie bekam dort sogar die Möglichkeit, an dem Aufbau eines Lebertransplantationsprogramms teilzunehmen und Organspendeoperationen zu erlernen. Hierzu waren Hospitationen im Transplantationszentrum Hannover notwendig, bei denen sie sich mit dem Hamburger Team an ihren dienstfreien Abenden beteiligte.

> » Während meiner einjährigen Vertragszeit hatte ich die Chance, an dem von Professor Kremer im Aufbau befindlichen Lebertransplantationsprogramm teilzunehmen. Zu dem damaligen Zeitpunkt galt Lebertransplantation noch als seltenes und risikorei-

ches Verfahren. Die zur Vorbereitung notwendigen Hospitationen an der Universitäts-klinik Hannover erfolgten während der Freizeit, sodass die Zeit damals sehr arbeits-intensiv war (…). Für mich bestand die Motivation darin, dass sich die Möglichkeit bot, eine Operation zu sehen, die ich vielleicht in der Zukunft nie wieder werde sehen können.«

Das große Engagement und die Begeisterung, mit dem sie ihren Beruf ausübte, wurde schließlich auch honoriert, denn als der Hannoveraner Transplantations-chirurg ein Jahr später einen Ruf an die Universität nach Chicago erhielt, bekam sie das Angebot, ihm zu einem Forschungsaufenthalt dorthin zu folgen. Diesen Aufenthalt an der Uni Chicago konnte sie gleichzeitig für ihre Habilitationsarbeit nutzen.

»Durch die Mitarbeit im Lebertransplantationsprogramm bzw. bei den Hospitationen lernte ich Prof. Broelsch kennen, der mich, nachdem er einen Ruf an die Universität nach Chicago als Chefarzt bekam, einlud, in einem halbjährigen Forschungsaufenthalt meine Tierversuche dort fortzuführen. So kam es zu einem Forschungsaufenthalt an der University of Chicago, mit der ich den Grundstein gelegt habe für meine Habilita-tionsarbeit.«

Kurze Zeit nachdem sie wieder aus Chicago zurückgekommen war, schloss sie sehr zügig ihren Facharzt ab und wurde direkt im Anschluss daran zur Oberärztin an der Uniklinik Hamburg befördert. Das gelang ihr auch deshalb ungewöhnlich schnell, weil sie durch ihre Tätigkeit in dem sehr schwierigen Feld der Lebertrans-plantation und Organspendenoperation schon häufig höhere Schwierigkeitsgrade operiert hatte. Ein weiteres Jahr später hatte sie sich dann bereits habilitiert. Fünf Jahre später, nachdem sie gerade C3-Professorin an der Uni Hamburg geworden war, erhielt ihr damaliger ausbildender Professor einen Ruf nach Kiel, wo er die Leitung übernehmen sollte. Sie bekam die Möglichkeit, mit ihm als seine Stellver-treterin nach Kiel zu gehen.

»1992 wurde Professor Kremer, den ich beim Lebertransplantationsprogrammauf-bau unterstützt hatte, als Chef an die Universität Kiel berufen. Sein Angebot, als seine Stellvertreterin nach Kiel mit zu gehen, war sehr attraktiv. Die Position bedeutete zwar mehr administrative Tätigkeit, aber ich war immer schon ein bisschen ein Organisa-tionstalent.«

Dort hatte sie zunächst eine Vertretungsprofessur und konnte ein Jahr später auf einer C3-Professur für Onkologie und Transplantation auch die Leitung des Trans-plantationszentrums übernehmen. Ein weiteres Jahr später wurde sie dort zur stell-vertretenden Direktorin ernannt. Nachdem nun Frau Henne-Bruns – ebenso wie ihr

Mann – in eine hohe Position aufgestiegen war und damit größere organisatorische Freiräume zur Verfügung standen, stellte sich die Frage nach einer Familienplanung. Zuvor hatte sich diese Frage noch nicht akut gestellt, weil ihre chirurgische Tätigkeit bis dahin einfach Vorrang hatte und so zeitintensiv war (bzw. hohe zeitliche Unabhängigkeit voraussetzte), dass sie sich nicht vorstellen konnte, Mutter zu werden.

>Nachdem ich als Leitende Oberärztin in Kiel erstmalig einen unbefristeten Arbeitsvertrag hatte, stellte sich die Frage, wie geht es jetzt eigentlich weiter? Mein Mann und ich haben überlegt – mit 39 Jahren ist man ja dann schon relativ alt – ob wir noch eine Familie wollen. Nach der Entscheidung für die Familienplanung war es das größte Glück, dass ein Jahr später ein gesunder, kräftiger Sohn geboren wurde. Dies war ein Geschenk, das können sie nicht planen.«

Nach einer mehrjährigen Phase beruflicher Kontinuität an der Universität Kiel suchte Frau Henne-Bruns dann aber eine weitere berufliche Herausforderung und bewarb sich auf mehrere ausgeschriebene C4-Professuren. Schließlich bekam sie einen Ruf an die Universitätsklinik Ulm, den sie auch annahm. Damit war sie deutschlandweit die erste Ordinaria im Fach Chirurgie. Diese berufliche Veränderung stellte hohe Mobilitätsanforderungen an die gesamte Familie.

>Mit meiner Berufung 2001 nach Ulm musste ganz schnell die Umsiedlung organisiert werden. In Kiel wurde der gemeinsame Wohnsitz aufgelöst und in Ulm ein Fertighaus gebaut, das mein Mann das erste Mal gesehen hatte, als wir einzogen. Mein Mann pendelt seitdem zwischen Hamburg und Ulm, und ich organisiere unter der Woche als »alleinerziehende Mutter« Beruf und Familie.«

Berufliche Anforderungen und persönliche Erfolgsstrategien

Als unverzichtbar für eine Karriere empfindet Frau Henne-Bruns die Begeisterung für den Beruf. Ihr selbst hat die Chirurgie immer sehr viel Spaß gemacht und dadurch bekam sie so viel Motivation, dass sie auch Schwierigkeiten und Phasen hoher Belastung aushalten konnte. Als wichtige persönliche Erfolgsstrategie sieht sie die Bewahrung ihrer inneren Unabhängigkeit an.

>Mein Beruf hat mir immer Spaß gemacht und Belastungen habe ich immer als Herausforderung empfunden. Begeisterungsfähigkeit, Faszination für das, was man tut, ist äußerst wichtig. Wenn man den Beruf als kleineres Übel wählt zwischen mehreren anderen Übeln, dann muss das von vornherein zum Scheitern verurteilt sein. Außerdem habe ich immer versucht, innerlich unabhängig zu bleiben und jede Möglichkeit für eine neue Etappe als positiven Anreiz zu sehen. Wenn ich jetzt sehen würde, dass mir die Chirurgie keine Freude mehr macht und sie noch als Belastung empfinden würde, würde ich den Sinn meines Lebens höher ansiedeln als das Haften an einer Position.«

Für Frau Henne-Bruns ist es immer wichtig gewesen, auch über die ethischen Grundlagen ihres Faches nachzudenken. In diesem Zusammenhang nimmt sie ehrenamtlich immer wieder an Diskussionsrunden und Beratungsgremien teil. Ein weiteres Feld ihres Engagements bezieht sich auf die Situation von Frauen in der Medizin. Dieses Thema ist ihr schon allein aufgrund ihrer eigenen Pionierrolle sehr wichtig.

>»Ich hatte schon immer einige Interessen, die sich nicht nur auf Impact-Punkte und möglichst viele Papers konzentrierten. Die Beschäftigung mit der Medizin-Ethik ergab sich aus der Diskussion um die Berechtigung des Hirntods und der Organentnahme. Das Interesse an philosophischer Betrachtung ist bis heute geblieben. Und so habe ich auch meine Antrittsvorlesung hier in Ulm zum »Prinzip Verantwortung« gehalten und nicht ein medizinisches Fachthema gewählt. Im Verlauf meiner beruflichen Entwicklung kamen frauenpolitische Aspekte hinzu, da ich aufgrund der Seltenheit von habilitierten Chirurginnen und damit Öffentlichwirksamkeit zu Vorträgen und Diskussionsrunden eingeladen wurde. Hieran habe ich immer gern teilgenommen, denn ich glaube, dass es das wichtigste ist, Menschen zu motivieren.«

Eine der Barrieren für den beruflichen Aufstieg von Frauen sieht sie in dem Umstand, dass Frauen häufig gar nicht erst eine Karriere anstreben bzw. »freiwillig« auf eine Karriere verzichten, bevor sie es überhaupt ernsthaft versucht haben.

>»Vereinbarkeitsprobleme von Beruf und Familie sollten die Frauen dann lösen, wenn sie wirklich anstehen und nicht schon im Vorfeld sagen, sie wollen auf die berufliche Laufbahn verzichten, weil sie glauben, dass es zu schwer sei. Wenn ich etwas nicht versucht habe, weiß ich auch nicht, ob es schwer ist. In manchen Fällen scheint hinter dieser Haltung eine Ambivalenz zu stehen, wobei ich nicht weiß, wie weit dies den einzelnen überhaupt bewusst ist.«

Vereinbarkeit von Berufs- und Privatleben und wechselseitige Einflüsse zwischen den Lebensbereichen

Nach der Geburt des Kindes setzte sie ihre Berufstätigkeit für ein halbes Jahr aus, wobei sie sich aber nicht ganz aus dem Klinikbetrieb zurückzog, sondern weiterhin auf reduziertem Niveau arbeitete. Nach der »Babypause« gelang es ihr, die beruflichen und familiären Anforderungen zu integrieren, ohne berufliche »Abstriche« zu machen. Wie ihr dies gelang, beschreibt sie folgendermaßen:

>»Wir wohnten sehr dicht bei der Klinik und ich saß auch während des halben Jahres meiner Babypause teilweise mit dem Kind im Arbeitszimmer und habe Buchbeiträge oder Ähnliches korrigiert. Nach einem halben Jahr bin ich wieder voll in den Beruf zurück gegangen und hatte eine Tagesmutter und zusätzlich noch eine Tagesgroßmutter,

*die auch einspringen konnte, wenn ich z. B. zu einem Kongress reisen musste, was nur
sehr reduziert in den ersten drei Jahren vorkam. Mein Sohn ging im Vorschulalter in den
Unikindergarten und jetzt in Ulm haben wir wieder eine Tagesmutter, die ihn nach der
Schule betreut.«*

Die schwierigen Vereinbarkeitsbedingungen von Beruf und Familie speziell in der
Chirurgie sind für Frau Henne-Bruns natürlich auch in ihrer eigenen Leitungsfunktion als Chefärztin ein Thema. Dabei stellt sie den Einfluss, den die Leitung auf
die Familienfreundlichkeit einer Klinik hat, heraus.

*»In der Uni Kiel gab es z. B. zwei junge Kolleginnen, die beide gleichzeitig nach der
Babypause in den Beruf zurück wollten. Um ihnen die Möglichkeit zu geben, bei größeren Eingriffen im OP teilzunehmen, hatten wir den Modus gefunden, dass beide Kolleginnen auf Halbtagsstellen jeweils wochenweise im Wechsel ganztags arbeiteten,
sich ergänzen und die Übergaben selber organisieren. War eine der Kolleginnen krank,
so haben sie ihre Dienstwochen getauscht. Das Modell funktionierte, es war allgemein
akzeptiert (….). Bei solchen Modellen ist natürlich der Arbeitgeber gefordert, der die
Modelle mittragen muss. Es ist notwendig, auch einmal an unkonventionelle Lösungen
zu denken.«*

Bilanzierung und Zukunftsvorstellungen

Frau Henne-Bruns ist mit ihrem Berufsleben sehr zufrieden und die Arbeit macht
ihr nach wie vor Spaß. Ebenso ist sie mit ihrem Privatleben sehr zufrieden – auch
wenn sie wenig Freizeit hat.

Mit Blick auf ihr zukünftiges Berufsleben formuliert Frau Henne-Bruns zwei
zentrale Ziele, die sich auf eine möglichst optimale Krankenversorgung und auf
eine Verschlankung der Hierarchien in der Klinik beziehen.

*»Für die berufliche Zukunft sehe ich nach wie vor mein Ziel darin, möglichst vielen Pati-
enten helfen zu können, denn der Patient sollte immer im Zentrum von klinisch tätigen
Ärzten stehen. Das zweite Ziel sehe ich darin, für möglichst viele junge Kollegen ein Vorbild darzustellen. Damit meine ich nicht nur die operativen Fertigkeiten, sondern auch
die Erkenntnis, dass man mit einer flacheren Hierarchie und einer offenen Tür eine Klinik leiten kann. Ich hoffe, dass man diesen Gedanken der flacheren Hierarchie und ab-
gespeckten Eitelkeit ein bisschen weitertragen kann.«*

Prof. Dr. med. Vera Regitz-Zagrosek (Kardiologie)

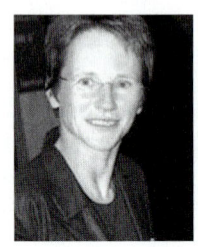

*»Der Beruf ist für mich kein Instrument, um irgendwie nur auf-
zusteigen und eine bestimmte Position zu erreichen, sondern er
ist Selbstverwirklichung.«*

Prof. Dr. Vera Regitz-Zagrosek (geb. 1953) trat 2002 die erste Professur in Deutschland für frauenspezifische Gesundheitsforschung mit Schwerpunkt Herzkreislauf-
erkrankungen an, die an der Charité in Kooperation mit dem Deutschen Herzzentrum Berlin eingerichtet wurde. Sie ist außerdem Vizedirektorin des Cardiovascular Research Centers Berlin und Sprecherin des an der Charité angesiedelten
Zentrums für Geschlechterforschung in der Medizin (GIM). Frau Regitz-Zagrosek
ist verheiratet und hat keine Kinder.

Berufsfindung

Weil Frau Regitz-Zagrosek besonderes Interesse für naturwissenschaftliche Fächer
und für die Forschung hatte, sich aber nach dem Abitur noch nicht für einen bestimmten Beruf entscheiden wollte, begann sie 1972 zunächst parallel Mathematik
und Medizin zu studieren. Schließlich entschied sie sich aber ganz für die Medizin,
weil sie hier gegenüber der Mathematik die besseren beruflichen Entwicklungsmöglichkeiten vermutete.

*»Ich war schon in der Schule an Forschung interessiert und habe auch bei 'Jugend
forscht' mitgemacht. Ich wollte auf der einen Seite ein Fach studieren, das mit Naturwissenschaften zu tun hat, und auf der anderen Seite ein Fach, das mir als Frau
Karrierechancen bietet. Dann habe ich angefangen, parallel Mathematik und Medizin
zu studieren, habe aber eigentlich von allen Bekannten gehört, dass die Mathemati-
kerinnen schlechte Karrierechancen haben. (…) Daraufhin habe ich mich entschlossen,
Medizin zu wählen, weil ich da möglicherweise die besseren Berufschancen habe.«*

Ihr Studium wurde von der Studienstiftung gefördert, und sie beendete das Studium
in kürzester Zeit und mit exzellentem Ergebnis. In ihrer Familie war sie die Erste,
die sich für den Beruf der Medizin entschied. Aber ihre Begeisterung für dieses Fach
übertrug sich später auch auf andere Familienmitglieder, sodass sie nicht die einzige
Medizinerin in der Familie blieb.

»Ich war die erste Medizinerin in der Familie, und dann haben aber alle nachfolgenden Neffen und Nichten auch angefangen, Medizin zu studieren. Auch meine jüngere Schwester, die zuerst Sport und Biologie studiert hat, ist später umgeschwenkt auf Medizin und alle meine Cousins und Cousinen – fast alle haben Medizin studiert.«

Beruflicher Werdegang

Nach Abschluss ihres Studiums bewarb sie sich mit Erfolg am Max-Planck-Institut für Experimentelle Kardiologie, weil ihr dieses Fach bereits während des Studiums besonders gut lag. Sie war dort von 1979–1982 beschäftigt.

»Ich habe mich dort gezielt beworben, weil die Kardiologie schon während des Studiums mein bevorzugtes Fach gewesen ist. Da hat man auf der einen Seite die Möglichkeit, wirklich Interventionen vorzunehmen und den Menschen zu helfen, und auf der anderen Seite ist es für mich auch ein gut verständliches Fach gewesen. Dinge, wie Druck, Fluss, Hämodynamik – das habe ich schon immer sehr gut verstanden.«

Am dortigen Max-Planck-Institut war sie die erste Frau, die von ihrem Vorgesetzten eingestellt wurde. Nur ein Jahr nach Aufnahme dieser Tätigkeit ergab sich für sie die Möglichkeit, in die USA zu gehen, um dort spezielle Labortätigkeiten durchzuführen. Dort blieb sie ein gutes Jahr, bevor sie anschließend in das Max-Planck-Institut zurückkehrte. Dann entschloss sie sich aber für einen Stellenwechsel und bewarb sich mit Erfolg am Deutschen Herzzentrum München, um neben ihrer Forschungstätigkeit auch klinische Aufgaben übernehmen zu können.

»(…) Ich wollte aber gerne nicht nur Forschung, sondern auch Klinik machen, und habe mir selbst in Unkenntnis der üblichen Mentoring- und Protektionsvorgänge eine Stelle in der Klinik gesucht. Damals wusste ich nicht, wie das eigentlich in der Kardiologie abläuft (…) Besser wäre es sicher gewesen, ich hätte mir von meinem Chef eine Stelle suchen lassen und mich da auf einen protegierten Weg bringen lassen. Diese Notwendigkeit war mir damals aber nicht bewusst.«

Diese Entscheidung erwies sich für Frau Regitz-Zagrosek später als wenig vorteilhaft, weil sie am Deutschen Herzzentrum München keinen angemessenen Zugang zu den für die Facharztausbildung wichtigen Bereichen bekam. Somit verlor sie viel Zeit für ihre Facharztausbildung, und sie beschreibt rückblickend die Zeit dort von 1982 bis 1985 als schwierige berufliche Phase.

»Das war eine sehr unglückliche Wahl, muss ich sagen. Es gab damals keine Frauenförderung bzw. Nachwuchsförderung (…) Ich habe meine Facharztausbildung da angefangen, habe aber sehr viel Zeit verloren, weil ich zu wichtigen Dingen, wie Intensivstation erst sehr spät Zugang bekam und zu anderen Dingen, wie Herzkatheterun-

tersuchungen, gar keinen offiziellen Zugang bekam. Dabei konnte man mir durchaus nicht mangelndes Geschick vorwerfen. Ich bekam aber trotzdem keine Chance (…).

1985 entschied sich Frau Regitz-Zagrosek, mit einem leitenden Arzt zusammen in das Deutsche Herzzentrum nach Berlin zu wechseln. Dort engagierte sie sich in der Folgezeit für den Aufbau von Laboren und experimentellen Forschungseinrichtungen. Aber auch hier erwies sich der Verlauf ihrer Facharztausbildung für Innere Medizin und Kardiologie als schwierig, weil sie erst spät und nur mit Mühe Zugang zu den notwendigen invasiven Methoden bekam. Zudem wurde sie für die Erstellung ihrer Habilitation nicht so wie ihre männlichen Kollegen freigestellt, sondern musste dies außerhalb ihrer ohnehin schon sehr langen Arbeitszeiten erledigen.

»(…) Ich hatte dann auch in Berlin sehr große Probleme mit der Facharztausbildung, weil es mir erst sehr spät und nur mit sehr, sehr großem Energieaufwand gelungen ist, die mindestnotwendige Zeit in den invasiven Diagnostik und Therapie abzuleisten. Das ist extrem behindert worden. Ich bin auch nicht aufgefordert worden, mich zu habilitieren und bin dafür auch nicht freigestellt worden, wie meine männlichen Kollegen. Ich habe das irgendwann nachts gemacht. Da habe ich halt ein Jahr lang bis Mitternacht am Schreibtisch gesessen und habe das Werk dann meinem Chef auf dem Schreibtisch gelegt, was keine Begeisterung hervorgerufen hat. So brauchte ich unnötig lange Zeit für den Facharzt und für die Habilitation.«

Erst als Frau Regitz-Zagrosek die Möglichkeit hatte, sich auf eine Professur zu bewerben und sie aber dafür von ihrem Vorgesetzten keine Unterstützung erhielt, wurde ihr bewusst, dass sie für ihr langjähriges berufliches Engagement keine ausreichende Anerkennung bekommt.

»Ich habe mit Begeisterung meinen Beruf gemacht, habe alle Nachtarbeit erledigt, habe zahlreiche Doktoranden betreut, habe brav die Drittmittelprojekte bearbeitet und dabei alle Lorbeeren beim Chef abgegeben. Erst als ich mich dann auf eine Professur und Chefarztposition beworben habe und mir dafür von meinem Chef keine Unterstützung zuteil wurde, ist mir bewusst geworden, dass ich von ihm keine Förderung erhalte und nicht auf die entsprechenden Gleise gebracht werde, um einmal selbst eine leitende Position zu erlangen.«

Aufgrund dieser Erfahrung beschloss sie, die Abteilung zu verlassen. Da sie aus privaten Gründen in Berlin bleiben wollte, wechselte sie innerhalb des Herzzentrums die Abteilung, in die Kardiochirurgie, wo sie schließlich mehr Anerkennung und Förderung erfuhr. Es gelang ihr, auf die Professur für »Frauenspezifische Gesundheitsforschung mit Schwerpunkt Herz-Kreislauf-Erkrankung« an der Charité berufen zu werden, und kurz darauf wurde sie Vizedirektorin des Cardiovascular Research Centers an der Charité.

> *»Der Ärztliche Direktor des Deutschen Herzzentrums in Berlin hat erkannt, dass Herz-Kreislauf-Erkrankungen nicht geschlechtsneutral sind, und dass es hier Forschungsbedarf gibt, weil wichtige klinische Fragen noch nicht aufgearbeitet sind. (…) Und er hat erkannt, dass sicher auch Bedarf bei der Rekrutierung weiblicher Ärztinnen für die Fächer Kardiologie und Kardiochirurgie besteht. Er hat mir dann sehr geholfen, diesen Lehrstuhl zu bekommen und diesen Wissens- und Forschungsbereich hier zu etablieren.«*

Gleichzeitig blieb sie auch noch am Deutschen Herzzentrum Berlin aktiv und betreut dort weiterhin klinische Studien. *Zudem ist sie Sprecherin des 2003 an der Charité gegründeten Zentrums für Geschlechterforschung in der Medizin (GIM).*

> *»Ich habe nach wie vor die Möglichkeit, im Herzzentrum klinische Studien zu betreuen. Das ist sozusagen mein zweiter Job, und dann habe ich noch die Position der Sprecherin des GiM, sodass ich im Moment also wirklich experimentelle Molekularkardiologie mit einer Gruppe von 10–15 Mitarbeitern und Mitarbeiterinnen auf hauptsächlich selbst eingeworbenen Drittmittelstellen mache, klinische Forschung mache und mich um die Geschlechterforschung an der Charité kümmere. Und das führt dazu, dass ich sehr wenig Zeit habe«* (lacht).

Berufliche Anforderungen und persönliche Erfolgstrategien

Um all diese Tätigkeiten parallel ausüben zu können, ist eine klare Prioritätensetzung sowie eine ausgesprochen effiziente Arbeitsweise erforderlich. Frau Regitz-Zagrosek hält es dabei für wichtig, kreativ zu bleiben und sich Entscheidungsspielräume zu erhalten. Ganz entscheidend für ihren beruflichen Werdegang ist aus ihrer Sicht die Freude an der Forschungstätigkeit und das hohe Engagement, mit dem sie ihren Beruf immer ausübte.

> *»(…) Ich habe so viel Energie auf den Beruf gerichtet, weil ich nun mal sehr gerne Forschung betreibe, und weil ich in dem Beruf vieles von dem realisieren kann, was mir gefällt. Der Beruf ist für mich kein Instrument, um irgendwie nur aufzusteigen und eine bestimmte Position zu erreichen, sondern er ist Selbstverwirklichung.«*

Aus ihren eigenen Erfahrungen weiß sie, wie wichtig neben der erbrachten Leistung auch die Förderung durch Vorgesetzte und die Bildung von beruflichen Netzwerken ist. Sie legt Frauen deshalb nahe, sich aktiv um die Unterstützung durch Vorgesetzte zu bemühen, möglichst eine Person ihres Vertrauens anzusprechen und in die

Karriereplanung einzubeziehen. Nur so ist ihren Erfahrungen nach ein Aufstieg in höchste Positionen möglich.

> »Zunächst hatte ich mir ja überhaupt keine Gedanken gemacht und habe die Männer alle an mir vorbeiziehen lassen. Ich dachte immer, ich werde nach meiner Leistung belohnt, und ich werde schon irgendwann zum Zuge kommen. Als mir dann aber klar geworden ist, welche Mechanismen eigentlich dahinter stehen, konnte ich das Thema offensiver angehen, und da ist vieles besser geworden. (…) Wenn Sie eine Professur in der Medizin anstreben, dann müssen Sie mit ihrem Chef darüber reden können, wie Sie es schaffen, zu einer solchen Professur zu kommen. Und wenn der sagt, 'Das ist überhaupt kein Problem, Männer und Frauen haben die gleichen Chancen', dann kann ich nur empfehlen, möglichst bald einen Wechsel anzustreben, denn leider sind die Chancen von Frauen und Männern in den meisten Bereichen der Medizin immer noch sehr unterschiedlich verteilt.«

Vereinbarkeit von Berufs- und Privatleben und wechselseitige Einflüsse zwischen den Lebensbereichen

Der Beruf hat im Leben von Frau Regitz-Zagrosek immer eine sehr wichtige Rolle gespielt, und sie hat sich mit ihrem Beruf auch stark identifiziert. Um ihre berufliche Entwicklung nicht zu gefährden, erschien es ihr notwendig, voll für ihre Tätigkeit verfügbar sein zu können und nicht gegenüber den gegebenen Anforderungen zurückzufallen. Deshalb heiratete sie spät und verzichtete auf Kinder, da sie ansonsten fürchtete, ihre berufliche Tätigkeit nicht mehr mit vollem Einsatz ausfüllen zu können.

> »Ich habe erst spät geheiratet, weil ich noch ins Ausland gehen wollte und noch unabhängig bleiben wollte. (…) Ich wollte auch damals kein Kind, weil ich das Gefühl hatte, wenn ich Kinder habe, dann verliere ich beruflich den Anschluss. Ich hatte die Befürchtung, dass ich meine Arbeit nicht hätte so weiter fortsetzen können, wenn ich Kinder gehabt hätte.«

Obwohl die Berufstätigkeit einen sehr hohen Stellenwert für sie einnimmt, sieht sie es als wichtig an, ein privates Gegengewicht zu haben und auch Zeit für ihren Mann und für sportliche sowie kulturelle Aktivitäten zu haben. Daraus zieht sie auch gleichzeitig neue Energie für ihren Beruf.

> »Ich liebe zwar meinen Beruf, aber ich habe immer ein Auge darauf, dass ich auch Zeit mit meinen Mann verbringen kann und dass ich auch Sport ausüben und kulturelle Aktivitäten entfalten kann. Ich empfinde es geradezu als Verarmung, wenn das bei mir so schlimm wird, dass ich nur noch arbeite. (…) Dann hole ich mich selbst wieder zurück und denke, das muss einfach sein, dass man auch noch etwas außerhalb des Berufs macht. Und das ist auch eine ganz wichtige Rekreation für mich.«

Bilanzierung und Zukunftsvorstellungen

Frau Regitz-Zagrosek ist mit ihrer jüngsten beruflichen Entwicklung sehr zufrieden und fühlt sich auch im Privatleben zufrieden. Zukünftig möchte sie sich weiter im Bereich der Geschlechterforschung engagieren und möglichst viele junge Leute in ihrer beruflichen Entwicklung unterstützen.

>»Ich möchte diesen Bereich Geschlechterforschung jetzt wirklich voranbringen und möchte das als neuen Wissensbereich in der Medizin etablieren, einfach weil ich es für wichtig halte. Ich möchte die Studierenden dafür begeistern, sich da zu engagieren. Ich möchte möglichst vielen jungen Leuten auch besonders den Frauen helfen, ihre Ziele umzusetzen und möchte weiterhin ein zufriedener und glücklicher Mensch sein.«

Prof. Dr. med. Claudia Spies (Anästhesiologie und Intensivmedizin)

>»Mein Ziel ist es, mich mit dem, was ich mache, identifizieren zu können und kreativ sein zu können (...). Und das sind die Rahmenbedingungen, die ich für mich gesucht habe.«

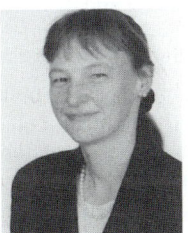

Prof. Dr. Claudia Spies (geb. 1961) wurde 2005 auf eine W3/C4-Professur berufen und ist seitdem Geschäftsführende Direktorin der Universitätsklinik für Anästhesiologie und operative Intensivmedizin an der Charité Berlin. Sie lebt in einer Partnerschaft und hat zwei Kinder.

Berufsfindung

Frau Spies kam durch ihre Familie schon früh mit der Medizin in Berührung. Zudem bekam sie während einiger Auslandsaufenthalte Einblicke in die Gesundheitsversorgung anderer Länder.

>»Wir sind ziemlich häufig im Ausland gewesen, z. B. in Südamerika, wo es insbesondere für benachteiligte Bevölkerungsgruppen wenig medizinische Hilfe gab. Und das hat mich schon als Kind beeindruckt, denn da sind viele Menschen an ihren Krankheiten gestorben. (...)«

Frau Spies machte ihr Abitur in Nürnberg und begann dort anschließend ein Medizinstudium, wobei sie mittels Hochbegabtenförderung unterstützt wurde.

Während des Studiums nutzte sie die Gelegenheit, verschiedene Bereiche praxisnah kennen zu lernen und interessierte sich zunehmend für die Anästhesie.

> *»Ich habe die Freiheiten im Studium genutzt und bin auf Leute zugegangen, um mir Dinge erklären zu lassen oder um mir Dinge anzusehen. Ich habe mich dann zunehmend für die Anästhesie begeistert, weil hier im Prinzip das gesamte operative Spektrum und alle Altersgruppen mit nahezu allen Krankheitsbildern behandelt werden. Ich glaube diese kreative Vielfalt an Entwicklungsoptionen ist es, was mich fasziniert hat an dem Fach.«*

1986 absolvierte sie an der Harvard Medical School in Boston ihr Praktisches Jahr. Obwohl sie die Möglichkeit hatte, dort anschließend in ein Residency-Programm einzusteigen, kehrte sie aber aus privaten Gründen wieder nach Deutschland zurück. 1987 schloss sie an der FAU Erlangen-Nürnberg ihr Studium mit der Approbation und der Dissertation ab.

Beruflicher Werdegang

Ihre erste Stelle trat sie im Städtischen Klinikum Nürnberg an. Nach ersten klinisch wissenschaftlichen Projekten hatte sie im Jahre 1990 die feste Absicht, ihre Laufbahn universitär fortzusetzen. Da sie gleichzeitig schwanger wurde, entschied sie sich nach Berlin zu ziehen, wo auch der Vater ihres Kindes tätig war. Sie wechselte an das ehemalige Universitätsklinikum Steglitz der Freien Universität, um in der Forschung tätig sein zu können und um ihre kreativen Ideen umsetzen zu können.

> *»Ich wollte wegen meines ersten Kindes nach Berlin kommen, weil der Vater meines Kindes in Berlin tätig war. Dann habe ich mich in Berlin umgesehen, was ich sehr spannend fand, und bin dann an die Uniklinik nach Steglitz gegangen. Die Intention war, Forschung machen zu können. Ich habe mein Habilitationsvorhaben begonnen, denn wenn man diese Voraussetzungen langfristig nicht erfüllt, wird man irgendwann in die Situation kommen, dass man es nicht mehr selber entscheiden darf, ob man weiterhin kreativ tätig sein kann. Und das wollte ich nicht.«*

Dort schloss sie 1993 ihre Facharztausbildung für Anästhesie ab und besetzte 1994 eine Position als Oberärztin. Zwei Jahre später beendete sie ihre Habilitation und bekam ihr zweites Kind. 1997 wurde sie zur Leitenden Oberärztin für die Intensivbereiche befördert und bekam 1999 das Angebot, an die Universitätsklinik für Anästhesiologie und operative Intensivmedizin der Charité an den Standort Mitte zu wechseln. Obwohl sie eigentlich einen Auslandsaufenthalt geplant hatte, nahm sie dieses Angebot an und arbeitete zunächst als Stellvertreterin des damaligen Klinikdirektors. Ein Jahr später übernahm sie dort eine C3-Professur und weitere vier Jahre später wurde ihr die kommissarische Leitung der Klinik übergeben. Als

sie 2004 einen Ruf auf eine C4-Professur nach Göttingen erhielt, wurden Bleibever-
handlungen aufgenommen, die dazu führten, dass sie einen Ruf auf eine C4-Pro-
fessur an der Charité erhielt und Geschäftsführende Direktorin der Klinik für Anästhesiologie und operative Intensivmedizin, Campus Virchow-Klinikum und
Campus Charité Mitte, wurde.

Berufliche Anforderungen und persönliche Erfolgsstrategien

Als wichtige berufliche Anforderungen sieht Frau Spies neben hoher beruflicher
Verlässlichkeit und der Bereitschaft zur Verantwortungsübernahme besonders die
Fähigkeit, aktiv Strukturen zu gestalten und klare Prioritäten setzen zu können.

> »Man hat ja auch eine große Verantwortung gegenüber den Patienten und gegenüber
> den Mitarbeitern und muss überlegen, wo die Prioritäten sind und was die Fürsorge
> für die Patienten und die Zusammenarbeit mit unseren klinischen Partnern insgesamt
> weiter bringt. Wichtig ist, dass man selbst Strukturen gestaltet, sonst gestaltet zuneh-
> mend die Verwaltung für einen. Ich glaube, wichtig ist die ›Aktion‹, dass man selbst für
> sich und mit seinen Kollegen definiert, was klinische Qualität bedeutet und im Sinne
> der Patienten entsprechende Initiative ergreift.«

Für ihren Werdegang spielte ihr berufliches Netzwerk eine wichtige Rolle, denn
neben dem inhaltlichen Austausch war die Unterstützung ihrer Kollegen sehr bedeutsam. Als besonders wichtig sieht sie es an, sich Ziele zu setzen und dafür auch
Zeitlimits festzulegen.

> »Für mich war immer wichtig, dass ich mir Ziele gesetzt und mir dafür zeitliche Limits
> gesetzt habe. Meistens habe ich diese Ziele dann auch erreicht (…).«

Frau Spies fühlt sich aufgrund ihres Geschlechts nicht benachteiligt. Sie hat aufgrund ihrer Geschlechtszugehörigkeit im Beruf durchaus auch positive Erfahrungen gemacht. Allerdings hält sie es für sehr wichtig, genau zu wissen, was man
will und dies entsprechend zu artikulieren.

> »Ich glaube nicht, dass mir mein Geschlecht geschadet hat, aber man muss es für sich
> selber so gestalten, dass man nicht in eine passive Situation kommt. Man darf nicht auf
> irgendetwas warten. Besonders, wenn man in einer Minderheitensituation ist. Dann ist
> es besonders wichtig, dass man für sich selbst ganz klar sagen kann, was man will und
> dies auch mitteilt.«

Sie hält es außerdem für notwendig, nicht immer perfekt sein zu wollen, denn
Fehler sind unvermeidlich. Als entscheidend sieht sie es an, aus Fehlern zu lernen
und sich nicht entmutigen zu lassen.

»Man wird nie perfekt sein, und man wird immer Fehler machen. (…) Ich finde es aber nicht schlimm, denn aus diesen Fehlern lernt man. Wenn ich alles richtig gemacht hätte, dann hätte ich nichts gelernt.«

Vereinbarkeit zwischen Berufs- und Privatleben und wechselseitige Einflüsse zwischen den Lebensbereichen

Frau Spies ist nach der Geburt ihrer Kinder jeweils sehr schnell wieder in ihren Beruf zurückgekehrt. Die Betreuung der Kinder wurde von zuverlässigen Personen ihres Vertrauens sowie von ihrer Mutter übernommen und war stets gut organisiert. Phasenweise wurde sie auch von ihrem damaligen Partner bei der Kinderbetreuung unterstützt. Sie hebt hervor, dass sich die Mutterschaft nicht nachteilig auf ihre Karriere ausgewirkt hat. Vielmehr hat sie gelernt, trotzdem den beruflichen Anforderungen gerecht zu werden.

Frau Spies fühlt sich in ihrem Leben sehr durch ihre Kinder bereichert und hat durch die Herausforderungen im privaten Bereich mindestens ebenso viel gelernt wie durch diejenigen im beruflichen Bereich. Obwohl sie bei einigen beruflichen Entscheidungen Rücksicht auf den privaten Lebensbereich genommen hat, musste sie dennoch keine größeren Abstriche an beruflichen Zielen hinnehmen.

»Ich würde nicht sagen, dass es im Privatleben etwas gab, wofür ich beruflich allzu sehr hätte zurückstecken müssen und auch nicht umgekehrt. Ich denke, wesentlich war es, die Balance zwischen beiden Bereichen zu finden.«

Bilanzierung und Zukunftsvorstellungen

Frau Spies ist sowohl mit ihrem Berufsleben als auch mit ihrem Privatleben sehr zufrieden. Rückblickend gibt es in beiden Lebensbereichen nichts, was sie hätte anders machen wollen. Probleme bzw. schwierige Situationen hat sie stets als Herausforderung und als Chance begriffen.

»Ich glaube nicht, dass ich in irgendeiner Form etwas bedauere, was ich gemacht habe. Ich habe immer daraus gelernt, also auch, wenn ich etwas persönlich als sehr schwierig empfunden habe. Ich habe mich immer gefragt, (…) welche Lehre ich für mich daraus ziehen kann, und ich war nie gegenüber anderen oder gegenüber mir selbst nachtragend.«

Für ihre berufliche Zukunft ist es ihr besonders wichtig, sich mit ihrer Arbeit identifizieren und kreativ arbeiten zu können. Ein besonderes Anliegen ist für sie außerdem die Nachwuchsförderung, wobei es ihr darum geht, auf individuelle Interessen abgestimmte Konzepte zu entwickeln und damit auch gleichzeitig das Engagement und die Motivation der Mitarbeiter zu fördern.

Es ist nicht mein Ziel, am Ende des Lebens möglichst viel erreicht zu haben oder möglichst berühmt zu sein. Mein Ziel ist es, mich mit dem, was ich mache, identifizieren zu können und kreativ sein zu können (…) Und das sind die Rahmenbedingungen, die ich für mich gesucht habe. Ein wichtiges Anliegen ist für mich die Nachwuchsförderung. Da möchte ich gerne verstehen, was sind die einzelnen Begabungen und Interessen, wie kann man diese fördern und welche Konzepte können entwickelt werden. Mir ist es wichtig, für die Mitarbeiter Gestaltungsspielräume zu schaffen sowie Eigeninitiative und Eigenverantwortung zu fördern, denn dadurch fördert man auch das Engagement. Und das merkt auch der Patient und das Umfeld, mit dem man es zu tun hat.«

Strategien der beruflichen Laufbahngestaltung im Vergleich

Die drei Ärztinnen dieser Gruppe entwickelten bereits während des Studiums ein ausgeprägtes Interesse für ihr späteres Fachgebiet und konnten sich entsprechend früh fachlich spezialisieren und wissenschaftlich profilieren. Sie nutzten gezielt berufliche Entwicklungschancen – dazu gehörten z. B. auch Auslandsaufenthalte zu Beginn ihrer beruflichen Laufbahn.

Charakteristisch für alle drei Ärztinnen sind ein überdurchschnittlich hohes berufliches Engagement, eine außerordentlich hohe Belastbarkeit und eine starke Identifikation mit ihrer Tätigkeit. Ihre Begeisterungsfähigkeit für den Beruf und ihre hohe Arbeitsmotivation ermöglicht es ihnen, auch schwierige berufliche Phasen durchzustehen. Sie weisen zudem ein ausgeprägtes Organisationstalent auf und verstehen es, Prioritäten zu setzen, weniger wichtige Aufgaben zu delegieren und kontinuierlich ihre beruflichen Ziele zu verfolgen. Das umfangreiche Arbeitspensum der Professorinnen in Patientenversorgung, Forschung und Lehre ist nur durch einen sehr effizienten Arbeitsstil zu bewältigen. Besonders am Beispiel von Frau Prof. Regitz-Zagrosek wird deutlich, dass exzellente Leistungen und hohe Einsatzbereitschaft für einen Aufstieg in höchste Positionen in der Wissenschaft nicht ausreichen. Vielmehr ist auch die Unterstützung der Vorgesetzten dafür erforderlich. Bei mangelnder Unterstützung ist deshalb ein Stellenwechsel bzw. das Suchen eines Mentors oder einer Mentorin ratsam.

Die Karriere mit Mutterschaft und Familie zu vereinbaren, schafften Frau Prof. Henne-Bruns und Frau Prof. Spies nur durch die private Organisation einer verlässlichen Kinderbetreuung und mit Hilfe einer Haushälterin bzw. durch die tatkräftige Unterstützung von Familienangehörigen. Nach der Geburt der Kinder kehrten sie sehr schnell wieder in ihren Beruf zurück und nahmen ihre Tätigkeit wieder in vollem Unfang auf.

2.3.2 Berufskarrieren in der Klinik

In Deutschland gibt es ca. 2200 Krankenhäuser zur Akutversorgung. Der größte Teil der Krankenhäuser ist auf die Grundversorgung der Patienten ausgerichtet. Weitere ca. 450 Häuser sind als Kliniken der Maximalversorgung ausgelegt. Hier finden sich hochspezialisierte Fachabteilungen, die für die Behandlung komplexer Krankheitsbereiche notwendig sind. Darüber hinaus gibt es über 1200 Reha-Kliniken, in denen die Nachsorge im Anschluss an die Akutversorgung sichergestellt wird (Krankenhausstatistik der Deutschen Krankenhausgesellschaft 2004).

Infolge von Sparzwängen ist die Situation an den Kliniken in den letzten Jahren durch eine Zunahme kurz befristeter Arbeitsverträge, die Streichung von Zulagen, eine Zunahme des bürokratischen Aufwands sowie durch knapper werdende Zeit für die Patienten gekennzeichnet. Im Zuge dessen verliert hierzulande die klinische Tätigkeit an Attraktivität und ärztliche Tätigkeiten im Ausland sowie alternative Tätigkeitsfelder (▶ Kap. 2.3.4) gewinnen stattdessen an Attraktivität. Unlängst kann von einem Mangel an Ärztinnen und Ärzten im kurativen Bereich gesprochen werden. Zurzeit gibt es etwa 3200 vakante Arztstellen an deutschen Krankenhäusern, davon etwa ein Drittel in Ostdeutschland (Ärztestatistik der Bundesärztekammer 2005).

Laut Statistik der Bundesärztekammer gab es im Jahre 2005 insgesamt 146.511 im stationären Bereich tätige Ärztinnen und Ärzte. Der Frauenanteil betrug 39,2%. In leitenden Positionen der Krankenhäuser lag der Frauenanteil dagegen nur bei rund 10%. Zum Vergleich: Im britischen Gesundheitssystem nehmen Ärztinnen rund 20% aller vergleichbaren Positionen ein, was dort angesichts des in England seit langem vorhandenen Ärztemangels als ein viel zu niedriger Wert angesehen wird. Differenziert man den bundesrepublikanischen Durchschnittswert nach Ost- und Westdeutschland, so ergeben sich deutliche Unterschiede: Während in den alten Bundesländern durchschnittlich nur 6,5% der Chefarztpositionen mit Frauen besetzt sind, liegt laut Statistik der Bundesärztekammer dieser Wert in den neuen Bundesländern bei rund 20%. Dabei variiert der Frauenanteil an leitenden Positionen in Kliniken stark nach Facharztgebieten. Der höchste Anteil findet sich in der Kinder- und Jugendpsychiatrie und -psychotherapie mit 23,7% und der geringste Anteil in der Urologie mit nur 1,8%. Gemessen an ihrem jeweiligen Erwerbsanteil sind Ärztinnen jedoch in den leitenden Positionen *aller* Facharztgebiete stark unterrepräsentiert (Ärztestatistik der Bundesärztekammer 2005).

Im Folgenden werden Ärztinnen vorgestellt, denen es gelungen ist, in eine Chefärztinnenposition aufzusteigen und die sich darüber hinaus stark in ihrem Tätigkeitsfeld engagieren. Bei den Fächern handelt es sich mit der Gynäkologie und der internistischen Rehabilitationsmedizin um Fächer, in denen vergleichsweise viele Frauen beschäftigt sind und mit der Urologie um ein Fach, das als reine Männerdomäne bezeichnet werden kann.

Dr. med. Martina Dombrowski (Gynäkologie)

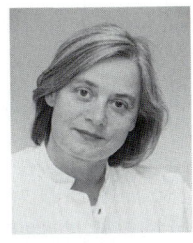

»Ich habe immer eine innere Motivation für diesen Beruf gehabt; das musste ich gar nicht steuern, sondern diese Motivation ist einfach da gewesen.«

Dr. Martina Dombrowski (geb. 1957) ist seit 2001 Chefärztin der Gynäkologie und Geburtshilfe und Leiterin des Brustzentrums im Evangelischen Waldkrankenhaus Spandau in Berlin. Sie ist verheiratet und hat zwei Kinder.

Berufsfindung

Durch ihre Eltern war Frau Dombrowski schon in ihrer Kindheit mit der Medizin in Kontakt gekommen. Ihr Vater war als Arzt an einer Klinik tätig und ihre Mutter arbeitete im Sozialmedizinischen Dienst. Ihr Interesse für die Medizin entwickelte sich während der letzten Schuljahre vor dem Abitur. Nach dem Abitur machte sie ein Praktikum in einer Kinderklinik und fühlte sich in ihrem Interesse für die Medizin bestätigt.

»In den letzten Jahren in der Schule, also die letzten Jahre vor dem Abitur, ist mein Interesse an der Medizin zunehmend gewachsen. Das lag sicherlich daran, dass ich als Kind oft auch durch meine Eltern mit Medizin zu tun hatte, und dann habe ich ziemlich direkt nach dem Abitur ein Praktikum in der Kinderklinik in Marburg gemacht. Das hat meinen Berufswunsch dann noch weiter bestätigt, dass ich dieses Fachgebiet wählen wollte.«

Unmittelbar nach dem Praktikum nahm sie ihr Medizinstudium in Berlin auf. Ihr anfängliches Interesse für Gynäkologie verfestigte sich während mehrerer Famulaturen, die sie sich gezielt in diesem Bereich gesucht hatte. Sie schloss sehr zügig ihr Studium ab und erhielt Ende 1982 ihre Approbation.

Beruflicher Werdegang

Für Frau Dombrowski stand fest, dass sie nach dem Studienabschluss unbedingt mit Patienten arbeiten wollte. Sie bekam im April 1983 eine Stelle als Assistenzärztin im Waldkrankenhaus Spandau und begann mit der Facharztausbildung in Gynäkologie und Geburtshilfe. Den Übergang vom Studium in das Berufsleben empfand sie als sehr anstrengend, denn die Nacht-, Schicht- und Bereitschaftsdienste waren körperlich belastend und bedeuteten eine große Umstellung gegenüber dem Studium. Dennoch machte ihr das Fach und die Arbeit als Ärztin großen Spaß.

> »Es war eine relativ harte Zeit, das waren ja damals 36-Stunden-Dienste, glaube ich, morgens kam man und am Nachmittag des Folgetages konnte man dann nach Hause. Und das in der Geburtshilfe, wo man nachts in der Regel zu tun hat – es war schon eine ziemlich harte Zeit. Und dieses erste halbe Jahr klinische Tätigkeit habe ich dann schon als heftig empfunden, so aus der Studentenzeit heraus, dann in die klinische Tätigkeit, mit dieser doch sehr erheblichen Dienstbelastung. Ich hatte damals sechs bis acht solcher langen Dienste im Monat. Trotzdem im Rückblick überwog immer die Freude am Fachgebiet, kann ich nicht anders sagen (…). Von Anfang an war da eine Faszination sowohl für das Fachgebiet als auch für die Arbeit mit den Patientinnen und den Kollegen und Kolleginnen in der Klinik.«

Bereits während ihres Studiums hatte sie mit ihrer Doktorarbeit begonnen, die sie im ersten Jahr als Assistenzärztin fertig stellte. 1986 bekam sie ihr erstes Kind. Sie setzte ein halbes Jahr aus und kehrte dann auf ihre Stelle zurück.

> »(…) Ich war ja mitten in der Facharztausbildung und deshalb habe ich nur ein halbes Jahr ausgesetzt und dann wieder angefangen. Es stand für mich die ganze Zeit fest, dass ich das tun würde. (…) Für mich war eigentlich klar, es muss eine Möglichkeit geben, den Beruf weiter zu machen, um auf jeden Fall die Facharztausbildung abzuschließen.

Zwei Jahre später kam ihr zweites Kind zur Welt. Diesmal kehrte sie nach einem dreiviertel Jahr Erziehungszeit in ihren Beruf zurück und konnte 1990 ihre Facharztausbildung abschließen. Ein Jahr später wurde in ihrer Abteilung eine Oberarztstelle frei, und sie wurde darum gebeten, diese Position zu übernehmen.

> »(…) Das war dann eine glückliche Fügung, dass gerade kurz nachdem ich meine Facharztausbildung abgeschlossen hatte, einer der Oberärzte das Haus verlassen hat. Ich habe damals nicht unbedingt damit gerechnet, dass ich dann diese Stelle kriegen würde, weil meine Elternzeit noch nicht lange zurücklag und ich erst gerade die Facharztausbildung abgeschlossen hatte. Und dann wurde das aber an mich herangetragen, denn man hatte registriert, dass ich Verantwortung übernehme und das ich das offensichtlich auch konnte.«

Sie arbeitete zehn Jahre als leitende Oberärztin in ihrer Abteilung. Als ihr damaliger Chefarzt 2001 in den Ruhestand ging, übernahm Frau Dombrowski nach einer kurzen Interimsphase die kommissarische Leitung der Abteilung und wurde schließlich für die Chefarztposition vorgeschlagen.

»(…) Der Chef ist in den Ruhestand gegangen und es gab eine Neubesetzung. Das ist aber aus mehreren Gründen kurzfristig beendet worden. Und dann war ich in der Situation, die kommissarische Leitung zu übernehmen, denn die Abteilung konnte ja nicht plötzlich führungslos sein. Ich habe das mehrere Monate gemacht und es lief ganz gut während dieser kommissarischen Leitung. In der Zeit hat der Krankenhausträger offensichtlich überlegt, (…) warum sollen wir da was anderes machen? Dabei spielte sicher auch die Scheu davor eine Rolle, eine Fehlbesetzung zu riskieren. Und so wurde ich gefragt, ob ich mich um die Leitung bewerben würde, und ich habe dem zugestimmt. Das war, wenn Sie so wollen, eine Glückssituation.«

Neben ihrer Tätigkeit als Chefärztin engagiert sie sich in einem Facharbeitskreis zum Thema Brustkrebs, Versorgungsstrukturen und Versorgung von Brustkrebspatientinnen in Berlin.

Berufliche Anforderungen und persönliche Erfolgsstrategien

Für ihren beruflichen Erfolg hält Frau Dombrowski besonders ihre hohe Motivation, ihre Belastbarkeit sowie die Bereitschaft, Verantwortung zu übernehmen, für entscheidend. Außerdem sieht sie gute Kommunikations- und Organisationsfähigkeiten als wichtige Anforderungen in ihrem Tätigkeitsfeld.

»Man muss belastbar sein und darf keine Angst vor Verantwortung haben. Ich habe immer eine innere Motivation für diesen Beruf gehabt; das musste ich gar nicht steuern, sondern diese Motivation ist einfach da gewesen. Das erlebe ich auch oft bei jungen Kollegen, man merkt ziemlich schnell, da ist jemand, der ist von innen heraus motiviert und bei anderen findet man das nicht so. Ich weiß auch nicht, woher das kommt. Es ist außerdem ganz wichtig, dass man ein bisschen organisieren und strukturieren kann.«

Jungen Kolleginnen rät sie, Zutrauen in die eigenen Fähigkeiten zu haben, mutig ihren Weg zu gehen und sich dabei nicht unterkriegen zu lassen. Frau Dombrowski hat zwar nie zielgerichtet auf eine Stelle als Chefärztin hingearbeitet, aber da sie schon immer gerne sehr selbständig gearbeitet und Verantwortung übernommen hat, war es für sie nicht schwierig, ihre jetzige Position auszufüllen.

»Chefärztin zu werden, war eigentlich nicht so ein direktes Ziel, aber ich habe im Arbeitsleben immer gemerkt, dass ich gerne Verantwortung übernommen habe, schon eigentlich relativ früh. In dem Moment, wo ich mir etwas zugetraut habe, wollte ich auch selber verantwortlich arbeiten. Das hat mich nicht geschreckt, in keiner meiner Berufsphasen, auch als Assistenzärztin nicht.

Allerdings empfindet sie die Administrations- und Managementaufgaben, die mit ihrer Arbeit verbunden sind, als große Belastung. Sie beklagt die Zunahme an Verwaltungsaufgaben, die nicht nur sie und ihre Position betreffen, sondern allgemein das Berufsbild verändert haben.

> »Im Moment bin ich beruflich eigentlich in der anstrengendsten Phase, in der ich je gewesen bin. (…) Das liegt aber vielleicht nicht unbedingt nur an meiner Position, sondern auch an den derzeitigen Umstrukturierungen im Gesundheitswesen. Der riesige Bereich von Managementaufgaben mit diesen ganzen Aspekten von Dokumentation, Controlling, Außendarstellung, Öffentlichkeitsarbeit (…) und diese Dinge. Während der ganzen klinischen Ausbildung habe ich gedacht, die Medizin und die Patientenversorgung kann ich, dem fühle ich mich immer gewachsen. Aber ich bin nicht Betriebswirtin, Juristin und Managerin (…) Ich habe im Moment mehrere Jobs, für die ich eigentlich nicht qualifiziert bin und die ich aber trotzdem machen muss. Das ist eine Situation, die ich nicht gut finde.«

Vereinbarkeit von Berufs- und Privatleben und wechselseitige Einflüsse zwischen den Lebensbereichen

Frau Dombrowski wollte schon immer Kinder haben, wobei für sie gleichzeitig auch der Beruf immer sehr wichtig war. Als sie noch während ihrer Facharztausbildung ihr erstes Kind erwartete, war sie in ihrer Abteilung die erste dort tätige Ärztin, die schwanger wurde. Entgegen anfänglicher Bedenken, wie ihr damaliger Chef auf diese Nachricht reagieren würde, gab es dann aber keine Probleme für sie und die Situation wurde akzeptiert.

> »Für mich war immer klar, dass ich Kinder haben wollte – egal wie schön ich den Beruf finde. (…) Und wir haben zu dem damaligen Zeitpunkt eben einfach die Entscheidung getroffen, denn den 'richtigen' Zeitpunkt gibt es nie. Als ich dann schwanger geworden bin, habe ich es zu Anfang schon als ein gewisses Problem empfunden, das meinen damaligen Chef zu sagen. Denn damals waren unter den Chefärzten schwangere Ärztinnen nicht unbedingt so akzeptiert.«

Bei der Vereinbarkeit ihrer Berufstätigkeit mit dem Familienleben war ihr Mann eine wichtige Stütze, weil er als Architekt freiberuflich tätig war und seine Arbeitszeiten auf familiäre Anforderungen abstimmen konnte. Außerdem beschäftigte das Paar eine Kinderfrau, so dass es für Frau Dombrowski möglich war, nach der Erziehungszeit in vollem Umfang in ihrem Beruf weiterzuarbeiten.

> »Mein Mann hatte einen sehr wichtigen Anteil daran, dass ich das mit dem Beruf und mit den Kindern so geschafft habe. Mein Mann ist nach der Geburt der ersten Tochter in die Freiberuflichkeit gegangen, um zeitlich flexibler gestalten zu können. Wir haben

dann eine große Wohnung genommen, wo das Büro meines Mannes in den vorderen Räumen war und wir in den hinteren Räumen gewohnt haben. Und wir haben eine Kinderfrau beschäftigt, die zu uns nach Hause kam. Auf diese Weise konnte mein Mann arbeiten und war bei Problemen trotzdem immer für das Kind ansprechbar. Es muss natürlich beim Partner die Bereitschaft da sein, seinen Teil zu übernehmen und zu sagen: 'Ich habe die gleiche Verantwortung für das Kind wie die Mutter.' Sonst hätte es nicht geklappt.«

Im Klinikalltag versucht sie ihre Kolleginnen mit kleinen Kindern zu unterstützen, indem sie ihnen Teilzeitmodelle ermöglicht. Allerdings können durch den häufigen Ärztinnenwechsel in Folge von Teilzeitarbeit Probleme bei der Patientenversorgung entstehen. Deshalb sieht sie es persönlich lieber, wenn sich die betreffenden Kolleginnen z. B. wöchentlich abwechseln, anstatt halbtags zu arbeiten. Insgesamt ist sie allerdings mit Teilzeitarbeit als Vereinbarkeitsmodell nicht sehr glücklich, da sie den Eindruck hat, dass sich dies negativ auf die Karrierechancen der Kolleginnen auswirkt. Insofern empfindet sie es perspektivisch wichtiger, die Männer mehr in die Kinderbetreuung einzubinden und ein Umdenken sowohl bei den Vätern als auch in der Gesellschaft insgesamt zu erreichen. Ihrer Meinung nach sollten junge Ärztinnen darauf achten, dass ihre Partner einen gleichberechtigten Anteil an der Kinderbetreuung übernehmen.

Bilanzierung und Zukunftsvorstellungen

Frau Dombrowski übt ihren Beruf trotz der hohen Arbeitsbelastung sehr gerne aus und empfindet die Gynäkologie und Geburtshilfe nach wie vor als »schönes und zufrieden stellendes Arbeitsgebiet«.

Bilanzierend sagt sie aber, dass ihre allerbeste Entscheidung in ihrem Leben nicht die Entscheidung für ihren Beruf oder für ihre Position als Oberärztin bzw. Chefärztin war, sondern ihre Entscheidung, Kinder bekommen zu haben.

»Wenn man mir sagen würde, irgendetwas musst du zurücknehmen in deinem Leben, dann würde ich alle beruflichen Dinge eher zurückgeben, als die Entscheidung ein Kind bekommen zu haben.«

Beruflich wünscht sie sich für die Zukunft eine Entlastung bei den stark zunehmenden administrativen Aufgaben, um sich stärker auf ihre Kernaufgaben im Zusammenhang mit der Patientenversorgung konzentrieren zu können.

»Ich denke, so wie heutzutage der Medizinbetrieb aufgebaut ist, würde ich mir für so eine Abteilung eine Doppelspitze wünschen, jemand der für die Patientenversorgung zuständig ist und jemand, der diese ganzen anderen administrativen Dinge übernimmt. Da müsste natürlich eine gute Kooperation zwischen beiden Personen vorhanden sein.«

Dr. med. Inge Ehlebracht-König (Internistische Rheumatologie)

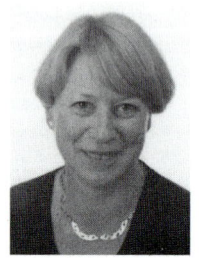

»Ich bin immer am Ball geblieben und habe kontinuierlich an meinem Themengebiet weiter gearbeitet, und ich habe mich dabei überhaupt nicht beirren lassen.«

Dr. Inge Ehlebracht-König (geb. 1950) arbeitet seit 2003 als leitende Chefärztin in der Internistisch-Rheumatologischen Klinik des Rehazentrums in Bad Eilsen. Zusätzlich engagiert sie sich unter anderem im Arbeitskreis Patientenschulung der Deutschen Gesellschaft für Rheumatologie, deren Sprecherin sie ist, sowie als Präsidentin der Deutschen Rheuma-Liga im Landesverband Niedersachsen. Sie ist verheiratet und hat ein Kind.

Berufsfindung

Frau Ehlebracht-König machte zunächst eine Ausbildung zur Medizinisch-Technischen Assistentin und arbeitete drei Jahre in diesem Beruf, bevor sie auf dem zweiten Bildungsweg das Abitur nachholte und anschließend ein Studium aufnahm. Sie studierte zunächst neben der Medizin auch Philosophie und Geschichte, entschied sich jedoch nach wenigen Semestern entgültig für die Medizin. Dabei wurde ihre Entscheidung maßgeblich durch ihre beruflichen Kontakte sowie durch ihr zunehmendes Interesse an der Medizin beeinflusst.

»Ich habe drei Jahre als MTA gearbeitet und sehr viel Kontakte mit Ärztinnen und Ärzten gehabt. (…) Irgendwann habe ich mir gesagt, diese Tätigkeit kann ich nicht bis an das Ende meines Berufslebens ausüben. Und dann habe ich auf dem zweiten Bildungsweg das Abitur nachgemacht und mich danach entschlossen, Medizin sowie Philosophie und Geschichte zu studieren – ich konnte mich anfangs noch nicht so richtig entscheiden. Dann hat die Medizin gesiegt …«

Noch während ihres Studiums in Hamburg, das durch ein Stipendium der Deutschen Studienstiftung finanziert wurde, lernte sie ihren späteren Mann kennen, der zunächst Psychologie und später ebenfalls Medizin studierte. Gegen Ende ihres Studiums wurde ihr Sohn geboren. Dennoch schaffte sie es Dank familiärer Unterstützung, ihr Studium in der Regelstudienzeit abzuschließen.

Beruflicher Werdegang

Der Berufseinstieg gestaltete sich dann etwas schwierig, weil es zur damaligen Zeit in Ballungszentren wie Hamburg kaum freie Stellen für Ärzte gab. Frau Ehlebracht-König suchte deshalb mit Erfolg im ländlich geprägten Landkreis Niedersachsens in der Nähe ihrer Eltern und Schwiegereltern im Reha-Bereich eine Stelle. Da ihr Mann zu dieser Zeit noch in Hamburg studierte, war für sie die Unterstützung der Eltern und Schwiegereltern bei der Betreuung ihres Sohnes sehr wichtig. In dieser Zeit schrieb sie auch ihre Doktorarbeit. Als ihr Mann zwei Jahre später sein Studium beendet hatte, kam er nach. Nun, wo ihr Mann ebenfalls vor Ort war, konnte er auch einen Teil der familiären und häuslichen Pflichten übernehmen. Dies ermöglichte Frau Ehlebracht-König, an ein Akutkrankenhaus zu wechseln, um ihre Facharztausbildung für Innere Medizin zu beginnen.

> »Ich habe mich mehrfach beworben, bin in der ganzen Region hin und hergelaufen und hatte dann das Glück, dass in einer benachbarten Kreisstadt der Chefarzt wechselte. Er hat mich eingestellt auf eine Stelle, die es eigentlich noch gar nicht gab. Ich hatte den Mut zu kündigen, obwohl die Stelle noch unsicher war. Aber ich hab ihm einfach vertraut, und das war auch gut so, denn die Stelle wurde genehmigt und es hat sich alles sehr positiv entwickelt.«

1989 schloss sie ihre Ausbildung als Fachärztin für Innere Medizin ab. Anschließend strebte sie eine Teilgebietsbezeichnung in der Kardiologie oder Rheumatologie an. Als ihr die Oberarztstelle in einer rheumatologischen Klinik angeboten wurde, entschied sie sich für diesen Bereich. Sie arbeitete dort mit großem Engagement und entwickelte Patientenschulungen, die sie auch in der Klinik implementierte und evaluierte. Zudem wirkte sie bei der Entwicklung von Schulungsprogrammen auf Bundesebene mit und entwickelte Forschungsprojekte, von denen die Klinik sehr profitierte.

> »Mir hat diese inhaltliche Arbeit einfach sehr viel Spaß gemacht und das gesamte Unternehmen war sehr erfolgreich. Ich habe meine Teilgebietsbezeichnung und noch ein paar Zusatzbezeichnungen abgeschlossen. Damit hatte ich im Prinzip alles erreicht, was ich mir vorgenommen hatte. Chefärztin zu werden, war nicht primär mein Ziel – es war eher die Konsequenz aus meinem vorangegangenen Engagement.«

Als die Chefarztposition in ihrer Klinik neu besetzt werden musste, zahlte sich ihr langjähriges Engagement aus: Sie wurde vom Vorstand der Landesversicherungsanstalt für diese Position vorgeschlagen. Diese Entscheidung wurde aus ihrer Sicht getroffen, weil sie durch ihr Engagement für die Patientenschulungen und bei der Entwicklung von Forschungsprojekten schon sehr viel für die Klinik getan hatte. Zudem hatte sie zuvor bereits erfolgreich die kommissarische Leitung der Klinik übernommen.

> *»(…) Meine ehemalige Chefärztin war zwischendurch erkrankt, sodass ich kommissarisch schon die Leitung vor einigen Jahren hatte. Dann ist sie noch einmal zurückgekehrt und musste aber aufgrund von Krankheit vorzeitig in den Ruhestand gehen. Die Landesversicherungsanstalt hat dann entschieden, dass diese Stelle nicht ausgeschrieben wird, sondern dass ich diese Stelle übernehmen kann. Dies war eine Vorstandsentscheidung und hing wahrscheinlich damit zusammen, dass ich im Vorfeld schon die ganzen Jahre viel für die Klinik getan hatte und die Klinikkonzepte vorangebracht hatte.«*

Neben ihrer Arbeit in der Klinik und im Forschungsbereich engagiert sie sich sehr in der Rheumaliga – ihre »Wochenendbeschäftigung«, wie sie es nennt. Für ihren beruflichen Werdegang hat diese ehrenamtliche Tätigkeit zwar keine große Bedeutung, aber sie hält die Arbeit in der Rheumaliga für sehr wichtig und möchte gern weiter ihre Vorstandstätigkeit im Landesverband ausüben, auch wenn ihr Engagement sehr viel Zeit und Energie erfordert.

Vereinbarkeit von Berufs- und Privatleben und wechselseitige Einflüsse

Bei der Vereinbarkeit von Berufs- und Familienleben spielte für Frau Ehlebracht-König die Unterstützung der Familie eine sehr wichtige Rolle. So gelang es ihr, durch die Hilfe ihres Mannes sowie ihrer Eltern und Schwiegereltern, ihr Studium in der Regelstudienzeit zu beenden.

> *»Ich habe meinen Sohn am Ende des Studiums geboren und konnte das Studium eigentlich nur in der Regelstudienzeit abschließen, weil die ganze Familie wirklich zusammengehalten hat. Sowohl mein Mann als auch meine Eltern und Schwiegereltern haben das Kind mitbetreut. (…) Wenn mir niemand den Rücken freigehalten hätte, oder wenn wir das nicht so gut hätten abstimmen können, wäre es nicht gegangen. Dann hätte ich vielleicht ein oder zwei Semester dranhängen müssen oder jemand Fremdes bezahlen müssen,, der mit auf das Kind achtet. Das alles geht nur, wenn man es gemeinsam trägt, sich gut organisieren kann und sehr diszipliniert ist.«*

Obwohl sie nach dem Studium die Möglichkeit hatte, im universitären Bereich zu bleiben, verzichtete sie darauf und entschied sich aufgrund der besseren Vereinbarkeitsbedingungen für den Reha-Bereich. Nach zwei Jahren wechselte sie dann aber in ein Akutkrankenhaus. Dies wurde möglich, weil ihr Mann nun auch vor Ort war und sie stärker bei der Kinderbetreuung unterstützen konnte. Trotzdem bezeichnet sie diese Zeit aufgrund der starken beruflichen und familiären Doppelbelastung als äußerst anstrengend.

»Ich bin in die Ausbildung für Innere Medizin gegangen, und merkte sehr schnell, dass man wirklich an seine Grenzen kommt. Es war zeitlich kaum zu schaffen, weil es ja nicht mit einer 40-Stunden-Woche getan war. Und es kamen auch noch die Wochenend- und Nachtdienste dazu. (...) Und zusätzlich in der Familie alles gut zu organisieren, das war schon sehr, sehr anstrengend. (...) Mein Mann und ich mussten auf sämtliche andere Dinge verzichten. Wenn ich heute zurückblicke, weiß ich manchmal gar nicht, wie wir das überstanden haben und was in der Zeit alles passiert ist. Die Zeit ist so wahnsinnig schnell vergangen und war so anstrengend.«

Das Paar verzichtete bewusst auf ein zweites Kind, denn beiden Partnern war der Beruf sehr wichtig und ein weiteres Kind wäre mit beruflichen Einschränkungen verbunden gewesen.

»Mir und meinem Mann hat der Beruf immer sehr viel Spaß gemacht, und so haben wir im Grunde genommen auf ein weiteres Kind verzichtet. Es hätte eine völlige Umstrukturierung in unserem bisherigen Leben bedeutet, wenn wir noch ein zweites Kind bekommen hätten.«

Inzwischen ist der Sohn zu Hause ausgezogen, aber die Unterstützung ihres Mannes ist für Frau Ehlebracht-König nach wie vor sehr wichtig, weil sie sich mit ihrem Mann aufgrund der inhaltlichen Nähe der beruflichen Tätigkeiten sehr gut austauschen kann und weil dadurch ein hohes gegenseitiges Verständnis für die beruflichen Anforderungen besteht. Sie erlebt die außerberufliche Arbeitsteilung mit ihrem Mann als sehr partnerschaftlich.

Berufliche Anforderungen und persönliche Erfolgsstrategien

Ihre MTA-Ausbildung und die anschließenden Erfahrungen in diesem Beruf erleichterten ihr nicht nur den Einstieg ins Berufsleben als Medizinerin, sondern wirkten sich auch positiv auf die Zusammenarbeit und den Kontakt mit den anderen Berufsgruppen im Krankenhaus aus.

»Ich habe in allen Bereichen im Krankenhaus praktische Erfahrungen gesammelt. Ich habe wirklich über ein halbes Jahr im Pflegebereich, ein halbes Jahr im Röntgenbereich und dann als MTA im Labor gearbeitet. Ich habe vor dem Medizinstudium schon viele Bereiche im Krankenhaus kennen gelernt, sodass ich die einzelnen Dinge gut zusammenbringen konnte und keine Berührungsängste hatte.«

Bei ihrer Arbeit profitiert sie davon, dass sie gerne mit Menschen umgeht und gerne im Team arbeitet. Dabei ist es ihr wichtig, interdisziplinär zu arbeiten und Patienten nicht nur medikamentös, sondern möglichst umfassend zu behandeln.

Sie beschreibt sich als sehr neugierig und begeisterungsfähig und hat große Freude daran, neue Behandlungsstrategien zu entwickeln.

>*»Ich bin gerne mit Menschen zusammen, das ist sicherlich eine wichtige Eigenschaft, (…) ich bin neugierig, sehr neugierig, ich versuche Dinge herauszubekommen und kann mich dann auch für Dinge begeistern. Gerade in der Inneren Medizin ist es immer wieder reizvoll, analysieren zu können, was hinter einer Erkrankung steckt und entsprechende Behandlungsstrategien entwickeln zu können. Wobei es mir ganz besonders viel Freude bereitet, einen umfassenden Ansatz in der Behandlung zu haben und verschiedene Mosaikbausteine zusammenzusetzen. Dabei ist es auch wichtig interdisziplinär im Team zu arbeiten und deshalb macht mir die Rheumatologie sehr viel Spaß. Ich wäre nicht zufrieden, wenn ich ausschließlich medikamentöse Therapien einsetzen könnte, was natürlich auch wichtig ist. Und das ist sicherlich etwas, was man in der Inneren Medizin sehr gut lernt. Mich haben in der Inneren Medizin immer schon Behandlungsstrategien besonders interessiert, die andere Bereiche zusätzlich mit einbeziehen.«*

Entsprechend ihrer Praxisorientierung empfindet sie das hohe Maß an Verwaltungsarbeit in ihrer Position als sehr belastend. Die Verwaltungsarbeit hat ihrer Erfahrung nach in den letzten Jahren sehr zugenommen. Hier sieht sie Veränderungs- und Verbesserungsbedarf. Eine Möglichkeit sei, diese Arbeiten zu delegieren und die Ärzte auf diese Weise zu entlasten.

>*»Ja, was unheimlich den Alltag belastet, sind die Dokumentationen. Durch die Angst vor juristischen Konsequenzen muss alles dokumentiert werden. Das hat derartig Überhand genommen, dass man zu der eigentlich medizinischen Tätigkeit in Relation viel weniger kommt. Man muss langfristig überlegen, wie Ärzte von diesen Dingen entlastet werden können.(…) Dieser gesamte Verwaltungsaufwand ist schrecklich, er kostet unheimlich viel Zeit, und ich glaube nicht, dass dadurch Patienten wirklich besser behandelt werden.«*

Als entscheidend für ihren Erfolg sieht sie ihr Durchhaltevermögen und ihre Fähigkeit an, kontinuierlich an einer Sache zu arbeiten, dranzubleiben, auch wenn sie belächelt oder nicht ernst genommen wurde. Da sich nach ihrer Erfahrung der Erfolg nicht sofort, sondern erst drei bis fünf Jahre später einstellt, hält sie auch eine hohe Frustrationstoleranz für wichtig. Aber ohne Unterstützung durch Dritte im beruflichen Umfeld geht es dennoch nicht.

>*»Wichtig ist, wenn man an einer Sache arbeitet, wirklich auf der inhaltlichen Ebene konsequent daran weiter zu arbeiten, (…) man braucht Durchhaltevermögen, unheimliches Durchhaltevermögen und eine hohe Frustrationstoleranz. Wenn man trotz so*

mancher Widerstände daran weiter arbeitet, erntet man die Früchte oft erst nach 3–5 Jahren (…). Ich bin immer am Ball geblieben und habe kontinuierlich weiter gemacht und habe mich überhaupt nicht beirren lassen. Ich bin am Anfang belächelt worden. Keiner hat das Arbeitsfeld so richtig ernst genommen.. Das Forschungsfeld und die Ergebnisse sind dann so gewachsen, es wurde immer umfangreicher, und plötzlich sah man den Erfolg. Unsere Arbeitsgruppe wurde nun sehr ernst genommen. (…) Was man unbedingt benötigt, um so etwas zu erreichen, sind engagierte Teamkollegen, Mitstreiter, die ebenfalls von der Sache überzeugt sind und die Unterstützung geben (…) Um gut mit Patienten umgehen zu können, positiv denken und kreativ sein zu können, halte ich eine positive Arbeitsatmosphäre für sehr entscheidend.«

Obwohl sie sich in ihrem Berufsverlauf nie als Frau benachteiligt fühlte, erlebt sie es immer wieder, dass Patienten sie als Krankenschwester ansprechen und selbstverständlich davon ausgehen, dass ein Arzt männlichen Geschlechts ist.

»Bis heute werde ich noch von den Patienten auf dem Flur als Schwester angeredet, immer noch (lacht). Die schönste Anekdote war im Akutkrankenhaus, da hatte ich eine ganz normale Station als Stationsärztin. Dort habe ich eine Patientin betreut, die schon fast eine Woche da war und ich habe jeden Tag Visite gemacht. Und am Tag der Chefarztvisite sagte die Patientin ganz empört, also das müsse sie ja mal sagen, das wäre ja so gut, dass nun endlich mal ein Arzt zu ihr käme, sie würde jetzt schon eine Woche im Krankenhaus liegen und hätte noch keinen Arzt gesehen.«

Grundsätzlich sieht sie, dass die Familienplanung für Ärztinnen berufliche Nachteile mit sich bringt. Häufig könnten Frauen, wenn sie kleine Kinder haben, die notwendigen Weiterbildungen nicht so schnell abschließen wie die Männer und gerieten bereits dadurch ins Hintertreffen. Daher müsse es Veränderungen sowohl im Bereich der Kinderbetreuung als auch im Bereich der Akzeptanz von Ärztinnen mit Kindern geben. Frauen, die schwanger werden, hätten immer wieder mit der Ablehnung von Kollegen zu kämpfen und seien im Klinikalltag häufig nicht gern gesehen. Denn sie fielen für die Nachtdienste aus, die sich dann auf die übrigen Kollegen verteilten. Es könne auch ganz allgemein zu Spannungen kommen, da eine Abteilung letztendlich immer mittragen müsste, wenn Frauen kleine Kinder haben und entsprechend zeitlich gebunden sind. Grundsätzlich erlebt sie Frauen aber als leistungsorientiert und auch als sehr effizient in ihrer Arbeit, da sie es gewohnt sind, sich gut zu organisieren. Allerdings stellt sie fest, dass Frauen häufiger keine ausreichende Karriereorientierung aufweisen, was für ihren Werdegang hinderlich sei.

»Und ein weiteres Problem ist, dass Frauen nicht primär so karrierebezogen sind und nun unbedingt Führungsaufgaben übernehmen wollen. Ich habe vor einiger Zeit an

einer Fortbildung teilgenommen, da ging es um Frauen in Führungspositionen. Ein Punkt hat mich wirklich beeindruckt: Die Referentin sagte: ‚Frauen warten eher darauf, dass sie aufgefordert werden.' Die gehen nicht von sich selbst heraus los und sagen: ‚Also ich bin sehr gut, und ich möchte jetzt diese Oberarztposition haben', sondern die warten eher darauf, dass sie angesprochen werden. Und wenn ich so zurückdenke, jetzt nicht nur für mich, sondern auch für Kolleginnen, ist das tatsächlich so! Die Frauen stehen nicht in der ersten Reihe und melden ihre Aspirationen an, da sind Frauen und Männer einfach unterschiedlich (…).«

Bilanzierung und Zukunftsvorstellungen

Frau Ehlebracht-König ist mit ihrem Berufs- und Privatleben sehr zufrieden. Manchmal findet sie es schade, dass sie nicht noch ein zweites Kind bekommen hat.

Zukünftig möchte sie sich im beruflichen Bereich verstärkt in der Rehabilitationsforschung engagieren. Gemeinsam mit Prof. Gutenbrunner hat sie die Leitung der neu eingerichteten Koordinationsstelle für angewandte Rehabilitationsforschung an der Medizinischen Hochschule Hannover übernommen. Ihr Ziel ist es, diese Koordinationsstelle zu etablieren und die Rehabilitationsforschung voranzutreiben. Inhaltlich möchte sie sich zukünftig auf die Behandlung des Fibromyalgie-Syndroms konzentrieren, ein Krankheitsbild, das überwiegend Frauen betrifft. Sie sieht die Notwendigkeit, sich in diesem Bereich zu engagieren, da dieses Krankheitsbild bislang zu wenig erforscht wurde.

»In Zukunft möchte ich mich gerne stärker dem Fibromyalgie-Syndrom widmen, das hauptsächlich bei Frauen vorkommt. Es ist eine chronische Schmerzerkrankung, und relativ wenig beforscht. Ich spiele mit dem Gedanken, mich in Zukunft intensiver mit Therapiekonzepten im Rahmen dieses Krankheitsbildes zu beschäftigen. Ich denke, in der Behandlung dieser stark belasteten Patientengruppe kann man noch eine ganze Menge mehr erreichen.«

Obwohl bereits mehrfach von der Medizinischen Hochschule und der Landesversicherungsanstalt Hannover an sie herangetragen wurde, zu habilitieren, ist sie unsicher, ob sie eine Habilitation wirklich benötigt. Sie befürchtet, dass ihr dann kaum noch Zeit für die praktische Arbeit mit Patienten bleibt.

»Ich hadere da mit mir, ich weiß nicht, wann ich das machen soll. Es ist einfach ein Zeitproblem. Ich bräuchte dafür englische Veröffentlichungen, das ist nicht meine Stärke. Ich müsste mich ganz aus dem klinischen Alltag herausziehen und so etwas bereitet mir einfach Bauchschmerzen. Persönlich ist mir der Patientenkontakt sehr wichtig, deshalb bin ich unsicher, ob ich eine Habilitation weiter verfolgen soll.«

Für die Zukunft wünscht sie sich, ihre Freizeitaktivitäten und Hobbys weiter auszubauen, um einen guten Ausgleich zur Arbeit zu haben und den Spaß bei der Arbeit nicht zu verlieren.

> »Ich möchte gerne die Freizeit, die ich habe, wirklich gut gestalten, meine Hobbys weiter ausbauen und gemeinsam mit meinem Mann diese Zeit wahrnehmen. Durch die erheblichen Belastungen am Arbeitsplatz erhält die freie Zeit für mich zunehmend einen größeren Stellenwert. Dabei ist es mir wichtig, noch andere Perspektiven zu eröffnen, denn man muss sehr stark aufpassen, dass man keine Scheuklappen bekommt. Das Schlimmste in der Medizin ist, wenn man verbittert und zynisch wird. Das halte ich für sehr, sehr schlecht.«

Prof. Dr. med. Margit Maria Fisch (Urologie und Kinderurologie)

> »Ich denke, es ist völlig gleich, in welche Richtung man geht, (…) Durchsetzungsvermögen braucht man in jedem Bereich, wenn man Karriere machen möchte. Wichtig ist dabei, dass man das innere Gleichgewicht beibehält, sonst schafft man das nicht.«

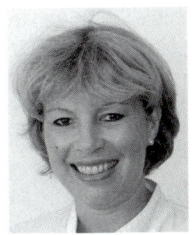

Prof. Dr. Margit Maria Fisch (geb. 1961) ist die erste Chefärztin an einer Urologischen Klinik in Deutschland. Seit 2002 arbeitet sie als leitende Ärztin am Urologischen Zentrum Hamburg in der Asklepios Klinik (im Allgemeinen Krankenhaus) Harburg. Außerdem engagiert sie sich in der Europäischen Gesellschaft für Rekonstruktive Urologie (ESGURS), deren Präsidentin sie ist. 2005 wurde ihr der Titel der außerplanmäßigen Professorin verliehen. Sie lebt in einer Partnerschaft und hat keine Kinder.

Berufsfindung

Frau Fisch hatte ursprünglich sowohl ein starkes Interesse an naturwissenschaftlichen Fächern als auch an Kunst und Literatur. Aufgrund der besseren Arbeitsmarktbedingungen im naturwissenschaftlichen Bereich kam sie unter anderem auf die Medizin und absolvierte in der Zeit zwischen schriftlichem und mündlichem Abitur ein Praktikum in einem Krankenhaus. Dieses Praktikum gab schließlich den Ausschlag für das Medizinstudium. Hierbei wurde sie auch durch ihren Vater bestärkt, der von ihrer Befähigung für den Beruf der Ärztin überzeugt war.

»(…). Ich wusste zunächst nicht, in welche Richtung ich gehen sollte. Ausschlaggebend war dann ein Kontakt mit der Leiterin einer Theatertruppe, die mir sagte: ‚Den künstlerischen Bereich kann man immer noch als Hobby wählen, machen Sie als Beruf etwas, womit Sie Ihr Brot verdienen können.' Und dann war ich bei den Naturwissenschaften. Ich hatte mir ursprünglich überlegt, Biologie zu studieren, habe dann auch über Psychiatrie nachgedacht und war damit bei der Medizin. In der Phase zwischen schriftlichem und mündlichem Abitur habe ich dann drei Monate ein Praktikum in einem Krankenhaus gemacht und danach stand für mich fest, dass ich mich damit identifizieren kann und dass ich gerne Medizin studieren möchte. Und besonders mein Vater hat mich darin auch sehr gestärkt und immer an mich geglaubt.«

1980 nahm sie das Studium an der Universität Saarbrücken in Homburg/Saar auf. Während der Wintersemester arbeitete sie in der Anatomie, denn diese Tätigkeit empfand sie als spannenden und interessanten Ausgleich zu dem sehr theoretischen Studium. Bereits während des Studiums interessierte sie sich mehr für operative als für konservative Fächer und im praktischen Jahr entschied sie sich endgültig für ihre spätere Fachrichtung.

»Die Anatomie hat mich im Studium begleitet und mich immer sehr interessiert. Als dann die Fächer Chirurgie, Gynäkologie, Urologie als Lehrfächer kamen, fand ich das absolut faszinierend. Schlussendlich fiel die Entscheidung im praktischen Jahr. Dort macht man ja drei Monate Innere Medizin, drei Monate Chirurgie und dann ein Wahlfach. Und ich hatte damals Gynäkologie machen wollen, dort keinen Platz bekommen und bin dann per Zufall in der Urologie gelandet. Und das hat mir wahnsinnig gut gefallen, so dass nach dem praktischen Jahr für mich feststand, ich will Urologin werden.«

Beruflicher Werdegang

Sie schloss ihr Studium 1986 mit der Approbation ab und kurz danach schloss sie auch ihre Promotion ab, die sie am Pathologischen Institut der Universität des Saarlands geschrieben hatte. Nach dem Studium suchte sie zunächst in Homburg/Saar und Umgebung eine Stelle, denn ihr damaliger Freund studierte dort noch. Sie wollte zunächst eine Stelle in der Chirurgie, weil die Chirurgie Voraussetzung für die Facharztausbildung zur Urologin ist. Doch eine Stelle zu finden, erwies sich als schwierig.

»Das war dann ein bisschen schwierig, denn nach dem Studium war das so, dass es damals zu wenig Stellen gab. Mein damaliger Freund hat noch in Homburg-Saar studiert, deshalb habe ich mich also erst mal dort beworben. Ich wollte eigentlich eine chirurgische Stelle, denn die Chirurgie ist die Voraussetzung für die Urologie. Und der damalige Chef, der Prof. Ziegler, war mir gegenüber sehr ehrlich und sagte: ›Wissen Sie, ich habe meine zwei Assistentinnen und eine dritte Stelle ich nicht ein‹.«

Nach weiteren vergeblichen Bewerbungen lernte sie über persönliche Kontakte den leitenden Oberarzt der Urologie an der Uniklinik Mainz kennen. Er stellte ihr in Aussicht, dort beginnen zu können, doch hierfür fehlte ihr noch das Chirurgische Jahr. Schließlich vermittelte ihr der leitende Oberarzt eine auf ein Jahr befristete Assistentinnenstelle an einer Klinik in Luxemburg. Dort lernte sie das französische System kennen, das weniger stark hierarchisch aufgebaut ist als in Deutschland. Für sie bedeutete das den Sprung ins kalte Wasser, weil sie sofort im OP als erste Assistenz, in der Unfallambulanz und auf dem Notarztwagen eingesetzt wurde, was in Deutschland unüblich ist.

>>Und meine Aufgabe war jetzt nicht, wie das in Deutschland üblich ist, überwiegend Zettel auszufüllen und diese Hilfsdinge zu tun, sondern meine Haupttätigkeit bestand eigentlich im Assistieren im OP. (…) Wenn ich im OP nichts zu tun hatte, dann habe ich in der Ambulanz mitgearbeitet. Ich bin auch sofort auf dem Notarzt-Wagen eingesetzt worden und habe auch, kann man sagen, alleine Nachtdienste gemacht. Der Chirurg hat zwar im Haus übernachtet, aber im Endeffekt war ich nachts komplett eigenständig. Das war natürlich auf der einen Seite unheimlich interessant, auf der anderen Seite schon ein Sprung ins kalte Wasser (…). Dadurch habe ich in dem Jahr wahnsinnig viel gelernt und bin mit einem OP-Katalog nach Deutschland zurückgekommen, über den sich wohl so mancher Chirurg im dritten Jahr gefreut hätte, wenn er das gemacht hätte.<<

Dieses Jahr in Luxemburg verschaffte ihr durch die umfangreiche Praxis eine optimale Startposition für ihre anschließende Facharztausbildung am Uniklinikum Mainz, dem >>Mekka<< der Urologie. Dort bedeutete die stark ausgeprägte Hierarchie einer Uniklinik allerdings eine große Umstellung gegenüber ihrer Zeit in Luxemburg. Hier war sie nun nur noch eine unter vielen und musste quasi von Null anfangen. Nach einem Jahr wurde sie dort von ihrem Chef gefragt, ob sie >>nur<< ihren Facharzt machen will, oder ob sie auch wissenschaftlich arbeiten und habilitieren möchte. Sie entschied sich dafür, auch wissenschaftlich arbeiten zu wollen, denn sie hatte schnell erkannt, dass an der Klinik eine hohe Leistungsorientierung vorherrschte. Nur wer bereit war, sich auch über die üblichen Anforderungen hinaus zu engagieren und die Habilitation anstrebte, wurde gefördert, wurde auf Kongresse mitgenommen und konnte Karriere machen.

>>(…) Dann kam mein damaliger Chef auf mich zu und sagte: ‚Was wollen Sie? Wollen Sie einfach nur so den Facharzt machen oder wollen Sie mehr? Wenn Sie mehr wollen, dann bitte ich Sie, reden Sie mit ihrem Partner, ob er das unterstützt.' Denn es war ein 12- bis 14-Stunden-Tag, und alles, was dann dazu gekommen wäre, wäre halt plus gewesen. Und dann habe ich mir das überlegt, habe das auch zu Hause besprochen und habe gesagt, dass ich schon auch Wissenschaft machen möchte, auf Kongresse fahren möchte und mehr möchte.<<

Frau Fisch schloss 1992 als erste Frau an diesem Institut ihre Facharztausbildung für Urologie ab. 1993 bekam sie eine Stelle als Oberärztin und 1995 war sie wiederum die erste Frau an diesem Institut, die sich habilitierte.

>*»Also, anfangs wurde ich mit einem müden Lächeln begrüßt, so nach dem Motto, ach, das kleine Blondchen, die bleibt eh wie die anderen höchstens zwei Jahre. Und dann merkte man plötzlich, ich werde zu einer Konkurrenz, und ab dem Zeitpunkt war das schon ein ziemlicher Gegenwind.«*

Zwei Jahre nach ihrer Habilitation wurde sie zur leitenden Oberärztin. Entsprechend dem Vorschlag ihres Chefs, bemühte sie sich um eine Professur, was sich aber als viel schwieriger erwies als erwartet.

>*»Ich habe mich beworben und ich dachte eigentlich immer, na ja, wenn man mal die Habilitation hinter sich gebracht hat, dann wird es einfacher. Aber ich muss sagen, als Frau fängt man dann erst an zu kämpfen, denn gerade im Fachgebiet der Urologie, was ich da teilweise in Bewerbungen erlebt habe, das ist unglaublich!! Man kann sich den Chefarzt für Urologie einfach nicht als Frau – und schon gar nicht als Blondine vorstellen. (…) Ich habe mich um eine C4-Stelle beworben und dann fragte mich ein Professor im offiziellen Vorstellungsgespräch wirklich: ‚Ja, wissen Sie, wenn das jetzt Gynäkologie, Anästhesie oder Radiologie wäre, dann könnten wir uns das vorstellen, aber Urologie … Sagen Sie mal, Frau Fisch, haben Sie ein Problem mit Männern?‘ Darauf habe ich geantwortet: ‚Also, entschuldigen Sie, würden Sie diese Frage einem Mann stellen, der sich um den Lehrstuhl der Gynäkologie bewirbt?‘ ‚Nein, also warum stellen Sie mir die Frage?‘ Oder ein anderes Beispiel: Als ich einem Professor auf einem Kongress vorgestellt wurde, an dessen Bereich eine C4-Professur ausgeschrieben war, sagte der ohne überhaupt etwas darüber zu wissen, was ich geleistet habe: ‚Seien sie nicht so traurig, wenn Sie das nicht kriegen, aber wir haben ein gewisses Dünkel, was die Nachfolge von dem Herrn Sowieso anbelangt.‘ (…) Das war sehr frustrierend. Vorher konnte man das durch Leistung wettmachen, da konnte man einfach zeigen, ich bin besser. Aber bei diesen Bewerbungen auf eine Professur – da geht nicht nur um Leistung, das sind andere Dinge, die da mit eine Rolle spielen.«*

Aufgrund der Erfahrung, dass sie als Frau in regulären Bewerbungsverfahren um eine Professur in der Urologie schlechte Chancen hatte, nahm sie ein Angebot am Allgemeinen Krankenhaus in Hamburg-Harburg an, obwohl dies ein »Umweg« für sie bedeutete, weil sie zunächst nur als Oberärztin und nicht als leitende Oberärztin tätig sein konnte. Nach anderthalb Jahren schied der Leiter der Abteilung aus und sie konnte die kommissarische Leitung übernehmen. In Folge der Zusammenlegung mit einer Abteilung des St. Georg Krankenhauses sollte dann jedoch der Leiter aus dem St. Georg Krankenhaus die Chefarztstelle der Abteilung übernehmen. Das Direktorium stellte sich dann aber gegen diese Entscheidung und schlug eine »Doppelspitze« vor. Auf diese Weise konnte Frau Fisch 2002 doch noch auf eine Stelle als Chefärztin wechseln und teilt sich seitdem mit ihrem Kollegen die Leitung der Abteilung.

Neben ihrer Tätigkeit als Chefärztin engagiert sie sich in mehreren Fachgesellschaften. So ist sie im Vorstand der Deutschen Gesellschaft für Urologie und hat dort das Amt der Pressesprecherin. Außerdem ist sie Präsidentin der Europäischen Gesellschaft für Rekonstruktive Urologie und organisiert das Internationale Meeting zur rekonstruktiven Urologie (IMORU) in Hamburg.

Berufliche Anforderungen und persönliche Erfolgsstrategien

Um sich in einer Männerdomäne wie der Urologie durchzusetzen, darf man aus der Sicht von Frau Fisch keine Berührungsängste haben und muss zu hundert Prozent zu dem stehen, was man tut. Wichtig erscheint ihr außerdem, dass die Tätigkeit Spaß macht und dass man daraus eine Motivation ziehen kann, um auch schwierige Situationen durchzustehen.

> *»Eines ist ganz klar, wenn sie in so ein Gebiet hineingehen und sie haben nicht den inneren Rückhalt, bzw. sie sind sich selbst unsicher und kämpfen innerlich, dann kämpfen sie auf zu vielen Fronten – das schaffen sie nicht. Aber in dem Moment, in dem sie merken, das macht mir Spaß, da ziehe ich eine Bestätigung raus, dann können sie das schaffen. (…) Und ich denke, es ist völlig gleich, in welche Richtung man geht, auch wenn es eine reine Männerdomäne ist, Durchsetzungsvermögen braucht man immer, wenn man Karriere machen möchte. Wichtig ist dabei, dass man das innere Gleichgewicht behält, sonst schafft man das nicht.«*

Am meisten gefällt Frau Fisch an ihrem Beruf die Betreuung von Patienten und besonders die Versorgung von Kindern. Daraus zieht sie sehr viel Bestätigung und Motivation für ihren Beruf. Als große Belastung bezeichnet sie den hohen Verwaltungsaufwand, der nur durch eine sehr effiziente Arbeitsweise zu bewältigen ist.

> *»Wenn man Kinder kompetent versorgt hat und dabei ein gutes Ergebnis erzielt, das ist einfach das Schönste, was es im Beruf an Bestätigung geben kann. Was natürlich ein Riesendrama ist, das ist der gesamte Verwaltungsaufwand, dieser Wust an Papier und dieser Wust an Administration (…) das ist unglaublich. Da braucht man viel Disziplin und eine sehr effiziente Arbeitsweise, um das zu bewältigen.«*

Frau Fisch hat die Erfahrung gemacht, dass es sehr wichtig ist, sich nicht gleich selbst in Frage zu stellen, wenn Probleme auftreten. Wichtig sei außerdem Durchhaltevermögen, auch wenn man manchmal glaubt, dass man mit dem Rücken zur Wand steht.

»Viele Frauen fragen sich sofort: Wo bin ich schuld? Was trage ich dazu bei? Kann ich das überhaupt? Wie kann ich das besser machen? Frauen hinterfragen sich und nicht unbedingt das System oder die Umgebung. Das sehe ich an meinen Mitarbeiterinnen. Allein schon diese Fragen stellen sich Männer viel weniger. Das haut mich manchmal vom Stuhl, wenn ich sehe, mit welcher Nonchalance viele Männer da durchmarschieren. Und das sind einfach tradierte Verhaltensmuster, die durchbrochen werden müssen. Dann sage ich zu den jungen Kolleginnen: ‚Mensch, bitte mal ein bisschen mehr Selbstvertrauen!' Und selbst dann wäre es immer noch viel weniger Selbstbewusstsein, als die meisten Männer mit der gleichen Qualifikation in dieser Position hätten (…).«

Vereinbarkeit von Berufs- und Privatleben und wechselseitige Einflüsse zwischen den Lebensbereichen

Um sich in ihrem Beruf durchzusetzen, war es für Frau Fisch notwendig, dem Berufsleben Priorität gegenüber ihrem Privatleben einzuräumen. Das bedeutete auch, dass sie zeitweilig alleine lebte bzw. dass sie nach ihrem Wechsel von Mainz nach Hamburg vorübergehend eine Wochenendbeziehung in Kauf nehmen musste.

»Bei mir hatten meine beruflichen Entscheidungen zum Teil negative Auswirkungen auf mein Privatleben. Als damals zum Beispiel die Entscheidung zur Habilitation anstand, hat mein damaliger Lebensgefährte gesagt: »Was soll das, warum willst du habilitieren?« Für ihn stand Familie ganz vorne an erster Stelle, und für mich war es erst mal wichtiger, eine vernünftige Berufsausbildung zu machen, und danach über Familie nachzudenken. Das passte dann irgendwann nicht mehr zusammen. Insofern hatte das dann eine Konsequenz für mein Privatleben. Auch bei dem Wechsel nach Hamburg war es so, dass ich nicht wegen meines Partners nach Hamburg gegangen bin, sondern ich bin wegen meines Berufes nach Hamburg gegangen und mein Partner ist dann später nachgekommen.«

Durch ihre hohe Arbeitsbelastung während der Phase ihrer Weiterbildung und Habilitation konnte sie sich nicht vorstellen, wie sie ihren Beruf mit Kindern hätte vereinbaren können. Deshalb verzichtete sie in dieser Zeit auf Kinder. Heute wäre das für sie als Chefärztin mit ihrem derzeitigen Partner leichter organisierbar, aber nun ist es für sie schon etwas spät, Kinder zu bekommen.

»Ich konnte mir aufgrund der Arbeitsbelastung in einem operativen Fach nicht vorstellen, wie ich das mit Kindern organisieren sollte. Beruf und Kinder in einem operativen Fach zu kombinieren, ist wahnsinnig schwer. Es geht in meinen Augen wirklich nur mit einem Partner und einer Familie, die einem den Rücken frei hält, anders geht das nicht. Diese Kombination von beidem, ich glaube das schaffen nur ganz wenige mit günstiger Ausgangsposition.«

Die schlechten Vereinbarkeitsbedingungen von Beruf und Familie speziell in den operativen Fächern sieht sie auch als größte Hürde für den beruflichen Aufstieg von Frauen an. Dabei sei die Vereinbarkeit nicht nur für die Mütter selber ein Problem, sondern auch für die Kolleginnen und Kollegen, denn es sei bislang nur unzureichend organisatorisch geregelt, wenn eine Frau in den Mutterschutz geht.

> »Das müsste man eigentlich viel besser organisieren, denn man kriegt so schnell keinen Ersatz. Und das ist für die anderen Kollegen dann häufig eine wahnsinnige Belastung, wenn z. B. plötzlich zwei Mitarbeiter in Mutterschutz sind und die Verwaltung diese Stellen nicht neu besetzt. So etwas ist eigentlich frauenfeindlich, da müsste noch einiges getan werden.«

Gerade wegen der hohen beruflichen Beanspruchung achtet Frau Fisch darauf, sich private Freiräume zu schaffen und möglichst viel Zeit mit ihrem Lebenspartner zu verbringen. Es ist ihr wichtig, ein Gegengewicht zum Berufsleben zu haben. Ihr Lebenspartner arbeitet in der Arbeitsmedizin und hat regelmäßige Arbeitszeiten. Dennoch ist es manchmal schwierig, die Arbeitszeiten aufeinander abzustimmen, da sie sehr lange und zum Teil auch unregelmäßige Arbeitszeiten hat. Umso wichtiger ist ihr die gemeinsame Zeit mit ihrem Partner.

> »Sie brauchen Gegengewichte. Man muss versuchen, irgendetwas anderes zu tun. Wenn Sie sich nur noch mit einer Sache beschäftigen, dann denke ich, ist das auf Dauer ungesund. Wenn ich nach Hause fahre, dann würde ich sagen, in 90% der Fälle nehme ich mir keine Arbeit mit, wenn es sich irgendwie verhindern lässt. (…) Dadurch komme ich zwar erst später nach Hause, aber ich bin wirklich zu Hause, das ist mir schon wichtig. Und dann sind besonders die gemeinsamen Wochenenden und Urlaube wichtig. Ich habe auch öfter versucht, meinen Partner in die Kongresse mit zu integrieren. Das ist aber nicht so einfach, weil es meistens nur ein Damenprogramm gibt. Und als einziger Herr, wenn er dann das Puppenmuseum mit besuchen muss, das ist dann nicht immer so lustig.«

Bilanzierung und Zukunftsvorstellungen

Frau Fisch ist mit ihrem Berufsleben sehr zufrieden. Und auch im Privatleben kann sie sagen, dass sie ihre Entscheidungen nicht bereut. Aufgrund mangelnder Vorhersehbarkeit und Planbarkeit ihres beruflichen Werdegangs war eine Familienplanung schwierig. Stattdessen hat sie abgewartet, wie sich ihre Situation entwickelt und jeweils aus der Situation heraus Entscheidungen getroffen.

> »Mit meiner beruflichen Laufbahn bin ich absolut zufrieden, und ich bin auch zu sehr Realistin, um jetzt im Nachhinein irgendetwas im Privatleben zu beweinen. Es hat sich einfach so entwickelt, und insofern habe ich mir nicht den Kopf darüber zerbrochen, wie ich Beruf und Familie vereinbaren soll, weil mir nicht klar war, wo ich später landen

werde. Und jetzt kann ich definitiv keine Kinder mehr bekommen. Also kann ich auch nicht sagen, hättest du es damals vielleicht doch anders gemacht – ich bin einfach in die Situation hinein und habe dann ad hoc entschieden.«

Für die Zukunft plant Frau Fisch den urologischen Schwerpunkt ihrer Abteilung auszubauen und eine urologische Schule für spezielle Verfahren in der Kinderurologie und der rekonstruktiven Urologie weiter zu etablieren. Dabei ist ihr der internationale Austausch wichtig. Außerdem ist es ihr wichtig, dass ihre Mitarbeiterinnen und Mitarbeiter noch eigenständiger arbeiten können und eigene Patienten betreuen, um die Arbeitszufriedenheit positiv zu beeinflussen. Ihre Erfahrungen als Frau in einer Männerdomäne wirken sich auch auf ihre Tätigkeit aus, denn obwohl sie sich nicht explizit frauenpolitisch engagiert, hält sie die Unterstützung von Frauen in ihrem Arbeitsbereich für wichtig.

»Ich stelle natürlich schon fest, dass ich Frauen teilweise ein bisschen mehr unterstützen muss. Jetzt nicht, was Leistung oder Anspruch angeht, sondern einfach nur den Rücken stärken. Denn die erleben das, was ich in der Vergangenheit auch erlebt habe. Und wenn man sie nicht unterstützt, bekommen sie auch Querschüsse (…). Zwei Kolleginnen und ich organisieren jetzt einmal im Jahr ein Urologinnen-Treffen. Wir holen alle Urologinnen zusammen und machen ein gutes Wissenschaftsprogramm. Und es werden doch zunehmend mehr Frauen, das ist erfreulich.«

Strategien der beruflichen Laufbahngestaltung im Vergleich

Alle drei Ärztinnen dieser Gruppe haben sich früh für ihre späteren Facharztgebiete interessiert und gezielt darauf hingearbeitet, dort eine Weiterbildungsstelle zu bekommen. Darüber hinaus haben sie früh umfangreiche praktische Erfahrung in ihren Gebieten sammeln können: Frau Dr. Dombrowski hatte bereits nach dem Abitur ein Praktikum in einer Kinderklinik gemacht und später absolvierte sie auch mehrere ihrer Famulaturen in der Gynäkologie. Frau Dr. Ehlebracht-König hatte nicht nur durch ihre Tätigkeit in ihrem Erstberuf als Medizinisch-Technische Assistentin umfangreiche praktische Erfahrungen, sondern vertiefte auch während des Studiums gezielt ihr Interesse für die Innere Medizin. Frau Prof. Fisch sammelte schließlich durch ihre studentische Hilfstätigkeit in der Anatomie und während einer Famulatur praktische Erfahrungen. Außerdem konnte sie bereits in ihrem ersten Berufsjahr in Luxemburg vergleichsweise eigenständig arbeiten, was sich für ihren OP-Katalog sehr positiv auswirkte. Alle drei Ärztinnen haben sich zudem in ihren Arbeitsbereichen von Beginn an stark engagiert und zeigten die Bereitschaft, Verantwortung zu übernehmen. Eine weitere Gemeinsamkeit dieser Gruppe von Ärztinnen ist, dass sie zunächst die kommissarische Leitung übernommen haben und sich in dieser Funktion bewährt haben, bevor ihnen schließlich ganz die Position als leitende Chefärztin übertragen wurde.

Während Frau Dr. Ehlebracht-König bereits zum Ende des Medizinstudiums ein Kind bekam und anschließend ganz bewusst die Rehabilitationsmedizin wählte, um Mutterschaft und Berufstätigkeit besser vereinbaren zu können, spielten diese Überlegungen bei der Fachgebietswahl von Frau Dr. Drombrowski und Frau Prof. Fisch keine Rolle. Frau Dr. Dombrowski bekam ihre zwei Kinder während der Fachärztinnenausbildung, und es gelang ihr nur mit Hilfe der tatkräftigen Unterstützung ihres Mannes, ihre Berufstätigkeit in vollem Umfang in einem operativen Fach fortsetzen zu können. Dies war möglich, weil ihr Mann freiberuflich arbeitete und seine Arbeitszeiten auf die familiären Anforderungen abstimmen konnte.

Am Beispiel von Frau Prof. Fisch werden die Gründe für einen Verzicht auf Kinder besonders deutlich: Sie absolvierte ihre Weiterbildung in der Urologie an einer Universitätsklinik und somit in einer Männerdomäne, wo die Hierarchie und Konkurrenz im Kollegium sehr stark ausgeprägt war. Um ihre Weiterbildung und ihre Habilitation erfolgreich abschließen zu können, war es für sie notwendig, »immer am Ball zu bleiben«. Hinzu kam, dass es keine berufliche Planungssicherheit für eine wissenschaftliche Laufbahn gab. Nach ihrer Habilitation erwies es sich trotz bester Leistungen für sie als Frau sehr schwierig, eine Professur zu erlangen. Als sie unter großen Anstrengungen eine unbefristete Stelle an einem Krankenhaus in Hamburg Harburg bekam und kurze Zeit später die Position der leitenden Ärztin übernehmen konnte, war die »Kinderfrage« aufgrund ihres Alters kaum noch aktuell.

Zusammenfassend können also folgende Rahmenbedingungen als erschwerend für eine Familieplanung angesehen werden:

a) berufliche Planungsunsicherheit durch kurz befristete Arbeitsverträge und hohe Mobilitätsanforderungen,

b) starre Hierarchien und an der »männlichen Normalbiographie« orientierte Karrieremuster sowie

c) schwierige Bedingungen der Akzeptanz eines weiblichen Chefarztes in einer Männerdomäne.

2.3.3 Berufskarrieren in der Niederlassung

In Deutschland waren 2005 laut Statistik der Bundesärztekammer insgesamt 134.798 Ärztinnen und Ärzte in der ambulanten Versorgung von Patienten beschäftigt. Davon waren 126.252 als niedergelassene Ärztinnen und Ärzte tätig. Der Frauenanteil im ambulanten Bereich betrug insgesamt 37%. Eine neue Entwicklung in der ambulanten Versorgung stellen die Medizinischen Versorgungszentren dar. Seit ihrer Einführung im Rahmen der Gesundheitsreform 2004 verzeichnen diese von Ärztinnen und Ärzten geleiteten fachübergreifenden Versorgungseinrichtungen einen starken Zuwachs. Nach Pressemitteilungen der Kassenärztlichen Bundesvereinigung vom Januar 2006 gibt es bundesweit 341 Medizinische Versorgungszentren, wobei innerhalb des letzten Quartals im Jahre 2005 allein ein Zuwachs um 26,3% stattgefunden hatte. In den Medizinischen Versorgungszentren sind laut Kassenärztlicher Bundesvereinigung 1295 Ärztinnen und Ärzte beschäftigt und davon ist knapp die Hälfte angestellt beschäftigt. Am stärksten vertreten sind Ärztinnen und Ärzte aus den Gebieten Allgemeinmedizin, Innere Medizin und Diagnostische Radiologie. Die Hauptträger der Medizinischen Versorgungszentren sind Vertragsärztinnen und -ärzte mit einem Anteil von 75% sowie Krankenhäuser. Eine weitere wichtige Entwicklung der letzten Jahre besteht darin, dass die Zahl der ausschließlich privat tätigen Ärzte kontinuierlich zunimmt. Ihre Zahl hat sich nach Angaben der Bundesärztekammer von 5700 im Jahre 2001 auf 7900 im Jahre 2005 erhöht. Grundlegende Neuerungen sind außerdem mit einer anstehenden Änderung des Vertragsarztrechtes geplant. Das als Gesetzesentwurf vorliegende und vermutlich 2007 in Kraft tretende Vertragsarztänderungsgesetz (VÄG) soll die Flexibilität der Berufsausübungsmöglichkeiten deutlich erhöhen (einschließlich einer Verzahnungsmöglichkeit von stationärer und ambulanter Tätigkeit). Auf Grundlage dieser Gesetzesänderungen wird der Deutsche Ärztinnenbund zusammen mit der Kassenärztlichen Vereinigung Bayern einen Entscheidungsleitfaden für die individuelle Karriereplanung herausgegeben.

Vor dem Hintergrund der Umbrüche im Gesundheitssystem und bedingt durch zunehmende Sparzwänge sind niedergelassene Ärztinnen und Ärzte in den letzten Jahren von steigenden wirtschaftlichen Risiken, geringer werdenden Einnahmen und einer Zunahme des Verwaltungsaufwandes betroffen. Viele Mediziner und Medizinerinnen scheuen deshalb das Risiko der Selbständigkeit. So konnten im Jahre 2005 nach Angaben der Kassenärztlichen Bundesvereinigung 609 Hausarzt- und 224 Facharztstellen nicht besetzt werden. Zudem sind über die Hälfte der niedergelassenen Haus- und Fachärzte älter als 50 Jahre, sodass in absehbarer Zeit der Bedarf an nachrückenden Ärztinnen und Ärzten in der ambulanten Versorgung noch steigen wird (Ärztestatistik der Bundesärztekammer 2005).

Im Folgenden werden drei Ärztinnen vorgestellt, die sich als Fachärztinnen für Orthopädie, Psychotherapie und Allgemeinmedizin in verschiedenen Praxisformen (Einzelpraxis, Praxisgemeinschaft und Gemeinschaftspraxis) niedergelassen haben.

Hildegard Bosbach (Orthopädie)

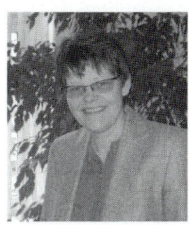

»Ich würde sagen, der Beruf ist Leidenschaft, da gibt es für mich keinen 8-Stunden-Arbeits-Rhythmus, sondern das ist ein fließender Übergang zwischen Berufs- und Privatleben (…).«

Hildegard Bosbach (geb. 1957) arbeitet als niedergelassene Orthopädin in eigener Praxis in Berlin. Sie machte ihr Abitur über den zweiten Bildungsweg und hat eine Erstausbildung als Krankenschwester. Sie lebt in einer Partnerschaft ohne Kinder.

Berufsfindung

Frau Bosbach ist die Jüngste von 11 Kindern, und wurde in ihrer Kindheit vom Beruf des Vaters stark geprägt, der als praktischer Arzt eine Praxis führte, die im Haus der Familie untergebracht war. Auch die Mutter arbeitete in der Praxis des Vaters mit, sodass der familiäre Alltag durch die Praxistätigkeit strukturiert wurde.

»Meine Berufswahl hatte sicherlich familiäre Hintergründe, denn mein Vater war praktischer Arzt mit einer Praxis auf dem Lande, und wenn man nach Hause kam, dann saßen Patienten im Warteraum, und da musste man durch gehen und kam dann in die Küche (…). Meine Mutter hat auch in der Praxis mitgearbeitet und manchmal hat mich mein Vater zu Hausbesuchen mitgenommen.«

Zunächst beendete sie ihre Schulbildung mit der Mittleren Reife, da der Vater ein Abitur für Mädchen als unnötig erachtete, und entschloss sich, eine Ausbildung als Krankenschwester zu machen. Da sie jedoch für diese Ausbildung noch zu jung war, besuchte sie zunächst ein Jahr lang die Pflegevorschule im Internat eines katholischen Krankenhauses in der Region um Aachen und absolvierte dort anschließend von 1974–1977 ihre Ausbildung zur Krankenschwester. Während dieser Zeit reifte ihr Entschluss, das Abitur nachzuholen.

»Das Entscheidende war für mich, dass ich während dieser Ausbildung zur Krankenschwester immer das Bedürfnis hatte, mehr wissen zu wollen, irgendwie reichte mir das vermittelte Wissen nicht. Ich wollte erkennen, warum eine Entscheidung getroffen wird, die ich ja dann auszuführen hatte. Manchmal dachte ich auch, dass Entscheidungen nicht richtig waren, aber ich konnte aufgrund mangelnder Fachkenntnisse nicht argumentieren (…).«

Zu dieser Zeit bestand in Berlin bereits die Möglichkeit, an einer Abendschule für Berufstätige das Abitur zu machen, und da auch eine ihrer Schwestern in Berlin lebte, bewarb sie sich dort um eine Stelle als Krankenschwester. Sie bekam mehrere Zusagen und entschied sich für das Oskar-Helene-Heim der Freien Universität Berlin. Parallel dazu besuchte sie das Abendgymnasium und schloss dieses 1982 erfolgreich mit dem Abitur ab.

> »(…) meine Planung ging zielgerichtet nach Berlin, weil dort auch eine meiner Schwestern wohnte. In Berlin habe ich eine Stelle als Krankenschwester im Oskar-Helene-Heim bekommen und parallel am Abendgymnasium angefangen, mein Abitur nachzumachen. Da brauchte ich dann viel Disziplin, um das 3,5 Jahre lang jeden Abend von 18.00–21.30 Uhr durchzuhalten. Es gab sehr viele, die das abgebrochen haben (…).

Als frisch gebackene Abiturientin bewarb sie sich um einen Studienplatz in der Medizin, den sie im zweiten Anlauf zum Sommersemester 1983 an der Freien Universität Berlin antreten konnte. Dabei wurde ihr verlängerter Bildungsweg berücksichtigt. Obwohl sie auch während des Studiums halbtags als Krankenschwester berufstätig blieb, schloss sie ihr Studium sehr zügig innerhalb der Regelstudienzeit ab. Nach ihrem dritten Staatsexamen überbrückte sie eine halbjährige Wartezeit auf eine bereits zugesagte AIP-Stelle am Jüdischen Krankenhaus Berlin, indem sie in einer orthopädischen Praxis als Arzt im Praktikum mitarbeitete.

> »(…) und dann bin ich an einen niedergelassenen Orthopädenkollegen herangetreten, den ich noch von seiner Tätigkeit aus dem Oskar-Helene-Heim kannte, ob er mich ein halbes Jahr als Ärztin im Praktikum in seiner Praxis gebrauchen könnte. Er hat das auch sofort gemacht, und dann habe ich dort gearbeitet, wovon ich heute noch profitiere, weil ich dort praktische Erfahrungen und Kenntnisse gesammelt habe, die man in der Klinik einfach nicht vermittelt bekommt.«

Im Anschluss daran trat sie die AIP-Stelle im Jüdischen Krankenhaus an und bekam 1991 ihre Approbation.

Beruflicher Werdegang

Nach ihrer Approbation arbeitete sie noch bis 1992 auf einer Assistenzärztinnenstelle in der Chirurgie des jüdischen Krankenhauses. Da sie dort aber befristet als Schwangerschaftsvertretung beschäftigt war, bewarb sie sich am Oskar-Helene-Heim, wo sie bereits als Krankenschwester gearbeitet hatte.

> »Nun sind Schwangerschaftsvertretungen immer schwierig, denn man hat die Stelle nur auf Abruf (…), und das war für mich außerordentlich unbefriedigend. Allerdings hat mir die Zeit dort in der Chirurgie geholfen, denn man brauchte für die Orthopädie

einen chirurgischen Teil (…) Ich habe mich frühzeitig wieder im Oskar-Helene-Heim beworben. Dort kannte man mich ja schon, und da gab es Menschen, die ein gutes Wort für mich eingelegt haben (…).«

Dort bekam sie eine Stelle als Assistenzärztin in der Orthopädie und schloss 1997 ihre Facharztausbildung ab. Im Anschluss an ihre Facharztprüfung wurde ihr Vertrag im Oskar-Helene-Heim verlängert, aber aufgrund mangelnder Aufstiegsmöglichkeiten entschied sie sich nach einem weiteren guten Jahr, die Uniklinik zu verlassen und sich in eigener Praxis als Orthopädin selbständig zu machen.

»Nachdem ich den Facharzt hatte, musste ich erkennen, dass sich für mich offensichtlich keine Perspektiven bzw. Aufstiegsmöglichkeiten ergaben (…). So blieben nur zwei Möglichkeiten, entweder man geht in eine andere Klinik, dann wäre aber mein Anspruch gewesen, in eine leitende Funktion zu kommen, oder man entscheidet sich für die Selbständigkeit. Ich habe die Schiene in die Selbständigkeit gelegt, und ich muss sagen, ich habe es nicht bereut, im Gegenteil.«

1998 übernahm sie die orthopädische Praxis einschließlich der Sprechstundenhilfe und des kleinen Patientenstammes von einem Kollegen, der aus Altersgründen aufhören musste. Seit der Praxisübernahme konnte sie ihren Patientenstamm kontinuierlich ausbauen und ihren Personalbestand aufstocken. Sie hatte sich bei der Praxisübernahme bewusst für eine Einzelpraxis entschieden, um ihre eigenen Vorstellungen zur Praxisführung ohne Kompromisse umsetzen zu können.

»Ich möchte auch die Strukturen so gestalten können, wie ich sie mir vorstelle und dementsprechend mit einem eigenen Personalteam arbeiten.«

Berufliche Anforderungen und persönliche Erfolgsstrategien

Als besonders wichtig für eine erfolgreiche Praxisführung stellt Frau Bosbach neben profunden Fachkenntnissen Organisationsgeschick, Kreativität und wirtschaftlichen Sachverstand heraus. Da sie sich als Ärztin bisher noch nicht mit ökonomischen Fragen beschäftigt hatte, ließ sie sich besonders in der Anfangsphase der Niederlassung wirtschaftlich beraten und nahm dabei die Hilfe einer Freundin in Anspruch, die sich um Vertragsabschlüsse und betriebswirtschaftliche Angelegenheiten kümmerte.

»Ich kann auch nur empfehlen, sich jemanden zu suchen, der einen wohlwollend betriebswirtschaftlich begleitet und auf die wirtschaftlichen Tücken hinweist. Man muss dann allerdings auch annehmen können, was die Person sagt, und die wirtschaftlichen Faktoren in der eigenen Planung berücksichtigen. Also, man muss selber kreativ sein und Ideen haben, aber die Ideen muss man von vorne herein auch kaufmännisch betrachten. Das heißt, wenn ich z. B. ein neues Gerät anschaffen will, dann muss ich

sehen, ob ich überhaupt genug Patienten habe, die dafür infrage kämen und ob sich die Investition in absehbarer Zeit rechnet.«

Für einen dauerhaften Erfolg in der Niederlassung ist es aus ihrer Sicht außerdem wichtig, die aktuellen Entwicklungen im eigenen Fachgebiet genau zu verfolgen und sich auf zukünftige Entwicklungen einzustellen. Dabei hat es sich für Frau Bosbach als sehr nützlich erwiesen, eine eigene »Nische« zu besetzten, die einen speziellen Bedarf bei den Patienten abdeckt.

»Ich habe mir einen Bereich gesucht, in dem ich nicht mehr operiere, sondern eine so genannte 'konservative Orthopädie' verfolge und damit habe ich von vornherein eine Bedarfslücke abgedeckt. Das heißt, es kommen viele Patienten zu mir, die eine Operationsempfehlung haben und mich fragen, ob es Alternativen dazu gibt. Außerdem habe ich ein Akupunktur-Diplom und die Osteologen-Zusatzbezeichnung. Osteoporose als große Volkskrankheit, ist ein ganz großes Thema, das noch gar nicht so wahrgenommen wird. (…) Da sehe ich meine zukünftigen Schwerpunkte.«

Den Übergang von der Klinik in die Niederlassung sieht Frau Bosbach in vielerlei Hinsicht als Umstellung. Als einen wichtigen Aspekt dabei stellt sie heraus, dass man nun die Rolle der Vorgesetzten gegenüber den Mitarbeitern einnimmt und klare Vorgaben machen muss, um einen reibungslosen Arbeitsablauf innerhalb der Praxis zu gewährleisten. Den ständigen Austausch mit den Mitarbeitern erachtet sie ebenso für notwendig wie den fachlichen Austausch unter ärztlichen KollegInnen.

»Man muss verstehen, dass man plötzlich die Chefin ist und dass man eben auch entsprechende Vorgaben macht. Ich muss genau sagen, was will ich, wie ich den Ablauf haben möchte und muss diese Dinge vorgeben, kontrollieren, koordinieren. Man sollte meines Erachtens dann auch regelmäßige Teamsitzungen machen, in denen man diskutiert, was man in den Abläufen noch verbessern könnte. Außerdem ist auch der regelmäßige fachliche Austausch sehr wichtig.«

Aus ihrer eigenen Erfahrung heraus empfiehlt sie jungen Medizinerinnen, zielbewusst und strategisch die eigene Karriere zu planen.

»Man muss sich selbst eine klare Linie vorgeben und überlegen, wo man hin will. Und dann sollte man darauf achten, dass man das auch zeitlich zügig durchgesetzt bekommt. (…) Eine zielführende Lebensplanung ist schon wichtig, das ist etwas, was mir selber sicher sehr geholfen hat.«

Eine Promotion sieht Frau Bosbach für ihre Tätigkeit als niedergelassene Ärztin als nicht unbedingt notwendig an. Obwohl sie die Möglichkeit dazu gehabt hätte, entschied sie sich aufgrund des hohen Zeitaufwandes gegen eine Promotion.

»Ich glaube, dafür hat mir neben meiner Facharztausbildung einfach die Kraft gefehlt. Und während meines Studiums fehlte die Zeit, da ich ja weiterhin halbtags als Kranken-schwester gearbeitet habe. Das wäre eine Fleißarbeit gewesen, (…) und ich persönlich finde den Doktortitel für meine Tätigkeit nicht unbedingt erforderlich. Ich denke, ich war nicht bereit, so viel Energie für etwas aufzuwenden, was ich selber für nicht so wichtig erachte. Mein Ziel war immer, mit meiner ärztlichen Ausbildung und Erfahrung praktisch zu arbeiten, ich hatte ohnehin nicht vor, wissenschaftlich zu arbeiten, es hat mich nicht so interessiert.«

Vereinbarkeit von Berufs- und Privatleben und wechselseitige Einflüsse zwischen den Lebensbereichen

Der Beruf nahm im Leben von Frau Bosbach – ebenso wie für ihren Partner – immer einen ganz zentralen Stellenwert ein. Das führte dazu, dass wechselseitig großes Verständnis für die beruflichen Anforderungen bestand und dass sich beide Partner gegenseitig beruflich unterstützten. Der hohe Stellenwert des Berufslebens für Frau Bosbach kommt auch dadurch zum Ausdruck, dass sie nicht strikt zwischen Berufs- und Privatleben trennt, sondern den Übergang beider Lebensbereiche als »fließend« bezeichnet.

»Ich würde sagen, der Beruf ist Leidenschaft, da gibt es für mich keinen 8-Stunden-Arbeits-Rhythmus, sondern das ist ein fließender Übergang zwischen Berufs- und Privatleben (…).«

Da sie keine Kinder hat, konnte sie sich immer voll auf ihr Berufsleben konzentrieren. Gleichwohl ist es ihr sehr wichtig, berufliche Anforderungen und Termine mit ihrem Partner abzustimmen, um genügend Zeit für das gemeinsame Privatleben zu haben.

»Der Beruf hat für uns beide einen zentralen Stellenwert, und von daher ist auch großes Verständnis da, wenn der andere eben auch mal erst nachts um 1.00 Uhr nach Hause kommt oder wenn Fortbildungstermine anstehen. Das gehört einfach in diesem Beruf dazu. Und da bin ich immer unterstützt worden. Dazu gehört auch, dass man in Phasen besonderer Beanspruchung dem anderen gewisse Dinge im Alltag abnimmt. Es kam nie eine Einschränkung, nie ein Vorwurf, sondern eigentlich eine absolute Unterstützung, weil mein Partner selbst immer ebenso engagiert gearbeitet hat.«

Frau Bosbach legt trotz ihrer Leidenschaft für ihren Beruf großen Wert darauf, hohe Belastungen im Berufsleben durch ein ausgewogenes Privatleben auszugleichen.

> *»Ich habe Hobbys, z. B. gehe ich gern in die Oper oder besuche andere kulturelle Veranstaltungen. Dann verreise ich sehr gerne und es ist mir sehr wichtig, Freundschaften zu pflegen, was natürlich auch entsprechend Zeit beansprucht.«*

Bilanzierung und Zukunftsvorstellungen

Frau Bosbach ist mit ihrem Berufs- und Privatleben sehr zufrieden. Mit Blick auf ihren beruflichen Werdegang würde sie im Nachhinein nichts anders machen wollen. Beruflich würde sie alles immer wieder genau so machen. Sie betont, dass ihr Beruf wesentlicher Bestandteil ihres Lebens ist.

> *»Ich würde alles wieder genauso machen, vom ersten Tag an. (…) Ich finde es den schönsten Beruf, den ich mir vorstellen kann.«*

In näherer Zukunft möchte sie sich noch weiter im naturheilkundlichen Bereich fortbilden. Für die fernere Zukunft kann sie sich gut vorstellen, nicht allzu spät in Rente zu gehen, und sich dann stärker ehrenamtlich zu engagieren sowie ihrem Interesse für die Philosophie nachzugehen.

> *»Ich denke schon an die Zukunft. Ich bin jetzt 48, ich würde gern in 12 Jahren in Rente gehen, wenn ich mir das wirtschaftlich leisten kann. Dann könnte ich mir vorstellen, mich ehrenamtlich ärztlich zu engagieren. Außerdem hätte ich auch Interesse daran, mich noch einmal mit ganz anderen Themen zu beschäftigen. Ich würde gerne noch einmal studieren, und z. B. Kurse in Philosophie belegen; denn wenn man – wie ich seit dem 16. Lebensjahr – mit kranken Menschen arbeitet, tauchen so viele andere Fragen auf, wie z. B. in Richtung Ethik und Wertewandel in der Gesellschaft, worüber ich gerne mehr nachdenken würde (…).«*

Dr. med. Helga Lenkeit (Psychosomatische Medizin und Psychotherapie)

> *»Wichtig war auf dem ganzen Weg eigentlich immer, eine große Flexibilität und viel Eigeninitiative zu haben, man muss auch eine ganze Menge abkönnen, und man muss wissen, wo die eigenen Grenzen sind.«*

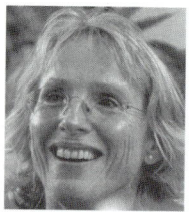

Dr. Helga Lenkeit (geb. 1950) arbeitet als niedergelassene Ärztin für Psychosomatische Medizin und Psychotherapie in einer Praxisgemeinschaft zusammen mit ihrem Ehemann in Bremen. Sie hat drei Kinder.

Berufsfindung

Das Interesse an der Medizin wurde bei Frau Lenkeit bereits geweckt, als sie noch Grundschülerin war. Ihre Eltern hatten zwar nichts mit der Medizin zu tun, aber sie erfuhr durch die Familie ihrer besten Freundin viel über medizinische Themen. Später interessierte sie sich besonders für Albert Schweitzer und begann mit vierzehn Jahren, regelmäßig an den Wochenenden in der Universitätsklinik Heidelberg zu arbeiten.

»Meine beste Freundin aus der Grundschule war die Tochter eines Anatomieprofessors, und dort habe ich immer sehr viel über medizinische Themen gehört und fand das ganz interessant. Dann habe ich mich als Mädchen auch in der Schule sehr für Albert Schweitzer interessiert (…).«

Seitdem stand für sie fest, dass sie Medizin studieren wollte. Nach dem Abitur bekam sie aber nicht sofort einen Studienplatz und überbrückte die Wartezeit zunächst mit einem Pflegepraktikum in einer Dermatologischen Klinik in Heidelberg. Anschließend machte sie einen Sprachkurs in England und arbeitete danach ein halbes Jahr als Hilfskrankenschwester in einem englischen Krankenhaus, bevor sie 1969 in Heidelberg ihr Medizinstudium beginnen konnte.

Nach dem Physikum machte sie ihre Famulatur an einer Kinderklinik in New York. Zu dieser Zeit hatte sie den Wunsch, Kinderärztin zu werden und begann 1972 mit ihrer Promotion an der Frauenklinik in Heidelberg. 1974 machte sie ihr Staatsexamen.

»Ab 1972 habe ich an meiner Promotion gearbeitet und habe in der Frauenklinik in Heidelberg ein Monitoring über das Verhalten der postnatalen Herzfrequenz, also über die letzten zwei Stunden vor der Geburt und die ersten zwei Stunden nach der Geburt, gemacht. Ich habe ca. 40 Geburten im Kreißsaal mitverfolgt und das fand ich damals sehr interessant (…).«

Beruflicher Werdegang

Nach dem Abschluss ihres Studiums trat sie eine Stelle als Medizinalassistentin an der Uniklinik in Heidelberg an. Ihren ursprünglichen Wunsch, Kinderärztin zu werden, gab sie auf, da sie an einer Kinderklinik keine Stelle fand.

»Ursprünglich wollte ich ja Kinderärztin werden, habe aber keine Stelle als Medizinalassistentin bekommen, weil die damals immer gerne Männer genommen haben, (…) Frauen konnten ja Kinder kriegen und damit ausfallen, das war also schon eine Schwierigkeit.«

Vor dem Ende ihrer Medizinalassistentenzeit ging sie noch einmal ins Ausland. Sie blieb drei Monate in Indien, von denen sie vier Wochen in einem Krankenhaus in Südindien arbeitete.

> *»Einen Monat vor Ende meiner Medizinalassistentenzeit bin ich für drei Monate nach Indien gegangen und habe dort vier Wochen in einem Krankenhaus in Südindien ge-arbeitet. Ich war in allen Abteilungen und habe in so einem Projekt zur Familienpla-nung auf dem Lande mitgearbeitet. Das war einfach total interessant. Mir hat es immer Spaß gemacht, Reisen und die Medizin so zu verbinden, um nicht nur Tourist zu sein.«*

Nach Abschluss ihrer Medizinalassistentinnenzeit wurde sie von der Klinik über-nommen und konnte eine Facharztausbildung für Innere Medizin beginnen. Dort lernte sie auch ihren Mann kennen, den sie 1978 heiratete. In der psychosomati-schen Abteilung, in der sie arbeitete, hatten die meisten Kollegen eine psychothe-rapeutische oder psychoanalytische Zusatzausbildung. Diese Kollegen hatten für sie Vorbildcharakter, und sie entschied sich, ebenfalls eine psychotherapeutische Ausbildung zu beginnen. Als Frau Lenkeit 1979 ihre erste Tochter bekam, gab sie ihre unbefristete Stelle in der Klinik auf. Denn neben der Versorgung ihres Kindes nahm auch die psychotherapeutische Ausbildung sehr viel Zeit in Anspruch.

> *»Als ich mein erstes Kind hatte und dann die Zusatzausbildung machte, war mir eigent-lich klar, dass ich erstens noch mehr Kinder haben wollte und dies zweitens nicht mit der Arbeit in der Klinik zu vereinbaren ist. Ich wollte immer mehrere Kinder haben, ich komme selbst aus einer Familie mit drei Kindern (…) und mir war immer wichtig, Beruf und Familie miteinander zu verbinden.«*

1980 wurde ihre zweite Tochter geboren. Kurze Zeit später zog die Familie in den Schwarzwald, weil ihr Mann dort in einer psychosomatischen Fachklinik eine Lei-tungsposition bekommen hatte. Frau Lenkeit hospitierte ebenfalls an dieser Klinik und arbeitete dort in der Einzel- und Gruppenpsychotherapie mit, um die Zeiten für ihre Zusatzausbildung zusammen zu bekommen. Parallel setzten sie und ihr Mann die psychotherapeutische Ausbildung fort, für die sie noch häufig nach Heidelberg pendeln mussten. Dieses Pendeln wurde dann allerdings mit Blick auf die zwei kleinen Kinder zu aufwendig, und das Paar entschied sich, wieder in eine Stadt umzusiedeln.

1983 zog das Paar nach Bremen um, wo Herr Lenkeit eine Stelle an einer Klinik bekam. Frau Lenkeit hospitierte erneut in der Psychiatrie. Parallel dazu nahm sie am Psychoanalytischen Institut in Bremen an Fallkonferenzen teil, um in der Ambulanz Patienten für ihre Ausbildung übernehmen zu können. 1985 schloss sie ihre Ausbildung ab und erhielt den Zusatztitel für Psychotherapie. Anschließend ließ sie sich in eigener Praxis nieder und begann mit ihrer psychotherapeutischen

Tätigkeit, wobei sie ihre Praxisräume zunächst im eigenen Haus der Familie einrichtete.

Im Sommer 1986 wurde ihr Sohn geboren und Frau Lenkeit blieb weiterhin mit reduzierter Stundenzahl in der Praxis im eigenen Haus tätig. 1987 entschied sich auch Herr Lenkeit für einen Wechsel in die Niederlassung und das Paar gründete gemeinsam eine Praxisgemeinschaft in Räumlichkeiten außerhalb des eigenen Wohnhauses. Seitdem ist Frau Lenkeit dort als niedergelassene Fachärztin für psychosomatische Medizin und Psychotherapie tätig.

Berufliche Anforderungen und persönliche Erfolgsstrategien

Während des gesamten Berufsverlaufs war es für Frau Lenkeit notwendig, viel Eigeninitiative und Flexibilität aufzubringen. Für ihre Tätigkeit hält sie es zudem für unabdingbar, genau die eigenen Grenzen zu kennen.

> »Wichtig war auf dem ganzen Weg eigentlich immer, eine große Flexibilität und viel Eigeninitiative zu haben, man muss auch eine ganze Menge abkönnen, und man muss wissen, wo die eigenen Grenzen sind. Gerade auch, wenn man eben Familie hat und das mit dem Beruf verbindet oder auch in der Praxis, wo es immer mal jemanden sehr schlecht gehen kann, und wo man dann plötzlich Termine dazwischen legen muss. Hier ist eine große Flexibilität notwendig (…).«

Über die Jahre entwickelte Frau Lenkeit immer mehr Spaß an ihrer Arbeit, weil ihr berufliches Selbstvertrauen mit zunehmender Erfahrung immer stärker wurde. Davon profitiert sie auch in der Auseinandersetzung mit Gutachtern oder überweisenden Kollegen, indem sie sich selbstbewusst für das Wohl ihrer Patienten einsetzt.

> »Ich kann eigentlich sagen, dass mir meine Arbeit immer mehr Spaß macht, weil ich jetzt einfach so spüre, dass man von der Erfahrung profitiert und Erfolge hat. Man merkt auch viel schneller, wenn ein Patient nicht zu einem passt, das passiert ja auch, und da ist es wichtig, Grenzen zu setzen. Man wird einfach auch mutiger, konfrontativer in der Arbeit und auch in der Auseinandersetzung mit überweisenden Kollegen oder mit Gutachtern. (…) Und wenn ein Gutachter kommt und einem alles zusammenstreicht, das sind natürlich ärgerliche Situationen. Aber dann ist es wichtig, die Flinte nicht ins Korn zu werfen, sondern sich durchzuboxen. Ich habe noch keine Ablehnung hinnehmen müssen, ich bin dann eben immer weitergegangen und habe mich nicht abhalten lassen. Da braucht man schon so ganzes Stück Selbstvertrauen.«

Als besonders wichtig für ihre Arbeit betrachtet Frau Lenkeit regelmäßige Supervisionen, wobei nicht nur Patientenfälle reflektiert werden, sondern auch persönliche oder berufspolitische Themen besprochen werden können.

Für den persönlichen Werdegang von Frau Lenkeit spielten auch bereits weiter fortgeschrittene Kolleginnen eine wichtige Rolle, indem sie nicht nur fachlich, sondern auch in ihrer gesamten Lebensführung eine Vorbildfunktion für sie hatten.

»Auf meinem Weg waren immer erfahrene Frauen, die für mich Vorbilder waren. Bei meiner ersten Station in Heidelberg war das eine Kollegin in der Inneren, die 7 Jahre älter war und die ich sowohl internistisch als auch psychotherapeutisch toll fand. Und dann gab es eine Analytikerin in Heidelberg, die mittlerweile 80 ist (…) und hier in Bremen eine Analytikerin, die hier auch Vorsitzende ist, (…) wie die mit ihrem Beruf umgegangen sind und auch Familie und Beruf vereinbart haben, das hat mich total fasziniert. Ich habe mir immer angeguckt, wie machen das andere.«

Vereinbarkeit von Berufs- und Privatleben und wechselseitige Einflüsse zwischen den Lebensbereichen

Für Frau Lenkeit war schon früh klar, dass sie mehrere Kinder haben wollte und dass sie ihren Beruf auf die familiären Anforderungen abstimmen wollte. Dabei verlor sie jedoch ihre berufliche Laufbahn nie aus den Augen und schaffte sich durch die Selbständigkeit bewusst die Bedingungen, um beide Lebensbereiche miteinander verbinden zu können.

»Für mich war immer klar: mich hat die Medizin fasziniert und ich wollte immer Familie haben (…). Das war immer so, das lief parallel, Kinder, Ausbildung, Beruf – eben immer gleichzeitig, und das fand ich auch sehr schön. Das erfordert natürlich sehr viel Flexibilität und Improvisieren (…). Und durch die berufliche Selbständigkeit hatte ich auch die Möglichkeit, mir das so ein bisschen nach den Bedürfnissen der Kinder einzuteilen. Mit so einer Terminpraxis ist das hervorragend.«

Als großen Vorteil der gemeinsamen Praxistätigkeit mit ihrem Mann sieht sie die guten terminlichen Abstimmungsbedingungen zwischen beiden Partnern. Daraus ergab sich z. B. auch die Möglichkeit, gemeinsam mit den Kindern zu Mittag essen zu können, sodass beide Elternteile im Alltag vergleichsweise viel Zeit mit den Kindern verbringen konnten.

»Vorteil in der Praxis ist natürlich für uns, dass wir uns leicht terminlich abstimmen können und immer gemeinsam zu Mittag essen können. Dadurch konnte man auch immer schon viel beim Essen mit den Kindern besprechen, wenn die aus der Schule kamen. Von der Seite her betrachtet, denke ich, haben wir viel Zeit mit den Kindern gehabt, die man nicht so hat, wenn man angestellt ist.«

Um sich von der anfallenden Hausarbeit zu entlasten und um genügend Freiraum für ihre berufliche Tätigkeit zu haben, stellte Frau Lenkeit eine Haushälterin ein.

Für sie stand aber außer Frage, dass sie stärker für die Betreuung der Kinder verantwortlich ist als ihr Mann, der sich seinerseits stärker beruflich engagierte.

> »Es war immer klar, dass mein Mann den stärkeren Part in der Praxis hatte – ich hatte den etwas kleineren Part und war stärker für die Familie verantwortlich (…).«

Ihre Erfahrungen und Kompetenzen, die sie durch die Erziehung der Kinder und durch ihre »Doppelbelastung« in Beruf und Familie erworben hat, empfindet sie aber gleichzeitig als zusätzliche Qualifikation für ihre Tätigkeit als Psychotherapeutin.

> »Ich habe ganz deutlich gemerkt, dass sich meine Erfahrung durch die Kindern auch positiv auf meine Berufstätigkeit ausgewirkt haben. Schon mit dem ersten Kind und je größer die Kinder wurden, war das auch eine große Bereicherung, weil ich meine Erfahrungen aus dem Alltag mit in meine Arbeit einbringen kann. Ich habe z. B. manchmal direkte Anfragen von Patienten, die dann speziell sagen: 'Sie haben auch drei Kinder, sie kennen die Probleme und sie sind alltagstauglich (…).«

Bilanzierung und Zukunftsvorstellungen

Frau Lenkeit ist rückblickend sehr froh, sich für die Psychotherapie entschieden zu haben. Auch speziell mit ihrer Entscheidung für die Niederlassung ist sie sehr zufrieden.

> »Die Niederlassung habe ich nie bereut, und ich würde es sofort wieder so machen. Ich bin auch froh, dass ich keine Kinderärztin geworden bin, weil mich die Auseinandersetzung und die Arbeit mit erwachsenen Patienten sehr schnell fasziniert hat und das ist bis heute so.«

Für sich selbst sieht sie gegenüber den psychologischen Psychotherapeutinnen den Vorteil von fundierten Kenntnissen im Bereich der Somatik, die es ihr ermöglichen, bei ihrer Arbeit auch die Differentialdiagnosen mit im Blick zu haben.

Für Frau Lenkeit werden sich zukünftig noch einmal Veränderungen ergeben, wenn auch ihr Sohn, der kurz vor seinem Abitur steht, von zu Hause ausziehen wird. Frau Lenkeit möchte sich dann noch stärker auf ihre Arbeit konzentrieren, worauf sie sich schon freut. Trotzdem möchte sie ihre Arbeit nicht sehr stark ausweiten, weil es ihr auch wichtig ist, genügend Zeit für ihre Hobbys zu haben.

> »Unser Privatleben ist eigentlich so, dass wir viele Hobby haben, viel Sport machen, ein großes Haus und einen großen Garten haben. Und ich glaube nicht, dass ich dann meine Arbeitszeiten in der Praxis sehr stark ausweiten werde, weil ich auch gemerkt habe, dass ich einen Ausgleich brauche, damit es mir selber gut geht und damit mir die Arbeit Spaß macht.«

Dr. med. Angelika Prehn

»Es ist mir sehr zugute gekommen, dass ich immer wusste, in welche Richtung ich gehen will, und ich habe meinen Beruf immer unheimlich geliebt.«

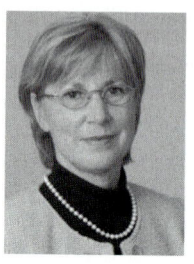

Dr. Angelika Prehn (geb. 1945) ließ sich 1991 in einer Gemeinschaftspraxis für Allgemeinmedizin in Berlin Friedrichshain nieder und engagiert sich seitdem auch berufspolitisch. Sie ist seit 1994 erste stellvertretende Vorsitzende des Berufsverbandes der Praktischen Ärzte und Ärzte für Allgemeinmedizin des Landesverbandes Berlin und Brandenburg sowie seit 2005 als erste Frau Vorsitzende der Kassenärztlichen Vereinigung Berlin. Sie ist verheiratet und hat zwei Kinder.

Berufsfindung

Frau Prehn wuchs in einem Dorf in Thüringen in der Nähe von Jena auf. Ihr Vater war niedergelassener Arzt in einer privaten Praxis und versorgte auch die umliegenden Dörfer. Da er sie häufig zu Hausbesuchen mitnahm, bekam sie früh einen Einblick in die Arbeit eines Landarztes und entwickelte bereits als Kind den Wunsch, ebenfalls Hausärztin zu werden.

»Wir haben in Thüringen gewohnt in einem Dorf bei Jena und die Praxis war nur drei Häuser von unserem Wohnhaus entfernt. In der Praxis haben meine Mutter und mein Vater gearbeitet. Und das war für mich immer so etwas ganz Tolles und was ganz Ideales. Ich bin auch oft mit meinem Vater zu Hausbesuchen mitgefahren, das fand ich irgendwie ganz toll und das wollte ich immer werden – möglichst Landärztin. Und das hat mich so geprägt, dass ich eigentlich nie an etwas anderes gedacht habe.«

Da ihr Vater jedoch eine Privatpraxis hatte, was in der DDR nicht gern gesehen wurde, war es für sie so gut wie unmöglich, einem Medizinstudienplatz zu bekommen. Ihr Vater erkannte früh, dass sich der Berufswunsch der Tochter nur über hervorragende Leistungen auf einem anderen Gebiet, vorzugsweise dem Sport, verwirklichen ließ. Da Frau Prehn tatsächlich sehr sportlich war, wechselte sie in der 5. Klasse auf eine Sportschule. Sie wurde mehrfach deutsche Jugendmeisterin und kam 1964 in den Olympiakader der DDR. Schließlich bekam sie dank ihrer sportlichen Leistungen tatsächlich einen Medizinstudienplatz in Berlin.

»Ich bin dann Turnerin geworden, vorher habe ich auch noch Leichtathletik gemacht, habe lange den Hallenrekord im Hürdensprint in Magdeburg gehalten (lacht) und war mehrfache deutsche Meisterin in der Jugend und schon quasi im Olympiakader. (…) Und dann hat mein Vater den nächsten guten Schachzug gemacht und hat gesagt: ‚Wer ihr einen Studienplatz in Medizin gibt, der soll sie in seinem Club bekommen zum Weitertrainieren‘. Es gab ja damals zwei große Zentren, einmal in Berlin und einmal in Leipzig. Es dann auch tatsächlich geklappt, und ich bin nach Berlin gekommen (…).«

Parallel zu ihrem Medizinstudium trieb sie ihre Karriere als Sportlerin weiter voran. Kurz vor dem Physikum kamen ihr zwar aufgrund des großen Zeitaufwands für den Sport kurzzeitig Zweifel, ob sie den Anforderungen des Studiums gerecht werden kann und ob sie sich nicht lieber ganz dem Sport widmen sollte. Aber ihr Vater gab ihr den Rat, zumindest das Physikum zu machen und erst danach eine Entscheidung zu treffen. Sie folgte dem Rat ihres Vaters und entschied sich, bei der Medizin zu bleiben. Während ihrer Studienzeit lernte sie auch ihren späteren Ehemann kennen, den sie 1969 heiratete und mit dem sie 1970 ihr erstes Kind bekam.

»Wir haben jeden Tag ab morgens früh 6–8 Stunden trainiert, und dadurch habe ich natürlich viele Vorlesungen verpasst. Dann bin ich mit dem Stoff in Chemie nicht hinterher gekommen.(…) Und mein Vater hat gesagt: ‚Du musst dir jemanden nehmen, der dir Nachhilfeunterricht gibt.‘ So hatte man mir einen Studenten aus der Biochemie besorgt, der jetzt mein Mann ist, und dann hat das auch geklappt (lacht).«

Schließlich schloss sie 1972 ihr Studium mit dem Staatsexamen ab und erhielt ihre Approbation.

Beruflicher Werdegang

Frau Prehn begann ihre Weiterbildung zum Facharzt für Allgemeinmedizin im staatlich ambulanten Bereich des Bezirks Friedrichshain in Ost-Berlin. Anders als in der Bundesrepublik wurden den Absolventen in der DDR unmittelbar im Anschluss an das Studium freie Stellen zugewiesen. Während ihrer Weiterbildungszeit bekam sie ihr zweites Kind. Sie lernte in der Weiterbildungszeit nicht nur verschiedene Klinikbereiche wie Chirurgie, Gynäkologie oder Innere Medizin kennen, sondern war auch zum Teil als Vertretung in unterschiedlichsten Ambulanzen tätig. Nach ihrer Facharztausbildung 1977 arbeitete sie im staatlich ambulanten Bereich als angestellte Ärztin weiter, wo sie 1985 ihre Promotion abschloss. Sie hätte zwar sehr gerne ebenso wie ihr Vater eine private Praxis geführt, aber dabei war sie auf massiven Widerstand gestoßen.

Nach der politischen Wende stand dann aber ihrem Wunsch, sich in einer Privatpraxis niederzulassen, nichts mehr im Wege. 1990 erhielt sie ihre Zulassung als Fachärztin für Allgemeinmedizin und eröffnete 1991 gemeinsam mit einer Kollegin eine Gemeinschaftspraxis in Friedrichshain. Dies bedeutete für sie zunächst einmal eine große Umstellung im Vergleich zu ihrer Arbeit in dem staatlichen ambulanten Bereich. Besonders die nötigen Investitionskosten und die ungewohnten Abrechnungsmodalitäten mit den Krankenkassen führten anfangs zu Verunsicherung.

> »Ich habe mich zusammen mit meiner Kollegin ein bisschen reingestürzt, muss ich ehrlich sagen, wir wussten nicht genau, was auf uns zukommt. Die ersten Abschlagszahlungen deckten dann vorne und hinten nicht die Kosten ab. Und da haben wir gedacht, das kann es nicht sein, dann können wir gleich wieder schließen. Da mussten ja mehr für das Personal bezahlt werden, als wir an Abschlagszahlung bekommen hatten (…). Wir mussten Miete zahlen, wir mussten uns um jeden Scheuerlappen kümmern, um jeden Bleistift, (…) das war schon schwierig.«

Nach einiger Zeit lief die Praxis aber sehr gut und die Verdienste wurden zusehend besser. Mit der Niederlassung begann sich Frau Prehn auch berufspolitisch zu engagieren. Die aktive Mitarbeit in der Berufspolitik war für sie auch deshalb sehr wichtig, weil sie in der DDR keine Möglichkeit dazu gehabt hatte und nun die Chance nutzen wollte, selbst berufspolitisch mitgestalten zu können. Inzwischen ist sie seit 1994 stellvertretende Vorsitzende des Berufsverbands der Praktischen Ärzte und Ärzte für Allgemeinmedizin in ihrem Landesverband. Außerdem war sie Delegierte in der KV-Vertreterversammlung und wurde 2001 als stellvertretende und 2005 als erste Vorsitzende in den Vorstand der Kassenärztlichen Vereinigung Berlin gewählt. Parallel zu ihrer berufspolitischen Tätigkeit führt sie auch ihre Praxis weiter, wenn auch mit reduzierten Arbeitszeiten. Diese Arbeit ist ihr wichtig, um nicht den Kontakt zur ärztlichen Tätigkeit zu verlieren.

> »(…) im Herzen bin ich nach wie vor die Ärztin, und das ist mir auch wichtig, um nicht den Bezug zur ärztlichen Tätigkeit zu verlieren (…) Und ich trage auch immer so eine kleine Handtasche mit mir herum, wo ich noch so alles drin habe, ein Döschen mit Pillen gegen Magenprobleme oder Migräne oder auch Nitrangin, wenn jemand einen Herzanfall hat, bis hin zur Schmerztablette.«

Berufliche Anforderungen und persönliche Erfolgsstrategien

Eine wichtige Anforderung an ihre berufspolitische Arbeit sieht sie in der Basisnähe und einer entsprechend genauen Kenntnis der Situation niedergelassener Ärzte. Bei ihrer Arbeit empfindet sie auch ihr Temperament als hilfreich.

> »Wichtig ist, dass man bei Verhandlungen basisnah ist – und da kommt mir nicht nur meine eigene Erfahrung als Ärztin, sondern auch mein Temperament zu Gute. Deshalb

sage ich oft in Verhandlungen: So machen das unsere Ärzte nicht mit und so unter-
schreibe ich das nicht (…)«

Als sehr wichtig für ihren beruflichen Erfolg sowohl im ärztlichen als auch im
berufspolitischen Bereich bezeichnet sie ihre Zielstrebigkeit und ihre Disziplin, die
sie vor allem in ihren Jahren als Leistungssportlerin gelernt hat. Dabei hebt sie jedoch hervor, dass sie in ihren Zielen immer von ihrer Familie unterstützt wurde.
Als weitere wichtige Faktoren nennt sie Organisationstalent sowie eine optimisti-
sche Grundeinstellung.

»Für meine berufliche Laufbahn kam mir sehr zugute, dass ich immer wusste, in welche
Richtung ich gehen will, und dass ich durch den Sport gelernt habe, diszipliniert zu sein.
Wenn es mir mal nicht so gut geht, kann ich das auch gut überspielen. Ich lasse mich
nicht hängen und gehe relativ hart mit mir selber ins Gericht. Disziplin ist bestimmt
eine meiner starken Seiten – ebenso wie Organisieren (…). Außerdem muss man einen
gewissen Optimismus und einen gewissen Mut mitbringen (…).«

Ärztinnen, die vor ihrem Berufseinstieg oder vor einem beruflichen Wiedereinstieg
stehen, rät sie, sich Unterstützung bei Kollegen und Kolleginnen zu holen und den
Einstieg in die Niederlassung nicht ganz alleine zu machen. Dabei erscheint ihr sehr
wichtig, sich nicht so schnell von Misserfolgen entmutigen zu lassen.

»Ich würde immer raten, dass nicht ganz alleine anzufangen. Meine größte Angst war
in den ersten zehn Jahre nach dem Studium, etwas falsch zu machen. Man hat noch
die ganzen Bücher im Kopf und dann steht etwas ganz anderes vor einem und man ver-
gisst, dass jemand nur einen Virusinfekt haben kann und 40 Grad Fieber. Deshalb wür-
de ich raten, mit jemanden zusammenzuarbeiten oder jemanden im Hintergrund zu
haben, den man dann fragen kann. Außerdem würde ich dazu ermuntern, nie aufzu-
geben, es kommt immer mal ein Tief und man macht immer mal Fehler, das ist ganz
klar, das hatte ich auch. Aber man hat dann auch wieder so gute, so schöne Erfolge, an
denen muss man sich immer wieder hochziehen.«

Vereinbarkeit von Berufs- und Privatleben und wechselseitige Einflüsse zwischen den Lebensbereichen

Die Verantwortung für die Kinderbetreuung haben sich Frau Prehn und ihr
Mann von Beginn an geteilt. Die Arbeitsteilung zwischen den Partnern war dabei
nicht durch traditionelle Rollenerwartungen geprägt, sondern richtete sich nach
den Erfordernissen und Möglichkeiten des Alltags. Die gute Kinderbetreuungs-
situation in der ehemaligen DDR hat es Frau Prehn auch nach der Geburt des
zweiten Kindes während ihrer Fachärztinnenausbildung ermöglicht, voll berufstätig zu bleiben.

»Wir haben uns das gut eingeteilt, mein Mann und ich, und das ist natürlich auch immer eine Frage des Partners. Wenn einer früh weg musste, dann hat eben der andere das Kind weggebracht. (…) Und wer zuerst in der Uni fertig war, der ist zuerst da hingerannt und hat das Kind abgeholt. Es war eigentlich nie ein Problem (…).«

Auch später, als sie nach der Wende gemeinsam mit ihrer Kollegin eine Praxis eröffnet, war es keine Frage, dass ihr Mann sie unterstützt. Dies galt ebenso für die Zeit als sie sich zusätzlich berufspolitisch engagieren will. Ihr Mann ermutigte sie zu dieser Arbeit und übernimmt inzwischen den größten Teil der anfallenden Hausarbeit, um sie zuhause zu entlasten.

»Er hat direkt gesagt: ‚Ich habe jetzt alles erreicht, mach du jetzt mal deinen Kram und ich helfe dir dabei.‘ Das macht er ja. Er macht immer zu Hause alles. Ich weiß zwar, wo der Kochtopf steht, wenn ich mal böswillig zu mir sein will, aber sonst macht das mein Mann.«

Frau Prehn ist davon überzeugt, dass Kinder und Karriere vereinbar sind. Wichtig erscheint ihr dabei, dass der Partner das Lebenskonzept mit trägt, und die Bereitschaft zeigt, entsprechende Prioritäten zu setzen.

»Es hängt viel daran, ob der Partner das mit trägt, und ob sich beide über die Prioritäten einig sind. Ich glaube, dann kann man Beruf und Kinder gut zusammen verbinden (…).«

Allerdings glaubt Frau Prehn auch, dass es notwendig ist, ein Netz von Freunden und Verwandten zu haben, die zum Beispiel auch hin und wieder bereit sind, zum Babysitten einzuspringen. Sie empfiehlt jungen Ärztinnen, noch während des Studiums Kinder zu bekommen, da Zeit im Studium noch sehr flexibel gestaltet werden kann. Mit dem Eintritt in den Klinikalltag wird es dagegen aus ihrer Sicht immer schwieriger, Kinder und Karriere zu vereinbaren.

Bilanzierung und Zukunftsvorstellung

Frau Prehn ist mit ihrem Berufs- und Privatleben sehr zufrieden. Rückblickend bedauert sie lediglich, nicht mehr Fremdsprachen erlernt zu haben. Obwohl sie ursprünglich Landärztin werden wollte und geplant hatte, die Praxis ihres Vaters zu übernehmen, eröffnete sie aufgrund der beruflichen Gebundenheit ihres Mannes an Berlin eine Praxis in Berlin-Friedrichshain. Diese Entscheidung bedauert sie im Nachhinein aber nicht, denn sie fand in ihrem »Kiez« ähnliche Strukturen wie auf dem Land vor.

»Aber dadurch, dass mein Mann an der Humboldt-Uni arbeitete und beruflich in Berlin gebunden war, konnte ich die Praxis meines Vaters später nicht übernehmen. Deswegen bin ich also hier in Berlin hängen geblieben, obwohl ich die erste Zeit meinem Landarzt ein bisschen nachgeweint habe. Doch ich muss sagen, ich habe gemerkt, dass es im Kiez auch nicht viel anders ist als auf dem Land.«

Für die Zukunft wünscht sie sich im berufspolitischen Bereich, die Zusammenarbeit und die Solidarität innerhalb der Ärzteschaft stärken und weiter ausbauen zu können. Trotz ihres enormen beruflichen Engagements steht jedoch die Familie für sie an erster Stelle, mit der sie sehr viel Zeit verbringt. Sie fährt nicht nur mit ihrem Mann, sondern auch mit Kindern und Enkelkindern in den Urlaub und verbringt möglichst viel Zeit mit ihnen. Der hohe Stellenwert, den die Familie einnimmt, drückt sich auch in ihren Zukunftswünschen aus.

»Mein größter Wunsch ist es, dass die Familie gesund bleibt und dass wir weiter so zusammenhalten. Die Familie ist mein großer Halt und mehr brauche ich eigentlich nicht.«

Strategien der beruflichen Laufbahngestaltung im Vergleich

Während Frau Dr. Prehn bereits während des Studiums das Ziel hatte, später als niedergelassene Ärztin in einer Praxis tätig zu sein – dies aber aufgrund der Situation in der ehemaligen DDR zunächst nicht möglich war –, entwickelte sich dieser Wunsch bei Frau Bosbach und bei Frau Dr. Lenkeit erst im biographischen Verlauf. Frau Bosbach nahm die Weichenstellung für die Niederlassung kurz nach Abschluss ihrer Fachärztinnenausbildung vor, da sie in der Klinik für sich keine weiteren Entwicklungsmöglichkeiten sah. Zuvor hatte sie bereits nach ihrem 3. Staatsexamen ein halbes Jahr in einer orthopädischen Praxis als Ärztin im Praktikum gearbeitet – eine Erfahrung, die sie zur Niederlassung ermutigte. Bei Frau Dr. Lenkeit war die Niederlassung dagegen stark durch den Wunsch der Vereinbarkeit ihres Berufes als Psychotherapeutin mit den Anforderungen als Mutter von drei Kindern geprägt. Mit Hilfe der Praxistätigkeit (zunächst in Räumen des eigenen Wohnhauses) war es ihr möglich, in ihrem Beruf tätig zu sein und gleichzeitig ihre Arbeitszeiten flexibel auf die familiären Anforderungen abzustimmen.

Das Beispiel von Frau Dr. Prehn zeigt, dass sich berufspolitisches Engagement auch als zusätzliches berufliches Standbein entwickeln kann: Nachdem sie viele Jahre bereits ehrenamtlich als stellvertretende Vorsitzende des Berufsverbandes der Praktischen Ärzte und Ärzte für Allgemeinmedizin des Landesverbandes Berlin und Brandenburg tätig war, wurde sie 2005 zur hauptamtlichen Vorsitzenden der Kassenärztlichen Vereinigung Berlin gewählt. Obwohl sie dieses Amt seitdem voll ausfüllt, hat sie ihre Praxistätigkeit nicht ganz aufgegeben, weil ihr die Arbeit mit den Patienten sehr am Herzen liegt und weil sie Praxisnähe bei ihrer berufspolitischen Arbeit für besonders wichtig hält.

Als entscheidend für eine erfolgreiche Praxisführung wird von den interviewten Ärztinnen Eigeninitiative, Organisationstalent, Flexibilität und wirtschaftlicher Sachverstand herausgestellt. Alle drei Ärztinnen sehen es zudem als wichtig an, die aktuellen Entwicklungen im eigenen Fachgebiet genau zu verfolgen, um sich auf zukünftige Entwicklungen einstellen zu können. Ebenfalls als notwendig sehen sie den ständigen fachlichen Austausch unter ärztlichen Kolleginnen und Kollegen an. Für Frau Bosbach hat es sich als sehr hilfreich erweisen, eine eigene »Nische« zu besetzten, die einen speziellen Bedarf bei den Patienten abdeckt.

2.3.4   Alternative Berufskarrieren

Schlechte Arbeitsbedingungen, steigende wirtschaftliche Risiken, geringer werdende Einkommen und die Zunahme nichtärztlicher Tätigkeiten durch erhöhte Administration in Klinik und Praxis führen dazu, dass sich zunehmend mehr junge Ärztinnen und Ärzte für Alternativen zur kurativen Medizin interessieren. Zu den wichtigsten alternativen Tätigkeitsfeldern können präventivmedizinisch oder gutachterlich ausgerichtete ärztliche Berufsfelder, wie Arbeitsmedizin, öffentliches Gesundheitswesen, Gesundheitsmanagement, Medizinischer Dienst der Krankenkassen oder nichtärztliche Berufsfelder wie Klinikmanagement, Krankenkassen, Körperschaften und Ministerien, pharmazeutische Industrie, Beratungsunternehmen und Medien gezählt werden. Nach Angaben der Bundesärztekammer waren 2005 insgesamt 26.268 Ärztinnen und Ärzte in alternativen Tätigkeitsfeldern beschäftigt. Das entspricht einem Anteil von 8,5% an allen tätigen Ärztinnen und Ärzten. Der Frauenanteil in den alternativen Tätigkeitsbereichen ist mit 49,92% vergleichsweise hoch und ist vermutlich mit den mehrheitlich familienfreundlicheren Arbeitsbedingungen im Vergleich zu kurativen Tätigkeitsfeldern zu erklären.

Neuere Entwicklungen z. B. durch die Einführung von diagnosebezogenen Fallgruppen (DRGs) aus dem Jahre 2004 zur Abrechnung von stationären Krankenhausfällen haben zur Folge, dass zunehmend mehr Mediziner und Medizinerinnen für die Bereiche Controlling und Qualitätskontrolle bzw. im Krankenhausmanagement benötigt werden.

Weitere neuere Entwicklungen beziehen sich auf die zunehmende Bedeutung der Prävention von Krankheiten und auf Fragen der Bevölkerungsmedizin. Mögliche Arbeitgeber sind hier die Krankenkassen oder auch Ministerien und Körperschaften sowie Internationale Organisationen. Mehrere Universitäten bieten heute postgraduale Studiengänge für Public Health an. Ebenfalls dem Bereich der Prävention ist die Arbeitsmedizin zuzuordnen. Gesundheit zu erhalten und zu fördern, aus dem Arbeitsleben resultierende schädliche Einflüsse zu verhindern, Krankheiten und Gesundheitsschäden früh zu erkennen sowie eine berufliche Wiedereingliederung nach länger dauernder Krankheit zu begleiten, ist Ziel der

Arbeitsmedizin. Ein zunehmend bedeutsam werdender Teilaspekt der betriebsärztlichen Tätigkeit ist die Durchführung von betrieblicher Gesundheitsförderung. Erstmals haben die Krankenkassen mit dem Gesundheitsreformgesetz 2000 durch eine Erweiterung des § 20 SGB V die Möglichkeit erhalten, Arbeitsschutz ergänzende Maßnahmen auch im Betrieb durchzuführen und bei der Verhütung arbeitsbedingter Gesundheitsgefahren mitzuwirken.

Auch in den medizinisch-wissenschaftlichen Abteilungen der pharmazeutischen Industrie ist nach wie vor das Fachwissen von Ärztinnen und Ärzten sehr gefragt. Hier arbeiten sie oftmals im Team mit anderen Wissenschaftlern zusammen und entwickeln neue Medikamente, testen deren Wirksamkeit und Sicherheit und begleiten einen neuen Wirkstoff aus dem Forschungslabor in die klinische Phase. Ebenso gehören Tätigkeiten rund um die Medikamentenzulassung, die Beantwortung von Fachfragen sowie die Bereitstellung von Hintergrundinformationen für Produktbroschüren, Werbematerial und das Verfassen von Fachartikeln zu ihren Aufgaben.

Im Folgenden werden drei Ärztinnen aus den Bereichen der Arbeitsmedizin, der pharmazeutischen Industrie sowie aus der Gesundheitspolitik bzw. dem Bereich Public Health vorgestellt.

Dr. med. Marianne Engelhardt-Schagen (Betriebsmedizin)

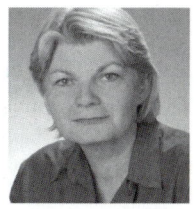

»(…) ich habe von Anfang meines Studiums an nie einen Tunnelblick gehabt nur auf die Medizin, sondern habe mich von Anfang an auseinandergesetzt mit Medizin und Politik und der Frage, was Krankheit und soziale Lage miteinander zu tun haben.«

Dr. Marianne Engelhardt-Schagen (geb. 1953) war zunächst mehrere Jahre in der klinischen Medizin beschäftigt, bevor sie nach zwei Jahren in der Arbeitsmedizin ihre Facharztinnenprüfung abschloss und als Arbeitsmedizinerin in ein großes Energieversorgungsunternehmen wechselte. Dort ist sie seit 1986 als Betriebsärztin beschäftigt und seit einigen Jahren zusätzlich parallel freiberuflich als Supervisorin (DGSv), Mediatorin, Trainerin und OE-Beraterin tätig. Sie ist verheiratet und hat zwei Kinder.

Berufsfindung

Für Frau Engelhardt-Schagen stand der Berufswunsch biographisch bereits früh fest. Wesentlichen Einfluss auf ihren Berufswunsch hatte ein Krankenhausaufenthalt in ihrer Jugend sowie der Hausarzt ihrer Familie, der ein Vorbild für sie war.

»Ich habe mit 13 Jahren beschlossen, dass ich Ärztin werden will, Anlässe waren sicher einmal, dass ich mit 12 eine Blinddarmoperation hatte und ins Krankenhaus musste und zum anderen hatten wir einen Hausarzt, der im besten Sinne das repräsentiert hat, wie man sich einen Arzt vorstellt. Er war wirklich ein Begleiter der Familie und den fand ich toll. So wollte ich auch werden! Ja, und dann habe ich das ziemlich zielstrebig verfolgt, und es gab auch nichts, was mich davon hätte abbringen können.«

Tatsächlich schrieb sie sich 1972 nach dem Abitur für das Medizinstudium ein. Bereits zu Beginn ihres Studiums wurde sie in der Studentenschaft politisch aktiv und engagierte sich als Studentenvertreterin.

»(…) Ich war schon im 2. Semester in der Studentenschaft aktiv und ich habe von Anfang meines Studiums an nie einen Tunnelblick gehabt nur auf die Medizin, sondern habe mich von Anfang an auseinandergesetzt mit Medizin und Politik und der Frage, was Krankheit und soziale Lage miteinander zu tun haben. Das hat mich von Anfang an begleitet.«

Um eigenes Geld für ihren Lebensunterhalt zu verdienen, übernahm sie in den ersten Semestern außerdem einmal in der Woche Nachtwachen. Später, als das Studium immer mehr Zeit beanspruchte, bewarb sie sich mit Erfolg um ein Stipendium bei der Hans-Böckler-Stiftung. Gesellschaftspolitisches Engagement und die Sensibilisierung für politische Themen gehörte hier zum Konzept der Förderung. Auf diese Weise kam Frau Engelhardt-Schagen schon früh in Kontakt mit Beschäftigten großer Unternehmen und gewann Einblicke in ihren Arbeitsalltag. Diese Erfahrungen sollten ihre spätere berufliche Laufbahn maßgeblich beeinflussen. Doch bis zum zweiten Staatsexamen hatte sie zunächst die Vorstellung, Gynäkologin zu werden. Dementsprechend belegte sie Fächer in den klinischen Semestern und hatte eine Doktorarbeit zum Thema Plazenta und Frühgeburten angefangen. Während ihrer Famulatur in der Frauenklinik stellte sie sich jedoch die Frage, ob die Gynäkologie als operatives Fach für sie nicht zu anstrengend werden würde und ob diese Tätigkeit mit familiären Anforderungen vereinbar sein würde.

»(…) während der Semesterferien habe ich in der Frauenklinik eine Famulatur gemacht. Während dieser Zeit nahm mich der damalige Professor dort bei Seite und sagte: 'Junge Kollegin, haben Sie sich das wirklich gut überlegt? Es ist sehr, sehr hart, und sie brauchen Ellenbogen'. Das war damals ja noch eine Männerdomäne. Und ich war damals auch irgendwie relativ zart und das hat mir dann doch zu denken gegeben. Ich habe mich gefragt: werde ich das packen, will ich das wirklich? Und *eigentlich wollte ich auch Familie und Kinder und dann diese OPs und diese Nachtdienste (…)«*

Durch Kontakte und Erfahrungen über die Hans-Böckler-Stiftung und unter dem Eindruck des damaligen Programms der Bundesregierung zur Humanisierung der Arbeitswelt rückte nun zunehmend die Arbeitsmedizin in den Blickpunkt ihres Interesses. Zwei Semester nach der Famulatur in der Gynäkologie folgte eine Famulatur in der Arbeitsmedizin bei der Firma Continental. Diese zweite Famulatur bestätigte sie in ihrem Interesse für die Arbeitsmedizin und von da an wandte sie sich zielstrebig diesem Gebiet zu. Zu diesem Zeitpunkt gab es zwar noch nicht den Facharzt für Arbeitsmedizin, aber diese Gebietsbezeichnung war gerade in Vorbereitung.

> *»Ich habe 1975/76 eine Famulatur bei der Firma Conti gemacht in Hannover, drei Monate, um mal zu gucken, wie das ist. Und das hat mich überzeugt, ich fand es klasse. Dann habe ich gedacht, ja eigentlich ist es ja auch ganz klasse, nicht erst was zu machen, wenn Menschen schon krank sind, sondern wirklich in diesen präventiven Bereich zu gehen. Hinzu kam damals auch dieses Programm der Bundesregierung Humanisierung der Arbeitswelt und dann (…) hatte ich für mich das Gefühl, das ist irgendwie rund.«*

Obwohl sie nun auf die Arbeitsmedizin ausgerichtet war, führte sie in der Folgezeit ihre in der Gynäkologie begonnene Doktorarbeit weiter, um die bisherige Arbeit nicht vergeblich investiert zu haben.

Beruflicher Werdegang

Nach ihrer Approbation 1979 trat Frau Engelhardt-Schagen eine Stelle als Assistenzärztin in einer Klinik an und begann ihre Facharztausbildung zunächst im Bereich der Inneren Medizin, wo sie bis 1983 beschäftigt war. Die Kliniktätigkeit bedeutete für sie nicht zuletzt aufgrund der vorherrschenden hierarchischen Strukturen eine neue Herausforderung.

> *»Das, was ich schwierig fand, war die Tatsache, dass ich zum ersten Mal in meinem Leben mit Menschen zusammenarbeiten musste, die ich mir nicht selber ausgesucht hatte. Das fand ich eigentlich das Schwierigste überhaupt. Nicht die Patienten oder die Arbeit an sich, sondern dieses Einfinden in ein Team auf der Station, in die hierarchische Struktur einer Klinik: Chefarzt, Oberärzte, Assistenten usw. Und ich denke, da habe ich auch viel Glück gehabt, weil ich meistens irgendwie zumindest auf der Assistentenebene je ein, zwei Kollegen hatte, mit denen ich irgendwie die gleiche Wellenlänge hatte und mit denen man sich auch mal besprechen konnte.«*

Während dieser Zeit in der Klinik beendete sie ihre Doktorarbeit, die sie nur noch »zusammenschreiben« musste, heiratete und bekam zwei Kinder, die 1981 und 1983 geboren wurden. Von 1984 bis 1986 absolvierte sie dann den zweiten Teil ihrer Facharztausbildung in der Arbeitsmedizin beim AMD (Arbeitsmedizinische Dienstleistungen GmbH) sowie beim Staatlichen Gewerbeamt. Nach ihrer Facharztprüfung 1986 bewarb sie sich schließlich mit Erfolg um eine Stelle als Betriebsärztin bei einem großen Energieversorgungsunternehmen (BEWAG) in Berlin, wo sie bis heute arbeitet. Dort übernahm sie nach einigen Jahren die stellvertretende Leitung ihres Arbeitsbereichs. Zudem bildete sie sich berufsbegleitend weiter und machte zwischen 1995 und 1999 eine Ausbildung in Supervision, Organisationsentwicklung und Mediation. Anknüpfend an diese Ausbildung bietet Frau Engelhardt-Schagen seitdem Kurse in Supervision für Arbeitsmediziner in der Ärztekammer Berlin an. Außerdem hält sie Vorträge zu diesem Themenbereich. Diese neuen Aufgabenfelder machen ihr so viel Freude, dass sie sich im Jahre 2000 entschließt, ihre betriebliche Arbeitszeit um 50% zu reduzieren, um dafür parallel verstärkt feiberuflich tätig sein zu können. Mit der Reduzierung ihrer Arbeitszeit musste sie allerdings auch ihre Position als stellvertretende Leiterin abgeben.

»Letztlich habe ich mich entschlossen, freiberuflich das fortzusetzen, was so gut läuft und wobei ich das Gefühl habe, das macht mir Spaß, da kann ich was bewirken. (…) Ich habe gedacht, wenn ich jetzt auf eine halbe Stelle gehe, dann habe ich noch mal die Möglichkeit, mich zu verändern und mich weiter zu entwickeln. Ich habe sogar überlegt, ob ich ganz freiberuflich arbeite, denn ich bekomme so viele Anfragen, dass ich mich ganz darauf beschränken könnte. Ich habe mich aber entschieden, in dieser Halb-Halb-Balance zu bleiben, obwohl es manchmal schwierig ist, alles unter einen Hut zu kriegen. Denn ich denke, dass ich absolut glaubwürdig bin, dadurch, dass ich mit einem Bein in der Organisation stehe. So weiß ich, wovon ich rede und habe ein hohes Maß an eigenen Erfahrungen (…).«

Inzwischen berät Frau Engelhardt-Schagen feiberuflich unter anderem werkärztliche Dienste großer Firmen im Rahmen ihres Gesundheitsmanagements zu Themen wie Burn-out-Prophylaxe, Mobbing, Stressbewältigung etc. Seit 1999 bietet sie Kurse in Supervision für ArbeitsmedizinerInnen an der Ärztekammer Berlin an, wo sie gegenwärtig ca. 30 KollegInnen betreut. Zudem hält sie regelmäßig Vorträge.

Berufliche Anforderungen und persönliche Erfolgsstrategien

Als Arbeitsmedizinerin beschäftigt sich Frau Engelhardt-Schagen nicht nur mit den einzelnen Mitarbeiterinnen und Mitarbeitern des Betriebes, sondern ebenso mit Organisationsstrukturen sowie mit Fragen des sozialen Miteinanders im Betrieb.

»Zu den Aufgaben gehört zunächst die Beratung des Individuums, des einzelnen Mitarbeiters, der dann vor einem sitzt mit seinen Fragen und Themen. Und dann natürlich auch die Routineuntersuchungen, die aufgrund von staatlichen oder berufsgenossenschaftlichen Verordnungen vorgegeben sind. Mitarbeiter, die mit Infektionserregern zu tun haben, die unter Hitzebedingungen, Atemschutz usw. arbeiten. Bei ihnen sind bestimmte Untersuchungen vorgeschrieben. Aus dieser Tätigkeit des Kontakts mit einzelnen Mitarbeitern heraus ist ein weiterer wichtiger Schwerpunkt der Arbeitsmedizin die Hypothesenentwicklung über Arbeitsbelastungen (…) wie Schadstoffe, schwere körperliche Arbeit, Zwangshaltung bis hin zu den weichen Faktoren wie Vorgesetztenverhalten, dem sozialen Miteinander, Betriebsklima usw., um dem Unternehmen Hinweise zu geben, wie bestimmte Dinge in Zukunft besser gestaltet werden können.«

Deshalb sieht sie die Fähigkeit, organisatorische Abläufe analysieren zu können, als sehr wichtig für die arbeitsmedizinische Tätigkeit an. Ebenso erscheint ihr eine hohe Kommunikationsfähigkeit von Bedeutung.

»Als Arbeitsmediziner braucht man die Fähigkeit, mit unterschiedlichsten Menschen und Hierarchieebenen kommunizieren zu können, d. h. vom Pförtner, Handwerkerhelfer bis zum Vorstand. Es ist, glaube ich, von enormer Bedeutung, zu verstehen, welche Hierarchieebene, welche Kompetenzen, welche Verantwortungsbereiche dahinter stehen. Man muss irgendwie einen Betrieb durchschauen können, in der Lage sein, sich in eine Organisation hineinzubegeben. (…) Ich denke auch, die Fähigkeit zum Perspektivenwechsel sollte sehr ausgeprägt sein oder es macht die Arbeit zumindest leichter, wenn man in der Lage ist, unterschiedlichste Perspektiven einzunehmen und zu verstehen.«

Als Erfolgsstrategie für einen gelungenen beruflichen Entwicklungsprozess benennt Frau Engelhardt-Schagen das Networking bzw. eine gute Vernetzung unter Kolleginnen und Kollegen. Sie hat sich selbst bereits zu Beginn ihrer Berufstätigkeit um eine Balint-Gruppe bemüht, in der sie berufliche Themen besprechen konnte. Später, als sie in eine Führungsposition aufgestiegen war, hatte sie dann eine Supervisionsgruppe, um regelmäßig berufliche Themen reflektieren zu können und ein Feedback zu ihrer Arbeit zu bekommen.

»Ich habe mir immer berufsbegleitend irgendwie ein Setting gesucht, in dem ich über meine Arbeit reflektieren kann. Ich glaube, das ist wichtig, nicht alleine wie im Hamsterrad die Themen zu bewegen, sondern wirklich über den Tellerrand zu gucken, zu vergleichen, wie machen das andere, welche Erfahrungen haben andere damit gemacht. Ich glaube, dass das sehr hilfreich ist. Und ich habe von Anfang meines Studiums an nie so einen Tunnelblick gehabt nur auf die Medizin, sondern habe mich von Anfang an auseinandergesetzt mit Medizin und Politik und was Krankheit und soziale Lage miteinander zu tun haben.«

Ebenfalls als wichtig für eine erfolgreiche Gestaltung des Berufslebens erachtet Frau Engelhardt-Schagen ein gelungenes Zeitmanagement. Dies sollte selbstverständlich auch die Einplanung von Zeit für die Familie sowie für die Paarbeziehung beinhalten, damit das Privatleben nicht zu kurz kommt. Auch sollte sich aus ihrer Sicht jede Frau überlegen, ob in bestimmten wichtigen beruflichen Phasen nicht ein Coaching angebracht wäre.

> »Dann finde ich natürlich das eigene Zeitmanagement wichtig, sich wirklich auch immer Zeiten frei zu schaufeln, in denen Urlaub ist. Ich habe das immer versucht, als die Kinder klein waren, oder wir haben versucht, immer freie Zeitblöcke zu haben, was in der Klinik natürlich nicht so gut geht, aber in der Arbeitsmedizin ist das kein Problem. Dann denke ich, ganz wichtig war, dass (…) wir immer versucht haben auch als Paar uns Zeiträume zu reservieren, die für uns waren, (…) wo wir uns immer einen Babysitter geleistet haben, um zusammen was zu unternehmen und achtsam mit sich umzugehen. Coaching für Frauen in Führungspositionen oder solche, die es werden sollen, finde ich, ist eine ganz wichtige unterstützende Methode, weil ich denke, dass Frauen weniger als Männer in Netzwerken organisiert sind und auch weniger Möglichkeiten haben, Feedback einzuholen oder jemanden zu haben, der mit ihnen ihre berufliche Situation reflektiert. (…) Ich glaube, es ist wichtig, die Themen nicht alleine wie im Hamsterrad zu bewegen, sondern wirklich über den Tellerrand zu gucken, zu vergleichen, wie machen das andere, welche Erfahrungen haben andere damit gemacht. Das ist, glaube ich, sehr hilfreich.«

Auch von ihrer ehrenamtlichen Tätigkeit hat Frau Engelhardt-Schagen beruflich profitiert. So engagierte sie sich viele Jahre in der Delegiertenversammlung der Ärztekammer und im Ausschuss Arbeitsmedizin. Gegenwärtig ist sie beratendes Mitglied im Arbeitskreis Gesundheit der IG-Metall. Hierbei handelt es sich um ein Gremium aus zehn Arbeitsmedizinerinnen und -medizinern aus der gesamten Bundesrepublik.

Vereinbarkeit von Berufs- und Privatleben und wechselseitige Einflüsse zwischen den Lebensbereichen

Die Geburt ihrer beiden Kinder hatte für Frau Engelhardt-Schagen keinen großen Einfluss auf das Berufsleben, denn sie war jeweils kurze Zeit nach der Geburt wieder voll erwerbstätig. Obwohl sie für die Betreuung der Kinder eine zuverlässige Tagesmutter hatte, fiel es ihr anfangs nicht leicht, die Kinder abzugeben. Aber eine längere berufliche Auszeit hätte damals sicherlich große Nachteile für ihren weiteren beruflichen Werdegang gehabt – zumal sie ihre Facharztausbildung zu diesem Zeitpunkt noch nicht abgeschlossen hatte.

»Nach der Geburt der Kinder habe ich voll weiter gearbeitet, und ich weiß noch, wir hatten eine Tagesmutter – durch eine Kollegin hatte ich eine Tagesmutter empfohlen bekommen, die wirklich ganz klasse war, auch im Nachhinein, die war super. Es ist mir schon ziemlich schwer gefallen damals, als ich dann das Kind das erste Mal abgegeben habe. Auf der anderen Seite, wenn ich aufgehört hätte zu arbeiten, wäre es wahnsinnig schwierig gewesen, wieder rein zu kommen.«

Ihr Mann, der ebenfalls Mediziner ist und als Medizinhistoriker an der Universität arbeitet, unterstützte sie tatkräftig bei der Betreuung der Kinder. Dies wurde sicherlich auch durch seine flexiblen und gut planbaren Arbeitszeiten an der Universität begünstigt.

»Mein Mann hat mich bei der Kinderbetreuung sehr unterstützt. Wir haben uns das geteilt und es war selbstverständlich, dass wir beide nachts aufgestanden sind. Und wenn ich Nachtdienst hatte oder Wochenenddienst, dann hat er sich um die Kinder gekümmert, das war schon sehr wichtig. Sonst hätte ich das so mit der Arbeit nicht machen können. (…) Und dadurch, dass er nicht in der Klinik war, haben wir einfach auch Glück gehabt und gute Bedingungen. Und da man ja als Arzt relativ gut verdient, war es auch gut möglich, mehr oder weniger fast ein Gehalt für diese Rahmenorganisation – Haushälterin, Kinderbetreuung, und, und – zu opfern; das geht schon ganz schön ins Geld, aber das war es uns wert für eine Zeit lang.«

Außerdem beschäftigte das Ehepaar während der betreuungsintensiven Phase der Kinder zusätzlich eine Haushälterin, um von den Aufgaben im Haushalt stärker entlastet zu sein.

»(…) Wir hatten eine Haushälterin für fast, ich weiß es gar nicht mehr genau, 4 oder 5 Jahre, die mit 20 Stunden in der Woche bei uns war. Wenn wir nach Hause kamen, dann war alles super geregelt, es war eingekauft, es war sauber gemacht, es war die Wäsche gewaschen, es war einfach wunderbar! Das war bis die Kinder so ungefähr 10, 11 Jahre waren.«

Später, als die Kinder im Alter von ca. 13 Jahren waren, reduzierte Frau Engelhardt-Schagen ihre Arbeitszeit vorübergehend auf 30 Stunden in der Woche, um mehr Zeit mit den Kindern verbringen zu können. Sie fand es gerade in diesem schwierigen Alter der Kinder wichtig, mehr für sie da sein zu können. Diese vorübergehende Absenkung der Arbeitszeit wurde von ihrem Arbeitgeber problemlos mitgetragen und im Anschluss daran hatte sie hierdurch keine beruflichen Nachteile.

Bilanzierung und Zukunftsvorstellungen

Frau Engelhardt-Schagen ist sowohl mit ihrem Berufs- als auch mit ihrem Privatleben sehr zufrieden. Was ihre Berufswahl angeht, so würde sie sich auch im Nachhinein immer wieder für die Arbeitsmedizin entscheiden. Auch ihre Erwartungen an dieses Fach mit Blick auf die Vereinbarkeit von Beruf und Familie haben sich erfüllt. Durch die Entscheidung für ein zweites berufliches Standbein in der freiberuflichen Tätigkeit hat sie sich zudem eine erhöhte Flexibilität geschaffen. Auf diese Weise hat sie die Möglichkeit, ihr Arbeitsvolumen selber stärker zu steuern. Für die nähere Zukunft plant sie keine weiteren beruflichen Veränderungen. Für die weitere Zukunft kann sie sich vorstellen, auch nach der Verrentung weiter in gewissem Umfang freiberuflich tätig zu bleiben.

Prof. Dr. med. Karin Schmidt-Gollwitzer (Industrielle Forschung und Entwicklung)

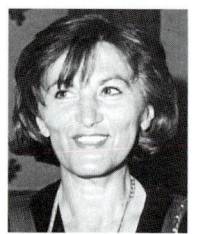

»Ich hatte damals den Ehrgeiz, wegen der frühen Familiengründung und der Nebentätigkeit nicht gegenüber den anderen Studenten abzufallen, sondern im Gegenteil möglichst besser zu sein. (…) Und ich hatte auch im Beruf diesen besonderen Ehrgeiz (…).«

Prof. Dr. Karin Schmidt-Gollwitzer (geb. 1942) arbeitet seit 1987 bei der Schering AG, wo sie zunächst die Entwicklungsabteilung für Fertilitätskontrolle und Hormontherapie leitete. Seit 1999 ist sie als »Senior Medical & Scientific advisor« für die strategische Ausrichtung des Unternehmens in den Forschungsbereichen Gynäkologie und Onkologie tätig. Zugleich ist sie Mitglied der Humboldt-Universität Berlin, wo sie Vorlesungen in gynäkologischer Endokrinologie abhält und Examina abnimmt. Sie lebt in einer Partnerschaft und hat eine Tochter.

Berufsfindung

Der Wunsch, Medizin zu studieren, entwickelte sich bei Frau Schmidt-Gollwitzer bereits in der Kindheit. Dabei spielte der familiäre Einfluss eine wichtige Rolle.

»Das lag sicher auch an dem familiären Einfluss (…). Ich hatte von Kindheit an diesen Wunsch, Medizin zu studieren, und ich hatte keinen Zweifel daran; das war meine Bestimmung (…).«

Als sie in der Abiturklasse ihren späteren Mann kennen lernte und bald darauf schwanger wurde, ohne mit ihm verheiratet zu sein, kam dies zum damaligen Zeitpunkt in ihrer bayrischen Heimat einem Skandal gleich. Nach Heirat und Geburt der Tochter ging sie gemeinsam mit ihrem Mann nach Berlin. Dort holte sie an einem Abendgymnasium ihr Abitur nach. Anschließend studierte sie ebenso wie ihr Mann Medizin und leitete »nebenher« ein Reisebüro, um zum gemeinsamen Lebensunterhalt beizutragen. Trotz dieser Nebentätigkeit schloss sie ihr Studium zügig und mit bestem Ergebnis ab.

Beruflicher Werdegang

Nach dem Staatsexamen im Jahr 1972 ging Frau Schmidt-Gollwitzer zunächst zusammen mit ihrem Mann für etwa zwei Jahre nach New York an die Cornell Universität, um dort ihre labortechnischen und methodischen Kenntnisse zu erweitern. Die Arbeitsbelastung dort war für beide sehr hoch, aber sie hatten während dieser Zeit auch die Möglichkeit, an ihren Promotionen sowie an Veröffentlichungen zu arbeiten.

> »Wir hatten beide den Anspruch, Labormethoden zu lernen, um Parameter in der Endokrinologie messen zu können, bevor wir in die Klinik gehen. Wir sind in ein renommiertes Labor in New York an die Cornell University und mussten da wirklich von morgens bis nachts arbeiten. Aber es hat sich gelohnt, denn wir haben da auch unsere Doktorarbeiten und Publikationen vorbereitet. Es war eine sehr gute Erfahrung, mit anderen Nationalitäten in einem Labor zusammenzuarbeiten. Wir haben davon sehr profitiert. So geht der erste hochempfindliche Schwangerschaftstest auf meine damaligen Experimente zurück (…).«

Anschließend arbeitete Frau Schmidt-Gollwitzer für etwa zwei Jahre am Institut für Pathologie an der Freien Universität als Assistentin und schloss ihre Promotion mit »summa cum laude« ab. Trotz ihres Interesses für die Pathologie, traf sie nach häufigen Diskussionen mit ihrem Mann die Entscheidung, sich nicht weiter im Bereich der Pathologie zu spezialisieren, sondern stattdessen in die Gynäkologie zu gehen.

> »Ich war gerne in der Pathologie und wollte dann Gerichtsmedizin machen, denn mich haben diese Mythen und Fakten der Gerichtsmedizin schon immer interessiert. Aber dann habe ich mich auf Anraten meines Mannes mit Blick auf die psychisch sehr belastenden Vorkommen in der Gerichtsmedizin doch für die Gynäkologie entschieden.«

Daraufhin wechselte sie an die Frauenklinik der Freien Universität, wo auch ihr Mann tätig war. Sie erhielt zunächst eine Assistenzstelle und spezialisierte sich dort auf gynäkologische Endokrinologie und Onkologie. Sie habilitierte sich und erhielt

1982 eine Stelle als Oberärztin, was für die damalige Zeit eine Ausnahme war, denn die Oberarztfunktionen waren in der Regel Männern vorbehalten.

> *»Ich wollte gerne erst mal an der Uniklinik arbeiten. Viele sagen: 'Ich gehe lieber in ein kleines Haus, um schnell vieles machen zu können', aber ich wollte immer an die Uni. Ich möchte auch heute sagen, wenn man eine Karriere anstrebt, ist es besser, an eine Uniklinik mit allen diesen Facetten zu gehen. Es ist sicher schwieriger, weil sie viele Jahre so richtige 'Underdocs' sind. Aber sie haben einfach mehr Möglichkeiten später (…)«*

1984 starb ihr Mann nach einem Verkehrsunfall. In dieser schwierigen Zeit wurde sie von ihren Kollegen sehr unterstützt, und sie verbrachte mehr Zeit in der Klinik als je zuvor. Zwei Jahre später nahm sie dann aber eine einschneidende berufliche Veränderung vor: Sie wechselte in ein großes Pharmaunternehmen, wo sie maßgeblich an der Entwicklung von Präparaten für die Fertilitätskontrolle und Hormontherapie beteiligt war. Seit 1999 ist sie als »Senior Medical und Scientific Adviser« für die Entwicklung und Forschung für den Vorstand tätig.

> *»Zwei Jahre nach dem Tod meines Mannes wollte ich in einen anderen Bereich wechseln, weil mich dort so vieles auch erinnert hat an meinen Mann. (..) Ich wollte etwas anderes machen, und ich wollte auch nicht irgendwann als ›alternde Oberärztin‹ im Labor verkümmern, denn die Aussichten auf eine Professur waren für mich als Frau quasi nicht gegeben. (…) Bei einem gesellschaftlichen Ereignis lernte ich einen Topmanager der Firma Schering kennen, der mir eine gute Position anbot (…) und dann ging das auch ganz schnell.«*

Berufliche Anforderungen und persönliche Erfolgsstrategien

Ein wichtiger Grundstein für ihren beruflichen Werdegang wurde aus der Sicht von Frau Schmidt-Gollwitzer durch die Laborarbeit in den USA gelegt. Die Erfahrungen dort waren für die weitere Laufbahn ebenso bedeutsam wie die anschließende Entscheidung, ihre Aus- und Weiterbildung an einer Uniklinik zu absolvieren, um auch die Möglichkeit zu wissenschaftlicher Arbeit zu haben und um sich habilitieren zu können.

> *»Ein Schlüsselerlebnis war ganz am Anfang die Möglichkeit, in einem Labor in den USA arbeiten zu können. Das hat später sehr geholfen. Ebenfalls sehr wichtig war, an der Uni die Ausbildung zu machen, die Zeit in der Pathologie möchte ich nicht missen. In dieser Zeit habe ich viele Grundlagen gelernt und einen guten Überblick in der Medizin bekommen.«*

Als wichtige Vorraussetzung für eine Karriere in ihrem Tätigkeitsfeld sieht sie neben den notwendigen inhaltlichen Kompetenzen vor allem Durchhaltevermögen, Selbstvertrauen und die Unterstützung durch »Bündnispartner«.

*»Was man braucht, ist erstens fachliche Kompetenz und die dürfen sie sich nicht neh-
men lassen – auch wenn es immer mal wieder Anfeindungen und Ungerechtigkeiten
gibt. Sie dürfen zweitens nicht zimperlich sein, sie dürfen sich nicht alles so unter die
Haut gehen lassen und müssen ein gewisses Phlegma und eine gewisse Hartnäckigkeit
entwickeln, sonst hält man das nämlich nicht lange durch. Sie müssen auch wissen,
dass sie gut sind. Drittens brauchen Sie Unterstützung. Sie müssen jemanden haben,
damit sie nicht mutterseelenallein sind – sie müssen Koalitionen bilden, sonst können
sie es vergessen (…)«*

Als besonders bedeutsam für den beruflichen Werdegang bezeichnet Frau Schmidt-
Gollwitzer die Bildung von Netzwerken. Sie hält Kommunikation und Kontakt-
pflege für eine der entscheidenden Schlüsselqualifikationen. In diesem Bereich
sieht sie auch nach wie vor einen wesentlichen Unterschied zwischen Frauen und
Männern.

*»Die Männer gehen abends ein Bier trinken und verbrüdern sich. Das tun wir Frauen
nicht. Ich habe häufig bei Geschäftsreisen erlebt, wie wichtig Verhandlungen oder
Absprachen waren, die nicht in Büroräumen abgeschlossen werden. Aber wir Frauen
ziehen uns nach dem offiziellen Programm zurück, während die Männer dann noch
ihre Kontakte pflegen. (…) Außerdem brauchen sie trotz aller Zielorientierung und
Hartnäckigkeit auch eine gewisse Liebenswürdigkeit, mit Menschen umzugehen und
eine gewisse Generosität. Ich glaube, es ist auch wichtig, dass man nicht nur stur seine
Sachen verfolgt, sondern sich selbst auch mal zurücknehmen und auf andere Personen
eingehen kann.«*

Als persönliche Erfolgsstrategie sieht sie vor allem ihren Ehrgeiz und ihr berufliches
Engagement an. Dies hatte sie auch von Beginn an mit ihrem Mann gemeinsam und
beide haben sich gegenseitig unterstützt und sich zu beruflichen Erfolgen ange-
spornt.

*»Ich hatte von Anfang an den Ehrgeiz, wegen der frühen Familiengründung und der
Nebentätigkeit nicht gegenüber den anderen Studenten abzufallen, sondern im Gegenteil möglichst besser zu sein. Wir haben beide in der vorgegebenen Zeit studiert,
wirklich besondere Examen gemacht und mit »summa cum laude« promoviert. Und
ich hatte dann auch im Beruf diesen besonderen Ehrgeiz.«*

Vereinbarkeit von Berufs- und Privatleben und wechselseitige Einflüsse zwischen den Lebensbereichen

Als Frau Schmidt-Gollwitzer ihr Studium abgeschlossen hatte, war ihre Tochter
bereits kein Kleinkind mehr und die Vereinbarkeit von Berufs- und Familienleben
war deshalb nicht (mehr) so schwierig. Während des gemeinsamen Studiums hatte

sie sich mit ihrem Mann bei der Betreuung des Kindes abgewechselt. Außerdem wohnte das Paar mit befreundeten Personen zusammen, die sich ebenfalls an der Kinderbetreuung beteiligten. Als ihre Tochter knapp drei Jahre alt war, hatte Frau Schmidt-Gollwitzer auch einen Kindergartenplatz für sie.

»Unsere Tochter war sehr früh im Kindergarten. Wir wohnten mit lieben Menschen zusammen, die damals auch studierten, und wenn wir keine Zeit hatten, haben die sich um das Kind gekümmert. (…) Das war wie eine große Familie (…). Als ich dann in den Beruf ging, war unsere Tochter ja schon etwas älter und das ging dann ganz gut.«

Frau Schmidt-Gollwitzer berichtet, dass es für ihre Tochter immer selbstverständlich war, eine berufstätige Mutter zu haben und mehrere Bezugspersonen in ihrer Kindheit zu haben. Heute ist ihre Tochter selbst auch in der Forschung tätig und arbeitet als Leiterin eines Universitätsinstituts in der Schweiz.

Bilanzierung und Zukunftsvorstellungen

Frau Schmidt-Gollwitzer hat in ihrem Berufsleben viel erreicht und ist mit ihrer beruflichen Entwicklung zufrieden. Nach dem Tod ihres Mannes hatte sie eine sehr schwierige Zeit, aber sie hat es geschafft, sich beruflich und privat ein neues Leben aufzubauen.

»Ich bin zufrieden, weil ich in der Klinik und als Quereinsteigerin in einer großen internationalen Firma eine ganze Menge erreicht habe. Ich konnte entscheidende Entwicklungen in der Gynäkologie initiieren und durchführen, die auch heute medizinisch und wirtschaftlich wichtig sind. Ich habe viel von der Welt gesehen, vieles über die »Needs und Wants« der Frauen in unterschiedlichen Regionen der Welt erfahren und konnte auch ein wenig zu deren Erfüllung beitragen (…). Ich habe es allerdings nicht in den Vorstand geschafft – das habe ich nicht erreicht. Vielleicht hätte ich da noch mehr hier in diesen Netzwerken sein müssen (…) Aber es ist nicht so, dass ich das mit Verbissenheit sehe. Ich muss auch dazu sagen, nach dem Tod meines Mannes war es sehr schwierig, meinen Werdegang ohne ihn zu gestalten, denn zuvor waren unsere beruflichen Wege sehr eng miteinander verknüpft (…).«

Für die weitere Zukunft kann sich Frau Schmidt-Gollwitzer gut vorstellen, neben der Fortführung ihrer beruflichen Aufgaben verstärkt karitativ zu arbeiten.

»In Zukunft werde ich verstärkt karitativ ärztlich tätig sein und mich vor allem in den ärmsten Ländern der Welt für eine gesunde Mutterschaft einsetzen (…). Ich möchte versuchen, mich stärker dort einzubringen, wo wirklich Not ist und wo ärztliche Hilfe gebraucht wird.«

Dr. med. Birgit Weihrauch (Sozialmedizin im Berufsfeld Gesundheitspolitik/Public Health)

(...) eigentlich war für mich von vornherein klar, dass ich ein großes Interesse an politischer Gestaltung hatte (...) Das war für mich keine Frage, das hat mich immer interessiert.«

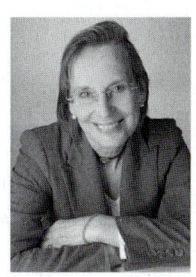

Dr. Birgit Weihrauch (geb. 1943) ist seit Kurzem Hauptgeschäftsführerin des 2005 gegründeten Epidemiologischen Krebsregisters NRW, einer gemeinnützigen GmbH in Münster. Zuvor war sie viele Jahre als Gruppenleiterin/Leitende Ministerialrätin und zuletzt als Leiterin der Abteilung Gesundheit im Gesundheitsministerium des Landes NRW in Düsseldorf tätig. In dieser Funktion wurde auch dieses Interview mit ihr geführt. Sie ist verheiratet und hat zwei Kinder.

Berufsfindung

Das Interesse an der Medizin entwickelte sich bei Frau Weihrauch bereits sehr früh in ihrer Kindheit und Jugend, denn sie war in ihrer Familie von Ärzten umgeben. So arbeiteten sowohl ihr Vater, der Zahnarzt war, als auch ihre Tante als Hausärztin in eigener Praxis. Beide hatten eine Art Vorbildfunktion für sie. Schon als Schülerin konnte sie viele unmittelbare Eindrücke sammeln.

»Ich hatte eigentlich keine Berufsfindungsfragen. Ich habe nur eine Zeitlang geschwankt zwischen Zahnmedizin und Medizin, weil mein Vater Zahnarzt war. Aber im Prinzip war Medizin immer klar – das war für mich keine Frage. Ich habe schon als Schülerin in den Ferien in der Praxis meines Vaters und auch in der Praxis meiner Tante, die Hausärztin war, mitgearbeitet, sodass ich zum Arztberuf eigentlich schon sehr frühzeitig eine große Nähe hatte.«

Das Medizinstudium absolvierte Frau Weihrauch sehr zügig – immer mit dem Ziel der ärztlichen Tätigkeit vor Augen, die sie sehr begeisterte. Sie schloss ihr Studium in kürzester Zeit ab und hatte mit dem Staatsexamen bereits auch ihre Doktorarbeit fertig. Zusammen mit ihrem Mann ging sie nach Ende ihres Studiums in die USA, nachdem beide das amerikanische Staatsexamen für ausländische Mediziner (ECFMG) bestanden hatten.

»Ich fand die ärztliche Tätigkeit im Krankenhaus und zuvor auch die Famulaturen hoch spannend, ich habe das mit großer Begeisterung gemacht. Das Studium empfand ich zwar über weite Strecken als nicht besonders interessant, und ich habe die ganze Vorklinik einfach mehr abgehakt (…) Aber ich wusste genau, wo ich hinwollte und was das Ziel war, und deswegen war das für mich kein Problem.«

Frau Weihrauch wandte sich zunächst den Gebieten der Inneren Medizin und der Kinderheilkunde zu, wobei sie von Beginn an auch ein starkes Interesse an politischer Gestaltung hatte.

»Nach dem Staatsexamen weiß man ja meistens noch nicht so ganz genau, wo die eigenen Fähigkeiten liegen, aber eigentlich war für mich von vornherein klar, dass ich ein großes Interesse an politischer Gestaltung hatte, das war für mich keine Frage, das hat mich immer interessiert.«

Beruflicher Werdegang

Nachdem Frau Weihrauch und ihr Mann ihr drittes Staatsexamen abgelegt hatten und nach der einjährigen Medizinalassistentenzeit in Kiel, machten sie auch das amerikanische Staatsexamen für ausländische Mediziner (ECFMG), um sich anschließend in den USA um ein Internship bewerben zu können. Beide bekamen eine Stelle im Südwesten des Landes in einem County-Hospital, wo sie ein Jahr lang arbeiteten.

»Dann haben wir uns an verschiedenen Krankenhäusern in den USA beworben. Wir wollten unbedingt in den Südwesten und sind dann nach Phoenix, Arizona, gegangen. Wir waren dort nicht an einem der typischen privaten Krankenhäuser, sondern an einem County-Hospital. Das sind staatliche Krankenhäuser für unterprivilegierte Bevölkerungsgruppen, fachlich hervorragend, aber sie haben dort typischerweise viele sehr kranke Menschen, die häufig zu spät in die Versorgung kommen, weil viele eben auch nicht gut gebildet sind. (…) Es war eine große Chance, weil wir dort sehr viel lernen konnten und wahnsinnig gefordert waren.«

Gegen Ende des Internships bekam Frau Weihrauch ihr erstes Kind. Ohne den in Deutschland üblichen Mutterschutz und ohne die Möglichkeit, von Nachtdiensten befreit zu werden, arbeitete sie in vollem Umfang unmittelbar bis zur Geburt des Kindes.

Nach Abschluss des Jahres in den USA kam sie zurück nach Deutschland und zog mit ihrem Mann nach Mainz, wo er an der Uniklinik eine Stelle antrat. Für sie war es dann zunächst sehr schwierig, eine angemessene Stelle zu finden: Zum einen hatte sie keine Weiterbildung abgeschlossen und zum anderen konnte sie als Mutter eines noch sehr kleinen Kindes nicht auf einer vollen Stelle in der Klinik arbeiten, weil auch ihr Mann beruflich sehr stark eingebunden war. Teilzeitstellen an Kliniken gab es jedoch damals praktisch nicht und generell kaum eine Möglichkeit, eine Weiterbildung in Teilzeit zu absolvieren. Schließlich bekam sie die Chance, in einer großen Allgemeinarztpraxis auf einer Assistentenstelle zu arbeiten.

Von dieser Stelle aus bewarb sie sich mit Erfolg auf eine Teilzeitstelle als Gutachterin in der Versorgungsärztlichen Untersuchungsstelle in Mainz, wo sie vor allem internistische Gutachten nach den Sozialen Entschädigungsgesetzen (Bundesversorgungsgesetz, Impfschadensgesetz u. a.) und nach dem Schwerbehindertengesetz erstellte. Während dieser Zeit bekam sie ihr zweites Kind.

Allerdings hat sie diese Arbeit auf Dauer nicht ausgefüllt, und sie wechselte auf eine volle Stelle an die Deutsche Klinik für Diagnostik in Wiesbaden, um ihre Weiterbildung in Innerer Medizin zu komplettieren. Dort war es für sie dann sehr schwierig, die beruflichen mit den familiären Anforderungen zu vereinbaren. Nach über einem Jahr ging sie deshalb wieder zurück zur Versorgungsärztlichen Untersuchungsstelle.

> »(…) Die Arbeit bei der Versorgungsärztlichen Untersuchungsstelle hatte mich einfach nicht ausgefüllt, und dann habe ich noch einmal versucht, in die Klinik zu gehen. Ich habe dann dort über ein Jahr Innere Medizin gemacht und zwar auf einer vollen Stelle mit Nachtdiensten, Wochenenddiensten und dann mit den kleinen Kindern (…) Mein Mann hat sich in der Zeit auf seine Habilitation vorbereitet, und da war einfach für die Kinder zu wenig Zeit. Meine Entscheidung, zurück zu gehen, war deshalb klar.«

Anlässlich eines Stellenwechsels ihres Mannes zog sie wenige Jahre später nach Düsseldorf um und bewarb sich mit Erfolg auf eine Stelle als Referentin beim Bundesarbeitsministerium in Bonn. Dort war sie dann an der Erarbeitung von Begutachtungsrichtlinien für die Sozialen Entschädigungsgesetze und das Schwerbehindertenrecht beteiligt, Gebiete, auf denen sie zuvor die ärztlichen Gutachten erstellt hatte.

> »Als wir nach Düsseldorf zogen, habe ich die Gelegenheit ergriffen und mich um eine Referentenstelle im Bundesarbeitsministerium beworben, wo damals die Begutachtungsrichtlinien für die Sozialen Entschädigungsgesetze und das Schwerbehindertenrecht erarbeitet wurden. Ich habe dann von Düsseldorf aus im Bundesarbeitsministerium in Bonn gearbeitet. Dort zu arbeiten, fand ich hoch spannend, weil ich einfach die Einflusssphäre aus dem Ministerium heraus für eine Herausforderung hielt. Das hat mir sehr viel Spaß gemacht (…).«

Zweieinhalb Jahre später ergab sich für sie die Möglichkeit, in das nordrhein-westfälische Gesundheitsministerium nach Düsseldorf zu wechseln. Sie übernahm dort zunächst die Leitung des Referats Psychiatrie und setzte sich dabei sehr erfolgreich für Veränderungen in der Krankenhausplanung sowie im ambulanten Bereich ein. Bereits wenige Jahre später wurde sie Leiterin der Gruppe Gesundheitspolitik/Gesundheitsschutz. Hier war sie nun vor allem mit den Themenfeldern der Sozialmedizin und von Public Health im weitesten Sinne befasst. Im Rahmen dieser Funktion hatte sie über viele Jahre die Möglichkeit, auf Versorgungsstrukturen und gesundheitspolitische Programme im Land Nordrhein-Westfalen gestaltend Einfluss zu nehmen.

»Ich hatte damals mehrere Möglichkeiten, zu wählen, in welches Referat ich gehen wollte und habe mich dann entschieden, das Referat Psychiatrie im Ministerium zu übernehmen. Dort gab es sehr viele Gestaltungsmöglichkeiten, die dann wenige Jahre später im Rahmen meiner Gruppenleiterfunktion noch einmal eine andere Dimension bekamen (…) angefangen von präventiver Gesundheitspolitik, Fragen der Rehabilitation bis hin zu Fragen der Strukturgestaltung in der Gesundheitsversorgung. Aber es ging auch um originär Public-Health-bezogene Fragen, z. B. bezogen auf Epidemiologie und Gesundheitsberichterstattung oder Patientenbeteiligung. Wir haben Gesundheitsziele erarbeitet und die Kooperationsstrukturen in NRW auf eine ganz neue Basis gestellt (…). Wichtige Aufgaben waren z. B. die grundlegenden und sehr erfolgreichen Arbeiten zur Prävention des Plötzlichen Säuglingstods oder der Aufbau der Hospizbewegung im Lande. In den letzten Jahren war eine der großen Herausforderungen die Umsetzung der Konzertierten Aktion gegen Brustkrebs mit der flächendeckenden Einrichtung von Brustzentren in Nordrhein-Westfalen. Das habe ich vom ersten Tag an wirklich mit sehr, sehr großem Interesse und großer Begeisterung gemacht.«

Aus dieser Funktion heraus wurde sie schließlich zur Leiterin der Abteilung Gesundheit berufen und übernahm damit Verantwortung für die Gesundheitspolitik in Nordrhein-Westfalen insgesamt.

Den letzten beruflichen Wechsel nahm Frau Weihrauch im Oktober 2005 in Folge des Landesregierungswechsels in Nordrhein-Westfalen vor, mit der sie von ihrer Funktion als Abteilungsleiterin im Ministerium entbunden wurde. Seitdem baut sie als Hauptgeschäftsführerin das neue landesweite Epidemiologische Krebsregister NRW, eine gGmbH in Münster, auf. An dessen gesetzlicher Grundlage hatte sie zuvor im Rahmen ihrer Tätigkeit im Gesundheitsministerium selber maßgeblich mitgewirkt. Dieses Krebsregister ist als eines der größten seiner Art in Europa und weltweit zugleich geprägt durch innovative Gestaltungselemente; so setzt es z. B. ausschließlich auf elektronische Meldungen aus Kliniken und Praxis. Im Vordergrund steht hier nun nicht mehr so sehr das gesundheitspolitische Gestalten, sondern es sind vor allem umfängliche Managementaufgaben beim Aufbau dieses neuen Registers, die gefragt sind.

Berufliche Anforderungen und persönliche Erfolgsstrategien

Als wichtige Anforderung für Tätigkeiten in ihrem Arbeitsbereich sieht Frau Weihrauch neben dem nötigen Fachwissen vor allem das Interesse und die Fähigkeit, sich in die komplexen Zusammenhänge des Gesundheitssystems sowie in Fragen zur gesundheitlichen Versorgung der Bevölkerung hineinzudenken. Dabei kommt es vor allem auch darauf an, juristische und ökonomische Sachverhalte verstehen zu können und in gesundheitspolitisches Handeln zu übersetzen. In den letzten Jahren sind hierzu in Deutschland sehr gute Weiterbildungsmöglichkeiten entstanden. Als wesentlich für einen beruflichen Aufstieg sieht sie in erster Linie ein hohes berufliches Engagement und berufliche Leistungen an, die von den Vorgesetzten auch wahrgenommen werden müssen.

> »Ich glaube, entscheidend ist schon, wenn man als junge Ärztin in einer solchen Situation ist, nicht primär zu gucken, wo kann ich jetzt aufsteigen, sondern sich zunächst einmal an der Sache orientiert zu engagieren und Meilensteine zu setzen. (…) Also Sie sind gut, Sie fallen auf, weil Sie Dinge anders anpacken als andere, besonders engagiert, besonders erfolgreich vielleicht auch. Aber Sie brauchen auch Personen, die Interesse an Ihrer Arbeit haben und die das auch bewerten und einschätzen können. Es muss von Vorgesetzten wahrgenommen werden, was man kann (…).«

Für ihren eigenen Berufsweg war zudem der Aufenthalt in den USA sehr hilfreich, denn neben sehr guten Englischkenntnissen hat sie gelernt, über den nationalen Tellerrand zu schauen und internationale Kooperationen aufzubauen.

> »Der Auslandsaufenthalt war eine sehr, sehr gute Erfahrung. Er hat mir in meinem ganzen weiteren Berufsleben geholfen, weil ich dadurch wirklich ausgezeichnet Englisch gelernt habe – gerade auch, weil ich später sehr viel mit anderen europäischen Regionen zusammengearbeitet habe. Denn der Aufbau von internationalen Kooperationsbeziehungen ist seit vielen Jahren ein wichtiger Aspekt meiner Arbeit. Die internationalen Kongresse sind praktisch immer auf englisch, und ich habe sehr viel auch auf englisch geschrieben, weil es dann einfach mehr gelesen wird.«

Als elementar für ihr berufliches Selbstbewusstsein betrachtet sie die frühe Unterstützung und Ermunterung, die ihr in ihrem Elternhaus vor allem durch ihren Vater zuteil wurde.

> »Mein Vater war selbst auch berufspolitisch außerordentlich engagiert. Er hat seine drei Töchter sehr gestützt, indem er uns gesagt hat: 'Kinder, wenn ihr eine gute Schulbildung und Berufsausbildung habt, dann seid ihr als Frauen unschlagbar, die Männer können da gar nicht heranreichen'. (…)

Für Frau Weihrauch war es immer wichtig, sich mit ihrer Tätigkeit identifizieren zu können und inhaltliche Gestaltungsmöglichkeiten zu haben. Materielle Aspekte waren für sie dagegen eher zweitrangig.

>»Mir kam es eigentlich nie darauf an, einen bestimmten Status zu haben oder wie hoch mein Gehalt war, sondern mir kam es darauf an, dass das, was ich machte, meinen Anforderungen an mich selbst entsprach und dass ich etwas bewirken konnte. Ich glaube, wenn man sieht, was man verändern und wie man Strukturen im Gesundheitssystem entwickeln kann, dann begeistert das so, dass es einen eigentlich gar nicht mehr los lässt. Das ist eine Arbeit, durch die man wunderbar viel bewirken kann.«

Eine wichtige Schlüsselkompetenz sieht sie darin, gut organisieren zu können. Diese Fähigkeit ist sowohl im beruflichen als auch im privaten Lebensbereich von großer Bedeutung für sie gewesen.

>»Ich kann sehr gut organisieren, auch zu Hause. (…) Wesentlich ist vielleicht dieses Zutrauen zu sich selber, das man durch solch einen Beruf auch bekommt. (…) Das gibt die Sicherheit, dann auch mit anderen Situationen selbstverständlicher umzugehen (…).«

Frau Weihrauch hat den Eindruck gewonnen, dass Frauen häufig ihre Möglichkeiten und Fähigkeiten nur unzureichend nutzen und nicht konsequent genug ihre eigene Karriere verfolgen. Hierin sieht sie einen Hauptunterschied zu Männern, die ihre Karrieren strategischer planen und gegebenenfalls auch ihre Ellenbogen einsetzen, um ihr berufliches Fortkommen zu forcieren. Jungen Ärztinnen rät sie deshalb, die eigene Karriere systematisch zu planen und die beruflichen Ziele mit Selbstbewusstsein und Engagement zu verfolgen.

>»Ich glaube, dass Frauen Ihre Karriere zu wenig planen. Ich glaube, dass sie oft zu selbstlos ihre Arbeit tun und sich mit großem Engagement einsetzen, ohne daraus Forderungen abzuleiten für das, was sie eigentlich möchten. Ich glaube auch, dass Frauen sich immer noch leichter einschüchtern lassen von Männern, die ihre Ellenbogen einsetzen, weil ihnen häufig das ausreichende Selbstbewusstsein fehlt. Letztlich müssten Frauen ihre Stärken viel besser ausspielen (…).«

Vereinbarkeit von Berufs- und Privatleben und wechselseitige Einflüsse zwischen den Lebensbereichen

Die Vereinbarkeit von Familie und engagierter Berufstätigkeit war für Frau Weihrauch nicht immer leicht. Besonders in der Zeit, als die Kinder noch kleiner waren, hatte sie sowohl im Berufsleben als auch im Privatleben das Gefühl, den selbst gestellten Anforderungen häufig nicht adäquat gerecht zu werden.

>»Auftretende Probleme der Kinder projiziert eine Mutter sofort auf sich und reagiert mit einem schlechten Gewissen, weil sie berufstätig ist und meint, zu wenig Zeit für die Kinder zu haben. Dabei ist es zunächst sicher ganz normal, dass Kinder auch schwierige Phasen haben, und es macht im Prinzip dann auch nichts, wenn ein Kind mehrere verlässliche Bezugspersonen hat. (…) Das ist aber wohl etwas, was alle berufstätigen Mütter mit Kindern erleben. Sie haben das Gefühl, dem Beruf und auch den Kindern nicht ganz gerecht zu werden. Dieses Spannungsfeld, in dem Frauen in dieser Situation immer wieder stehen, erschwert ihnen sicher sehr viel stärker als Männern das Karrieredenken.«

Ihr Mann hat zwar auch Aufgaben in Familie und Haushalt übernommen, wenn er zuhause war – aber er war einfach wenig zuhause. Für ihn war es selbstverständlich, seiner beruflichen Karriere gegenüber den familiären Anforderungen den Vorrang zu geben, und es war vor allem Frau Weihrauch überlassen, sich um die Versorgung der Kinder zu kümmern.

>»Er hatte einfach sehr wenig Zeit, weil für ihn selbstverständlich war, dass sich der Mann zunächst in seiner Karriere verwirklicht. (…) Das war in der Phase, als die Kinder klein waren, zwischen uns über lange Zeit ein schwieriges Thema (…).«

Nicht nur ihrem Mann, sondern auch ihr selbst war die eigene berufliche Laufbahn sehr wichtig, und trotz der stärkeren Zuständigkeit für die Kinder hat Frau Weihrauch immer hohe Ansprüche an ihre Berufstätigkeit beibehalten und versucht, engagiert ihre Berufstätigkeit auszuüben.

>»Vielleicht ist das wichtigste Fazit, dass ich von Anfang an versucht habe, trotz meines Engagements in der Familie meinen Beruf nicht hinten anzustellen (…) Und in meiner beruflichen Laufbahn ist wahrscheinlich ein wesentlicher Punkt gewesen, mich zu entscheiden, keine größeren beruflichen Pausen zu machen und den eigenen Anspruch auf eine anspruchsvolle Tätigkeit aufrecht zu erhalten. Ich wollte gerne gestalten und auch mehr Verantwortung im Berufsleben übernehmen. Sicher muss man in diesen Jahren, in denen die Kinder klein sind, auch Abstriche machen und sehen, was realisierbar ist. Aber man darf nie aus den Augen verlieren, was man beruflich will, sonst ist man frustriert und das wiederum ist sicher auch für die Kinder nicht gut (….).«

Um auch mit kleinen Kindern weiter engagiert berufstätig sein zu können, organisierte sie sich Hilfe zur Betreuung ihrer Kinder und investierte ihr Gehalt in ihre private Infrastruktur.

>»Ich habe anfangs praktisch mein ganzes Gehalt in meine private Infrastruktur investiert, Kinderfrau, Auto und solche Dinge. Ich habe dies auch als eine wichtige Investi-

tion in meine Zukunft gesehen (…) Wir haben die Kinder nie außer Haus gegeben, sondern eine Kinderfrau gehabt, die zu uns kam, so dass die Kinder in ihrer gewohnten Umgebung bleiben konnten. Und auch als die Kinder dann in den Kindergarten und in die Schule gingen, war die Kinderfrau bei uns zu Hause und hat z. B. auch Essen gekocht, so dass dadurch eine möglichst normale Situation gegeben war.«

Um sich in beiden Bereichen gleichermaßen erfolgreich engagieren zu können, hält Frau Weihrauch es als mentale Strategie für wichtig, die beiden Lebensbereiche voneinander zu trennen, um nicht die Probleme des einen Bereichs in den anderen Bereich mitzunehmen.

»Wenn mir zu Hause ein berufliches Problem nachging, dann konnte ich diese Dinge immer sehr gut wegschieben. Ich ließ es gar nicht erst zu, darüber weiter nachzudenken. Manchmal habe ich mir Notizen auf einem Zettel gemacht, damit ich dann am nächsten Tag direkt daran dachte, dann war das weg. Diese Strategie halte ich für sehr wichtig. Ich habe mich immer voll auf meine beruflichen Dinge konzentriert, mit wirklich großem Engagement. Und genauso habe ich mich dann mit großem Engagement auf meine Kinder eingelassen. Wenn ich nach Hause kam, war ich dann genauso begeistert, die Mutter dieser Kinder zu sein (…) Ich meine, dass mir am Ende auch das Ergebnis in dieser Auffassung recht gibt: Meine Kinder haben sich großartig entwickelt; sie sind übrigens beide auch Ärzte geworden, leben in einer harmonischen Partnerschaft und haben Kinder.«

Bilanzierung und Zukunftsvorstellungen

Frau Weihrauch schaut auf ein sehr erfolgreiches Berufsleben zurück und auch im Privatleben ist sie sehr zufrieden. Wenn sie im Nachhinein etwas anders machen könnte, würde sie heute allerdings vor der Familiengründung ihre Weiterbildung zum Facharzt abschließen. Denn unter den damaligen Bedingungen war ihr dies in Folge der Mutterschaft nicht möglich. Dadurch hatte sie anschließend größere berufliche Hürden zu überwinden, als es mit einer abgeschlossenen Weiterbildung der Fall gewesen wäre.

Ihre beruflichen Pläne sehen so aus, dass sie in den nächsten Jahren als Hauptgeschäftsführerin das nordrhein-westfälische Krebsregister aufbauen wird und damit jenes Gesetz in die Praxis umsetzt, das sie selber in ihrer Zeit im Gesundheitsministerium maßgeblich mit auf den Weg gebracht hat.

Strategien der beruflichen Laufbahngestaltung im Vergleich

Die Ärztinnen dieser Gruppe hatten zunächst die Vorstellung, im kurativen Bereich tätig zu werden. Nicht zuletzt aufgrund schwieriger Vereinbarkeitsbedingungen oder mangelnder Aufstiegsperspektiven in der Klinik wechselten sie gezielt in nichtkurative Bereiche. Während sich bei Frau Dr. Engelhardt-Schagen bereits gegen Ende des Studiums die Arbeitsmedizin als alternativer Berufswunsch heraus-kristallisierte, wechselte Frau Dr. Weihrauch erst nach mehreren Jahren klinischer Tätigkeit aufgrund der schwierigen Vereinbarkeit mit familiären Anforderungen in den nicht-kurativen Bereich. Frau Prof. Schmidt-Gollwitzer schlug zunächst eine wissenschaftliche Laufbahn ein und habilitierte sich, bevor sie aufgrund mangeln-der Aussicht auf eine Professur in die pharmazeutische Industrie wechselte.

Alle drei Ärztinnen erbrachten in ihren Tätigkeitsfeldern besondere Leistungen und zeigten sehr großes Engagement. Frau Dr. Engelhardt-Schagen verfolgte nach einiger Zeit als angestellte Betriebsärztin die Strategie, sich ein zweites freiberuf-liches Standbein im betrieblichen Gesundheitsmanagement aufzubauen und kom-biniert seitdem eine zeitlich reduzierte Angestelltentätigkeit mit einer stärker flexi-bel gestaltbaren freiberuflichen Tätigkeit.

Als entscheidende Schlüsselqualifikation in ihren jeweiligen Tätigkeitsfeldern benennen die befragten Ärztinnen eine hohe Kommunikationsfähigkeit sowie die Fähigkeit zu strategischem Denken und zu Networking. Ebenfalls wichtig ist es ihrer Erfahrung nach, komplexe Zusammenhänge analysieren zu können. Dies gilt so-wohl für organisatorische Abläufe im Unternehmen als auch für Fragen der gesund-heitlichen Versorgung oder für ökonomische und juristische Zusammenhänge.

2.4 Zusammenfassung und Diskussion

Ob man beruflich zufrieden ist und sich als erfolgreich einschätzt, hängt nicht nur von objektiven und äußeren Faktoren wie dem Einkommen oder dem Berufspres-tige ab, sondern in erster Linie von den eigenen Zielen, Wünschen und Erwartun-gen. Grundlage jeder Karriereplanung ist es deshalb, sich über seine beruflichen Ziele klar zu werden. Man muss wissen, was man will, was man kann bzw. lernen möchte, um dies aktiv vorantreiben zu können. Um eine Karriere erfolgreich pla-nen und realisieren zu können, sind also grundsätzlich selbstevaluative Aktivitäten nötig. Reflexive Kompetenzen sollten dafür genutzt und gestärkt werden. Man sollte auch nicht zögern, hierfür ggf. Unterstützung z. B. in Form von Coaching in Anspruch zu nehmen. Bei der Laufbahnplanung ist zu berücksichtigen, dass es nicht nur einen Weg oder die eine Karriere gibt. Vielmehr kommt es darauf an, flexibel zu planen und dabei veränderte Bedürfnisse oder Rahmenbedingungen zu berücksichtigen. Die Erfahrungen der befragten Ärztinnen zeigen besonders am Beispiel von Prof. Dr. Henne-Bruns, Dr. Dombrowski, Dr. Ehlebracht-König, Dr. Weihrauch und Prof. Dr. Fisch, dass der Aufstieg in eine höchste Position letzt-lich nicht planbar ist, weil dies auch von Faktoren abhängt, die selbst kaum zu be-einflussen sind. Als entscheidend stellte sich aber heraus, dass sie ihre beruflichen Entwicklungsmöglichkeiten gezielt nutzten. Das heißt, sie haben zugegriffen, als sich für sie die Chance zu einem Karrieresprung ergab – auch wenn dies überraschend kam oder anders als zunächst geplant. Es wird außerdem deutlich, dass auch Karrierebrüche zum beruflichen Werdegang dazu gehören können. Sie erfordern besondere Flexibilität und eine entsprechende Anpassung der beruflichen Pläne. Alternative Wege können genauso zu beruflichem Erfolg und zu hoher Lebenszufriedenheit führen.

Hohe Anforderungen im Arbeitsleben sowie das Bedürfnis, Zeit für die Familie und für Freizeit zu haben, führen nicht selten zu einem schwierigen Spannungsverhältnis zwischen Berufs- und Privatleben, wobei die Balance zwischen den Lebensbereichen aus dem Gleichgewicht geraten kann. Doch nicht alle empfinden die vielfältigen Anforderungen aus Berufs- und Familienleben in gleichem Maße belastend. Die Möglichkeit der Einflussnahme auf die eigenen Arbeitsbedingungen trägt bei den befragten Ärztinnen dazu bei, dass sie ihre Arbeit insgesamt positiver und als weniger belastend wahrnehmen. Daneben spielt der individuelle Umgang mit den täglichen Anforderungen eine entscheidende Rolle. Die Fähigkeit, sich zu erholen und zu entspannen, wird von allen Ärztinnen besonders hervorgehoben und ist ein wichtiger Faktor im Umgang mit den alltäglichen beruflichen Problemen. Sie schaffen sich bewusst ein Gegengewicht zur Berufstätigkeit, um in ihrer Freizeit von der Arbeit abschalten zu können. Schließlich beeinflusst auch das soziale Umfeld in starkem Maße die Balance zwischen Berufs- und Privatleben. Die Unterstützung von Familie, Freunden und Kollegen kann wichtigen Rückenwind geben und hilft, selbst schwierigsten beruflichen Anforderungen stand zu halten. Das heißt, soziale Unterstützung und ein gekonntes Selbstmanagement helfen, hohe Belastungen abzufedern. Im Zusammenspiel mit interessanten, selbstbestimmten Aufgaben kann dies trotz starker beruflicher Belastungen zu einer hohen allgemeinen Lebenszufriedenheit führen.

Obgleich die beruflichen Anforderungen nach Tätigkeitsfeldern differieren, wurden von den Interviewpartnerinnen immer wieder übergeordnete Faktoren benannt, die als besonders förderlich für ihren beruflichen Erfolg angesehen werden. Diese Faktoren können danach unterschieden werden, ob sie sich auf Eigenschaften und Fähigkeiten der Person beziehen, oder ob sie sich auf wichtige Kontextfaktoren beziehen.

Für den beruflichen Erfolg förderliche *personenbezogene Faktoren*:
- berufliche Zielklarheit,
- hohes berufliches Selbstvertrauen,
- Freude am Beruf,
- hohes berufliches Engagement und Verantwortungsbewusstsein,
- Karriereambitionen zeigen,
- Organisationsgeschick und Delegieren können,
- Unterstützung organisieren können,

- hohe Belastungsfähigkeit und Durchhaltevermögen,
- soziale Kompetenzen (vor allem Teamfähigkeit und kommunikative Fähigkeiten).

Für den beruflichen Erfolg förderliche *kontextbezogene Faktoren*:
- Förderung durch Vorgesetzte,
- funktionierendes berufliches Netzwerk,
- Unterstützung des Partners/der Familie,
- Transparenz der Karrierepfade und Organisationsstrukturen,
- familienfreundliche Organisationskultur.

Bei den erfolgsfördernden personenbezogenen Merkmalen ist ganz besonders die Bedeutung der »beruflichen Zielklarheit«, des »hohen beruflichen Selbstvertrauens«, der »Freude am Beruf« und des »hohen beruflichen Engagements sowie des Verantwortungsbewusstsein« hervorzuheben. Die Kombination dieser Faktoren führte bei den befragten Ärztinnen zu hoher Arbeitsmotivation bzw. zu hohem beruflichem »Commitment« und ermöglichte es ihnen, schwierige berufliche Phasen und hohe Belastungen durchzustehen, sich nicht entmutigen zu lassen und an ihren beruflichen Ambitionen festzuhalten. Die Auswertungen zu den erfolgsfördernden kontextbezogenen Merkmalen zeigen deutlich, welche zentrale Bedeutung die Vorgesetzten für die berufliche Laufbahnentwicklung der Ärztinnen haben: So erfordern z.B. Forschungsvorhaben und Publikationen in der Regel die Zustimmung der Abteilungsleitung. An jedem Punkt muss die Unterstützung ausgehandelt und gesichert werden. Dieses »Ausgeliefert-Sein« an die hierarchischen Strukturen wirkt sich aufgrund der nach wie vor bestehenden Männerdominanz in den höchsten Positionen und der Tendenz zur Bildung homogener Gruppen für Frauen häufiger negativ aus als für Männer. Auch Bewerbungen innerhalb der Medizin haben ohne die informelle Zustimmung der Abteilungsleitung kaum Aussicht auf Erfolg. Oftmals wird die Besetzung prestigeträchtiger Stellen zwischen den betreffenden Abteilungsleitungen »ausgehandelt« und die »Schützlinge« weitervermittelt. Die Regulierungsmechanismen sind also hochgradig intransparent. Besonders eklatant werden diese Vermittlungspraxen bei der Besetzung von Chefarztstellen und von Professuren. Es dürfte keine Ausnahme sein, dass bereits im Vorfeld festgelegt wird, wer sich aus einer Abteilung auf welche Stelle bewerben soll und wer keine Bewerbung abgeben sollte. Diese Prozesse der Vorselektion entziehen sich vollständig der institutionellen Kontrolle. In der Weiterbildung ist die Intransparenz der Qualifizierungschancen und Karrierebedingungen nochmals höher, weil die institutionelle Kontrolle in diesem Bereich geringer ist als im wissenschaftlichen Feld und somit die internen Machtkonstellationen stärker wirksam werden. Wer in welchen Bereichen – beispielsweise zu welchen Operationen – eingeteilt wird und wer die »lästigen Routinearbeiten« der Patientenversorgung ohne Qualifizierungschancen ausführen muss, liegt weitgehend im Ermessen der Leitung. Zwar ist ein umfangreicher Kriterienkatalog für jede Weiterbildung definiert, aber die Möglichkeit, den Nachweis dieser Anforderungen in einer festgelegten Zeit zu erbringen, ist nicht gesichert und arbeitsrechtlich kaum einzuklagen. Hinzu kommt, dass sich durch eine z. T. unzeitgemäß strenge Auslegung der Mutterschutzbestimmungen die Weiterbildungszeit von Ärztinnen unnötig lange verzögern kann. Insgesamt zeigt sich, dass die Chefärzte/leitenden Oberärzte nicht nur prägend auf die Organisationskultur der Kliniken wirken, sondern auch als »gatekeeper« fungieren, indem sie junge Ärztinnen fördern und ihnen ermöglichen, weitere Qualifikationsstufen zu beschreiten. Ohne die Unterstützung von Vorgesetzten können Ärztinnen häufig trotz bester Leistungen und trotz Vorhandenseins aller erfolgsfördernden personenbezogener Merkmale nicht in höchste Positionen in der Klinik aufsteigen.

Diese Ergebnisse machen die Notwendigkeit einer Verbesserung der Rahmenbedingungen zur Förderung von Ärztinnen sehr deutlich. Ein erster wichtiger Punkt in diesem Zusammenhang ist eine höhere Transparenz der Karrierepfade und Organisationsstrukturen. Dazu gehört auch eine höhere Transparenz der Verfahren für die Auswahl von Nachwuchskräften. Bisher basiert die Auswahl auf Kriterien, die dem traditionellen, männlich geprägten Karrieremuster entsprechen und die eine volle Verfügbarkeit für den Beruf voraussetzten. Diesem Leitbild entspricht die in der Medizin noch vorherrschende Professionskultur, die dem steigenden Frauenanteil in der Medizin jedoch nicht mehr gerecht wird. Ein zweiter wichtiger Punkt ist die mangelnde Unterstützung junger Ärztinnen und Ärzte, die Beruf und Familie vereinbaren möchten. Das trifft Frauen ungleich stärker als Männer, weil sie deutlich häufiger für familiäre Aufgaben zuständig sind. Die Arbeitsbedingungen in der Medizin wirken sich deshalb konstant stärker zum Nachteil von Frauen aus. Das gegenwärtig rückläufige Interesse an ärztlicher Tätigkeit zeigt jedoch, dass sich zunehmend auch Männer gegen einen eindimensionalen Lebensentwurf entscheiden, wie ihn klinische Tätigkeitsfelder bisher einfordern. Ein zweiter wichtiger Punkt ist deshalb eine verbesserte Familienfreundlichkeit der Kliniken. Kliniken müssten verstärkt eigene Kinderbetreuungsmöglichkeiten sowie flexible Arbeitszeit- und Jobsharingmodelle anbieten (vgl. dazu auch die Unfrage des Deutschen Ärztinnenbunds e.V. zu Kinderbetreuungsmöglichkeiten an deutschen Kliniken). Ebenso sollte über die Entwicklung einer systematischen Wiedereinstiegsförderung für Ärztinnen und Ärzte nachgedacht werden, die ihre Tätigkeit unterbrechen. Eine familienfreundlichere Organisationskultur würde sich zudem für die Kliniken bezahlt machen, denn zufriedene und weniger gestresste Ärztinnen und Ärzte führen zu geringeren Fehlzeiten und zu geringerer Fluktuation sowie letztlich zu besseren Arbeitsleistungen. Überfällig erscheint außerdem eine Anpassung der Mutterschutzbestimmungen an die neueren technischen Entwicklungen in der Medizin, denn diese Bestimmungen sind nicht mehr zeitgemäß und wirken für werdende Mütter praktisch wie ein Berufsverbot. Außerdem ist es aufgrund der extrem hohen Arbeitsbelastung in Klinik, Forschung, Lehre und Management notwendig, verstärkt über die Entwicklung neuer Laufbahnmodelle in der Klinik nachzudenken, die eine Spezialisierung auf einzelne Tätigkeitsbereiche ermöglichen. Schließlich wäre eine höhere Planungssicherheit der klinischen Laufbahn wichtig, um jungen Ärztinnen eine verlässliche Entscheidungsgrundlage für die Familienplanung zu ermöglichen. Dazu müsste die Tendenz zu immer kürzer befristeten Arbeitsverträgen gestoppt werden und stattdessen sollten vermehrt längerfristige Anstellungen mit der Möglichkeit des Abschlusses der Weiterbildung sowie mit Aufstiegsmöglichkeiten und entsprechenden Positionsbesetzungen geschaffen werden. Kooperationen und Rotationen zwischen den Kliniken könnten hierzu verstärkt werden, um Weiterbildungsbausteine, die in einer Klinik nicht angeboten werden, in einer anderen Klinik absolvieren zu können, ohne dafür das bestehende Arbeitsverhältnis beenden zu müssen. Schließlich ist das in Deutschland bisher wenig ausgeprägte Bewusstsein für die Problematik der Abstimmung zweier Karrieren bei »Dual Career Couples« zu stärken, denn mit der Zunahme hochqualifizierter Frauen nimmt auch die Anzahl der Paare zu, in denen beide Partner eine eigene Karriere verfolgen (Solga & Wimbauer 2005). Wünschenswert wäre, dass Kliniken und Forschungseinrichtungen diesen Aspekt bei Stellenbesetzungen stärker berücksichtigen und sich auch um die berufliche Perspektive des Partners bzw. der Partnerin kümmern. Auf diese Weise könnte die Vereinbarkeit zweier Karrieren mit familiären Anforderungen deutlich verbessert werden. In den USA - aber auch in anderen europäischen Ländern wie z.B. der Schweiz - wird dies schon länger erfolgreich praktiziert. Mit Blick auf die steigende Anzahl von Medizinstudentinnen und Absolventinnen müsste den oben genannten Aspekten auch bei der Entwicklung von Maßnahmen, die einem drohenden Ärztemangel entgegenwirken sollen, besondere Beachtung geschenkt werden.

Literatur

Abele A E (2003) Geschlecht, geschlechtsbezogenes Selbstkonzept und Berufserfolg. Zeitschrift für Sozialpsychologie, 34: 161-172

Abele-Brehm A E & Nitsche U (2002) Der Schereneffekt bei der beruflichen Entwicklung von Ärztinnen und Ärzten. Deutsche Medizinische Wochenschrift 127: 2057-2062

Ärztestatistik zum 31. Dezember 2005 der Bundesärztekammer: www.bundesaerztekammer.de

Autenrieth Ch, Chemnitzer K & Domsch M (1993) Personalauswahl und -entwicklung von weiblichen Führungskräften. Campus Verlag, Frankfurt, New York

Baus M (1994) Professorinnen an deutschen Universitäten. Analyse des Berufserfolgs. Heidelberg, Asanger

Buddeberg-Fischer B & Klaghofer R (2003) Geschlecht oder Persönlichkeit? Determinanten der Karrierepläne angehender Ärztinnen und Ärzte. In: Abele A E, Hoff E-H, Hohner H-U, Frauen und Männer in akademischen Professionen. Berufsverläufe und Berufserfolg. Asanger, Heidelberg, S 17-28

Bund-Länder-Kommission für Bildungsplanung und Forschungsförderung (2004) Frauen in der Medizin - Ausbildung und berufliche Situation von Medizinerinnen, Heft 117: http://www.blk-bonn.de/papers/heft117.pdf

Bund-Länder-Kommission für Bildungsplanung und Forschungsförderung (2005) Frauen in Führungspositionen an Hochschulen und außerhochschulischen Forschungseinrichtungen, Heft 129: http://www.blk-bonn.de/papers/heft129.pdf

Dettmer S, Hoff E-H, Grote St & Hohner H-U (2005) Berufsverläufe und Formen der Lebensgestaltung von Frauen und Männern. In: K. Gottschall, G. G. Voß (Hrsg.) Entgrenzung von Arbeit und Leben. Zum Wandel der Beziehung von Erwerbstätigkeit und Privatsphäre im Alltag. Rainer Hampp Verlag, München, Mering, 2. Aufl., S 307-331

Fischer-Rosenthal W & Rosenthal G (1997) Narrationsanalyse biographischer Selbstpräsentationen. In: Hitzler R, Honer A (Hrsg.) Sozialwissenschaftliche Hermeneutik. Leske & Budrich, Opladen

Geissler B & Oechsle M (1996) Lebensplanung junger Frauen – Zur widersprüchlichen Modernisierung weiblicher Lebensläufe. Deutscher Studienverlag, Weinheim

Heinze Th (2001) Qualitative Sozialforschung: Einführung, Methodologie und Forschungspraxis. Wissenschaftsverlag. München, Wien, Oldenburg

Hohner H-U, Grote St, Hoff E-H & Dettmer S (2003) Berufsverläufe, Berufserfolg und Lebensgestaltung von Ärztinnen und Ärzten. In A. E. Abele, E.-H. Hoff & H.-U. Hohner (Hrsg.). Frauen und Männer in akademischen Professionen. Berufsverläufe und Berufserfolg. Heidelberg, Asanger

Kaczmarczyk G & Schulte E (2002) Chancengleichheit an Medizinischen Fakultäten und Universitätsklinika in Deutschland. Erstellt im Auftrag der Kommission Klinika der Bundeskonferenz der Frauenbeauftragten und Gleichstellungsbeauftragten an Hochschulen. Charité Universitätsmedizin, Berlin

Krankenhausstatistik 2004 der Deutschen Krankenhausgesellschaft: www.dkgev.de

Lind I (2004) Aufstieg oder Ausstieg? Karrierewege von Wissenschaftlerinnen, Ein Forschungsüberblick, CEWS Beiträge Frauen in Wissenschaft und Forschung, Bielefeld

Luckmann T (1992) Theorie des sozialen Handelns. De Gruyter, Berlin, New York

Metz-Göckel S & Nyssen E (1990) Frauen leben Widersprüche. Zwischenbilanz der Frauenforschung. Juventus, Weinheim, Basel

Meuser M & Nagel U (2002) ExperInneninterviews – vielfach erprobt, wenig bedacht. Ein Beitrag zur qualitativen Methodendiskussion. In: Bogner A, Littig B & Menz W (Hrsg.) Das Experteninterview. Theorie, Methode, Anwendung. Leske und Budrich, Opladen

Mühlenbruch B, Dalhoff J & Löther A (2004) Wissenschaftlerinnen in außerhochschulischen Forschungseinrichtungen. Positionspapier zur Konzeption des Europäischen Forschungsraums (EFR). Center of Excellence Women and Science, Bonn

Schütz A (1974) Der sinnhafte Aufbau der sozialen Welt. Eine Einleitung in die verstehende Soziologie. Suhrkamp, Frankfurt

Solga H & Wimbauer Ch (2005) »Wenn zwei das Gleiche tun…« Ideal und Realität sozialer (Un-)Gleichheit in Dual Career Couples. Barbara Budrich, Opladen

Umfrage des Deutschen Ärztinnenbunds (2006) Kinderbetreuungsmöglichkeiten an deutschen Kliniken: www.aerztinnenbund.de/Umfrageergebnisse-vorgestellt-Kita-am.650.0.2.html

Witzel A (2001) Prospektion und Retrospektion im Lebenslauf. Ein Konzept zur Rekonstruktion von berufs- und bildungsbiographischer Orientierungen und Handlungen. Zeitschrift für Soziologie der Erziehung und Sozialisation 21 (4): 39-355

3 Praktische Hinweise für die Berufsplanung als Ärztin

3.1 Planung der Fachärztinnen-Bildung

Annette Güntert

3.1.1 Grundsätze

Ärztliche Weiterbildung beinhaltet das Erlernen ärztlicher Fähigkeiten und Fertigkeiten nach abgeschlossener ärztlicher Ausbildung und Erteilung der Erlaubnis zur Ausübung der ärztlichen Tätigkeit. Kennzeichnend für die Weiterbildung ist die praktische Anwendung ärztlicher Kenntnisse in der ambulanten, stationären und rehabilitativen Versorgung der Patienten und Patientinnen.

Die Weiterbildung erfolgt in strukturierter Form, um in Gebieten die Qualifikation als Facharzt, darauf aufbauend eine Spezialisierung in Schwerpunkten oder in einer Zusatzweiterbildung zu erhalten.

Die vorgeschriebenen Weiterbildungsinhalte und Weiterbildungszeiten sind Mindestanforderungen. Die Weiterbildungszeiten verlängern sich individuell, wenn Weiterbildungsinhalte in der Mindestzeit nicht erlernt werden können.

Die Weiterbildung wird in angemessen vergüteter hauptberuflicher Ausübung der ärztlichen Tätigkeit an zugelassenen Weiterbildungsstätten durchgeführt. Sie erfolgt unter Anleitung befugter Ärztinnen und Ärzte in praktischer Tätigkeit und theoretischer Unterweisung sowie teilweise durch die erfolgreiche Teilnahme an anerkannten Kursen.

Der Abschluss der Weiterbildung wird auf Grund der von den Weiterbildungsbefugten erstellten Zeugnisse und einer Prüfung beurteilt. Der erfolgreiche Abschluss der Weiterbildung wird durch eine Anerkennungsurkunde bestätigt.

Die Weiterbildungsbezeichnung ist der Nachweis für die erworbene Kompetenz. Sie dient der Qualitätssicherung der Patientenversorgung und der Bürgerorientierung.

Wann beginnt die Weiterbildung?

Erst nach Abschluss des mindestens 6-jährigen Studiums der Medizin und mit Erhalt der Approbation kann die Weiterbildung begonnen werden.

Grundvoraussetzungen sind:

- Ich habe eine Approbationsurkunde,
- ich habe mich bei der Ärztekammer angemeldet,
- ich habe eine bezahlte Arbeitsstelle in der Klinik oder Praxis,
- meine Chefin bzw. mein Chef ist im Besitz einer Befugnis für die angestrebte Weiterbildung.

Wie lange dauert eine Weiterbildung?

Die Weiterbildung zur Fachärztin dauert je nach Fachgebiet mindestens 5 bis 6 Jahre.

Darauf aufbauende bzw. sich anschließende Weiterbildungen im Sinne einer vertiefenden Spezialisierung dauern im Schwerpunkt mindestens 3 Jahre, wobei diese Zeit um 1 Jahr verkürzt werden kann, wenn entsprechende Kenntnisse bereits während der Facharztweiterbildung erworben wurden.

Die Weiterbildung zur Erlangung einer Zusatzbezeichnung kann in einzelnen Weiterbildungsgängen auch bis zu 3 Jahre dauern, wird aber je nach Zusatzweiterbildung andererseits auch berufsbegleitend durch theoretische Kurse und Absolvierung von Fallseminaren angeboten.

3.1.2 Informationen vor Abschluss eines Arbeitsvertrages

Wie groß ist der Umfang der Weiterbildungsermächtigung (Weiterbildungsbefugnis)?

(Die Worte Befugnis und Ermächtigung sagen dasselbe aus, werden nur je nach Nomenklatur der Heilberufsgesetzte unterschiedlich bevorzugt.)

Der Umfang einer Befugnis kann von einem halben Jahr (Mindestzeit, die einem als Weiterbildungsabschnitt anerkannt wird – Zeiten darunter werden nicht auf die Weiterbildung angerechnet!) bis zur vollen Weiterbildungsbefugnis von maximal 6 Jahren für z. B. eine 6-jährige Facharztweiterbildung erteilt werden. Der befugte Arzt/die befugte Ärztin muss der Ärztekammer eine Leistungsstatistik der Abteilung sowie eine Darstellung der personellen und materiellen Ausstattung der Weiterbildungsstätte darlegen.

Wie erfahre ich über den Umfang der Befugnis?

Die Landesärztekammern haben üblicherweise in ihren Internetauftritten eine Liste aller befugten Ärztinnen und Ärzte veröffentlicht. Diese Liste ist gegliedert nach Facharzt-, Schwerpunkt- und Zusatzbezeichnungen. Dort ist unter Umständen auch der Umfang zu entnehmen. Auf jeden Fall sollten Sie nach dem aktuellen Umfang der Befugnis in Ihrem Bewerbungsgespräch oder bei der Ärztekammer nochmals nachfragen.

Diese Erkundigungen sind wichtig, um zeitraubende Arbeitsplatzwechsel zu vermeiden, die meist mit einer Vakanz eines Arbeitsverhältnisses einhergehen.

Hat die Chefärztin/der Chefarzt eventuell eine weitere Befugnis/ Ermächtigung?

Abhängig davon, welche langfristige Berufsperspektive geplant ist, kann es förderlich sein, gegebenenfalls parallel zur Facharztweiterbildung eine Zusatzweiterbildung anzustreben.

In vielen Zusatzweiterbildungen kann die Weiterbildungszeit dadurch verkürzt werden, dass man diese teilweise parallel zu seiner Weiterbildung im Facharzt ableisten kann. Daher ist es interessant, ob ein Weiterbildungsbefugter z. B. für Orthopädie zugleich auch die Zusatzweiterbildung z. B. für »Orthopädische Rheumatologie« besitzen darf. Auch hierdurch lässt sich effektiv die Gesamtweiterbildungsdauer verkürzen.

Gibt es Rotationspläne bzw. Kooperationsverträge mit anderen klinischen Abteilungen?

In vielen Weiterbildungsgängen werden mehrere Weiterbildungsabschnitte obligat gefordert, die eventuell nicht an einer einzelnen Weiterbildungsstätte vermittelbar sind. Zunehmend wird sicherlich auch das neue Entgeltsystem (Diagnosis Related Groups – DRG-System) zu Konzentrierung von bestimmten Leistungen an einzelnen Standorten führen, sodass ein vollständiger Befugnisumfang in Zukunft nur noch in den seltensten Fällen erteilt wird.

Wichtig ist aber, dass die Weiterbildungsinhalte komplett vermittelt werden, ohne dass Zeiten verloren gehen oder dass Sie sich selbst um eine sinnvolle Strukturierung Ihrer Weiterbildung bemühen müssen. Existieren Rotationspläne oder Kooperationsverträge, so hat der Arbeitgeber bereits dafür Sorge getragen, dass Sie ihre kompletten Weiterbildungsinhalte auf der Basis eines einzigen Arbeitsvertrages vermittelt bekommen können.

Wie viele Assistenzärztinnen/Assistenzärzte arbeiten in einem Team?

Insbesondere für diejenigen, die parallel noch Familienpflichten zu absolvieren haben, ist es wichtig zu wissen, wie viele Assistenzärztinnen und Assistenzärzte innerhalb eines Teams für die Absolvierung von Bereitschaftsdiensten zur Verfügung stehen. Davon hängt für jeden der persönliche Umfang an Nacht- und Wochenenddiensten ab.

Welches Arbeitszeitmodell wird an der Weiterbildungsstätte angewandt?

Ebenfalls für die Vereinbarkeit von Familie und Beruf von Bedeutung ist die Frage, wie der Ausgleich von Bereitschaftsdiensten stattfindet. Je nach familiärer Konstellation kann es günstig sein, wenn geregelte Früh- und Spätschichten eingerichtet sind, sodass man sich mit dem Partner die Kinderbetreuung teilen kann.

Nicht unbedeutend in diesem Zusammenhang ist aber auch, ob die in jeder Abteilung anfallenden Überstunden tatsächlich ausgeglichen bzw. ausbezahlt werden. Ein Indikator für eine reelle Entlohnung der geleisteten Arbeit ist die Tatsache, ob der Arbeitgeber ein Zeiterfassungssystem nutzt.

Ebenso sollte erfragt werden, ob die Möglichkeit besteht, dass der Arbeitgeber Teilzeittätigkeiten anbietet. Die Weiterbildungsordnung schreibt eine mindestens

50%ige Teilzeittätigkeit vor. Teilzeittätigkeit, die darunter liegt, wird auf die Weiterbildung nicht angerechnet, da diese Regelung durch supranationales Europarecht festgelegt ist.

3.1.3 Persönliche Vorbereitung

Klinik/Praxis

Je nachdem, ob Sie planen, in Zukunft eine Berufstätigkeit im ambulanten oder im stationären Bereich anzustreben, sollten Sie sich in der Weiterbildungsordnung danach orientieren, ob Ihrer Neigung entsprechend bestimmte Weiterbildungsgänge mehr in dem einen oder dem anderem Sektor angesiedelt sind. Grundsätzlich kann die Weiterbildung sowohl im stationären Sektor wie auch im ambulanten Bereich absolviert werden. Diese Bestimmung gilt aber nur solange, wie in den einzelnen Beschreibungen der Weiterbildungsgänge keine anderen Festlegungen vorgenommen worden sind. Deswegen muss man sich unbedingt vor Beginn der Weiterbildung genau die entsprechend gewählte Weiterbildungsbezeichnung anschauen.

Es liegt nahe, dass eine Weiterbildung zur Hausärztin eine Tätigkeit im ambulanten Sektor bedeutet. Andererseits sind operative Fächer wie die Neurochirurgie oder die Herzchirurgie so gut wie nur in der stationären Versorgung angesiedelt. Seitdem die Politik auf das Motto »ambulant vor stationär« abstellt, haben sich fast alle medizinischen Disziplinen in beiden Bereichen angesiedelt. Des Weiteren haben sich durch die neue Gesetzgebung, aber auch durch das angepasste Berufsrecht neue Kooperationsmodelle für ärztliche Zusammenschlüsse ergeben, die es den Ärztinnen ermöglicht, sich auch ohne eigene hohe finanzielle Investitionen im ambulanten Sektor in einem Angestelltenverhältnis tätig zu werden. Hier sind einerseits die Medizinischen Versorgungszentren (»MVZ«) zu nennen, und andererseits die Möglichkeit, auch gebietsübergreifend von ärztlichen Kollegen angestellt zu werden. Für Letzteres ist als Beispiel anzuführen, dass ein Praxisinhaber bzw. eine Praxisinhaberin mit der Gebietsbezeichnung »Chirurgie« eine Kollegin oder einen Kollegen mit der Facharzt-Weiterbildung »Anästhesiologie« – ein von Frauen häufig gewähltes Fach – in seinem Team anstellt. Dies war bis vor kurzem noch nicht möglich.

Bei Niederlassung in einer eigenen Praxis muss bedacht werden, dass die fachbezogene sächliche Ausstattung und damit die Höhe der finanziellen Investitionen von Gebiet zu Gebiet sehr unterschiedlich sein können. Hier spielen unter anderem auch gesetzliche Bestimmungen eine Rolle, bedenkt man z. B. in der Radiologie die hohen und stets anzupassenden Anforderungen an die Qualitätsstandards gemäß Röntgen- und Strahlenschutzverordnung. Nur ein voll ausgelastetes Gerät wird sich amortisieren. Selbst langjährig Niedergelassene nehmen derzeit in großer Anzahl davon Abstand, z. B. in der Orthopädie teilradiologisch tätig zu werden, weil sich die Investitionen nicht decken lassen. So gibt es in jedem Gebiet spezifische Aspekte, die stets aktuell zu berücksichtigen sind. Eine Beratung kann auch immer nur individuell stattfinden. Hierzu bieten die Ärztekammer Gespräche an, die sehr frühzeitig vor der Niederlassung wahrgenommen werden sollten, um sich umfassend und mit genügend zeitlichem Vorlauf erkundigen zu können.

Wechsel des Bundeslandes

Innerhalb Deutschlands werden die Weiterbildungsabschnitte, die von einer Ärztekammer anerkannt wurden, auch bei einem Wechsel in ein anderes Bundesland von der dann dort zuständigen Ärztekammer anerkannt. Für alle aktuellen Fragen der Weiterbildung gelten allerdings nur die Bestimmungen derjenigen Ärztekammer, in der man zuletzt tätig ist. Dieses erstreckt sich insbesondere auf die Zulassung zur Prüfung. Deswegen sollte man jedem raten, vor einem Wechsel innerhalb Deutschlands die einzelnen Bestimmungen der Ärztekammern miteinander zu vergleichen.

Vollzeit/Teilzeit

Mit der neuen (Muster-)Weiterbildungsordnung von 2003, die in den Ländern nahezu vollständig bis Ende des Jahres 2005 in Kraft trat, wurde für alle Weiterbildungsgänge die komplette Absolvierung in 50%er Teilzeit eröffnet. Nach bisher gültigem Recht musste in vielen Weiterbildungsgängen mindestens 1 Jahr Weiterbildung in Vollzeit erbracht werden. Jetzt ist das europäische Recht auch auf die Forderung eingegangen, dass eine Teilzeit zu 50% (bislang mindestens 60%) zugelassen wird, da dies nicht den Zielen der Weiterbildung entgegen steht. Im Übrigen wird diese Regelung zukünftig auch für die Allgemeinmedizin gelten. Im Juni 2005 hat der Europäische Rat dem vom Europäischen Parlament bereits verabschiedeten Vorschlag über die Richtlinie zur Anerkennung von Berufsqualifikationen zugestimmt, sodass auch die »Spezifische Ausbildung in der Allgemeinmedizin« gemäß Titel IV der Richtlinie 93/16/EWG unter diese vorteilhafte Bestimmung fällt.

WICHTIG: Wenn die Weiterbildung nach altem Recht begonnen wurde, kann es günstiger sein, die Weiterbildung nach neuem Recht abzuschließen, um keine Vollzeittätigkeit nachweisen zu müssen. Sollte dies aus anderen Gründen nicht möglich sein, erkundigen Sie sich, ob die Ärztekammer Ihnen nicht diese 50-Prozent-Klausel auch nach altem Recht im Sinne einer Gleichstellung zu den anderen Fachgebieten nachträglich ermöglicht. Diesen Ermessensspielraum hat die Ärztekammer in vielen Fällen.

Es ist sehr naheliegend, dass der Abschluss einer Weiterbildung umso seltener erreicht wird, je längere Zeit für die Erlangung einer Qualifikation benötigt wird. Strebt man zum Beispiel einen in Vollzeit sechsjährigen Weiterbildungsabschluss an, so dauert bei einer maximalen Teilzeitmöglichkeit von 50%, die Gesamtweiterbildung mindestens 12 Jahre.

Bei der Planung seiner Weiterbildung sollte man möglichst in Betracht ziehen, dass bestimmte Weiterbildungsinhalte besonders schwierig erworben werden können, wie z. B. größere Operationen von mehrstündiger Dauer oder Eingriffe in Funktionsbereichen, die nur vormittags oder nachmittags vorgenommen werden. Die Möglichkeiten, seine Weiterbildung in der optimalen Zeit absolvieren zu können, hängen entscheidend auch von den individuellen Organisationsabläufen der Abteilung ab. Es ist gut, sich hierüber frühzeitig Gedanken zu machen und den persönlichen Weiterbildungsplan auch mit der Chefärztin bzw. dem Chefarzt zu besprechen.

3.1.4 Wie strukturiere ich meine Weiterbildung?

Weiterbildungs-Curriculum

In jeder Weiterbildungsabteilung existiert ein gegliedertes Programm, in dem gegenüber der Ärztekammer dargelegt ist, wie die Weiterbildung in der Abteilung vermittelt wird. Dieses Curriculum muss der weiterbildungsbefugte Arzt bzw. die weiterbildungsbefugte Ärztin dem Weiterzubildenden aushändigen.

Theoretische Weiterbildungsabschnitte

Ist in der Weiterbildung die Ableistung von theoretischen Kursen vorgeschrieben, so vergewissern Sie sich vor Teilnahme an einem Kurs darüber, dass der jeweilige Kurs und dessen Leiter bzw. Leiterin den vorgeschriebenen Anforderungen der Ärztekammer entsprechen sowie von der örtlich zuständigen Ärztekammer anerkannt sind.

Erteilung von Zeugnissen

Sollten Sie beabsichtigen, Ihre Weiterbildungsstätte zu wechseln, stehen Sie kurz vor dem Abschluss Ihrer Weiterbildung oder haben einen sonstigen Grund für ein Zwischenzeugnis, so muss Ihnen dieses Zeugnis von dem befugten Arzt oder der befugten Ärztin, innerhalb von 3 Monaten ausgestellt werden. Bedenken Sie diese Frist, da die Ausstellung von Zeugnissen oft auch länger auf sich warten lässt und Ihre Zeitplanung durchkreuzt.

Dokumentation der Weiterbildung

In der neuen (Muster-)Weiterbildungsordnung ist festgelegt worden, dass die Weiterbildungsassistenten/bzw.-assistentinnen alle vorgeschriebenen Weiterbildungsinhalte kontinuierlich zu dokumentieren haben. Um den Nachweis zu erleichtern, wurden die Richtlinien über den Inhalt der Weiterbildung wie ein Nachweisheft aufgebaut (◘ Abb. 3.1).

WB-Richtlinien = Weiterbuldungsbuch (log-book)
(Auszugsweise am Beispiel der Chirurgie)

Untersuchungs- und Behandlungsmethoden	Richt-zahl	Jährliche Dokumentation gemäß §8 (m-)WBO						Kenntnisse, Erfahrungen und Fertigkeiten erworben
		Datum	Datum	Datum	Datum	Datum	Datum	Datum/Unterschrift des WB-Befugten
Ultraschalluntersuchungen	50							
Punktions- und Katheterisierungstechniken – Legen von Drainagen – zentralvenöse Zugänge	10 25							
Infusions-, Transfusions- und Blutersatztherapie, etc.	50							
Lokal- und Regionalanästhesien	50							
Eingriffe aus dem Bereich der ambulanten Chirurgie	50							
Eingriffe aus dem Bereich der ambulanten Chirurgie	50							
Erste Assistenzen/ angeleitete Operationen	50							

■ **Abb. 3.1.** WB Richtlinien Weiterbildungsbuch (log-book)

Darüber hinaus muss mindestens einmal jährlich ein Gespräch über den Stand der Weiterbildung mit der weiterbildungsbefugten Ärztin bzw. dem weiterbildungsbefugten Arzt geführt werden. Dazu ist es sinnvoll und erforderlich, dass diese Dokumentationshefte über die erbrachten Inhalte vorgelegt werden. Hier bietet sich eine sehr gute Gelegenheit, die auf jeden Fall genutzt werden sollte, die vorhandenen Defizite und ggf. Wünsche für die weitere Begleitung der Weiterbildung aufzuzeigen. Nur auf diese Weise ist gewährleistet, dass man die geforderten Weiterbildungsinhalte innerhalb der Mindestdauer erlernen kann.

Anrechnungsfähige Zeiten

Prüfen Sie vor Eintritt in die Weiterbildung genau, welche Weiterbildungsabschnitte Sie zu absolvieren haben. Bei einer Reihe von Weiterbildungsbezeichnungen gibt es die Möglichkeit, dass Sie wechselseitig Weiterbildungszeiten von verschiedenen Weiterbildungsgängen anerkannt bekommen. Sollten Sie planen, ggf. in ein anderes Fachgebiet zu wechseln, erspart es ggf. Zeit, wenn Sie bereits absolvierte Weiterbildungsabschnitte auf den neuen Weiterbildungsgang anrechnen können.

Ebenso relevant sind die anrechnungsfähigen Zeiten in Bezug auf alle spezialisierenden bzw. aufbauenden Weiterbildungsgänge, wie die Schwerpunktweiterbildung und die Zusatzweiterbildung. Bei frühzeitiger Planung lässt sich die Weiterbildungszeit gut synergistisch strukturieren.

Anmeldung zur Prüfung

Folgende Voraussetzungen müssen bei der Anmeldung zur Prüfung vor der Ärztekammer vorliegen:
- die Weiterbildungszeiten müssen vollständig sein,
- die Weiterbildungsinhalte müssen komplett erfüllt sein,
- der Nachweis über die Dokumentation in den Richtlinien muss nachvollziehbar sein,
- die Dokumentation über die mindestens jährlich geführten Weiterbildungsgespräche müssen vorliegen,
- die weiterbildungsbefugte Ärztin bzw. der weiterbildungsbefugte Arzt muss in einem Abschlusszeugnis bestätigen, dass die erworbenen Kenntnisse, Erfahrungen und Fertigkeiten in dem Weiterbildungsgang erworben wurden und muss ausführlich zur fachlichen Eignung Stellung nehmen.

Tragen Sie alle erforderlichen Unterlagen ca. 6 Monate vor Abschluss der Weiterbildung zusammen und bitten Sie Ihren Chefarzt bzw. Ihre Chefärztin frühzeitig um das Arbeits- bzw. Weiterbildungszeugnis.

3.1.5 Weiterbildung im Speziellen

Die neue (Muster-)Weiterbildungsordnung von 2003/2004 weist 32 Gebiete auf. Innerhalb der Gebiete gibt es 50 Facharztweiterbildungen und 10 Schwerpunktweiterbildungen (◘ Tab. 3.1).

◘ **Tab. 3.1.** Gebiete, Facharzt- und Schwerpunktkompetenzen

Gebiete		FA- und SP-Kompetenz
Anästhesiologie		FA Anästhesiologie
Anatomie		FA Anatomie
Arbeitsmedizin		FA Arbeitsmedizin
Augenheilkunde		FA Augenheilkunde
Biochemie		FA Biochemie
Chirurgie	6.1	FA Allgemeine Chirurgie
	6.2	FA Gefäßchirurgie
	6.3	FA Herzchirurgie
	6.4	FA Kinderchirurgie
	6.5	FA Orthopädie und Unfallchirurgie
	6.6	FA Plastische Chirurgie
	6.7	FA Thoraxchirurgie
	6.8	FA Viszeralchirurgie
Frauenheilkunde und Geburtshilfe		FA Frauenheilkunde und Geburtshilfe *Schwerpunkte:* – Gynäkologische Endokrinologie und Reproduktionsmedizin – Gynäkologische Onkologie – Spezielle Geburtshilfe und Perinatalmedizin
Hals-Nasen-Ohrenheilkunde	8.1	FA Hals-Nasen-Ohrenheilkunde
	8.2	FA Sprach-, Stimm- und kindliche Hörstörungen
Haut- und Geschlechtskrankheiten		FA Haut- und Geschlechtskrankheiten
Humangenetik		FA Humangenetik
Hygiene und Umweltmedizin ▼		FA Hygiene und Umweltmedizin

◘ Tab. 3.1 (Fortsetzung)

Gebiete	FA- und SP-Kompetenz
Innere Medizin und Allgemeinmedizin	12.1 FA Innere und Allgemeinmedizin (Hausarzt)
	12.2 FA Innere Medizin und *Schwerpunkte:* — Angiologie — Endokrinologie und Diabetologie — Gastroenterologie — Hämatologie und Onkologie — Kardiologie — Nephrologie — Pneumologie — Rheumatologie
Kinder- und Jugend-medizin	FA Kinder- und Jugendmedizin *Schwerpunkte:* — Kinder-Hämatologie und -Onkologie — Kinder-Kardiologie — Neonatologie — Neuropädiatrie
Kinder- und Jugend-psychiatrie und -psychotherapie	FA Kinder- und Jugendpsychiatrie und -psychotherapie
Laboratoriums-medizin	FA Laboratoriumsmedizin
Mikrobiologie, Viro-logie und Infektions-epidemiologie	FA Mikrobiologie, Virologie und Infektionsepidemiologie
Mund-Kiefer-Gesicht-schirurgie	FA Mund-Kiefer-Gesichtschirurgie
Neurochirurgie	FA Neurochirurgie
Neurologie	FA Neurologie
Nuklearmedizin	FA Nuklearmedizin
Öffentliches Gesund-heitswesen	FA Öffentliches Gesundheitswesen
Pathologie	22.1 FA Neuropathologie
	22.2 FA Pathologie
Pharmakologie	23.1 FA Klinische Pharmakologie
▼	23.2 FA Pharmakologie und Toxikologie

◻ Tab. 3.1 (Fortsetzung)

Gebiete	FA- und SP-Kompetenz
Physikalische und Rehabilitative Medizin	FA Physikalische und Rehabilitative Medizin
Physiologie	FA Physiologie
Psychiatrie und Psychotherapie	FA Psychiatrie und Psychotherapie *Schwerpunkte:* — Forensische Psychiatrie
Psychosomatische Medizin und Psychotherapie	FA Psychosomatische Medizin und Psychotherapie
Radiologie	FA Radiologie *Schwerpunkte:* — Kinderradiologie — Neuroradiologie
Rechtsmedizin	FA Rechtsmedizin
Transfusionsmedizin	FA Transfusionsmedizin
Strahlentherapie	FA Strahlentherapie
Urologie	FA Urologie

Zusatz-Weiterbildungen

Derzeit gibt es in der (Muster-)Weiterbildungsordnung (MWBO) 46 Zusatzbezeichnungen.

Wie sind Zusatzweiterbildungen definiert?

Eine Zusatzweiterbildung beinhaltet die Spezialisierung in Weiterbildungsinhalten, die zusätzlich zu den Facharzt- und Schwerpunktweiterbildungsinhalten abzuleisten sind, sofern nichts anderes in der Weiterbildungsordnung im speziellen Kapitel (»Abschnitt C« der MWBO) geregelt ist.

Wer in der Zusatzweiterbildung die vorgeschriebenen Weiterbildungsinhalte und -zeiten abgeleistet und in einer Prüfung die dafür erforderliche fachliche Kompetenz nachgewiesen hat, erhält eine Zusatzbezeichnung.

Sind Weiterbildungszeiten gefordert, müssen diese zusätzlich zu den festgelegten Voraussetzungen zum Erwerb der Bezeichnung abgeleistet werden, sofern nichts anderes in Abschnitt C der MWBO geregelt ist.

Die Gebietsgrenzen fachärztlicher Tätigkeiten werden durch Zusatzweiterbildungen nicht erweitert.

Welche Zusatzbezeichnungen existieren zurzeit?
◘ Tab. 3.2.

◘ Tab. 3.2. Zusatzbezeichnungen

Ärztliches Qualitätsmanagement	Manuelle Medizin/Chirotherapie
Akupunktur	Medikamentöse Tumortherapie
Allergologie	Medizinische Informatik
Andrologie	Naturheilverfahren
Betriebsmedizin	Notfallmedizin
Dermatohistologie	Orthopädische Rheumatologie
Diabetologie	Palliativmedizin
Flugmedizin	Phlebologie
Geriatrie	Physikalische Therapie und Balneologie
Gynäkologische Exfoliativzytologie	Plastische Operationen
Hämostaseologie	Proktologie
Handchirurgie	Psychoanalyse
Homöopathie	Psychotherapie – fachgebunden –
Infektiologie	Rehabilitationswesen
Intensivmedizin	Röntgendiagnostik – fachgebunden –
Kinder-Endokrinologie und -Diabetologie	Schlafmedizin
Kinder-Gastroenterologie	Sozialmedizin
Kinder-Nephrologie	Spezielle Orthopädische Chirurgie
Kinder-Orthopädie	Spezielle Schmerztherapie
Kinder-Pneumologie	Spezielle Unfallchirurgie
Kinder-Rheumatologie	Sportmedizin
Labordiagnostik – fachgebunden –	Suchtmedizinische Grundversorgung
Magnetresonanztomographie – fachgebunden –	Tropenmedizin

3.1.6 Spezielle Aspekte in einzelnen Weiterbildungsgängen

Spezielle Aspekte im Gebiet Innere Medizin und Allgemeinmedizin

Das Gebiet Innere Medizin verfügt über eine gemeinsame Basisweiterbildung, die sich über 3 Jahre erstreckt. Nach diesen 3 Jahren steht die Entscheidung an, ob man eine allgemeinmedizinische Tätigkeit im niedergelassenen Bereich bevorzugt oder ob man eine Spezialisierung innerhalb der Inneren Medizin anstrebt. Mit Letzterer kann man einerseits die Kliniklaufbahn einschlagen, andererseits sich aber auch als fachärztlicher Internist niederlassen.

Es bleibt abzuwarten, ob der zukünftige Facharzt bzw. die zukünftige Fachärztin für »Innere und Allgemeinmedizin« bzw. für »Allgemeinmedizin« auch die ideale Qualifikation ist, um in einer Aufnahmestation in der Klinik tätig zu sein. Ebenso könnte diese Qualifikation ein ideales Schnittfeld im Rahmen der so genannten integrierten Versorgung darstellen (◘ Abb. 3.2).

Wie in der Chirurgie gilt es auch für die Innere Medizin, sich den Umfang der Weiterbildungsbefugnis zu vergegenwärtigen und ggf. darauf zu achten, dass Rotationspläne bzw. Kooperationsverträge für die verschiedenen Weiterbildungsabschnitte vorhanden sind.

Spezielle Aspekte in der chirurgischen Weiterbildung

Die chirurgische Weiterbildung setzt sich aus zwei großen Abschnitten zusammen: aus einer zweijährigen gemeinsamen Basisweiterbildung für alle acht verschiede-

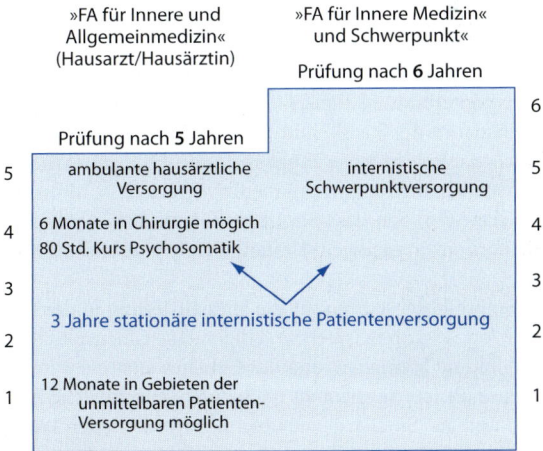

◘ **Abb. 3.2.** FA-Aufstellung

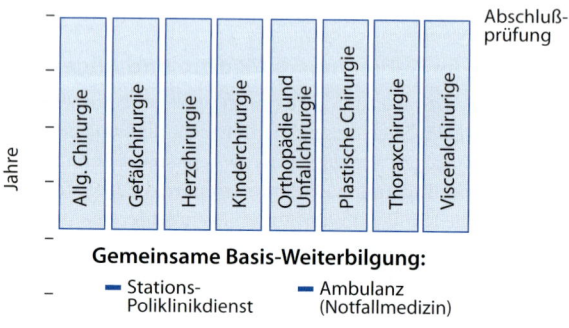

Jahre — Allg. Chirurgie | Gefäßchirurgie | Herzchirurgie | Kinderchirurgie | Orthopädie und Unfallchirurgie | Plastische Chirurgie | Thoraxchirurgie | Visceralchirurgie — Abschlußprüfung

Gemeinsame Basis-Weiterbilgung:
— Stations-Poliklinikdienst   — Ambulanz (Notfallmedizin)

Abb. 3.3. Basisweiterbildung

nen Spezialisierungen und aus der vierjährigen Spezialisierung innerhalb einer chirurgischen Fachausrichtung (Abb. 3.3).

In der chirurgischen Weiterbildung ist es wichtig, darauf zu achten, dass der weiterbildungsbefugte Arzt bzw. die weiterbildungsbefugte Ärztin sowohl über die gemeinsame Basisweiterbildung als auch über entsprechende Zeiten in der Spezialisierung verfügt, damit man keinen Arbeitsplatzwechsel vornehmen muss. Man sollte aber damit rechnen, dass in Zukunft eine komplette sechsjährige Weiterbildung in der Chirurgie nur an wenigen Weiterbildungsstätten noch abgeleistet werden kann. Daher sollte man möglichst darauf achten, einen Arbeitsplatz zu finden, an dem Kooperationsverträge zwischen den Abteilungen und/oder dezidierte Rotationspläne für die Absolvierung der gesamten sechsjährigen Weiterbildung vorgelegt werden können.

Die Ärztekammern haben nicht festgelegt, dass die Basisweiterbildung am Anfang der Weiterbildung stehen muss. Dies ist jedoch sehr zu empfehlen, da in diesem Abschnitt die Basiskenntnisse für das gesamte Fach festgelegt sind. Achten Sie auch darauf, dass Sie möglichst sowohl Ihre »Ambulanz«-Zeit als auch Ihren Abschnitt in der Intensivmedizin (jeweils 6 Monate) konsequent durchlaufen. Vermeiden Sie, dass Sie lange Zeit in der »Ambulanz« eingesetzt werden, da Sie dort nur in geringem Umfang Ihre Weiterbildungsinhalte erlernen können.

In den 4 Weiterbildungsjahren für die Spezialisierung in der Chirurgie hängt es sehr davon ab, ob Sie zum Beispiel die »Allgemeine Chirurgie« oder die »Gefäßchirurgie« bzw. andere Spezialisierung des Gebietes anstreben und inwieweit Sie innerhalb der Spezialisierung ebenfalls noch durch verschiedene Abschnitte rotieren müssen. Erkundigen Sie sich genau über die erforderlichen Weiterbildungsabschnitte, weil es innerhalb dieses Gebietes große Unterschiede in den Anforderungen gibt.

Weitere so genannte »Common-Trunk-Gebiete«: Hals-Nasen-Ohren-Heilkunde, Pathologie und Pharmakologie

Außer in der Chirurgie ist eine in diesen Gebieten 2-jährige Basisweiterbildung mit identischen Weiterbildungsinhalten für die darauf aufbauenden unterschiedlichen Spezialisierungen festgelegt. Diese Struktur ermöglicht es, nach einer Einstiegsphase die Entscheidung für zwei unterschiedliche Spezialisierung zu treffen, nachdem man das Fachgebiet in seinen Grundzügen kennen gelernt hat. Hiermit soll eine gewisse Flexibilität beim Wechsel von einem zum anderen Fach gewährleistet sein sowie in der Fläche mehr Weiterbildungsmöglichkeiten angeboten werden können.

Gebiete mit Schwerpunktweiterbildungen

In den Gebieten Frauenheilkunde und Geburtenhilfe, Kinder- und Jugendmedizin, Psychiatrie und Psychotherapie sowie in der Radiologie sieht die Weiterbildungsordnung eine vertiefende Spezialisierung in Schwerpunkten vor. Die Schwerpunktweiterbildung kann erst nach erfolgreichem Abschluss der Facharztweiterbildung begonnen werden, wobei meistens Zeiten aus der Facharztweiterbildung auf die Schwerpunktweiterbildung angerechnet werden können. Die Schwerpunktweiterbildung hat eine Dauer von 3 Jahren und schließt genauso wie alle anderen Weiterbildungsgänge mit einer Prüfung vor der Ärztekammer ab.

Strebt man eine Klinikkarriere an, muss man davon ausgehen, dass in diesen Gebieten zumindest die Spezialisierung in einem der Schwerpunkte erforderlich ist, um als Oberärztin oder Chefärztin Aussicht auf Erfolg zu haben. Dies gilt insbesondere auch für eine wissenschaftliche Karriere.

Die so genannten »PPP-Fächer«

Die Gebiete »Kinder- und Jugendpsychiatrie und -psychotherapie«, »Psychiatrie und Psychotherapie« sowie »Psychosomatische Medizin und Psychotherapie« weisen in der Weiterbildungsordnung lediglich 12 bzw. 6 Monate an gegenseitiger Anerkennung von Weiterbildungszeiten aus.

Die Weiterbildung in diesen Gebieten ist sehr ähnlich strukturiert und im Wesentlichen gegliedert. Hier gilt es insbesondere, darauf zu achten, dass diese theoretischen Weiterbildungsinhalte an der Weiterbildungsstätte selbst angeboten werden. Anderenfalls müssen Sie außerhalb ihrer Arbeitszeiten diese Kurse absolvieren und auch zusätzlich noch bezahlen. Die Weiterbildungsstätten sind jedoch angehalten, die in der (Muster-)Weiterbildungsordnung vorgegebenen Zeiten in der Abteilung selbst zu vermitteln. Sollte dies nicht der Fall sein, kann man sich bei der Ärztekammer erkundigen, inwieweit dies mit der Befugniserteilung übereinstimmt.

Gebiete mit weitgehend wenig Bereitschaftsdiensten

In den meisten Abteilungen der theoretischen Gebiete, wie Anatomie, Biochemie und Physiologie, werden so gut wie keine Bereitschaftsdienste anfallen.

Des Weiteren gibt es Spezialisierungen innerhalb der Medizin, in denen der Anteil an Bereitschaftsdiensten je nach struktureller Ausrichtung relativ gering sein könnte. Dies gilt z. B. für die Gebiete Arbeitsmedizin, Humangenetik, Hygiene- und Umweltmedizin, Laboratoriumsmedizin, Mikrobiologie, Virologie und Infektionsepidemiologie, Nuklearmedizin, Pathologie, Pharmakologie, Rechtsmedizin und Transfusionsmedizin. In den genannten Gebieten sollte man sich über die Struktur und Arbeitabläufe vor Eintritt in die Weiterbildung diesbezüglich informieren, da je nach Größe und Anbindung an Zentren die Anzahl der Bereitschaftsdienste sehr differieren kann.

Man muss davon ausgehen, dass in allen Gebieten der unmittelbaren Patientenversorgung (◘ Tabelle 3.3) die Anzahl der Bereitschaftsdienste von der Größe der Abteilung und der Anzahl an Assistenzärzten und -ärztinnen abhängt.

◘ **Tab. 3.3.** Weiterbildungsgebiete

Folgende Gebiete sind für die Weiterbildung als »Gebiete der unmittelbaren Patientenversorgung« definiert:	Anästhesiologie
	Augenheilkunde
	Chirurgie
	Frauenheilkunde und Geburtshilfe
	Hals-Nasen-Ohrenheilkunde
	Haut- und Geschlechtskrankheiten
	Innere Medizin und Allgemeinmedizin
	Kinder- und Jugendmedizin
	Kinder- und Jugendpsychiatrie und -psychotherapie
	Mund-Kiefer-Gesichtschirurgie
	Neurochirurgie
	Neurologie
	Physikalische und Rehabilitative Medizin
	Psychiatrie und Psychotherapie
	Psychosomatische Medizin und Psychotherapie
	Strahlentherapie
	Urologie

Zusatzweiterbildungen

§ 2 Absatz 4 (M-)WBO lautet:

> *Eine Zusatzweiterbildung beinhaltet die Spezialisierung in Weiterbildungsinhalten, die zusätzlich zu den Facharzt- und Schwerpunktweiterbildungsinhalten abzuleisten sind, sofern nichts anderes in Abschnitt C geregelt ist. Wer in der Zusatzweiterbildung die vorgeschriebenen Weiterbildungsinhalten und -zeiten abgeleistet und in einer Prüfung die dafür erforderliche fachliche Kompetenz nachgewiesen hat, erhält eine Zusatzbezeichnung. Sind Weiterbildungszeiten gefordert, müssen diese zusätzlich zu den festgelegten Voraussetzungen zum Erwerb der Bezeichnung abgeleistet werden, sofern nichts anderes in Abschnitt C geregelt ist. Die Gebietsgrenzen fachärztlicher Tätigkeiten werden durch Zusatzweiterbildungen nicht erweitert.*

Grundsätzlich ist es günstig, neben seiner Fachärztinnenweiterbildung ggf. auch noch naheliegende Zusatzweiterbildungen zu absolvieren. Die Entscheidung hierzu fällt ggf. schon mit der ersten Anstellung und damit, ob der Chefarzt bzw. die Chefärztin eine weitere Ermächtigung neben der Ermächtigung für die Facharztweiterbildung besitzt.

Sollten Sie später eine Niederlassung anstreben, ist von Relevanz, ob z. B. parallel zur Fachärztinnenweiterbildung auch die Zusatz-Weiterbildung »Labordiagnostik – fachgebunden-« oder »Rötgendiagnostik – fachgebunden –» absolviert werden kann.

Strebt man eine Klinikkarriere an, ist je nach fachlicher Ausrichtung die Zusatzweiterbildung »Intensivmedizin« von besonderem Nutzen.

Je nach sonstiger fachlicher Ausrichtung ergeben sich sinnvolle Kombinationen von Facharzt- und Zusatzweiterbildungen wie z. B.

- Fachärztin für »Frauenheilkunde und Geburtshilfe« mit der Zusatzweiterbildung »Gynäkologische Exfoliativzytologie« oder mit der »Psychotherapie – fachgebunden –
- Fachärztinnenweiterbildung für Orthopäden und Unfallchirurgen mit Zusatzweiterbildung »Sportmedizin« oder »Rehabilitationswesen« oder »Orthopädische Rheumatologie«.
- Fachärztin für Kinder- und Jugendmedizin mit der Zusatzweiterbildung »Allergologie«.

Übergreifend sind für alternative Berufsfelder die Zusatzweiterbildungen »Ärztliches Qualitätsmanagement«, »Medizinische Informatik« o. a. von Interesse. Ebenso übergreifend sind Zusatzweiterbildungen wie »Naturheilverfahren«, »Homöopathie«, »Notfallmedizin«, »Palliativmedizin«, »Spezielle Schmerztherapie« und vieles andere mehr.

3.1.7 Abschluss der Weiterbildung

Alle Weiterbildungsgänge werden mit einer Prüfung vor der Ärztekammer abgeschlossen. Hierfür gibt es je nach Ärztekammer über das Jahr verteilte festgelegte Termine, die in den Ärzteblättern bekannt gegeben werden oder auch bei den Ärztekammern erfragt werden können.

Einzelne Ärztekammern vereinbaren mit den Prüflingen einen individuellen Prüfungstermin.

Der Ort Ihrer Prüfung und die Zulassung zur Prüfung hängen von den Bestimmungen derjenigen Weiterbildungsordnung ab, in deren Kammerbereich Sie zuletzt ärztlich tätig waren und Ihren letzten Weiterbildungsabschnitt absolviert haben. (► Kap. 3.1.4 »Anmeldung zur Prüfung«)

3.1.8 Wo finde ich alle relevanten Grundlagen?

Ärztekammern

Die Internet-Auftritte der Ärztekammern weisen die jeweils gültigen Weiterbildungsordnungen aus. Im Internet können somit auch die verschiedenen Weiterbildungsordnungen der Länder miteinander verglichen werden, einschließlich der (Muster-)Weiterbildungsordnung, die über den Internetauftritt der Bundesärztekammer abzurufen ist.

Wissenschaftliche Fachgesellschaften/Berufsverbände

AWMF – Arbeitgemeinschaft der Wissenschaftlichen Medizinischen Fachgesellschaften: www.awmf.org

Berufspolitische Kontakte

Deutscher Ärztinnenbund e. V.: www.aerztinnenbund.de
Marburger Bund – Verband der angestellten und beamteten Ärztinnen und Ärzte Deutschlands e. V. –Bundesverband: www.marburger-bund.de
NAV-Virchow-Bund, Verband der niedergelassenen Ärzte Deutschlands e. V.: www.nav-virchowbund.de
Hartmann-Verband der Ärzte Deutschlands e. V.: www.hartmannbund.de

(Weitere berufspolitisch relevante Adressen finden Sie im Serviceteil am Ende des Handbuchs.)

3.2 Planung einer wissenschaftlichen Karriere

Gabriele Kaczmarczyk

Das folgende Kapitel entstand aus eigenen Erfahrungen als Ärztin, Wissenschaftlerin, Doktormutter und langjährige Frauenbeauftragte einer großen medizinischen Fakultät. Ziel des Kapitels ist es, Hintergründe der universitären Medizin zu beleuchten und jungen Ärztinnen, die eine wissenschaftliche Laufbahn anstreben, konkrete Handlungsempfehlungen und Vermeidungsstrategien anzubieten.

3.2.1 Ausgangslage, historischer Hintergrund

Erst seit etwa 100 Jahren können Frauen in Deutschland Medizin studieren, erst seit etwa 85 Jahren habilitieren. Diese historische Tatsache mag der jungen, karrierebewussten Ärztin bekannt sein, es wäre jedoch ein fataler Fehler, dies als »Vergangenheit« abzutun. Die unverhohlen offen ausgesprochenen wie auch die verdeckt geäußerten Vorurteile, die damals gegen das Medizinstudium von Frauen und besonders gegen ihre wissenschaftlichen Ambitionen ins Feld geführt wurden, taugen auch heute noch, um Frauen auszugrenzen. Es gilt, dies zu erkennen.

Die Universitäten gehören zu den traditionsreichsten Institutionen in diesem Land, oder, anders ausgedrückt, sie sind die rückständigste Provinz unserer Gesellschaft (frei nach Jutta Limbach). Man kann getrost hinzusetzen, dass die medizinischen Fakultäten zu den entlegensten Gebieten dieser Provinz gehören. Welche strukturellen, historischen und größtenteils unsichtbaren Barrieren hindern eine Frau daran, als Wissenschaftlerin und Professorin der Medizin an einer deutschen Hochschule Karriere zu machen?

◼ Abb. 3.4 veranschaulicht die oft beklagte, sich jedoch kaum ändernde Situation der »Schere« (s. a. Bericht der Bund-Länder-Kommission). Auf dem wissenschaftlichen Karriereweg nach oben finden sich immer weniger Frauen, dies gilt sowohl für die Human- als auch für die Zahnmedizin. Der Frauenanteil hat in den letzten Jahren in der unteren Ebene deutlich zugenommen, kaum jedoch in den Spitzenpositionen der Medizin. Die junge Medizinerin von heute kann durchaus damit rechnen, dass ihr gleich fleißiger und gleich kluger Kommilitone eines Tages ihr Chef ist. Trotz dieser Situation wird immer häufiger von einer »Feminisierung der Medizin« gesprochen – wessen Ängste treten hier zutage? »Mehr oder minder wird in illustren Zünften die Furcht thematisiert, dass mit der zunehmenden Teilhabe von Frauen der Berufsstand an sozialem Ansehen verlieren könne« (Limbach 1995).

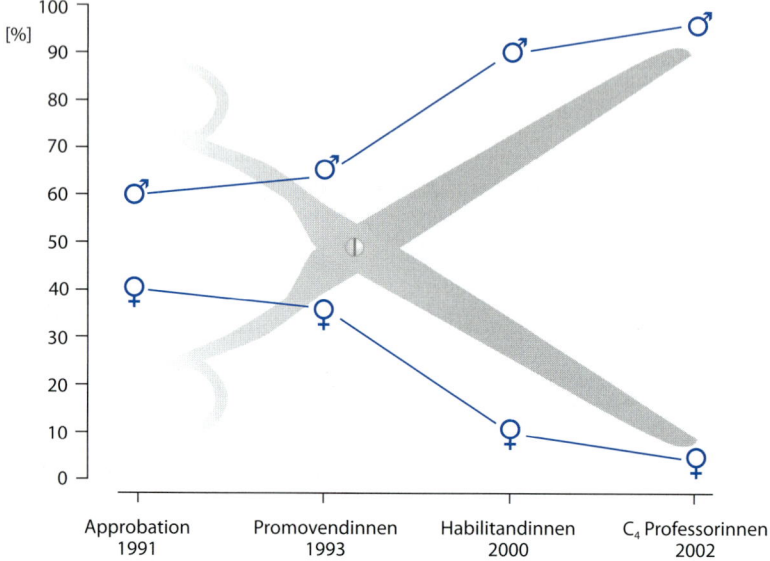

□ Abb. 3.4. Prozentualer Anteil von Frauen und Männern in Karrierestufen der Humanmedizin

3.2.2　Das Studium

Obwohl die Zahl der Bewerberinnen und Bewerber pro Medizinstudienplatz gegenüber Mitte der achtziger Jahre deutlich zurückgegangen ist, gehört das Medizinstudium auch im WS 2005/2006 mit 4,4 Bewerbungen auf einen Studienplatz immer noch zu den beliebtesten Studiengängen. Seit 1999 übertrifft der Anteil der weiblichen Medizinstudierenden den der männlichen Studierenden und der Trend des steigenden Frauenanteils hat sich weiter fortgesetzt (□ Abb. 3.5). Das Studium ist anhand eines detaillierten Studien- und Stundenplans mit vorgeschriebenen Praktika, Prüfungen etc. stark vorstrukturiert. Während zu Beginn des Studiums die meisten Studentinnen und Studenten voller Elan und Selbstvertrauen starten, hat sich am Ende des Studiums insbesondere bei den Frauen trotz bester Abschlussnoten oftmals Verunsicherung breit gemacht (► Kap. 1.3). Dies ist auch nicht weiter erstaunlich, denn es gibt auf Grund der nach wie vor sehr geringen Anzahl an Professorinnen kaum Vorbilder für Studentinnen. Zudem zeigen Befragungen, dass sich die Studienabsolventinnen und -absolventen der Medizin generell schlecht auf das Berufsleben vorbereitet fühlen (Federkeil 2004). In der Kritik stehen insbesondere der späte Kontakt mit Patienten und die mangelhafte Betreuung der Studierenden.

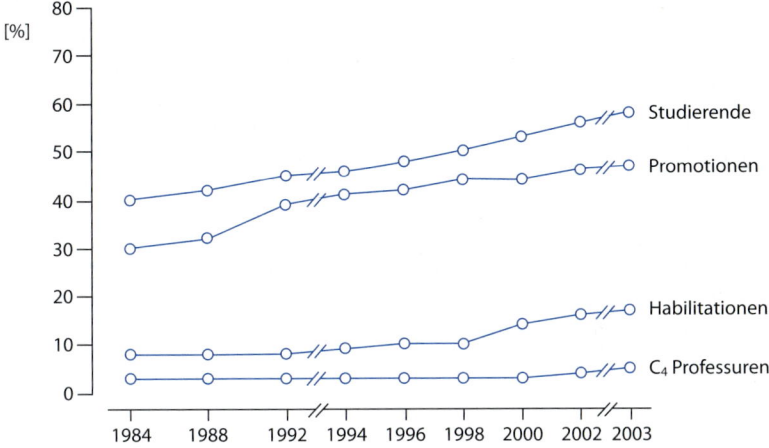

■ **Abb. 3.5.** Prozentualer Anteil von Frauen in den einzelnen Karrierestufen der Humanmedizin

3.2.3 Die Promotion

Eine Promotion kann der Beginn einer wissenschaftlichen Karriere sein, weil die Chance besteht, wissenschaftliches Arbeiten zu lernen. Allerdings ist das Promotionsthema selten ein direkter Einstieg in die Wissenschaft. Es ist kein Geheimnis, dass in der Medizin oft nur promoviert wird, weil der Doktortitel im ärztlichen Beruf außerhalb der Universität einen Wettbewerbs- und Prestigefaktor darstellt. »Die berufliche und gesellschaftliche Anerkennung als Arzt ist in Deutschland mit dem Doktortitel verbunden« stellt der Wissenschaftsrat 2004 fest (richtig – aber schade, dass dieses Gremium den Begriff »Ärztin« noch nicht in das sprachliche Repertoire aufgenommen hat). Patienten und Patientinnen gehen eben lieber zu Frau Doktor Schmidt als zu Frau Schmidt. Die Folge ist, dass etwa die Hälfte der Mediziner und Medizinerinnen promoviert, dass z. T. wenig anspruchsvolle Dissertationen verfasst, begutachtet, verwaltet werden, die im Laufe der Zeit (zu Recht) wieder in Vergessenheit geraten.

Wer jedoch früh in die medizinische Wissenschaft einsteigen will, sollte schon bei der Wahl des Themas, der Betreuung (die sehr oft zu wünschen übrig lässt, was nicht hingenommen werden muss!), dem zeitlichen Rahmen, der Publikationsmöglichkeit etc. wählerisch sein, weil die Gefahr der Selbstausbeutung und/oder der Ausbeutung durch andere droht. Frauen promovieren fast in gleicher Zahl wie Männer, ihre Noten sind im Durchschnitt etwas schlechter und ein »summa cum laude« ist seltener (Kaczmarczyk 2000). Die Gründe für diesen Unterschied sind nicht bekannt, könnten aber m. E. mit den besser ausgebildeten Netzwerken der Männer (s. u.) als auch mit der Wahl des Themas zusammenhängen: Frauen wählen eher nach Neigung, weniger nach Erfolgsaussichten. Wer jedoch ein hochspezialisiertes Thema wählt, das im Mainstream der Forschung liegt (abzulesen u. a. an der Höhe der Drittmitteleinwerbungen) und dazu noch in eine gut ausgestattete Arbeitsgruppe mit etablierten Forschungsmethoden (Labor, Tierexperimente) gerät, in der Teamgeist und Fairness angesagt sind, hat gute Chancen, eine ordentliche und im überschaubaren Zeitrahmen zu beendende Promotion hinzukriegen. Ganz entscheidend ist, sich vor Beginn über einige Dinge Klarheit zu verschaffen und sich nicht zu scheuen, Probleme anzusprechen und nachzufragen, um nicht zu denen zu gehören, die trotz Fleiß und Einsatz niemals fertig werden. Selten wird eine finanzielle Unterstützung geboten, es gibt jedoch an einigen Fakultäten Promotions- und Promotionsabschlussstipendien. Es lohnt sich also nachzufragen!

Vorausgesetzt man hat Interesse an einer ernst zu nehmenden wissenschaftlichen Arbeit, gibt es einige Stolpersteine, über die man jedoch nicht zu fallen braucht:

1. Zuverlässige Betreuung (Doktorvater/Doktormutter) suchen, über ihn bzw. sie Erkundigungen einziehen. Bereits tätige Doktoranden und Doktorandinnen fragen. Hat er oder sie Zeit zur Betreuung? Ist bei einem Ortswechsel die Betreuung sicher gestellt? Werde ich auf etwas »angesetzt« (weil das Thema aus welchen Gründen auch immer jetzt gerade wichtig ist) und stehe später vielleicht allein vor einer unlösbaren und/oder nicht mehr interessanten Aufgabe?

2. Fragestellung und Arbeitshypothese sind nicht klar genug formuliert. Folge: Überflüssige Experimente werden gemacht, Datenfluten werden produziert (»Karteileichen«). Best Practice: *Vor* dem ersten Experiment, *vor* dem ersten Patientenkontakt, *vor* der ersten Blutanalyse usw. sollte die Einleitung der Dissertation bereits fertig sein (einige brandneue Literaturstellen können ggf. später, wenn die Arbeit fast fertig ist, in dem Diskussionsteil berücksichtigt werden).

3. Früh Kooperationen suchen und in Kontakt mit anderen Wissenschaftlern und Wissenschaftlerinnen treten. Wer ernsthaft an Forschung interessiert ist, hat keinen Dünkel und kennt keine Arroganz jüngeren Wissenschaftlerinnen gegenüber. Man muss bei experimentellen Arbeiten damit rechnen, dass die experimentellen Labortricks von den Autoren und Autorinnen nicht immer in der Publikation beschrieben werden. Warum nicht einen Laborbesuch vereinbaren?

4. Nicht der Illusion verfallen, dass nur noch das »Zusammenschreiben« am Ende der experimentellen/praktischen Arbeit zu tun ist – dies ist oft eine gefährliche Selbsttäuschung. Viele Frauen (und Männer) scheitern in der Endphase, besonders, wenn schon andere Aufgaben (endlich hat man einmal mit kranken Menschen zu tun und verbringt viel Zeit in der Klinik, auf der ersten Ärztinnenstelle) zu bewältigen sind. Best Practice: Schon früh auswerten, prüfen und nicht erst einmal alle Daten sammeln, um dann festzustellen, dass experimentelle Fehler stattgefunden haben müssen, die später nicht mehr auszubügeln

sind, Daten verloren gegangen sind, Proben aufgetaut sind, und was es alles an Pitfalls geben kann.

5. Früh klarstellen, ob gute Ergebnisse publiziert werden sollen, wer die Publikation verfasst, wer die Erstautorenschaft haben soll (das Paper komplett selbst zu schreiben ist meistens für den Anfang noch etwas zu schwer), wer Co-Autor bzw. -Autorin sein wird und auch, wo eingereicht werden soll (s. Impact-Faktor). Die Reihenfolgen von Autorenschaften sind Probleme, die in vielen Arbeitsgruppen bestehen und weitreichende persönliche Implikationen haben können: Hass und Streit entstehen durch Konkurrenzdruck (»publish or perish«) selbst unter Freunden und Freundinnen und lassen sich durch vorherige klare Absprachen oft vermeiden. Gefälligkeitsautorenschaften und entsprechende Gegenleistungen verstoßen zwar gegen eine gute wissenschaftliche Praxis (► Richtlinien der DFG und einiger Fakultäten, s. g. »best scientific practice«) sind aber zurzeit in Deutschland durchaus üblich. Es ist eine Frage der persönlichen Integrität und Einstellung, ob nach dem Motto »manus manum lavat« verfahren wird oder nicht (Letzteres ist schwerer!).

Die Formalien eines Promotionsverfahrens, wie mündliche Prüfungen, öffentliche Verteidigungen, usw. regeln die Promotionsordnungen der einzelnen Fakultäten. Eine zeitnahe Einsichtnahme ist empfehlenswert, die Ordnungen stehen im Netz und/oder liegen in den Dekanaten aus.

Wenn die Promotion erfolgreich abgeschlossen wurde, sollte das berufliche Selbstvertrauen einen Sprung nach oben machen. Planen Sie Ihre weiteren Karriereschritte und lassen Sie sich nicht davon abbringen (◘ Abb. 3.6).

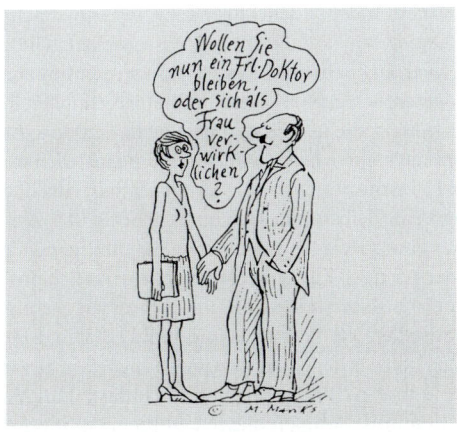

◘ **Abb. 3.6.** »Die Weiblichkeitsfalle« (von Marie Marcks, Heidelberg)

3.2.4 Zwischen Promotion und Habilitation – die Krankenversorgung: Ein Klotz am Bein für die wissenschaftliche Karriere?

Nachdem die Fachrichtung ausgesucht wurde und nach erfolgreicher Bewerbung eine Stelle als wissenschaftliche Mitarbeiterin an einer Universitätsklinik gefunden wurde, beginnt ein Abschnitt, der durch den klinischen Alltag mit seinen nie endenden Herausforderungen an Energie und Zeit gekennzeichnet ist. Bei wissenschaftlichem Interesse heißt es oft, sich in eine schon bestehende Forschungsgruppe einzufügen. Jetzt kommen sowohl subtile Ausgrenzungsmechanismen aufgrund geschlechtsstereotyper Mechanismen als auch deutlich sichtbare strukturelle Diskriminierungen auf den Plan. Waren 2003 fast 45% der Promovenden weiblich, so waren es nur noch 15% der Habilitanden (◘ Abb. 3.5). Viele Frauen verzichten allerdings (dankend) auf eine universitäre wissenschaftliche Laufbahn, nachdem sie einen Blick hinter die Kulissen getan haben. Sie engagieren sich, meist mit großem persönlichem Einsatz in der Krankenversorgung, für den es keine Impact-Punkte oder andere Belohnungseinheiten gibt. Die Frauen, die sich jedoch habilitieren wollen, werden es damit schwerer haben als Männer: Frauen brauchen länger (Kaczmarczyk 2000) und glauben, dass die eigene Leistungen noch nicht ausreichen, um sie als Habilitationsleistungen »einzureichen« – oft ein Irrtum, wie ein Vergleich innerhalb der Fakultät zeigen kann (wenn man sich die Mühe macht, Leistungen zu vergleichen, z. B. als Mitglied einer Habilitationskommission, des Fakultätsrates usw.).

Wenneras und Wold (1997) rechneten aus, dass eine Frau 2,6-mal wissenschaftlich so gut sein muss wie ein Mann, um die gleiche (finanzielle) Unterstützung ihrer Einrichtung zu bekommen: »Our study strongly suggests that peer-reviewers cannot judge scientific merit independent of gender.« Vetternwirtschaft und Sexismus behindern den Aufstieg von Frauen in der Wissenschaft. Die genannte Untersuchung stammt zwar aus Schweden, es ist jedoch nicht anzunehmen, dass in Deutschland eine wesentlich größere Geschlechtergerechtigkeit herrscht. Hier soll nicht von einer wissenschaftlichen Karriere abgeraten werden – im Gegenteil – aber eine ambitionierte Frau sollte wissen, worauf sie sich einstellen muss.

Deutsche Förderinstitutionen, z. B. die Deutsche Forschungsgemeinschaft (DFG), hätten längst eine Selbstevaluation unter dem Gender-Aspekt durchführen müssen. Bei dem extrem niedrigen Frauenanteil in entscheidenden DFG-Positionen, wie auch bei der geringen Zahl von Gutachterinnen erscheint dieser Vorschlag allerdings fast utopisch! Netzwerken Sie und schreiben Sie einen Brief! Selbst Öffentlichkeit herzustellen wie Wenneras und Wold es taten, ist eine Möglichkeit, eine andere ist, über Netzwerke Unterstützung zu suchen, z. B. die Ergebnisse von Wenneras und Wold und die ähnlicher Untersuchungen zu zitieren und weiterzusagen. Das Zur-Kenntnis-Nehmen dieser und thematisch verwandter Arbeiten ist ebenso wichtig wie ein gelungenes Laborexperiment!

Im Gegensatz zu anderen wissenschaftlichen Fächern hat die Medizin durch die zu leistende Krankenversorgung eine besondere Aufgabe. Der universitäre Alltag offenbart, wie unterschiedlich bei einzelnen Personen Pflichtgefühl, Interesse, Neigung, Verantwortungsbewusstsein, Passion und Lust oder Unlust an dieser Aufgabe ausgeprägt ist. Durch die derzeitige Struktur der Universitätsmedizin ist der Interessenkonflikt vorprogrammiert: Engagiere ich mich in der normalen Arbeitszeit in der Krankenversorgung oder arbeite ich lieber im Labor oder in der Bibliothek? Es ist kein Geheimnis, dass Frauen sich häufig stärker in der Krankenversorgung engagieren als Männer: Die vielen tüchtigen Oberärztinnen, die »den Laden schmeißen« zeugen davon. Sie halten dem Chef zuverlässig den Rücken frei, vertreten ihn in Belangen der Krankenversorgung, sind hochgradig belastbar und falls sie tatsächlich einmal den Weg ins Forschungslabor finden, treffen sie garantiert unterwegs auf einen Kranken oder eine Kranke, die zeitintensiven Rat und Zuspruch suchen. Merkwürdigerweise kommt dies bei jungen, aufstrebenden männlichen Ärzten viel seltener vor; sie treffen eher den Chef auf dem Flur, der ihren unermüdlichen Einsatz mit Wohlwollen betrachtet. Auch aus diesem Grund gestaltet sich deren wissenschaftliche Karriere steiler und der anfängliche Gleichschritt mit der gleichqualifizierten Kollegin löst sich auf. So bleibt es bei geschlechtsstereotypen Rollenzuweisungen: Die Frau ist in erster Linie für die Krankenversorgung zuständig, erntet dabei viel Lob, macht wahrscheinlich weniger Kunstfehler (Taragin et al. 1992), wird aber nicht für Forschung »freigestellt« oder in ihrer wissenschaftlichen Karriere gefördert. Der »gute« Mann wird in seiner wissenschaftlichen Karriere bis in die zweithöchste Position gefördert, dann wird er den letzten Karriereschritt in Verbindung mit einem Ortswechsel tun und von dort aus dem ehemaligen Chef huldigen. Den Facharzt macht er schnell, habilitiert sich auf seiner Klinikstelle und ist z. B. nicht gezwungen, ein bescheidenes Habilitationsstipendium anzunehmen. Die Einrichtung von Habilitationsstipendien speziell für Frauen (»Rahel-Hirsch-Stipendium«) hat an der Charité Berlin die Zahl der Habilitandinnen deutlich erhöht – Frauen können eben auf einer regulären Planstelle selten und wenn, dann nur später habilitieren.

Die mangelnde Förderung durch in der Regel männliche Vorgesetzte ist eines der Haupthindernisse für Frauenkarrieren in der Universitätsmedizin (Kaczmarczyk 2000). Diese Tatsache hat nicht nur mit fehlenden Kindergartenplätzen zu tun, denn auch kinderlose Frauen sind betroffen. Vorgesetzte halten oft viel von der klinischen Kompetenz ihrer nachgeordneten Oberärztinnen und, mal ehrlich, wer lässt schon bei einem Sturm (und in vielen Einrichtungen der Krankenversorgung herrscht ein dauernder, täglicher Sturm) eine gute Steuerfrau von Bord gehen? »Gerade tüchtige Frauen bleiben oft auf der ausführenden Arbeitsebene hängen, wenn ihre Leistungen vor allem in Folgendem bestehen: Fleiß, Genauigkeit, Zuverlässigkeit, selbstverständliche Erledigung von Routineaufgaben, hohe Arbeitsintensität, die Verschnaufpausen weder für Kreativität noch für Kommunikation zulässt (typische Situation in einem Teilzeitjob), Verantwortung für Harmonie und gute Stimmung ...«»... wenn man solche Leistungsträgerinnen nach oben lässt, wer soll dann noch die Arbeit machen?« (Pinl 2000). Das Dilemma ist, dass es für gute klinische Arbeit, für die richtige Entscheidung am Krankenbett, für die qualifizierte Beratung einer Patientin oder eines Patienten, für das »offene Ohr« und die gute ärztliche Gesprächsführung keine universitären Lorbeeren gibt. Die bei Frauen häufig stärker als bei Männern ausgeprägte soziale Kompetenz, ein in der Allgemeinheit als wichtig erkannter Faktor in der ärztlichen Betreuung, wird vor Ort meist nicht so hoch bewertet.

3.2.5   Forschen im Ausland?

Ein Forschungsaufenthalt im Ausland wird für eine wissenschaftliche Karriere von Nutzen sein, vorausgesetzt man ist neugierig und mobil: Man lernt ein anderes System kennen, erweitert die eigenen methodischen Kenntnisse, kann mit anderen unbefangen diskutieren und vielleicht in einem multikulturellem Team arbeiten und zusammmen publizieren. [Die Rede ist hier nicht von 1- bis 2 wöchigen Stippvisiten in den USA (»iAg« = in Amerika gewesen), die mit phantastischen Zeugnissen auf Büttenpapier abgeschlossen werden und gerne den Bewerbungsunterlagen beigefügt werden, »name dropping« eingeschlossen.] Ein Forschungsaufenthalt von mindestens sechs Monaten ist etwas anderes. In dieser Zeit können Forschungsnetzwerke geknüpft werden, die z. T. lange Bestand haben und einen fruchtbaren wissenschaftlichen Austausch mit ernsthaft an Wissenschaft Interessierten ermöglichen. Da die einladenden Institutionen meist keine Bezahlung anbieten, ist ein Antrag, z. B. an die DFG oder EU, erforderlich, wobei ggf. auf die heimatliche Beurlaubung zu achten ist. Auf den Websites dieser (und anderer) Organisationen werden regelmäßig die aktuellen Förderprogramme beschrieben (siehe auch Adressen im Serviceteil dieses Bandes). Schwieriger zu organisieren als Forschungsaufenthalte sind ärztliche Tätigkeiten an ausländischen Hochschulen. An klinische Tätigkeiten sind meist besondere Voraussetzungen geknüpft, in den USA z. B. an das amerikanische Staatsexamen für Ausländer und Ausländerinnen, was jedoch keine unüberwindliche Hürde darstellt.

3.2.6   Warum haben viele Vorgesetze Probleme damit, Frauen zu fördern?

Die junge Wissenschaftlerin kann im *ungünstigsten* Fall auf einen Chef treffen, der in seinem tiefsten Inneren davon überzeugt ist, dass Frauen in der Wissenschaft nichts zu suchen haben. Im *günstigsten* Fall trifft die junge Wissenschaftlerin auf einen Chef, der sachorientiert ist und selbstsicher genug, um das wissenschaftliche Potential bei seinen Mitarbeiterinnen zu erkennen und zu fördern. Den üblichen Kampf innerhalb einer klinischen Abteilung, wer »für Forschung freigestellt« werden kann, managt er mit Sinn für Gerechtigkeit und einem Gefühl der Verpflichtung, Qualität abzuliefern. Er besteht nicht darauf, als Autor auf einer Publikation zu stehen, zu der er selbst nichts beigetragen konnte. Er ermuntert seine Mitarbeiterinnen, eigene Forschungsanträge zu stellen und sorgt mit Hilfe seiner Lobby dafür, dass diese auch gerecht beurteilt werden und »durchkommen«. Er weiß, was Lebensqualität bedeutet und versucht, die Feierabendforschung auf ein Mindestmaß zu reduzieren. Ihr Chef wird in die eine oder andere Richtung tendieren (denn es ist zurzeit noch unwahrscheinlich, dass Sie eine Chefin haben werden – damit dies anders wird, dazu soll dieses Buch beitragen). Leider ist es auch keineswegs selbstverständlich, dass weibliche Vorgesetzte Frauen stärker fördern als männliche Vorgesetzte (▶ Kap. 1.4).

3.2.7 Der Impact-Faktor: Fetisch, heilige Kuh oder objektive Leistungserfassung?

Auf dem Weg nach oben auf der Karriereleiter kommt unweigerlich der Impact-Faktor ins Spiel.

Der Impact-Faktor (IF) vergleicht englischsprachige Zeitschriften untereinander. Der IF einer Fachzeitschrift gibt an, wie oft ein Artikel, der in dieser Zeitschrift erschienen ist, in anderen Zeitschriften zitiert wird. Zeitschriften mit einem hohen IF genießen demzufolge ein hohes Ansehen.

1961 führte das US-amerikanische private Institute for Scientific Information (ISI) unter Eugene Garfield erstmals die Berechnung des IF ein, verwandte ihn als Science Citation Index und veröffentlichte ihn später als Journal Citation Report (JCR). Das ISI wertet Literaturdatenbanken aus und verkauft die Ergebnisse an die Scientific Community. Der IF errechnet sich wie folgt:

Im laufenden Jahr zitierte Artikel aus einer Zeitschrift dividiert durch die Zahl der in den vergangenen zwei Jahren erschienenen Artikel dieser Zeitschrift.

Beispiel: In einer Zeitschrift wurden 200 Artikel in den Jahren 2002 bis 2003 veröffentlicht, 100 Artikel davon werden im Jahre 2004 in anderen Zeitschriften zitiert: es errechnet sich ein IF 100 : 200 = 0,5. Eine Differenzierung wurde 1992 durch den »Revised Impact Factor« vorgenommen: Diese Berechnung schloss Selbstzitate (indem in der betreffenden Zeitschrift selbst die eigenen Publika-

▼

tionen in dieser Zeitschrift zitiert wurden) aus. So wäre in der obigen Berechnung bei 20 Selbstzitaten der »revised IF« nur 80 : 200 = 0,4. Die Sourced Journals, »die Delikatessen unter den Zeitschriften« (Oehm & Lindner 2002) machen allerdings eine Ausnahme (s. unten). Der höchste IF ergibt sich, wenn eine Zeitschrift wenig Artikel publiziert, diese jedoch häufig in anderen Zeitschriften zitiert werden.

Angesichts der Fülle von Publikationen, zum Teil auf Gebieten, auf denen weltweit nur wenige Personen kompetent sein können, ist es legitim, nach einem objektiven und nachvollziehbaren Verfahren zu suchen, mit dem wissenschaftliche Qualifikation beurteilt werden kann. Eigenes, zeitraubendes Studium der Publikationen einer Bewerberin bzw. eines Bewerbers um eine Stelle, um die Habilitation etc. durch den Gutachter oder die Gutachterin lässt sich verringern, in dem der IF als Bewertungsmaßstab herangezogen wird. Es ist fast ausgeschlossen, dass eine Bewerbung mit einer Publikationsliste, die viele IFs enthält, ignoriert wird.

Objektivierbare Schwächen des IF

Das ISI hat ein Editorial Board, das nach nicht bekannten Kriterien festlegt, welche Zeitschriften zu den so genannten Sourced Journals zählen, also in den Scientific Citation Index aufgenommen werden. Nur diese Zeitschriften werden in die Auswertung einbezogen und stellen demzufolge begehrte Adressen dar. Es ist nicht nachvollziehbar, inwieweit dieses Verfahren eher die Geschäftstüchtigkeit der Zeitschriftenverleger widerspiegelt als die Qualität der publizierten Artikel. Der IF einer Zeitschrift wird zu einer heiligen Kuh der Informations-/ Kommunikationsgesellschaft: »The medium is the message«, die Ergebnisse von Forschung werden durch den IF auf- oder abgewertet und können kaum noch unabhängig betrachtet werden.

Wer wen zitiert wird oft auf großen internationalen Kongressen abgemacht. Frauen sind in diesen Zitationskartellen stark unterrepräsentiert. Knüpfen Sie die Netzwerke, auf die Sie nicht verzichten können und versäumen Sie nicht, nach dem anstrengenden Kongresstag noch mit in die Kneipe zu gehen!

Den meisten in der klinischen Medizin Engagierten ist, im Unterschied zu den Vorklinikern und den in der Medizin tätigen Naturwissenschaftlern und- innen, der IF ein Dorn im Auge, weil die patientenorientierte klinische Forschung unterbewertet wird. Gute deutschsprachige Artikel mit hoher klinischer Relevanz werden von zum Teil recht überheblichen amerikanischen Publikationsorganen oft nicht zitiert, während die Karriere deutscher klinischer Forscher und Forscherinnen gerade durch den Impact-Faktor beeinflusst wird. In 2/3 der deutschen medizinischen Fakultäten wird der Impact-Faktor als Gütesiegel akzeptiert. Damit wird die Beurteilung von Forschungsqualität an ein anonymes Kartell delegiert. Interessanterweise hat Eugene Garfield kürzlich das Institute for Scientific Information an einen US-Konzern verkauft (erste Verfallserscheinung nach zunehmender internationaler Kritik am System?).

Der Impact-Faktor ist also »umstritten, aber etabliert« (Oehm & Lindner 2002). Für die einen taugt er zum Beweis guter (und vor allem publizierter!) Wissenschaft, für die anderen ist er Erbsenzählerei. Einige suchen unverdrossen weiter nach objektiven Qualitätsmerkmalen, andere addieren Impact-Faktoren und sind froh, dass die mühselige und zeitraubende Bewertung von wissenschaftlicher Qualität z. B. in Gutachten, Gremien etc. vereinfacht wird.

3.2.8 Noch nicht klar: Habilitation oder Juniorprofessur?

Es war eigentlich vorauszusehen, dass in der Medizin der alte Zopf »Habilitation« sich nicht würde freiwillig abschneiden lassen, wie es die 5. Novelle des Hochschulrahmengesetzes vorgesehen hatte. Warum ein alter Zopf? Viele Habilitationen sind keineswegs die Fortsetzung einer sehr guten Promotion, sie erfolgen oft nicht aus wissenschaftlichem Interesse, sondern werden aus Statusgründen (z. B. zur Erlangung einer Chefposition in einer außeruniversitären Klinik) angestrebt. Die Folge: unnötiger Konkurrenzdruck, Obrigkeitsdenken mit jahrelanger Abhängigkeit, Vergeudung von Zeit und Geld an der Universität auf der einen Seite und die Enttäuschung der außeruniversitären Kliniken auf der anderen Seite (diese Einrichtungen brauchen keine Impact-Faktoren, sondern klinische, organisatorische und menschlich-soziale Kompetenz in der Leitungsebene). Viele Kliniken buhlen allerdings mit den akademischen Titeln ihrer ärztlichen Chefs um Patienten und Patientinnen (und nicht immer zu derem Besten).

Außerdem ist die Habilitation ein Etikettenschwindel: die »facultas docendi« wird an Personen verliehen, die oft schon viele Jahre vorher ohne einen Qualifikationsnachweis gelehrt haben. Die »Lehrbefähigung« fragt darüber hinaus kaum nach tatsächlichen didaktischen Qualitäten. Die z. T. noch einzureichende Habilitationsschrift (»opus magnum«) setzt sich oft nur aus den Werken zuarbeitender Doktoranden und Doktorandinnen zusammen, wird in den Universitätsbibliotheken sorgfältig verwaltet und archiviert, aber kaum gelesen. Vernünftigerweise gibt es jetzt vielerorts die »kumulative« Habilitation, bei der die Begutachtung von Forschungsergebnissen bereits durch Peer-review-Prozesse internationaler Journale erfolgt ist und die Habilitationsschrift alten Stils nicht mehr erforderlich ist.

Unverkennbar ist die Habilitation ein belohnender Initiationsritus, ein Nadelöhr für den beruflichen und finanziellen Aufstieg und kann nur in Harmonie mit der vorherrschenden Hierarchie erfolgen: Die »Gerontokratie« (Baltes 1997) bestimmt, wer jetzt »dran« ist und »darf«. In der jetzigen Form ist sie eine Garantie für den Erhalt eines rückwärts gewandten, verkrusteten Systems mit männlicher Dominanz, wozu die geringe Habilitationsrate von Frauen (sie liegt bei etwa 15%) passt. Trotz alledem: Eine Habilitation in einem medizinischen Fach ist zurzeit noch meistens die Voraussetzung für die Erlangung einer Professur. Auch wenn »gleichwertige wissenschaftliche Leistungen« akzeptiert würden – lt. Ausschreibungstext, der auch eine Bewerbung aus den vielen Ländern, in denen man die Habilitation nicht kennt, zulassen soll – wird diese Variante selten akzeptiert. Nach der Habilitation ist es auch möglich, nach einigen Jahren kontinuierlicher Forschungs- und Lehrtätigkeit die außerplanmäßige Professur (ohne Berufungsverfahren, ohne Stellenänderung, mit Kommission und Begutachtung) zu beantragen (Auskunft geben die Dekanate).

Es ist zu beachten, dass das Habilitationsfach gut gewählt wird: Die Habilitation in einem klinischen Fach ist zwar an die Facharztinanerkennung gebunden und deswegen oft später zu erlangen, begünstigt aber eine Bewerbung auf eine Professur in einem klinischen Fach. Eine Habilitation für »Experimentelle ...« kann für eine Karriere in der klinischen Medizin in die Sackgasse führen, wobei allerdings Umhabilitationen möglich sind (Auskünfte geben die Dekanate).

Die kürzlich eingeführte und durch eine Novelle des Hochschuldienstrechtes abgesicherte Juniorprofessur, auf die eine Bewerbung ohne Habilitation möglich ist, sollte jüngeren, qualifizierten Wissenschaftlern und Wissenschaftlerinnen die Möglichkeit einer frühen, unabhängigen Forschung und Karriere eröffnen. Erwartungsgemäß wurde diese Neuerung heftig kritisiert, wobei z. T. absurde Argumente vorgebracht wurden. Angeblich fehlte jetzt jeder Qualifikationsnachweis (dabei bleibt die Auswahl aus den Bewerbungen bei den Fakultäten und nach drei Jahren wird evaluiert), weil die so bewährte Habilitation angeblich verboten würde (konnte ich nicht bestätigt finden) und – sic! – die Einführung der Juniorprofessur frauenfeindlich sei (wieso das eigentlich?). Im Augenblick ist, nachdem vom Bundesbildungsministerium ein Stellen- und Ausstattungsanschub gegeben wurde, nach allen politischen Querelen erst einmal Pause und ein Konsens zwischen Bund und Ländern steht zurzeit aus.

So sollte – jedenfalls zum gegenwärtigen Zeitpunkt – bei der Karriereplanung die Habilitation mit einbezogen werden. Das formale Verfahren ist langwierig und stark bürokratisiert. Einzelheiten s. u. Habilitationsordnungen der Fakultäten.

3.2.9 Probevortrag und Gespräch mit der Berufungskommission (»Vorsingen«)

Sie haben sich auf die ausgeschriebene Stelle einer Professur an einer Universität oder in einem außeruniversitären Forschungsinstitut beworben und werden zum Vorstellungsgespräch eingeladen. Sie haben sich auf dieses Ereignis vorbereitet, z. B. indem Sie bereits Angebote zur Fortbildung in Selbstpräsentation, Rhetorik u. Ä. wahrgenommen haben (einige Universitäten bieten Kurse für Frauen oder Mentoring-Programme an). Als wissenschaftliche Mitarbeiterin haben Sie sich schon in den Gremien Ihrer Fakultät umgesehen, vielleicht für ein Amt selbst kandidiert und ggf. in Berufungskommissionen als Vertreterin des Mittelbaus mitgearbeitet. Sie kennen sich also schon aus!

Es ist kein Geheimnis, dass eine Stelle (es besteht Ausschreibungspflicht) oft bereits für einen bestimmten Bewerber oder seltener für eine Bewerberin vorgesehen ist, besonders bei Stiftungsprofessuren, deren Finanzierung durch einen externen Drittmittelgeber (oft mit merkantilen Interessen) übernommen wird. Dies ist allerdings nicht immer der Fall, sodass sich eine Bewerbung empfiehlt, vor allem, wenn das ausgeschriebene Fachgebiet sehr gut zum eigenen Profil passt und die Chance auf einen zweiten oder dritten Platz auf der Berufungsliste besteht. Wenn es mit dem ersten Platz nicht klappt, ist auch ein zweiter oder dritter Listenplatz nicht zu verachten. Dieser Platz ist für weitere Bewerbungen ein Pluspunkt, und Sie haben schon einmal geübt…!

Berufungskommissionen scheuen sich gelegentlich, eine qualifizierte Bewerberin auf einen unteren Listenplatz zu setzen, weil sie befürchten, dass die Vertretung der Landesregierung in Anbetracht des Gebots der Chancengleichheit bei Unterrepräsentanz von Frauen diese Frau auch von Platz drei der Liste berufen könnte. Der für die Universitäten zuständige Minister oder Senator kann nämlich von der Reihenfolge auf der Berufungsliste abweichen und z. B. eine Frau vom zweiten oder dritten Platz berufen. Dieses eventuelle Vorgehen führt dann meist zu längeren Querelen zwischen den universitären Gremien und der zuständigen Landesregierung, weil die Autonomie der Universitäten gegen die gesetzlichen Möglichkeiten der Landesregierung steht. Leider geben die Landesregierungen dem Druck der konservativen Fakultäten (Stichwort: Fachkompetenz!) oft nach, nicht ohne (scheinheilig!) zu betonen, dass eigentlich mehr Frauen berufen werden sollten … Mir ist kein Fall in der Medizin bekannt, wo eine Frau von Platz drei berufen wurde, was jedoch niemanden hindert, dieses eventuelle Schreckenszenario immer wieder zu beschwören. Lassen Sie sich nicht von Ihrer Bewerbung abhalten, wenn die ausgeschriebene Stelle zu Ihrem Profil passt, auch nicht von der (natürlich vertraulichen) Mitteilung, dass sich »schon so viele« bewerben werden – ein probates Mittel, potentielle Mitbewerberinnen zu entmutigen und abzuschrecken.

Sie haben sich beworben, wollen sich einen vorderen Platz auf der Berufungsliste erkämpfen und sind zu einem Vorstellungsgespräch eingeladen worden. Lassen Sie sich nicht dadurch irritieren, dass sie angeblich nur eingeladen werden mussten, weil Sie eine Frau sind und einige deutsche Länder-Gleichstellungsgesetze Ihre Einladung vorschreiben. Früher wären Sie wahrscheinlich nicht eingeladen worden, eben weil Sie eine Frau sind und dies fanden damals alle in Ordnung. Da es politischer Wille ist, die krasse Unterrepräsentanz von Frauen in medizinischen Führungspositionen zu beseitigen, müssen Sie die Chance haben (und wahrnehmen), Ihren Hut in den Ring zu werfen! Nur wenn *Sie* sich als »Alibi-Frau« fühlen, dann sind Sie auch eine!

Ein Berufungsverfahren besteht meist aus zwei Abschnitten. Es gibt zunächst einen universitätsöffentlichen Probevortrag und ein vertrauliches Gespräch mit den Mitgliedern der Berufungskommission unter Leitung des Vorsitzenden. In einigen Fakultäten werden dann, sollte die Beurteilung positiv ausfallen, Gutachter oder Gutachterinnen (überwiegend Gutachter, da es in der Tat wenige in Frage kommende Gutachterinnen gibt und man meist nicht gewillt ist, Zeit für die Suche nach ihnen zu investieren) gebeten, zu einem Berufungsvorschlag Stellung zu nehmen oder vergleichende Gutachten ohne Reihung abzugeben. In anderen Fakultäten wird so verfahren, dass zunächst nach Sichtung der Bewerbungen Gutachten eingeholt werden, dann erst die Vortragenden ausgewählt und zum Bewerbungsgespräch eingeladen werden. Es ist in jedem Falle wichtig, sich bei einer Bewerbung nach diesen Modalitäten zu erkundigen. Man sollte sich nicht scheuen, diese formalen Angelegenheiten beim Dekanat der entsprechenden Fakultät nachzufragen. Ebenso ist es wichtig, die Zusammensetzung der Berufungskommission zu erfahren. Interessant ist ferner, wer sich gleichzeitig beworben hat, dieses spricht sich in der Fachöffentlichkeit meist herum, aber auch die ausschreibende Stelle und/oder die Frauenbeauftragte kann Auskunft über die Anzahl der eingegangenen Bewerbungen und die Zusammensetzung der Berufungskommission geben.

Für die schriftliche Bewerbung kommt es darauf an, dass Ihr Qualifikationsprofil deutlich wird: Publikationsliste, Preise, Lehrerfahrung, Mitgliedschaften in Fachgesellschaften, Drittmitteleinwerbungen, Art und Anzahl betreuter Promotionen und Habilitationen, Gremienerfahrung, Referenzen usw. In den letzten Jahren wird (endlich!) auch Wert auf Führungsqualität und kompetentes Management gelegt sowie zunehmend auf die Kenntnis der finanziellen Infrastruktur von Klinik oder Institut.

Der universitätsöffentliche Vortrag im Rahmen eines Berufungsverfahrens ist eine Herausforderung, der Sie sich gestellt haben und die Sie mit Bravour meistern wollen. Der Vortrag muss gut vorbereitet sein (Publikum? Örtlichkeit? Medien?) und berücksichtigen, was gewünscht wird (mehr Allgemeines oder eher Spezielles aus der eigenen Forschung, dazu Aufbau, Inhalt, Schlussfolgerungen). Wichtig ist neben überzeugendem persönlichem Auftreten ein der Situation angemessenes

Outfit (nicht zu leger, aber auch nicht »overdressed«). Die Gliederung des Vortrages muss deutlich sein und wichtige von unwichtigen Aspekten trennen. Zeigen Sie Ihre Kompetenz für das Thema und vermitteln Sie dem Auditorium die Gewissheit, dass Ihre wissenschaftliche Arbeit substantiell für die weitere Entwicklung des betreffenden Faches ist. Halten Sie sich unbedingt an die Redezeit und überfrachten Sie den Vortrag nicht mit Tabellen oder unübersichtlichen PowerPoint-Präsentationen: Oft ist weniger mehr! Körpersprache, Mimik und Gestik sind wichtige Attribute eines guten Vortrags, wie auch die Fähigkeit, mit dem Publikum Kontakt aufzunehmen. Ihr Vortrag muss den Eindruck hinterlassen, dass Sie Neues, Innovatives und Kreatives präsentieren (was Sie ja auch tatsächlich tun). Fassen Sie die wichtigsten Ergebnisse zusammen und geben Sie einen Ausblick auf die zukünftige Entwicklung des Faches. Überlegen Sie sich vorher, welche Fragen in der sich anschließenden Diskussion gestellt werden können, welche wissenschaftlichen Interessen einzelne Kommissionsmitglieder sowie Zuhörer und Zuhörerinnen haben und glänzen Sie mit Ihrer Kompetenz (man sollte sein Feuerwerk nicht im Kohlenkeller abbrennen! sagte der Präsident einer Universität kürzlich bei einer Mentorship-Veranstaltung).

Es ist nicht möglich, alle Themen im anschließenden Gespräch mit der Berufungskommission vorher zu wissen: Kernfragen beziehen sich auf das Engagement in der Lehre, auf die Vorstellungen zur Nachwuchsförderung, die eingeworbenen Drittmittel, auf die Einbindung in die vorgesehene Klinik oder das Institut, auf Kooperationen, bestehende und anzustrebende, und auf Forschungsprojekte, die Sie bearbeiten oder in naher Zukunft anpacken wollen. Vor dem vertraulichen Gespräch ist es selbstverständlich, dass Sie sich über das Umfeld der Stelle informiert haben. Sie haben mit dem Dekanat Kontakt aufgenommen, haben sich die Klinik oder das Institut angesehen und kennen Kooperationspartner, Zusammensetzung des Institutes, Personalausstattung, Veröffentlichungen usw. entweder aus eigener Anschauung oder aus dem Internet. Sie wissen auch, wer als eventueller Kooperationspartner oder -partnerin in Frage kommt und haben ggf. schon fachliche Kontakte geknüpft. Interessant bei Berufungen sind Drittmittel (DFG, BMBF, EU, VW-Stiftung, Industrie u. a.), die durch Sie persönlich tatsächlich transferiert werden können (ehrlich bleiben!).

Selbstverständlich sollten Sie wissen, wie viele Studierende an dieser Universität lernen und wie die Anforderungen in der Lehre an Sie selbst aussehen werden. Sie wissen, dass das Medizinstudium kreative Ideen, problemorientiertes Lernen und Motivierung zum Selbststudium braucht. Angeschlossene Weiterbildungsstudiengänge werden in Zukunft für die Lehre im europäischen Kontext interessant sein. Sie wollen natürlich von der Berufungskommission wissen, wie Ihr Arbeitsfeld ausgestattet ist, was Sie an Personal, Geräten, Sachmitteln, Investitionen, Räumen usw. zur Verfügung haben werden. Machen Sie klar, was Sie für eine gedeihliche Weiterentwicklung Ihres Fachgebiets für unerlässlich halten. Falsche Bescheidenheit ist unangebracht, denn Sie wollen das Fach weiter entwickeln und wenn die Einrichtung ein Interesse daran hat (und das hat sie, denn sonst hätte sie Sie nicht eingeladen), wird eine entsprechende Ausstattung vorhanden sein oder kann ausgehandelt werden. Frauen sind oft zu zurückhaltend, um sich später über die üppigere Ausstattung ihrer Institutskollegen zu beklagen (wie die Wissenschaftlerin aus dem MIT, die mit dem Zollstock die eigenen Laborräume und die ihrer gleichgestellten Kollegen ausgemessen und zum Thema gemacht hat). Denken Sie an den Spruch von Simone de Beauvoir: Frauen, die nichts fordern, bekommen das, was sie fordern: Nichts. Also: »Frech sein, fordern, drängen«! (Nimtz-Köster 2001). Stellen Sie realistische, aber nicht zu bescheidene Forderungen!

Natürlich sind Sie bereit, Ihren Wohnort zu wechseln (die Frage danach wird oft gestellt!), sonst hätten Sie sich ja nicht beworben (und »Pendeln« geht in der Medizin schlecht, jedenfalls nicht in einem klinischen Fach; vielleicht pendelt ja auch Ihr Partner!). Wenn Sie Kinder haben, müssen Sie mit den üblichen Fragen rechnen, wie Sie Ihre anspruchsvolle Tätigkeit und die Familienarbeit »unter einen Hut« kriegen wollen. Sie wissen aber, dass Ihnen das selbstverständlich möglich ist, denn sonst hätten Sie sich nicht beworben oder Sie haben eine Hilfe im Haushalt. Im Übrigen ist es weitaus schwieriger und erfordert ein oft größeres Organisationstalent, ein Kind zu erziehen als einen wissenschaftlichen Kongress zu organisieren für den gut zugearbeitet wird, wie Pinl feststellt (Pinl 2000).

Stellen Sie vor einer Bewerbung auf eine Professur klar, ob Ihr jetziger Chef bzw. Ihre jetzige Chefin die Bewerbung unterstützt und fordern Sie ggf. diese Unterstützung ein oder überlegen Sie, ob er oder sie von Ihrer Bewerbung nichts erfahren sollte (meist nicht praktikabel).

Sollten Sie den Ruf erhalten, beginnen die Berufungsverhandlungen, bei denen Sie *Ihre* Bedingungen für die Rufannahme aushandeln. Die Höhe der Zulagen zum Grundgehalt (W2 oder W3) ist dabei ebenso aushandelbar, wie es Leistungs-, Funktions- oder andere Zulagen sind. Verhandelt wird meist über Personal, Räume etc. Ein Bewerbungstraining wird u. a. über das Kompetenzzentrum Frauen in Wissenschaft und Forschung (CEWS) angeboten (vgl. Adressen im Serviceteil dieses Bandes).

3.2.10 Ohne Drittmittel geht (fast) nichts mehr!

Die Universitäten bekommen von den Landesregierungen Mittel für Forschung und Lehre (Landeszuschuss) zugewiesen. Die Höhe der Mittel richtet sich nach unterschiedlichen Kriterien, eine Rolle spielt die Zahl der immatrikulierten Studierenden, aber auch die Internationalisierung etc. Für die fakultätseigene Forschungsförderung wird ein Betrag übrig bleiben, der in der Regel zu gering ist, um die Bedürfnisse aller aktiven Wissenschaftler und Wissenschaftlerinnen zu befriedigen. Aus diesem

Grund ist die Einwerbung von Drittmitteln ein zwar mühsames, jedoch notwendiges Unterfangen, zumal es an einigen Fakultäten im Zuge einer sog. »leistungsorientierten Mittelzuweisung« für die eingeworbenen Drittmittel noch einen Zuschuss aus Landesmitteln gibt.

Es gibt eine Vielzahl von Drittmittelgebern, wobei diejenigen, die sich eines soliden Gutachterwesens bedienen, naturgemäß das höchste Ansehen haben (es gilt aber auch hier das Prinzip Netzwerk zu beachten!).

Einer der größten Drittmittelgeber ist die DFG, die zentrale Förderorganisation für die Forschung in Deutschland. Die DFG finanziert Forschungsvorhaben und vergibt Stipendien (auch für Auslandsaufenthalte). Sie selbst wird zu etwa der Hälfte vom Bund und den Ländern finanziert. Das jährliche Fördervolumen beträgt über 1000 Mio. Euro. Die Medizin ist das am stärksten geförderte Fach. Im Jahre 2002 stammten 14% der Anträge an die DFG von Frauen und diese stellten 12,3% des Gesamtantragsvolumens der Medizin dar. Die Bewilligung der Anträge von Frauen betrug zwar 53% und die ihnen bewilligten Fördergelder betrugen 38% der beantragten Summen, jedoch bleibt der gesamte Frauenanteil an den bewilligten Geldern mit 11,4%, bedingt durch die geringe Zahl von Antragstellerinnen, sehr klein. Eine von der DFG vorgelegte Aufschlüsselung über den Frauenanteil an den beantragten Fördervolumen unterschiedlicher DFG-Programme und ihrem Anteil an dem bewilligten Fördervolumen zeigt, dass in den Schwerpunktverfahren sowie in den DFG-Kommissionen das bewilligte Fördervolumen geringer, bei dem Heisenberg-Programm, in den klinischen Forschergruppen, und im Emmy-Noether-Programm das bewilligte Fördervolumen höher ist. Zusammenfassend lässt sich aus den etwas schwer interpretierbaren Daten der DFG (Geldsummen, Zahl der Anträge, unterschiedliche Förderinstrumente) der vorsichtige Schluss ziehen, dass die Anträge von Frauen etwas geringere Chancen haben als die von Männern, dass aber auch weniger Förderanträge von Frauen gestellt werden. Der Anteil an Fachgutachterinnen der DFG ist von 7,7% (1999) auf 12% (2003) gestiegen. Im Bereich der Medizin sind 11% Gutachterinnen tätig. Im Fach-Kollegium Medizin arbeiten 9,9% Frauen. Die Mitglieder der Fachkollegien werden von Wissenschaftlerinnen und Wissenschaftlern gewählt (also auch von Ihnen!), die in den Mitgliedseinrichtungen der DFG tätig sind. An den Universitäten gibt es Vertrauensdozenten und -dozentinnen der DFG, die auch eine junge Wissenschaftlerin zu Rate ziehen sollte (s. auch Bericht der Bund-Länder-Kommission, S. 65–70.)

Weitere wichtige Drittmittelgeber sind das Bundesministerium für Bildung und Forschung, das in regelmäßigen Abständen Förderprogramme ausschreibt, die Volkswagen-Stiftung und andere. Erhebliche Forschungsgelder fließen aus der pharmazeutischen Industrie in die universitäre Forschung. Hier gibt es keine zuverlässigen Zahlen über die Höhe der Förderung und über eine geschlechtsspezifische Aufschlüsselung. In einer eigenen Untersuchung (Kaczmárczyk 2000) stellte sich heraus, dass Frauen selten Anträge an die Industrie richten (Netzwerkdefizit?).

Der Stifterverband für die Deutsche Wissenschaft unterstützt die Einrichtung von Stiftungsprofessuren, die von externen Drittmittelgebern (oft z. B. pharmazeutische Firmen) finanziert werden. Die Besetzung dieser Professuren mit Frauen liegt zurzeit unter der 10%-Grenze.

Es ist mühsam, einen guten Antrag auf die Bewilligung einer Förderung zu schreiben, besonders wenn eine interessante wissenschaftliche Hypothese, ein kreativer Ansatz für ein klinisches Projekt nicht nur überzeugend dargestellt werden, sondern auch noch in das bürokratische Regelwerk von Förderanträgen eingeschleust werden muss. Einige Fakultäten bieten Hilfe bei der Abfassung von Förderanträgen an (insbesondere EU-Anträge sind gefürchtet), in dem sie Personal für Hilfe bei der Antragstellung als auch für Fundraising-Prozeduren bereitstellen. Sollte dies der Fall sein, sollte man sich in jedem Falle dieser professionellen Hilfe bedienen, ebenso nützen Netzwerkbildung und Lobbyarbeit, insbesondere bei EU-Anträgen. Gutachter und Gutachterinnen bleiben in Deutschland meist anonym. In Schweden, aber nicht in Deutschland, kann man Einsicht in Gutachten nehmen.

3.2.11 Netzwerke, Seilschaften und Klüngel

Netzwerkbildung, Seilschaften und Klüngeln (im positiven Sinn) gehören unbestritten zu den Erfolgsstrategien. Über Mentoring-Programme wird an anderer Stelle dieses Buches ausführlich berichtet.

Jede Ärztin mit wissenschaftlichen Ambitionen und Karrierewunsch in einer Universitätsklinik wird häufig mit Entscheidungen konfrontiert, die sie total überraschen. Sie vermutet zu Recht, dass vorher inoffizielle Absprachen stattgefunden haben, von denen sie ausgeschlossen wurde. Sie ist nicht Teil des so erfolgreichen »Old-Boys-Network«. Die Erfolge durch Netzwerkbildung werden allerdings zunehmend auch von Frauen erkannt. Frauen müssen in Netzwerke hineinkommen, sie müssen sich Netzwerke suchen oder aufbauen und nicht warten, bis ein Netzwerk auf sie zukommt. Netzwerke können über moderne Kommunikationstechnologien (also ohne »Vorzimmer«) aufgebaut werden, können sich durch informelle Treffen (als »Kaffeklatsch« belächelt ... oder beargwöhnt?) bilden oder sich in der Kirche, beim Sport (»Sauna-Connection ...«) oder sonst wo ergeben. Der Spruch: »Es ist wichtiger, wen man kennt, als was man kann!« wurde durch eine Umfrage in einem großen Weltkonzern (IBM) bestätigt: Bei der Frage unter Spitzenmanagern, wie man ihrer Einschätzung nach an die Spitze kommt, wurden die Faktoren Leistung, Bekanntheitsgrad und Selbstpräsentation genannt. Interessant ist dabei der Anteil, der den einzelnen drei Faktoren zugebilligt wurde: 10% Leistung, 45% Selbstdarstellung und 45% Bekanntheitsgrad. Dieses Ergebnis, das durch viele andere Untersuchungen bestätigt wurde, sollte gerade den Frauen zu denken geben, die die eigene Leistung immer als zu gering einschätzen (Sieverding 1990) und dies

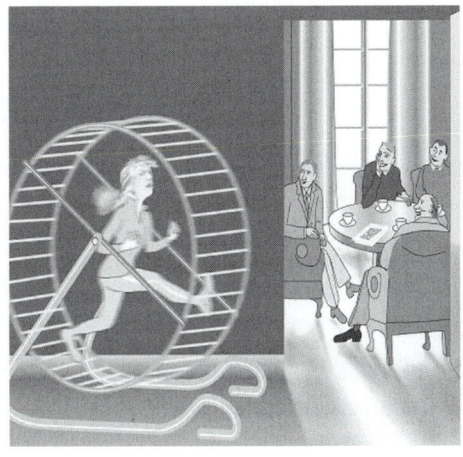

◼ Abb. 3.7. Das »Hamsterrad«

mit erhöhten Anstrengungen, mehr Energie und Einsatz kompensieren wollen (◼ Abb. 3.7). Bei dem Wort »Hamsterrad« denkt man doch nicht zufällig unwillkürlich zuerst an eine Frau. Sie schuftet allein und wartet auf Beförderung, weil sie an die Kraft ihrer Qualifikation glaubt – ein Irrglauben! Besser sollte sie sich u. a. einige Ratschläge der Autorinnen eines lesenswerten Büchleins über die Erfolgsstrategie von Frauen zueigen machen: »Warten Sie nicht länger darauf, wegen Ihrer Kompetenz und wegen Ihrer hervorragenden Ideen gefördert zu werden, sondern ergreifen Sie selbst die Initiative. Seien Sie stolz auf das, was Sie können – und nutzen Sie eine Kraft, die stärker ist als sämtliche Zeugnisse und Diplome: Nutzen Sie die Kraft des Klüngelns!« (Hausladen & Laufenberg 2001). Klüngeln ist nicht unmoralisch, hier ist die Rede von einem positiven Klüngel: ein feines Netzwerk, eine Verbindung und Weitervermittlung von Kompetenzen und Möglichkeiten. Dies hat nichts mit dem Klüngel an anderen Stellen der Gesellschaft zu tun, wo es um Korruption, Bestechung, Schmiergelder und schwarze Kassen geht. Historisch betrachtet klüngeln Männer schon länger als wir denken können: Clubs, Burschenschaften, Herrenabende, Vereine usw. sind von Männern für Männer mit dem Ziel, die vorherrschende Stellung in der Gesellschaft zu erhalten und auszuweiten, gebildet worden. »Hilfst du mir, dann helfe ich dir« ist legitim und wird von Männern seit Jahrhunderten mit großem Erfolg praktiziert.

Karrierebewusste Medizinerinnen erkennen sehr wohl, wie sie durch herrschende Strukturen in den Randstrom gedrängt werden. Aus diesem Grunde sind Netzwerkbildung und Klüngeln mit Moral als Erfolgsrezept nicht zu verachten. Dies schließt natürlich nicht nur die eigene Anforderung an ein Netzwerk – oder

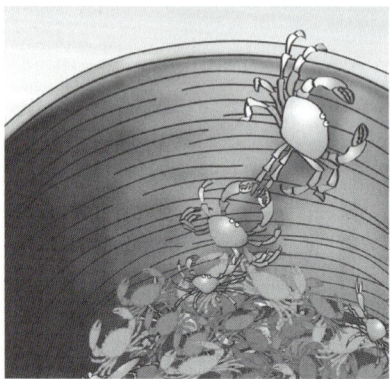

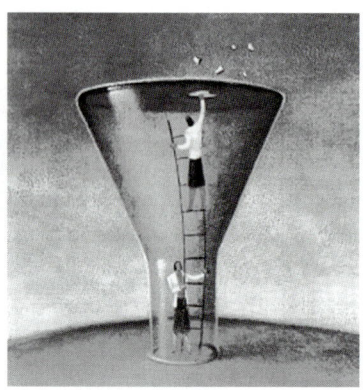

◘ **Abb. 3.8.** Der nordfriesische Krabbenkorb: »Du sollst nicht alleine nach oben…«

◘ **Abb. 3.9.** Titelseite von »Science«: Frauen unterstützen sich

Klüngelsystem ein, sondern bedeutet auch, in das Netzwerk oder in das Klüngelsystem hinein etwas für andere Frauen zu investieren. Kontraproduktives Verhalten unter Frauen symbolisiert der »Krabbenkorb«, der nicht mit einem Deckel verschlossen werden muss, damit alle Krabben unten im Korb bleiben, weil diese sich sowieso gegenseitig immer wieder hinunterziehen (◘ Abb. 3.8). Ulrike Ley wird in diesem Buch zu der Frage Karriere und Konkurrenz unter Frauen Stellung nehmen. Die Zeitschrift »Science« hat das produktive Gegenteil dieses Verhaltens vor einigen Jahren auf ihrer Titelseite dargestellt (◘ Abb. 3.9).

3.2.12 Optimale Kinderbetreuung – der Schlüssel zur erfolgreichen Karriere?

Frauen übernehmen meist (und oft auch unbestritten gerne) den Löwenanteil der Familienarbeit: Kinderbetreuung, Familientermine, Organisation des Kleinunternehmens Haushalt, Altenpflege (»… oder kennen Sie einen Chefarzt, der seine Schwiegermutter pflegt?« fragte die Präsidentin des Deutschen Ärztinnenbundes einmal während einer Anhörung im Bundestag und erntete damit allgemeine Heiterkeit). Ist das Kind krank, bleibt meist die Mutter zu Hause, fehlt in der Klinik oder im Labor, verpasst Entscheidungen und Informationen. Aber eine Teilzeitstelle ist unvorteilhaft für eine wissenschaftliche Karriere, selbst dann, wenn die Beschäftigung auf dieser Stelle zur unbezahlten Vollzeittätigkeit wird (deswegen gleich eine Vollzeitstelle anstreben!) und zementiert die traditionelle Aufgabenzuweisung für Mann und Frau.

Unbestritten ist, dass die zurzeit unzureichenden Kinderbetreuungsangebote kein Ruhmesblatt für die deutschen Universitäten sind. Eine Umfrage (Kaczmarczyk 2002) unter den medizinischen Fakultäten offenbarte, dass 39% der medizinischen Fakultäten keine Krippenplätze, 32% keine Kindergartenplätze und 68% keine Hortplätze bereit hielten. Leider ist auch bei Medizinkongressen eine Kinderbetreuung immer noch nicht selbstverständlich. Es ist leicht einzusehen, dass damit ein Karrierehindernis für aufstrebende junge Wissenschaftlerinnen, die auch Mutter sind oder werden wollen, existiert. Viele Frauen verschieben deswegen eine Schwangerschaft auf einen späteren Zeitpunkt (dann oft unter Zuhilfenahme moderner Reproduktionstechnologien). Aber man sollte die krasse Unterrepräsentanz von Frauen in wissenschaftlichen Spitzenpositionen nicht nur mit der Belastung durch Familienarbeit erklären – diese Erklärung greift zu kurz! Einige Argumente:

1. In der ehemaligen DDR (die ganztägige Kinderbetreuung anbot) betrug 1989 der Anteil der Frauen an Medizinprofessuren 5,5%, in der BRD 1989 4,4%, Tendenz in beiden Staaten über Jahre gleichbleibend niedrig.

2. Es ist keineswegs so, dass Frauen ohne Kinder bei gleicher Qualifikation wie ihre männlichen Kollegen die gleichen Karrierechancen haben: Auch kinderlose Frauen machen keine wissenschaftliche Karriere, obwohl sie diese »Probleme« nicht haben. Die Ursachen, auch an anderer Stelle dieses Buches thematisiert, liegen in der subtilen Diskriminierung, verbreiteten Geschlechtsstereotypisierung, fehlender Netzwerkunterstützung usw. In einer großen medizinischen Fakultät, wurde als entscheidende Barriere nicht etwa die unzureichende Kinderbetreuung, sondern die mangelnde Förderung durch Vorgesetze genannt (Kaczmarczyk 2000).

3. Frauen mit Kindern haben gelegentlich auch glänzende Karrieren gemacht (Biller-Andorno et al. 2005).

Zahlreiche erfolgreiche Frauen – einige kommen auch in diesem Buch zu Wort – beweisen, dass Kinder und Karriere sich nicht auszuschließen brauchen. Fallstricke und Selbstsabotage müssen jedoch benannt werden: Lassen Sie sich nicht durch die typisch deutsche, noch unter dem nationalsozialistischem Weltbild leidenden Mutter-Kind-Ideologie beirren (Barbara Vinken 2005) und fallen Sie in einer partnerschaftlichen Bindung nicht automatisch in traditionelle Rollenmuster: Sie wollen ihre eigene wissenschaftliche Laufbahn und eine Professorin mit Kindern und nicht eine »Professoren-Gattin« werden, für die das »Damenprogramm« der Kongresse herhalten muss! Vereinbarkeit von Familie und Beruf darf nicht nur Ihre (Frauen-)Angelegenheit sein: Mit der richtigen Partnerwahl steigen auch Ihre Chancen, Ihr Karriereziel zu erreichen: »Statt vorauseilende Verzichtsbereitschaft zu kultivieren, sollten Sie offen mit dem Partner über den weiteren Lebensplan und die Arbeitsteilung in der Familie sprechen« (Limbach 1995).

3.2.13 Die Frauenbeauftragte – überflüssiges Schreckgespenst, zahnlose Tigerin oder professionelle Unterstützerin?

Die Frauenbeauftragten der medizinischen Fakultäten können eine professionelle Unterstützung auch für Wissenschaftlerinnen leisten, allerdings waren sie selbst nicht immer »als Frau im Bauch der Wissenschaft« (Curruca 1993) und sind mit den subtilen Diskriminierungen, denen wissenschaftlich interessierte Frauen ausgesetzt sind, nicht immer vertraut. Auch ist bekannt, dass Rat suchende Frauen sich manchmal nur heimlich ins Büro der Frauenbeauftragten schleichen oder aber demonstrativ und lautstark die Unterstützung durch die Frauenbeauftragte aus Angst vor Spott und Herabsetzung ablehnen, wenn das Amt der Frauenbeauftragten bewusst falsch kolportiert wird (◘ Abb. 3.10).

Die Position der Frauenbeauftragten ist in den einzelnen Bundesländern unterschiedlich, wenn sie, abgesichert durch Landesgleichstellungsgesetze, Foreninteressen bei Karriere und Berufung unterstützen. Eine engagierte und versierte Frauenbeauftragte wird darauf hinwirken, dass die von den Fakultäten beschlossenen Grundsätze der Chancengleichheit und des Gender Mainstreaming beachtet werden. Da sie aber selten über das Fachwissen der einzelnen Disziplinen verfügen kann, ist sie gegenüber Argumenten von Fachleuten z. B. in Berufungskommissionen im Hintertreffen. Da Chancengleichheit und Gender Mainstreaming jedoch

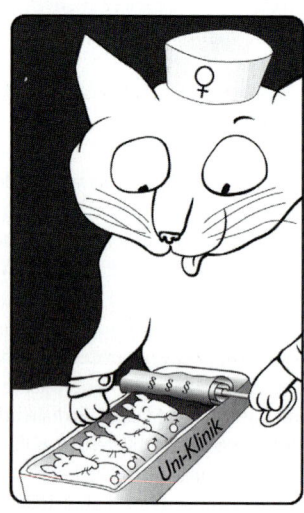

◘ **Abb. 3.10.** Die Frauenbeauftragte als legitimiertes Monster (von Dr. Fritz Eigenheer nach Tomi Ungerer)

politische Aufgaben sind, an denen Entscheidungen der Fakultäten zu messen sind, hat die Frauenbeauftragte durchaus Möglichkeiten, auf die Einhaltung dieser Aufgaben hinzuweisen und beispielsweise zu verlangen, dass von der Fakultätsspitze dargestellt wird, welche Anstrengungen unternommen wurden, um eine qualifizierte Frau für die anstehende Position zu suchen. Bei vielen Ausschreibungen findet sich ein Satz, der qualifizierte Frauen gezielt zur Bewerbung auffordert. Die gute Kandidatin sollte diese Aufforderung durchaus ernst nehmen und ggf. mit der Frauenbeauftragten Kontakt aufnehmen.

Was sollten Sie tun und lassen, wenn Sie Universitätsprofessorin werden wollen?
Einige Tipps:

- Stellen Sie Ihre Leistungen heraus, genießen Sie Ihre Selbstdarstellung und brennen Sie Ihr Feuerwerk nicht im Kohlenkeller ab.
- Klären Sie Autorenschaften bei Publikationen früh und einvernehmlich.
- Schreiben Sie keine Forschungsanträge für andere und unterschreiben Sie die von Ihnen selbst geschriebenen Forschungsanträge auch selbst.
- Seien Sie über alles, was in Ihrer oder Ihrer zukünftigen Fakultät läuft, informiert, lesen Sie regelmäßig die Website Ihrer Einrichtung, kandidieren Sie mit anderen Frauen für Gremien, nehmen Sie Ihr aktives und passives Wahlrecht wahr, verschaffen Sie sich Informationsvorsprünge.
- Suchen Sie sich Verbündete und/oder professionelle Unterstützung, leisten Sie sich ein Mentoring oder ein Coaching (▶ Kap. 3.5).
- Lernen Sie das Klüngeln, lassen Sie sich bei Ihren Wortmeldungen nicht übersehen, sondern reklamieren Sie ggf., mahnen Sie in Sitzungen fehlende Unterlagen an, verbitten Sie sich unerwünschte Belehrungen, kennen Sie die Strukturen Ihrer Universität, seien Sie durch eigene Quellen bestens informiert ...
- Lernen Sie, »Nein« zu sagen, zeigen Sie die Grenzen Ihrer bereitwilligen Unterstützung auf.
- Stärken Sie andere Frauen durch Loyalität, »netzwerken« Sie mit Informationen und Empfehlungen.
- Beanspruchen Sie die Förderung Ihrer Vorgesetzten, die Ihnen zusteht.
- Sagen Sie anstelle von »Ach, ich hab ja nur ...« besser »Ja, ich habe sogar ...«
- Lassen Sie sich überzeugen: Wenn Sie eine Familie gründen wollen und Karriere machen wollen, haben nicht Sie ein »Problem«, sondern eine sture homosoziale Männerbastion mit überholten Strukturen hat ein Problem.

▼

— Lassen Sie sich keine Arbeit aufbürden, weil sie angeblich die Einzige sind, die diese Arbeit so schnell und kompetent erledigen kann ...
— Fallen Sie anderen Frauen nicht öffentlich in den Rücken in der Annahme, dadurch in der Achtung derjenigen, die Anpassung fordern, zu steigen (das Gegenteil ist der Fall, Sie werden dafür verachtet!).

Literatur

Baltes P (1997) Wider die Gerontokratie. Die Zeit Nr. 15

Biller-Andorno N, Jakovljević A-K, Landfester K, Lee-Kirsch M A (Hrsg) (2005) Karriere und Kind. Erfahrungsberichte von Wissenschaftlerinnen. Campus, Frankfurt/M New York

Bund-Länder-Kommission für Bildungsplanung und Forschungsförderung (2004) Frauen in der Medizin. Ausbildung und berufliche Situation von Medizinerinnen, Heft 117

Curruca S (1993) Als Frau im Bauch der Wissenschaft. Herder, Freiburg i. Br.

Federkeil G (2004) Ergebnisse einer vergleichenden Absolventenbefragung Humanmedizin des Centrums für Hochschulentwicklung, Arbeitspapier Nr. 57

Hausladen A, Laufenberg G (2001) Die Kunst des Klüngelns – Erfolgsstrategien für Frauen. Rowohlt, Reinbeck

Kaczmarczyk G (2000) Wissenschaftliche Arbeit und Qualifizierung am Universitätsklinikum Charité Berlin

Kaczmarczyk G (2002) Chancengleichheit an Medizinischen Fakultäten und Universitätsklinika in Deutschland

Limbach J (1995) Der aufhaltsame Aufstieg der Frauen in der Wissenschaft. Dokumentationsreihe der Freien Universität Berlin, Heft 23

Nimtz-Köster R (2001) Universitäten: »Frech sein, fordern, drängen«. Der Spiegel 2: 148–150

Oehm V & Lindner UK (2002) Wissenschaftliches Publizieren: Umstritten, aber etabliert – der Impact Factor. Deutsches Ärzteblatt 99 (22): A 1489

Pinl C (2000) Männer lassen arbeiten – 20 faule Tricks, auf die Frauen am Arbeitsplatz hereinfallen. Wolfgang Krüger, Frankfurt/M

Sieverding M (1990). Psychologische Barrieren in der beruflichen Entwicklung von Frauen – Das Beispiel der Medizinerinnen. Enke, Stuttgart

Taragin MI, Wilzek AP, Karns ME, Trout R, Carson JL (1992) Physician demographics and the risks of medical malpractice. Am J Med 93: 537–542

Vinken B (2005) Im Schatten des Mutterkreuzes. Der Tagesspiegel 18 806

Wenneras C, Wold A (1997) Nepotism and sexism in peer-review. Nature 387: 341–343

Wissenschaftsrat (2004) Empfehlungen zu forschungs- und lehrförderlichen Strukturen in der Universitätsmedizin. Drs. 5913/04

3.3 Planung einer Praxisgründung und eigene Erfahrungen einer niedergelassenen Ärztin

Vittoria Braun

3.3.1 Einleitung

Auch für diejenigen Absolventinnen und Absolventen der Medizin, die sich noch nicht für eine Facharztdisziplin entschieden haben, ist doch sicher, dass sich ca. die Hälfte einmal niederlassen wird und neben ärztlichen später auch unternehmerische Fähigkeiten gefragt sein werden. Denn 90% aller Patienten im Gesundheitswesen werden ambulant und nur 10% stationär versorgt.

Mein persönlicher Weg ging nach dem Studium in Leipzig, Jena und Berlin mit der Approbation 1973 und Promotion 1975 über fünf Jahre Weiterbildung hin zur Fachärztin für Allgemeinmedizin (Kolloquium 1979). Zunächst war ich als angestellte Ärztin in einer Fachambulanz und dann in zwei Polikliniken tätig. Mit der Wende hatte ich die Chance zur Niederlassung, die ich schließlich ergriff. Von dieser Wegstrecke, von Lust und Frust einer Praxisgründung und wichtigen Erkenntnissen, die ich dabei gewonnen habe, möchte ich im Folgenden berichten. Meine ungünstigen Erfahrungen sollen vor solchen bewahren – meine guten Erfahrungen mögen dazu ermuntern, vielleicht eine ähnliche Karriere zu wagen.

3.3.2 Planung der Niederlassung

Standort

Die Standortwahl einer Praxis ist von eminenter Bedeutung für die gesamte weitere Lebensgestaltung. Zunächst muss entschieden werden, ob die eigene berufliche Zukunft eher in der Stadt oder auf dem Land gesehen wird. Bei der Standortwahl sind nicht nur eigene Interessen in die Waagschale zu werfen: Die Bedürfnisse der Patienten in entsprechenden Regionen sollten bei der Entscheidung ebenso berücksichtigt werden wie Arbeitsmöglichkeiten für den (Ehe-)Partner, die Nähe von Kindergarten/Schule, Parkmöglichkeiten bzw. Haltestellen öffentlicher Verkehrsmittel für Patientinnen und Patienten etc.

Weiter ist zu empfehlen, sich über die Altersstruktur und das potentielle Bevölkerungswachstum in dem vorgesehenen Niederlassungsort zu informieren, um z. B. nicht als künftige Kinderärztin einer stark reduzierten Geburtenrate in einem Ort ausgesetzt zu sein, dessen wirtschaftliche Prognose ungewiss ist. Finden Sie heraus, welcher Bedarf für Ihre Fähigkeiten besteht und welche ambulanten Kollegen sich in Ihrem Umfeld befinden: Wenn Sie sich beispielsweise als Allgemeinärztin mit psychotherapeutischer Qualifikation niederlassen wollen, sollte nicht ein hausärztlicher Internist mit ähnlichen Voraussetzungen in der Nähe tätig sein. Auch die Möglichkeit zur Einweisung Ihrer Patienten in eine stationäre Einrichtung ist vorher in Abhängigkeit von Ihrem Weiter- und Fortbildungsstand zu erwägen: Ist das nächste Krankenhaus mind. 50 km entfernt, sind für Sie Fertigkeiten in der Notfalltherapie und der chirurgischen Grundversorgung unabdingbar. Insgesamt sollte interessieren, wie hoch die Arztdichte in dem Ort der Wahl ist, ob die dort ansässigen Kolleginnen und Kollegen ausgelastet sind und ob eine Apotheke gut erreichbar ist.

In diesem Zusammenhang ist zu erwähnen, dass Sie sich nach den genannten persönlichen Entscheidungen an den Zulassungsausschuss ihrer Kassenärztlichen Vereinigung wenden müssen, der prüft, wie in dem Zulassungsbereich die Versorgung im Sinne der Bedarfsplanungs-Richtlinien für die betreffende Facharztgruppe stattfindet (ggf. kann ein Antrag bei Überversorgung abgelehnt werden).

Darüber hinaus spielen von Beginn an neben den beruflichen Einsatzmöglichkeiten auch die Erholungsmöglichkeiten der gewählten Region eine Rolle. Eine langjährige ausgewogene und zufriedenstellende ärztliche Tätigkeit ist nur realisierbar, wenn eigene salutogene Ressourcen entwickelt werden können.

Niederlassungsformen
Einzelpraxis

Die Einzelpraxis ist die typische Niederlassungsform des letzten Jahrhunderts in den alten Bundesländern. Während der 60er bis zu den 80er Jahren bestanden sehr gute Verdienstmöglichkeiten. So genannte »Deckelungen«und Budgetierungen fanden im Gesundheitswesen nicht statt, sodass es für die Kollegen auch keine Schwierigkeiten in der Rückzahlung von Krediten gab. Inzwischen sind die Verhältnisse bezüglich größerer Investitionen deutlich schwieriger geworden. Nichtsdestoweniger hat die Möglichkeit der freien Berufsausübung natürlich auch weiterhin ihre Vorteile.

Gemeinschaftspraxis

Der Zusammenschluss als Gesellschaft bürgerlichen Rechts von zwei und mehr Ärztinnen/Ärzten in gemeinsamen Räumen mit gemeinschaftlicher Nutzung der Büroorganisation, der technischen Geräte und des Personals wird als Gemeinschaftspraxis bezeichnet. Vorteile der Gemeinschaftspraxis bestehen u. a. in der gemeinschaftlichen Ressourcennutzung sowie der Möglichkeit gegenseitiger Vertretung und dem Angebot längerer Öffnungszeiten. Die Abrechnung der ärztlichen Leistungen erfolgt ebenfalls auf Rechnung der Gemeinschaft. Die gesamtschuldnerische Haftung erstreckt sich entsprechend nicht nur auf den gemeinsam genutzten Bereich und auf die gemeinschaftlich genutzten Geräte, sondern auch auf die ärztliche Tätigkeit aller in der Gemeinschaft tätigen Kolleginnen und Kolleginnen, was allerdings nicht selten zu Streitigkeiten führen kann. Um Streitfällen vorzubeugen, ist dringend zu einem juristisch fixierten Gesellschaftervertrag mit der Absicherung vieler Eventualitäten vor Beginn der Niederlassung zu raten.

Praxisgemeinschaft

Diese Form der Niederlassung besitzt die gleichen Voraussetzungen wie die Gemeinschaftspraxis, die Abrechnung der Praxispartner erfolgt aber unabhängig bei getrennten Kassenarztsitzen. Während bei dieser Form gleichermaßen eine gesamtschuldnerische Haftung für den gemeinsam genutzten Bereich sowie für die gemeinsam genutzten Geräte besteht, haftet hier jede Ärztin bzw. jeder Arzt für die eigene ärztliche Tätigkeit selbst – für die der anderen an der Praxisgemeinschaft beteiligten Kolleginnen und Kollegen dagegen nicht. Auch für diese Praxisform ist in jedem Fall vor Beginn des gemeinschaftlichen Arbeitens ein Vertrag mit rechtlicher Beratung zu erstellen, um Haftungsrisiken einzuschränken.

Im Jahre 2004 wurden mit den Medizinischen Versorgungszentren und der integrierten Versorgung durch den Gesetzgeber zudem neue Zusammenschlüsse legalisiert.

Medizinische Versorgungszentren (MVZ)

MVZ sind fachübergreifende ärztlich geleitete Einrichtungen, deren Betreibung mit dem Gesundheitsmodernisierungsgesetz (GMG) ab 01.01.2004 möglich wurde. Ein wesentliches Ziel ist die Überwindung sektoraler Grenzen. Grundsätzlich sind im MVZ mindestens zwei Ärzte aus unterschiedlichen Fachgebieten tätig. Darüber hinaus können neben den Vertragsärzten alle, die an der medizinischen Versorgung per Zulassung, Ermächtigung oder Vertrag teilnehmen, wie z. B. Krankenhausvertreter, Apotheker oder Psychotherapeuten, MVZ gründen und betreiben. Hiermit wird ein starker Impuls zur Veränderung der bisherigen Landschaft des Gesundheitswesens gesetzt. Die Entwicklung von Gesundheitszentren ist ebenso vorstellbar wie die Kooperation von Hausärzten, Fachärzten, Psychotherapeuten und Physiotherapeuten, um eine abgestufte Versorgung für Patientengruppen anbieten zu können.

MVZ bergen durchaus Chancen für Ärztinnen und Ärzte in sich. Es besteht beispielsweise die Möglichkeit, auf verschiedenen Ebenen in dieses MVZ einzutreten, als Gründerinnen bzw. Gründer, als niedergelassene Ärztin bzw. niedergelassener Arzt oder als angestellte Ärztin bzw. angestellter Arzt. Diese Neuregelung bedeutet, dass insbesondere junge Ärztinnen und Ärzte an der vertragsärztlichen Versorgung teilnehmen können, ohne die mit einer Praxisgründung verbundenen wirtschaftlichen Risiken eingehen zu müssen. Darüber hinaus können sich in diesen Einrichtungen Ärztinnen »lebenszyklusbezogen« einbringen. Je nach Familienphase kann die Arbeitszeit angepasst werden. Auch in MVZ gilt die Bedarfsplanungsrichtlinie, die jeweils die Anstellung der Ärzte regelt. Es wird erwartet, dass sich im

Verlauf der nächsten Jahre die Etablierung solcher Einrichtungen in großem Umfang in Deutschland durchsetzen wird. Insbesondere die guten Möglichkeiten des fachübergreifenden ärztlichen Kooperierens und der Aussicht höherer ökonomischer Effizienz lassen sie als ambulante Versorgungszentren der Zukunft erscheinen.

Integrierte Versorgung

Weiter eröffnet das GMG die Entwicklung von integrierter Versorgung durch Vertragsärzte, Krankenhäuser und andere Leistungserbringer, um bessere Verzahnungen herzustellen. Hierbei schließen Krankenkassen unabhängig von der kassenärztlichen Vereinigung Verträge ab. So hat der Gesetzgeber ein reines Wettbewerbssystem etabliert:

Rahmenvereinbarungen zu Vertragsabschlüssen sind nicht strukturiert, auch ein Recht zur Teilnahme an integrierter Versorgung für einzelne Leistungserbringer existiert nicht. Ein Preisdiktat von Krankenkassen könnte die Folge sein.

Übernahme einer Praxis

Am günstigsten ist die Übernahme einer bestehenden Praxis mit allen Räumlichkeiten, dem Inventar und Patientenstamm. Besonders vorteilhaft ist das vorherige Arbeiten als angestellte Weiterbildungsassistentin in dieser Praxis, um die Atmosphäre und die Arbeitsbedingungen vor Ort kennen zu lernen, dann das ggf. erst partikulare Erwerben eines Praxisteils als Juniorpartnerin, um sie in einigen Jahren nach Ausscheiden des Seniorpartners bzw. der Seniorpartnerin völlig zu übernehmen. Bevor Sie jedoch die Übernahme nach dem Gesetz realisieren können, schreibt § 103, Abs. 4 SGB V vor, dass eine Ausschreibung der Praxis durch die Kassenärztliche Vereinigung erfolgt und ein formales Bewerbungsverfahren durchgeführt wird.

Besteht nicht die Möglichkeit einer Praxisübernahme, so muss eine Praxis neu gegründet werden und die Räumlichkeiten sind selbst baulich zu gestalten. Dabei erwiesen sich mir die folgenden Schwerpunkte als besonders beachtenswert.

Gründung einer Praxis
Finanzierung

Falls ein Praxisumbau erforderlich ist und kein Eigenkapital zur Verfügung steht, ist eine Praxisgründung mit Fremdfinanzierung durch eine Bank unumgänglich. Bei den Verhandlungen mit der Bank kann ein Finanz- und Versicherungsmakler helfen. Er erstellt eine Liquidationsanalyse für die nächsten fünf Jahre, wobei ein fester Patientenstamm positiv in die Analyse einfließen kann.

Diese dynamische Liquidationsvorschau in der Gründungsphase erfasst sämtliche Einnahmen und Ausgaben im Praxis- und Privatbereich einschließlich der geschätzten Steuerzahlungen. So sind beispielsweise die Kosten der Investitionen für den Praxisbau zu planen, die künftigen laufenden Monatsausgaben (Miete,

Gehälter, Laborkosten, Leasing für technische Geräte usw.) ebenso in Betracht zu ziehen wie die persönlichen Lebenshaltungskosten. Sie sind mit den erwarteten Einnahmen gegenzurechnen. Schließlich ist schon im Vorhinein an eine »eiserne Reserve« für Unvorhergesehenes zu denken.

Diese Quantifizierung von Ein- und Ausgaben ist die Voraussetzung, um bei Banken kreditwürdig zu sein – insbesondere wenn kein Eigenkapital vorhanden ist. Es ist unbedingt ratsam, mehrere Bankangebote zu vergleichen (Bereitstellungsprovisionen, Kontoführungsgebühren, Effektivverzinsung) und die Höhe des Kreditrahmens sorgfältig zu überdenken, denn ab Kreditunterzeichnung arbeiten Sie für einen längeren Zeitraum auch für die Bank. Es ist ratsam, in Abhängigkeit von der jeweiligen Zinssituation Verträge abzuschließen. Dabei schützen Fixzinssätze vor steigenden Zinsen, schließen aber vorzeitiges Rückzahlen aus. Günstig sind so genannte CAP-Zinsvereinbarungen mit variablen Zinsen, die zwischen einer festen Zinsober- und Zinsuntergrenze je nach Marktlage schwanken können.

Versicherungen

Vor dem Abschluss einer Versicherung ist es ratsam, Angebote von verschiedenen Anbietern einzuholen und einen detaillierten Preis-Leistungs-Vergleich vorzunehmen. Zum Abschluss zu empfehlen sind Berufshaftpflicht-, Kranken-, Unfall-, Berufsunfähigkeits-, Praxis-, Gebäude-, Rechtsschutz- und Regressversicherungen. Gehören teure elektronische Geräte zu Ihrem Praxisinventar, ist es ratsam, zusätzlich eine Elektronikversicherung abzuschließen.

Rechtsvorschriften für Praxisgründung und -führung

Der ärztliche Beruf wird als freier Beruf beschrieben, obwohl die Definition der Freiheit in diesem Zusammenhang wohl eher fiktiv ist. Ärztin und Arzt sind in ihrer Berufsausübung streng reguliert. Insoweit ist es wichtig, sich über den Rahmen des Berufs- und Vertragsarztrechtes genau zu informieren. Beispielsweise müssen Sie sich nach Zulassungsordnung, Berufs- und Weiterbildungsordnung richten, das Kündigungsschutzgesetz, Arbeitsschutzvorschriften, Arbeitszeitverordnung, das Berufsbildungsgesetz und vieles andere mehr kennen, um rechtliche Pflichten und Spielräume einschätzen zu können (vgl. dazu die aktuellen Informationen der Kassenärztlichen Vereinigungen).

Nach Klärung der Finanzierung und nach Abschluss der Versicherungen kann die Bau- oder Umbauphase der Praxis beginnen.

Praxisbau

Bei größeren Umbauten ist zur Beauftragung eines Architekten zu raten. Sicherlich ist es sinnvoll, mehrere Vorschläge zu überdenken, Preis und Leistung zu kontrollieren und einen Architekten zu bevorzugen, der im selben Ort ansässig ist, da die Überwachung der einzelnen Gewerke sonst nicht angemessen vorgenommen werden kann. Es ist zudem sehr förderlich, während des Baus täglich selbst ein bis zwei Stunden vor Ort zu sein.

Vor Beginn aller handwerklichen Tätigkeiten muss Klarheit über den geplanten Praxisablauf bestehen: Beispielsweise ist es günstig, den Praxistresen im Zentrum der Praxis zu installieren, von dem aus die Arzthelferinnen den Patientenstrom übersehen und störungsarm dirigieren können.

Es ist wichtig, sich zeitnah darum zu kümmern, ob der Kostenvoranschlag auch den tatsächlich verbrauchten Mitteln entspricht. Handwerkerrechnungen sollten besser mit Abschlägen gezahlt werden und die Schlussrechnung ist am besten erst dann zu zahlen, wenn die Begehung keine Mängel mehr zeigt.

Bei der Gestaltung der Praxisräume sollte unbedingt auf ihre Funktionalität und die Möglichkeit ihrer schnellen Reinigung geachtet werden. Hygienische Maßstäbe sind unbedingt zu gewährleisten, denn Patienten assoziieren die ärztliche Sorgfalt auch mit der Sauberkeit der Praxis.

Technische Geräte

Bevor Sie Geräte anschaffen, ist zu empfehlen, sich nach der Ausstattung im kollegialen Umfeld zu erkundigen. In dem Ärztehaus, in dem ich mich niederließ, arbeitet zum Beispiel eine radiologische Abteilung. Da davon auszugehen ist, dass ich niemals die Perfektion der Radiologen beim Sonographieren erreichen werde, war der Kauf eines entsprechenden Gerätes für mich nicht erforderlich.

Dagegen ist die Anschaffung einer Computer- und Telefon-Mehrplatzanlage, eines EKG-Apparates, eines Lungenfunktionsgerätes und einer Laboreinrichtung zur Sofortanalyse wichtige technische Voraussetzung für eine Allgemeinpraxis. Bei dem Erwerb dieser Geräte ist zu entscheiden, welche Finanzierungsform gewählt werden soll. Was ist günstiger? Kaufe ich die Geräte oder lease ich sie? Eine endgültige Beantwortung dieser Frage ist nicht möglich, da hierbei eine Reihe aktueller gesamtwirtschaftlicher Entwicklungen mit zu beachten sind, zum Beispiel die Bindung der Kreditzinsen an die Leitzinssätze oder die Situation am Geld- bzw. Kapitalmarkt. Bei der Entscheidung für ein Leasing ist unbedingt auf relativ kurze Laufzeiten zu achten, da diese technischen Geräte oft einem rasanten Fortschritt unterliegen. Vorteil des Leasens ist allerdings, dass die Raten steuerlich voll absetzbar sind und Sie nicht zu Beginn der Nutzung eine größere Summe zu bezahlen haben.

Es gibt etliche Firmen, die sich auf medizinische Geräte spezialisiert haben und zusätzliche Serviceleistungen wie technische Beratung, Wartungsvereinbarungen und Schulungen anbieten. Deren Angebote sollten verglichen werden.

Personal

Die Wahl Ihrer Mitarbeiter und Mitarbeiterinnen ist von ausschlaggebender Bedeutung. Teamfähigkeit, fachliche Kompetenz, Sorgfalt, Verlässlichkeit und ein ausgleichender Charakter sind wichtige Eigenschaften, auf die Sie achten sollten. Sie müssen sich von Anfang an darüber im Klaren sein, dass Ihre Praxis so stark ist, wie Ihre schwächste Mitarbeiterin. In jedem Fall sollten Sie eine halbjährige Probezeit vertragsmäßig festlegen und in die Auswahl weiterer Helferinnen die bereits tätigen Kräfte einbeziehen. Bei der Festlegung der Pflichten der Arzthelferinnen ist einerseits auf die Möglichkeit der Vertretbarkeit zu achten, andererseits ist die Zuweisung eines besonderen Aufgabenspektrums für jede einzelne Fachkraft motivationssteigernd. Beispielsweise mache ich sehr gute Erfahrungen bei der Gestaltung der Adipositas-Gruppentherapie durch eine der Arzthelferinnen, deren Organisation und Durchführung ihr vollständig obliegt. Für eine vergleichsweise große Praxis mit mehreren Helferinnen ist das Prinzip der abgestuften Verantwortung im Rahmen der Personalführung empfehlenswert: Leitende Mitarbeiterinnen verwalten entsprechende Bereiche (z. B. Rechnungswesen, Hygiene, Bestellung, Leistungsdiagnostik) und sind aufzufordern, die Erfüllung ihrer Tätigkeitsressorts transparent zu machen. Dabei ist es notwendig, die Realisierung der entsprechenden Vorgaben regelnd und steuernd zu beobachten. Trotz des Einsatzes engagierter Mitarbeiter und Mitarbeiterinnen gilt für den Verlauf der Praxisroutine: »Gesagt ist noch nicht gehört, gehört ist noch nicht verstanden, verstanden ist noch nicht einverstanden, einverstanden ist noch nicht angewendet und angewendet ist noch nicht beibehalten«. Zur langfristigen Erfüllung der jeweiligen Aufgaben ist es förderlich, die Zielkriterien mit den Beschäftigten gemeinsam zu diskutieren und sie an den Zielsetzungen selbst zu beteiligen. Bezüglich der Anzahl einzustellender Mitarbeiter bzw. Mitarbeiterinnen ist beachtenswert, dass in der Regel die Personalkosten der höchste finanzielle Posten des Budgets sind. Insoweit kann es günstiger sein, zwei Halbtagskräfte einzustellen als eine ganztags zu beschäftigen. In jedem Fall sollten die Mitarbeiter und Mitarbeiterinnen nach Tarif entlohnt werden und entsprechend der finanziellen Möglichkeiten Prämien, Urlaubs- und Weihnachtsgeld gezahlt bekommen, wenn sie überdurchschnittlichen Einsatz zeigen. Die Einstellung weiterer Kräfte aus dem Bereich der Sozialarbeit, Diätberatung oder Psychotherapie ist in Abhängigkeit von Größe und Struktur der Praxis und entsprechend den Patientenbedürfnissen zu erwägen.

3.3.3　Praxisorganisation

Dokumentation

Für die Dokumentation aller ärztlichen Leistungen ist für Sie die komplett elektronische Karteikarte zu empfehlen. Besonderes Augenmerk sollte auf Erinnerungssysteme gelenkt werden. Indem Kontrolldaten für wichtige Patienten festgehalten werden, kann die Erinnerung an Impfungen, Check-ups und notwendige Diagnostik (z. B. nächster Termin für Koloskopie bei Patienten mit adenomatösen Polypen) über den Computer erfolgen. Die kontinuierliche Überprüfung dieser Daten ist einer Arzthelferin zu überantworten, die dann auch die Organisation der jeweiligen Maßnahmen vornimmt. Weitere wichtige Aufgaben der Dokumentation sind die Übersicht über die medikamentöse Therapie und das Erfassen plausibler Arzneimengen durch die Helferinnen. Bei der Ausstellung von Wiederholungsrezepten sind sie für das zeitbezogene Bemessen der Medikamente verantwortlich. Darüber hinaus ist eine Qualitätskontrolle der medikamentösen Therapie im Vergleich mit anderen ärztlichen Kollegen empfehlenswert. So bewährt es sich in meiner eigenen Praxis seit Jahren, einer Statistikfirma die Korrelation der ordinierten Medikamente mit den entsprechenden Diagnosen zu übergeben und dann jeweils meinen Therapiestand bei den unterschiedlichen Krankheitsgruppen im interkollegialen Vergleich zu erfahren. Zusätzlich werde ich über meine Kostensituation aufgeklärt und kann ggf. eher gegensteuern, als es mir die drei bis sechs Monate später kommende Mitteilung der Kassenärztlichen Vereinigung erlaubt. Schließlich ist der zeitnahe Überblick über die erbrachten Leistungen eine wichtige Arbeitshilfe, der es mir wöchentlich ermöglicht, meine Tätigkeit zu überschauen und auf eventuelle Defizite schneller reagieren zu können.

Persönliche Patientenakte/ partizipative Entscheidungsfindung

Im Rahmen zunehmender Bemühungen und gesetzlicher Verordnungen zur Einbindung von Patienten in ärztliche Entscheidungsfindungen (»shared decisionmaking«), sollte in Erwägung gezogen werden, Patienten ihre persönliche Patientenakte zu übergeben. In diese Akte können die Patienten Befundberichte, Präventionsplan einschließlich des Impfstandes, Labor- und Röntgenbefunde selbständig abheften. Dadurch sollen Doppeluntersuchungen und Mehrfachbehandlungen vermieden werden. Gerade die langjährige und vertrauensvolle hausärztliche Arzt-Patient-Beziehung funktioniert nicht ohne Eingehen auf Patientenbedürfnisse und die Einbindung der Patienten in ärztliche Entscheidungen.

Bestellsystem

In der Allgemeinpraxis ist es besonders schwierig, Bestelltermine einzuhalten. Da auch immer unbestellte Patienten mit z. T. schweren und zeitaufwendigen Beratungsanlässen zur Sprechstunde kommen, ist es ratsam, Zeitpuffer einzuplanen oder bei längeren Wartezeiten bestellte Patienten vorher telefonisch zu informieren, dass sie später kommen möchten.

Service- und Informationsangebote

Die Wartezeit bietet für die Patienten auch die Möglichkeit, mit den Arzthelferinnen zu kommunizieren, zu Impfungen und Vorsorgeuntersuchungen informiert zu werden und Hinweise über sportliche und kulturelle Angebote aus dem Wohngebiet zu erhalten. Die Bereitstellung von verschiedenen Zeitschriften und von didaktisch gut aufbereiteten Patienteninformationen stellt dabei einen wichtigen Service dar. Hintergrundmusik und Videos zur Gesundheitserhaltung können zusätzlich eine angenehme Atmosphäre schaffen.

Disease-Management-Programme (DMPs)

Strukturierte Behandlungsprogramme für chronisch Kranke (z. B. Diabetes mellitus, KHK, Hypertonus) befinden sich im Vormarsch. Ihre Einführung war geprägt von überbordender Bürokratie ohne definierte Ausgestaltung geeigneter Evaluationen. Inzwischen etablieren sie sich mit dem Ziel sowohl medizinischer als auch ökonomischer Effekte. Wichtige Voraussetzung ihrer Durchführung ist die organisatorische Einbettung in den Sprechstundenablauf. Die Festlegung bestimmter Tage, an denen diese Patienten nach Vorbereitung der Arzthelferinnen gezielt umfänglich betreut werden, erleichtert das Prozedere. Die Realisierung der DMPs ist an eine kontinuierliche Qualifikation von Ärzten und Arzthelferinnen gebunden. Die Teilnahme an Qualitätszirkeln ist ebenso verpflichtend wie auch die Ausrichtung an evidenzbasierten Leitlinien und die Einführung eines zertifizierten Praxismanagements.

Qualitätsmanagement

Medizinisches Qualitätsmanagement hat das Ziel, den Tätigkeitsablauf in einer Arztpraxis planbar, transparent und in seiner Wirksamkeit evaluierbar zu machen. Dabei sind verschiedene Ebenen der Qualitätsförderung zu berücksichtigen:

- Welche personellen, räumlichen und technischen Voraussetzungen bestehen (*Strukturqualität)?*
- Wie steht es um die Qualität der Arbeitsprozesse? (z. B. Praxishygiene, diagnostische und therapeutische Vorgehensweisen, Arbeitszeitmanagement → *Prozessqualität*)
- Welche Outcome-Parameter (z. B. Patientenzufriedenheit) sind im Rahmen der Qualitätsoptimierung zu untersuchen (*Ergebnisqualität*)?
- Was ist konkret messbar?

In den letzten Jahren etablierte sich bundesweit und international eine zunehmende Anzahl unterschiedlicher Institutionen, die professionell die Installierung eines Qualitätsmanagements unterstützen (z. B. Stiftung Praxistest – Initiative der Bertelsmann-Stiftung; Europäisches Praxisassessment). Hierbei finden Praxisvisitationen statt, die nach Optimierung diverser Abläufe zur Zertifizierung der Praxis führen. Unabhängig von externen Helfern, die in der Regel teuer sind, ist der Aufbau eines internen Qualitätsmanagements empfehlenswert. Wesentliche Themenfelder sind hierbei die Praxishygiene (Einhalten von gesetzlichen Normen), Fragen der Betreuungsqualität einschließlich der Patientensicherheit, Transparenz ökonomischer Prozesse (sowohl in Bezug auf die Verordnungskosten als auch hinsichtlich der Wirtschaftlichkeit der Praxis), Personalentwicklung und Mitarbeiterzufriedenheit (einschließlich Krankheits- und Unfallverhütung durch Einbeziehung von Betriebsmedizinern), Patientenzufriedenheit (Einführung von regelmäßigen validierten Befragungen, Möglichkeit eines Beschwerdemanagements) sowie Verbesserungen der Schnittstellenproblematik (Kooperation mit ambulanten und stationären Kollegen). Die Vielzahl der genannten Einflussgrößen zeigt, dass nicht alles auf einmal in kurzer Zeit in Angriff genommen werden kann. Es macht Sinn, im Praxisteam die Schwachstellen zu erkennen und festzulegen, in welchem Zeitraum bestimmte Zielkriterien erfüllbar sind. Hierzu ist es ratsam, Abläufe in einem Qualitätsbuch inhaltlich und zeitlich zu beschreiben. Beispielsweise kann die Optimierung der Prävention strukturiert festgelegt werden (z. B. definierte Erhöhung der Impfzahlen und der Check ups; Installierung von Raucherentwöhnung und Adipositasgruppentherapie). Von Beginn an ist es für den Erfolg der Qualitätsbemühungen von besonderer Bedeutung, alle Mitarbeiter strukturiert in die Planung und Durchführung einzubeziehen. Die beschriebenen unterschiedlichen Formen der Qualitätssicherung ärztlicher Arbeit sind nicht nur jeder Einzelnen bzw. jedem Einzelnen überlassen. Die Verpflichtung hierzu ist gesetzlich festgelegt.

3.3.4 Kontinuierliche Fortbildung

Die schnelle und umfangreiche Entwicklung der Medizin macht die ständige Fortbildung für Ärztinnen und Ärzte selbstverständlich notwendig. Als niedergelassene Ärztin sollten Sie sich effiziente Möglichkeiten erschließen. Neben regelmäßigem Studium entsprechender Fachzeitschriften ist es gerade für den allein oder in kleinerem Ärzteteam Tätigen entlastend, sich in Qualitätszirkeln, Balintgruppen oder weiteren dezentralen Ärztetreffen zu definierten und wechselnden Patientenproblemen auszutauschen. Von wachsender Bedeutung ist die Kommunikation via Internet (für die Allgemeinmedizin gibt es beispielsweise einen so genannten Listenserver, über den 70–80 Kolleginnen und Kollegen zu diagnostischen, therapeutischen, wirtschaftlichen und gesundheitspolitischen Fragestellungen bundesweit miteinander diskutieren). Außer der Auffrischung der Kenntnisse sind auch Tagungen und Kongresse, in denen Fähigkeiten und Fertigkeiten trainiert werden (z. B. Gesprächsführung, Untersuchungstechniken), ein- bis zweimal pro Jahr zu realisieren. Darüber hinaus ist es ratsam, über die Grenzen des eigenen Fachgebietes hinweg gemeinsame Fortbildungen von ambulanten und stationären Fachkollegen zu besuchen, um u. a. Über- und Einweisungen fundiert vornehmen zu können. Die Forderung nach evidenzbasierter Medizin ist in den letzten Jahren völlig zu Recht gewachsen, um ärztliches Handeln besser begründbar zu machen. Das sprunghafte Ansteigen von Leitlinien zur Diagnostik und Therapie verschiedener Krankheitsbilder ist allerdings mit Skepsis zu beobachten, da nicht alle Leitlinien den Anforderungen des Ärztlichen Zentrums für Qualität in der Medizin (ÄZQ) entsprechen. In jedem Falle ist es sinnvoll, sich in Qualitätszirkeln über evidenzbasierte Medizin auszutauschen und Leitlinien auf eigene Handlungsweisen zu adaptieren. Inzwischen ist kontinuierliche Fortbildung für Ärztinnen und Ärzte in Deutschland gesetzlich festgelegt. Den Rahmen hierfür schuf die Bundesärztekammer durch die Entwicklung zertifizierter Fortbildung. Danach hat die Vertragsärztin bzw. der Vertragsarzt gegenüber der Kassenärztlichen Vereinigung alle fünf Jahre den Nachweis zu erbringen, dass sie bzw. er im zurückliegenden Zeitraum der Fortbildungspflicht nachgekommen ist. Wird der Fortbildungsnachweis nicht oder nicht vollständig erbracht, ist die Kassenärztliche Vereinigung verpflichtet, das Honorar zu kürzen (vgl. zu weiteren Informationen: www.kbv.de und www.bundesaerztekammer.de).

Neben der ärztlichen Fortbildung ist die der Arzthelferinnen in der Praxis fest einzuplanen. Jährlich sind die Fortbildungswünsche in Abstimmung mit den Praxiserfordernissen abzusprechen und nach Möglichkeit umzusetzen. Dabei sind auch immer wiederkehrende Fortbildungseinheiten wie z. B. das Notfalltraining aller Mitarbeiter fest zu etablieren.

3.3.5 Die Atmosphäre in der Praxis

Die beschriebenen Organisationshilfen und Qualitätsverbesserungen im Praxismanagement sind erfolgreich und nachhaltig nur realisierbar, wenn Sie in der Lage sind, als Praxisinhaberin eine kollegiale Atmosphäre aufzubauen, die von Wahrhaftigkeit, Ehrlichkeit, Verlässlichkeit und gegenseitiger Achtung getragen ist. Sie können von Ihren Mitarbeitern und Mitarbeiterinnen nur hohes Engagement und überdurchschnittliche Leistungen erwarten, wenn Sie ihnen das Gefühl vermitteln, in der Praxis einen wichtigen Platz einzunehmen. Die Unternehmeridentität wird in erster Instanz von der Persönlichkeit des Praxisinhabers bzw. der Praxisinhaberin geprägt. Sie sollten aber von Beginn an diese Corporate Identity auch für Ihre Mitarbeiter und Mitarbeiterinnen so nachvollziehbar und attraktiv darstellen, dass sie sie sich zu eigen machen. Um ein dauerhaftes kollegiales Miteinander zu erreichen, sind regelmäßige außerbetriebliche Treffen zur Weihnachtsfeier oder zu Jahresausflügen mit Familienmitgliedern ebenso von besonderem Wert wie die ausdrückliche Anerkennung von hervorragenden Leistungen.

3.3.6 Installierung einer Lehr- und/oder Forschungspraxis

Wenn Sie Freude an der Vermittlung von Lehrinhalten haben, sollten Sie sich dazu entschließen, Ihre Praxis für die Universität zu öffnen und Studierende im

Praktikum aufzunehmen. Somit besteht die Chance, neue Anregungen zu bekommen und sich mit aktuellen medizinischen Erkenntnissen auseinander zu setzen. Voraussetzung für eine solche Lehrarzttätigkeit sind Ihr Abschluss als Facharzt bzw. Fachärztin, eine mindestens dreijährige Praxiserfahrung, der Nachweis kontinuierlicher Fortbildung einschließlich der Teilnahme an Qualitätszirkeln und möglichst eine Promotion. Zusätzlich kann bei Interesse auch eine Kooperation mit der Hochschule bei Forschungsaufgaben angestrebt werden (insbesondere für den Bereich der Versorgungsforschung). Voraussetzung für wissenschaftliche Tätigkeit in der Praxis sind neben Neugierde und wissenschaftlichem Interesse eine gute Planung und Organisation der Sprechstundenabläufe, eine sorgfältige, reproduzierbare Dokumentation, regelmäßige Fortbildungen und die Übernahme neuer wissenschaftlicher Erkenntnisse in die tägliche Arbeit, Kooperation mit Ärztinnen und Ärzten der eigenen Fachrichtung sowie mit Spezialisten und Spezialistinnen aus dem ambulanten und stationären Bereich. Die Teilnahme an Lehr- und Forschungsaufgaben bietet die Möglichkeit, über den Praxisalltag hinaus Anregungen zu erhalten, durch das Feedback der Studentinnen und Studenten das eigene Fachgebiet in seiner Besonderheit zu reflektieren und sich in einem fortwährenden dynamischen Prozess weiterentwickeln zu können.

Hinsichtlich der Altersstruktur in Deutschland mit einer ständig zunehmenden Anzahl von Ärztinnen und Ärzten, die älter als 55 Jahre oder noch älter sind, und der wachsenden Menge von Praxen, die zum Verkauf angeboten werden oder z. T. gar nicht mehr verkauft werden können, bestehen reelle Chancen, kostengünstig eine Praxis zu erwerben oder in einem MVZ mitzuarbeiten. Dabei wünsche ich sehr viel Freude und gutes Gelingen.

Literatur

Gerlach F et al. (2003) Evaluation von Disease-Management-Programmen. Aktuelle Defizite, Anforderungen, Methoden. ZaeFQ 97: 495-501

Riedel RR et al. (2005) Wirtschaftlich erfolgreich in der Arztpraxis. Das Einmaleins der Betriebswirtschaft für Ärzte. Deutscher Ärzteverlag, Köln

Scheibler F et al. (2004) Partizipative Entscheidungsfindung als Chance für die Umsetzung strukturierter Behandlungsprogramme. ZaeFQ 98: 109-114

3.4 Netzwerke – Mentoring – Coaching – Wiedereinstieg

Astrid Bühren

3.4.1 Wie können Sie Ihre Karriere fördern?

Was sind eigentlich die Hauptfaktoren für eine erfolgreiche Karriere? Häufig herrscht die Ansicht vor: »Wenn ich meine Arbeit gewissenhaft und schnell erledige und mich gut um die Patienten kümmere, dann wird mein Chef das schon merken, mich regelmäßig für OPs einteilen und mir die verdiente Anerkennung und die erwünschte Position oder Stellenrotation geben.« Umfragen unter Spitzenmanagern haben allerdings ergeben, dass Erfolg im Beruf nur zu 10% auf Leistung und zu 30% auf Selbstdarstellung beruht. Als wichtigster Erfolgsfaktor wird jedoch die Bedeutung von Beziehungen und Kontakten mit 60% eingeschätzt. Also: Gute Leistungen sind erforderlich, aber wichtiger scheint, dass die Umgebung auch tatsächlich merkt, dass ein Mann oder eine Frau gut ist. Der Volksmund weiß: »Tue Gutes und rede darüber.« Und: »Man soll sein Licht nicht unter den Scheffel stellen.« Psychologische Untersuchungen belegen, dass neben Leistung und Produktivität vor allem Kooperations- und Netzwerkbeziehungen den Verlauf von Hochschulkarrieren beeinflussen (Lang & Neyer 2004). Dies gilt ebenso für die Medizin (Löther 2003, Macha 2004).

Tradierte Rollenerwartungen und männlich geprägte Leitbilder bzw. Fachkulturen bewirken, dass begabte Frauen seltener zu einer Karriere motiviert werden als ihre männlichen Kollegen. Frauen erhalten weniger persönliche Unterstützung bei ihrer Karriereplanung und sind in geringerem Maße in relevante Netzwerke integriert. Arbeitsinhalte, Organisationsstrukturen und Kommunikationswesen sind nach wie vor von Männern geprägt und werden von ihnen definiert (Bühren 2001). Frauen profitieren daher auch weniger von informellem Wissens- und Erfahrungstransfer und entwickeln in geringerem Maße zielgerichtete Karrierestrategien. Darüber hinaus wird es besonders Frauen in der Medizin durch hohe Anforderungen an die persönliche Mobilität und zeitliche Verfügbarkeit schwer gemacht, Beruf und Familie zu vereinbaren (Bühren 2002). Auch zu Beginn des 21. Jahrhunderts haben sie in der Regel noch ganz traditionell neben ihrem Berufsalltag die Hauptverantwortung für Kinderbetreuung und Haushaltsführung zu tragen. Frauen sehen sich häufig gezwungen, auf eine eigene Karriere zu verzichten. Frauen mit Familie bleibt oft nur wenig Zeit für »reputationsbildende Aktivitäten«, wie die Pflege fachlicher Kontakte und Netzwerke, die Wahrnehmung von Fortbildungen, Kongressen, sozialen Terminen etc. (Lind 2004). Bisher gehen dem Gesundheitswesen dadurch die Leistungspotentiale von Medizinerinnen in erheblichem Maße verloren. Tatsache allerdings ist: Der Arztberuf wird weiblich, und die Leistungsfähigkeit der Medizin wird in Zukunft wesentlich auch davon abhängen, ob Ärztinnen ihre Kompetenzen und Kapazitäten angemessen einbringen können. Deshalb ist es notwendig, neben bewährten Qualifizierungsformen auch Instrumente wie Mentoring, strategisch ausgerichtetes Networking oder Coaching einzusetzen, um eine bestmögliche Förderung der beruflichen Laufbahn zu erzielen.

3.4.2 Netzwerke

Bereits während des Studiums haben die meisten Studierenden ein informelles Netzwerk mit Kommilitoninnen und Kommilitonen, indem man sich gegenseitig z. B. über Einschreibungsfristen für Kurse, Sitzwachen-Jobs oder die Fragegewohnheiten von bestimmten Prüfern und Prüferinnen informiert. Das allen zugängliche Internet macht zwar scheinbar unabhängiger von persönlichen Kontakten, ersetzt sie aber nicht! Im Folgenden geht es nun weniger um informelle persönliche Netzwerke, die zweifellos sehr wichtig sind, sondern um formale Netzwerke, die gezielt für die eigene berufliche Laufbahn genutzt werden können.

Zu solchen Netzwerken gehören Fördereinrichtungen wie die Studienstiftung des Deutschen Volkes, Stiftungen kirchlicher Träger oder politischer Parteien. Sie können neben einer finanziellen Förderung durch Stipendien auch gleichzeitig als Basis für Vernetzungen und berufliche Förderung genutzt werden. Besonders die Mitgliedschaft und fachliche Zusammenarbeit in Berufsverbänden und Fachgesellschaften stellt eine wichtige Vernetzung dar und kann entsprechend genutzt werden. Das Gleiche gilt für die Mitarbeit in Gremien innerhalb der Universitäten oder in berufständischen Körperschaften wie der Ärztekammer oder der Kassenärztlichen Vereinigung. (Die Adressen aller hier genannten Ansprechpartner finden sich im Serviceteil dieses Bandes.)

Besonders für den Bereich der Forschung ist eine gute Vernetzung von großer Bedeutung, denn einrichtungsübergreifende, nationale oder auch internationale Kooperationen sind nicht nur wichtig, um Anregungen für die eigene Forschung zu bekommen, sondern auch, um gemeinsam Drittmittelanträge (z. B. auch auf EU-Ebene) stellen zu können, um Studien- und Versuchsreihen zu koordinieren oder um gemeinsame Publikationen zu verfassen und dadurch Impact-Punkte für Bewerbungen zu sammeln. Natürlich bieten auch Mentoring-Programme die Möglichkeit, in Kontakt mit Personen zu treten, die sich in einer ähnlichen beruflichen Situation befinden und mit denen zukünftige Kooperationen aufgebaut werden können.

3.4.3 Mentoring

Was ist Mentoring?

Mentoring ist ein Prozess, in dem eine berufserfahrene Persönlichkeit, nämlich eine Mentorin oder ein Mentor, die Karriere und die Entwicklung einer weniger erfahrenen Person, der Mentee, über einen bestimmtem Zeitraum gezielt begleitet und unterstützt. Die Namensgebung ist zurückzuführen auf die griechische Mythologie: In der Odyssee ist Mentor der Freund des Odysseus von Ithaka und Lehrer von dessen Sohn Telemachos. Odysseus vertraut ihm bei seiner Abreise nach Troja die Sorge für sein Hauswesen an. In der Gestalt Mentors begleitet die Göttin Pallas Athene (Tochter des Zeus und Göttin des Krieges und des Friedens zugleich) den jungen Prinzen Telemachos auf seinen Reisen und gibt ihm zahlreiche Ratschläge und Lehren für schwierige Lebenslagen. Es handelt sich also um eine persönliche Förderbeziehung.

Ohne dass dies speziell so ausgewiesen wäre, haben junge Ärzte seit jeher Mentoren. Entweder ist es der eigene Chef, der Vater oder der Forschungsgruppenleiter. Informelle Mentoring-Beziehungen sind unter Männern also traditionell weit verbreitet, erfolgreich und akzeptiert. Mit der Förderung jüngerer Ärzte fördern sie häufig unbewusst ihr »jüngeres Selbst«, was definitionsgemäß keine Frau sein kann. Lehrstuhlinhaber werden in der »scientific community« dadurch aufgewertet, dass sie möglichst viele andere Lehrstühle oder Chefarztpositionen mit ihren Schülern besetzen können. Anders sieht es aus, wenn dieses Mentoring die Konstellation Mann/Frau betrifft. Da kann es passieren, dass die Gerüchteküche brodelt. Darum legen weibliche Mentees mehr als ihre männlichen Kollegen Wert auf ein offizielles Mentoring mit transparenten Rahmenbedingungen, klaren Zielvereinbarungen und einem professionellen Konzept. Mentorinnen können dadurch ebenfalls Studentinnen oder junge Ärztinnen als ihr »jüngeres Selbst« fördern – und sollten dies auch mit großer Selbstverständlichkeit tun. In angelsächsischen Ländern ist Mentoring bereits seit längerer Zeit ein weit verbreitetes und bewährtes Instrument der Nachwuchsförderung. Seit den neunziger Jahren gewinnt Mentoring auch in Deutschland immer mehr an Bedeutung. Generell ist zwischen informell angebahntem und formalem Mentoring zu unterscheiden. Im Folgenden geht es um formale Mentoring-Programme.

Mentoring für Frauen

Der Gedanke des modernen formal organisierten Mentoring hat sich in den USA an den Frauenuniversitäten, wie z. B. Wellesly bei Boston, entwickelt und setzte sich langsam auch in Deutschland durch. Anfangs herrschte große Skepsis: Was sollte mit Hilfe eines Mentors bzw. einer Mentorin leichter zu erreichen sein als mit bereits bestehenden hoch gelobten Personalentwicklungsmaßnahmen, ausgeklügelten teuren Fortbildungskursen und sich langsam verbessernden Rahmenbedingungen zur Vereinbarkeit von Beruf und Familie?

Die amerikanische Mentoring-Expertin Lily Segermann-Peck sagt: »Your mentor is your guardian angel. Someone who is knowledgeable, helpful, wise, prepared to help you along the path of your career, take you by the hand to help you through puddles in the road, catch you when you fall, and eventually give you wings to fly alone« (Segermann-Peck 1994). Auch wenn wir Deutschen dies wohl nüchterner formulieren würden, stimmt die Tendenz. Beruflich ambitionierte Frauen in der Medizin bewegen sich in vielen Bereichen in männlich geprägten Strukturen und müssen sich mit diesen Strukturen auseinandersetzen. Hier kann die Mentorin bzw. der Mentor helfen, weil sie bzw. er die »Hackordnung«, das Arbeitsklima, die Rituale kennt und weiß, welche Verhaltensweisen und Strategien für die berufliche Laufbahn förderlich sind.

Funktionen, Inhalte und Chancen von Mentoring

Die Mentoring-Programme für Frauen zielen auf die Karriereförderung und Herstellung von mehr Chancengleichheit für ambitionierte Frauen beim Zugang in alle Bereiche und Ebenen in leitenden Positionen. Die Mentorin bzw. der Mentor nimmt dabei eine Beratungs- und Vorbildfunktion ein und leistet Hilfestellung bei der strategischen Berufslaufbahnplanung sowie bei beruflichen Entscheidungs- und Konfliktsituationen der Mentee. Ein weiterer wichtiger Aspekt ist die Unterstützung beim Aufbau relevanter Netzwerke bzw. die Vermittlung beruflicher Kontakte. Integraler Bestandteil einer Mentoring-Beziehung ist ferner ein wechselseitiges Feedback zwischen Mentee und Mentorin, das die Selbstreflexivität beider Seiten fördert. Dafür finden regelmäßige Kontakte innerhalb eines zeitlich festgelegten und vertraulichen Rahmens außerhalb einer abhängigen Beziehung (also nicht Chefärztin – Assistenzärztin an derselben Klinik oder Professorin – Studentin an derselben Medizinischen Fakultät) statt. Für die *Mentee* ist es wichtig, bereits zu Beginn der Mentoring-Beziehung möglichst klare Ziele zu formulieren: Welche konkreten Themen will ich bearbeiten? Was möchte ich besonders herausarbeiten und weiterentwickeln? Welche konkrete Unterstützung wünsche ich mir? Ferner muss die Bereitschaft bestehen, sich in einer loyalen, vertrauensvollen Mentoring-Beziehung kritisch hinterfragen zu lassen und Kontakt zur Mentorin bzw. zum Mentor zu halten, um regelmäßig über die eigenen Fortschritte und Misserfolge zu informieren. Auf Seiten des *Mentors bzw. der Mentorin* sollte die Bereitschaft der Preisgabe von Insiderwissen und Einblicken in informelle Strukturen und Regeln des Faches bestehen. Ferner sollte die Bereitschaft zu regelmäßigen Treffen bzw. – je nach Vereinbarung – zusätzlich zu regelmäßigen Telefonaten bestehen. Wichtig erscheint schließlich auch die Bereitschaft, die eigene Rolle zu reflektieren und sich hinterfragen zu lassen. Zwingend notwendig für eine gelungene Beziehung zwischen Mentor bzw. Mentorin und Mentee ist gegenseitiger Respekt, Offenheit, Kritikfähigkeit und Verschwiegenheit. Nur somit wird eine Offenlegung von informellem Wissen, persönlichen Schwächen und Stärken sowie eine konstruktive persönliche Auseinandersetzung ermöglicht.

Beide Seiten können durch eine gelungene Mentoring-Beziehung sehr profitieren. Mentees profitieren vor allem in Form von vertieften Einblicken in die Berufspraxis, in Organisationsstrukturen und Kommunikationsstile sowie durch die Erweiterung beruflicher Kontakte und Hinweise auf wichtige Zusatzqualifikationen. Mentorinnen bzw. Mentoren profitieren dagegen vor allem durch das Kennenlernen der Sichtweisen und beruflichen Problembereiche der nachfolgenden Generation, durch die Erweiterung der eigenen Coaching- und Beratungskompetenzen sowie durch die Genugtuung, ambitionierte junge Frauen fördern zu können und sich in diesem Bereich zu profilieren. Nicht zuletzt profitiert die Mentorin bzw. der Mentor auch durch das Feedback der Mentee und die dadurch gegebene Möglichkeit der Selbstreflexion.

Formen des Mentoring
Professionelle Mentorinnen-Netzwerke mit One-To-One-Beziehung zwischen Mentorin und Mentee

Diese klassische Form des »One-To-One Mentoring« wird auch als »Tandem« bezeichnet. Meistens haben nicht nur die Mentees, sondern auch die Mentorinnen Kontakt untereinander, und es findet ein Kontaktaustausch statt. Teilweise wird das Mentoring auch von professionellen Workshop- und Trainingsprogrammen zu zentralen Karrierethemen (wie z. B. Hochschulmanagement) begleitet.

Grundlage für die gezielte Kontaktherstellung zwischen zueinander »passenden« Mentee und Mentorin bzw. Mentor sind spezielle Fragebögen. Für die Mentee kann das Ausfüllen solch eines Fragebogens die erste Chance zur Analyse ihrer Wünsche und Pläne sein, um sich über die eigenen beruflichen Ziele klarer zu werden. Die auch als »Matchen des Tandems« benannte Zuordnung trägt wesentlich dazu bei, dass Mentorin und Mentee zueinander passen und bestmöglich voneinander profitieren können. So wird eine karrierebewusste Grundlagenforscherin »ihrer« Mentee aufgrund eigener Erfahrungen innerhalb der »scientific community« möglicherweise eher dazu raten, ihren eingeschlagenen Lebens- und Karriereweg unbeirrt und ohne Unterbrechungen zu beschreiten als eine auf dem Land allgemeinärztlich tätige Praxisinhaberin, die früher selbst familienbedingt ihre Tätigkeit unterbrochen hat oder zeitweise teilzeitbeschäftigt war.

Im Folgenden werden beispielhaft Erfahrungen von Mentees und Mentroin wiedergegeben.

> ### Erfahrungen der Mentee Dr. Patricia Frank mit One-to-One-Mentoring
> »Es war für mich eine große Erleichterung, mit meiner Mentorin über Karriereplanung sprechen zu können, da solche Vorhaben im Kollegenkreis geheim gehalten werden müssen oder gerade auch bei männlichen Mitstreitern eher
> ▼

Neid und Spott herausfordern. Im fachfremden Freundeskreis ist es aufgrund der fremdartig anmutenden Strukturen und erforderlichen Insiderkenntnisse ebenso schwierig, auftretende Probleme zu erörtern. Meine Mentorin konnte mir eine Vielzahl klarer Entscheidungshilfen geben, zeigte Perspektiven und Alternativen auf und zeichnete mir ein deutliches Bild der sich daraus ergebenden Anforderungen. Alternative Wege und auftretende persönliche Neugewichtungen können plötzlich Räume eröffnen und neue Perspektiven zu mehr Lebensglück aufzeigen.«

Quelle: DÄB-Flyer »Mentorinnennetzwerk des Deutschen Ärztinnenbundes« von Prof. Dr. med. Marianne Schrader und Dr. med. Esther Gaertner

Erfahrungen der Mentorin Dr. Monika Ekkernkamp mit One-to-One-Mentoring
- »Einfach Freude darüber, jemandem helfen zu können und zur richtigen Planung ihrer beruflichen Karriere verholfen zu haben.«
- »Ständig ein Ohr dafür haben, was Berufseinsteigerinnen heute bewegt.«
- »Der Austausch gibt mir die Chance, meine eigene Karriere in Projektion zu einer Berufsanfängerin zu reflektieren.«
- »Beratung beinhaltet auch immer eine Auseinandersetzung mit den »ungelebten« Anteilen aus der eigenen Biographie.«

Quelle: DÄB-Flyer »Mentorinnennetzwerk des Deutschen Ärztinnenbundes« von Prof. Dr. Marianne Schrader und Dr. Esther Gaertner.

Internes, externes und Cross-Mentoring

Bei *internen* Programmen in der Wirtschaft kommen sowohl die Mentees als auch die Mentorinnen und Mentoren – also die Tandems – aus demselben Unternehmen, ohne jedoch in einer direkten Arbeitsbeziehung zueinander zu stehen.

Die Mentees können, falls die Möglichkeit besteht, wählen, ob sie Mentorinnen bzw. Mentoren entweder aus demselben Fach- und Arbeitsgebiet oder einem völlig fremden Arbeitsbereich wollen. Der Schwerpunkt der Programme liegt auf der Persönlichkeitsentwicklung und nicht auf der fachlichen Weiterbildung.

Die Mentoring-Beziehung ermöglicht dabei einen offenen Erfahrungsaustausch über Hierarchiegrenzen und Generationen hinweg und schafft neue Perspektiven für die Personalentwicklung. Beim *externen* Mentoring kommen Mentor bzw. Mentorin und Mentee aus verschiedenen Unternehmen. Beim *Cross*-Mentoring betreuen Mentoren bzw. Mentorinnen jeweils die Mentees einer Partnerorganisation.

Peer-Mentoring

Diese Form setzt den Schwerpunkt auf Netzwerkbildung und gegenseitige Förderung von gleichgestellten Gruppenmitgliedern in Form eines Teams, z. B. für Berufseinsteigerinnen oder Post-Doktorandinnen.

Das vom BMBF geförderte Pilotprojekt »Peer-Mentoring« richtet sich an Wissenschaftlerinnen in außerhochschulischen Forschungseinrichtungen. Dabei wird vom Center of Excellence Women and Science (CEWS) in Form eines Rahmenprogramms sowohl eine Auswahl an Seminaren zur Vermittlung überfachlicher Kompetenzen aus dem Spektrum Wissenschafts- und Forschungsmanagement (Drittmittelakquise, EU-Forschungsförderung, Zeit- und Projektmanagement, Kommunikations- und Verhandlungstraining, Führungskompetenz in der Wissenschaft, Work-Life-Balancing) als auch individuelles Online-Coaching sowie Supervision für andere Peer-Mentoring-Gruppen geboten.

Gruppen-Mentoring

Das Gruppen-Mentoring verbindet die Begleitung durch eine berufserfahrene Person mit der gegenseitigen Unterstützung einer Gruppe bzw. eines Mentoring-Teams mit mehreren Mentees und ein oder zwei Mentoren bzw. Mentorinnen z. B. für Nachwuchswissenschaftler und Nachwuchswissenschaftlerinnen. Sie können auch selbst eine für sie sinnvolle Mentoring-Gruppe initiieren. Studentinnen, Berufsanfängerinnen oder Wiedereinsteigerinnen können sich zu Gruppen zusammenschließen und sich an eine Person des gemeinsamen Vertrauens, z. B. eine Oberärztin, mit der Bitte, als Mentorin zu fungieren, wenden. Auch in Verbindung mit dieser Mentoring-Form soll im Folgenden über Erfahrungen von Mentees und Mentorinnen berichtet werden.

Erfahrungen von Mentees mit Gruppenmentoring (Zürich)

— »Die Fragebogenerhebung zum Eintritt in die Mentoring-Gruppe regte dazu an, einmal konkret über kurz-, mittel- und langfristigen Karriereziele nachzudenken und diese auch schriftlich festzuhalten. Für mich war dies ein wichtiger erster Schritt in meiner Karriereplanung.« (M.K.)

— »Positiv erlebte ich die Solidarität in der Gruppe: Wir motivierten uns gegenseitig und entwickelten auf der Basis der unterschiedlichen Erfahrungen miteinander Strategien für die Karrierewege der einzelnen Mitglieder. Ganz wichtig war die Vertraulichkeit der Gespräche, es wurden keine Informationen aus der Gruppe nach außen getragen.« (M.K.)

— »Als hilfreich erlebte ich auch die Anwesenheit der Programmleiterin. Sie

▼ strukturierte unsere Treffen und konnte uns Mentees von einem objektiven

Standpunkt aus und unbeeinflusst von der jeweiligen Situation in der Klinik beraten.« (M.K.)
- »Es ist für mich das erste Mal, dass ich mit jemandem vertraulich über meine Karriere reden konnte und konkrete Empfehlungen erhalten habe. Bisher haben mich nur Vorgesetzte beraten, die von meiner Forschungstätigkeit auch für ihre eigene Karriere profitieren wollten.« (V.H.S.)
- »Besonders gut hat mir gefallen, dass die Programmleiterin auch eine Frau ist und einen beachtenswerten Karriereweg hinter sich hat. Wichtig finde ich, dass man von jemand beraten wird, der das System einer universitären Institution kennt. Es ist oft schwer, selbst Entscheidungen zu treffen, wenn man einem Problem zu nahe steht. Man sieht die Situation nicht mehr objektiv genug. Mir haben die unabhängige Blickweise und Einschätzung von außen viel geholfen.« (V.H.S.)
- »Dass viele Nachwuchskräfte ähnliche Schwierigkeiten in ihrer Karriere erleben, tröstet mich wenig. Das macht mich kampfeslustig, weil ich das so nicht akzeptieren mag. Ich denke, da muss sich noch etwas im System ändern.« (V.H.S.)

Quelle: Prof. Dr. med. Barbara Buddeberg-Fischer (Programmleitung), PD Dr. med. Beatrice Beck-Schimmer, PD Dr. med. René Hornung, Dr. med. Maki Kashiwagi, Dr. med. Viola Heinzelman-Schwarz, Mentoring-Programm für Ärztinnen und Ärzte am Universitäts-Spital Zürich, Schweiz.

Erfahrungen von Mentor und Mentorinnen mit Gruppen-Mentoring (Zürich)
- »Als Mentor von jüngeren Kollegen/innen ausgewählt zu werden, werte ich als Vertrauensbeweis. Es ist auch ein Feedback, wie ich im Klinikteam wahrgenommen werde.« (R.H.)
- »Mentoring ist für mich eine neue Erfahrung im Umgang mit Assistierenden. Als Leitende Ärztin ist mir die »Top-down-Beziehung« viel vertrauter als das »bottom up« in der Förderung und Beratung von jüngeren Kollegen/innen.« (B.B.S)
- »Ich bin überrascht, wie wenig konkrete Vorstellungen Assistierende zu ihrer beruflichen Zukunft haben. Teilweise komme ich mir wie ein Zugpferd vor, vor allem wenn es darum geht, die Begeisterung für die Forschung zu wecken und aufrecht zu erhalten.« (B.B.S)

▼

- »Während der Bereitschaftsdienste hat man als Oberarzt Gelegenheit, jüngere Kollegen/innen persönlich und beruflich zu beraten. Es ist aber schwierig abzuschätzen, wie weit man sich in die persönliche Sphäre vorwagen darf. Der strukturierte Rahmen eines Mentoring-Programms schafft eine gewisse Distanz, um auch persönliche Ratschläge zu geben. Die gemeinsame Führung der Gruppe durch den Fachmentor und die Programmleiterin gewährleistet eine gewisse Objektivität in der Beratung und neutralisiert subjektive Gefühle von Sympathie und Antipathie gegenüber einzelnen Personen.« (R.H.)
- »Durch die Beratung jüngerer Kollegen/innen werde ich immer wieder dazu angeregt, auch meine eigene Karriere zu reflektieren.« (B.B.S)
- »Das Mentoring-Programm gibt den Mentoren/innen als Mitglieder des oberen Führungskaders die Möglichkeit, institutionalisierte Impulse in Richtung einer modernen Führungskultur auszulösen (flachere Hierarchien, transparentere Kommunikation und Mitarbeiterbeurteilungen).«(R.H.)

Quelle: Prof. Dr. med. Barbara Buddeberg-Fischer (Programmleitung), PD Dr. med. Beatrice Beck-Schimmer, PD Dr. med. René Hornung, Dr. med. Maki Kashiwagi, Dr. med. Viola Heinzelman-Schwarz, Mentoring-Programm für Ärztinnen und Ärzte am UniversitätsSpital Zürich, Schweiz.

Wo und wie finden Sie eine Mentorin bzw. einen Mentor?

Die meisten der Mentoring-Programme sind Modellprojekte, werden mit Hilfe von Unternehmensberatungsagenturen durchgeführt und sind auch aus finanziellen Gründen zeitlich auf eine Dauer von ein bis drei Jahre begrenzt. Deshalb ist es wichtig, sich jeweils an der eigenen Universität, im eigenen Klinikum, beim anvisierten Arbeitgeber, bei Ministerien für Frauen, Jugend und Familie, bei der zuständigen Landesärztekammer, der Kassenärztlichen Vereinigung und bei Berufsverbänden konkret und aktuell zu informieren. Sie können auch bei Fachkongressen Ansprechpartnerinnen finden – so gestaltet der Deutsche Ärztinnenbund (DÄB) alljährlich Sitzungen mit spezifischen Vorträgen zur Karrieregestaltung, Gender Mainstreaming in der Medizin und zum Kennenlernen von Mentorinnen und Vernetzung mit Fachkolleginnen (z. B. beim Deutschen Chirurgenkongress, beim Gynäkologen-, Internisten- und Anästhesiekongress).

🛈 Erkundigen Sie sich in Ihrem Klinikum, an Ihrer Universität, bei Frauen- oder Gleichstellungsbeauftragten, beim anvisierten Arbeitgeber, bei der zuständigen Landesärztekammer und in der Kassenärztlichen Vereinigung, ob es dort Mentoring-Programme oder Netzwerke gibt, in die Sie einsteigen könnten.

Beispiele für Mentoring-Programme
Deutscher Ärztinnenbund

In diesem Berufsverband hat die individuelle kollegiale Förderung seit der Gründung 1924 satzungsgemäß Tradition. Seit 2000 besteht das organisierte Mentorinnen-Netzwerk »Zukunft braucht Herkunft – Erfahrene Ärztinnen weisen den Weg zum Erfolg« auch offiziell und kann von Medizinstudentinnen und Ärztinnen in Anspruch genommen werden. Als langfristig angelegtes Mentorinnennetzwerk hat es mit einem großen Pool von geeigneten Ärztinnen aus allen Fachgebieten in Klinik, Universität und niedergelassener Praxis inzwischen mehr als 140 Mentorin-Mentee-Tandems/Beziehungen initiiert und begleitet.

Marburger Bund

In diesem Verband werden kontinuierlich Seminare zu verschiedenen Aspekten von Karriereförderung für Frauen angeboten. Seit 2001 werden auch verschiedene Mentoring-Pilotprojekte mit jeweils ca. 15–20 Teilnehmerinnen – wie das inzwischen erfolgreich abgeschlossene »Cross-Mentoring im Gesundheitswesen«, initiiert und veranstaltet von den Kliniken der Stadt Köln, dem Klinikum Ludwigshafen und der Marburger-Bund-Stiftung – durchgeführt.

Landesärztekammern

Die Landesärztekammer Hessen hat gemeinsam mit dem Hessischen Sozialministeriums das Projekt »Mentoring für Ärztinnen« aufgebaut.

Universitäten

An einigen Universitätskliniken gibt es inzwischen Mentoring-Programme, die in der Regel als Pilotprojekte zunächst auf einen Zeitrahmen von ein bis eineinhalb Jahre beschränkt sind. Bisher existieren an folgenden Hochschulkliniken Mentoring-Programme für junge Medizinerinnen: Aachen, Berlin, Bochum, Dortmund, Dresden, Duisburg, Essen, Göttingen, Hamburg, Hannover, Leipzig, Lübeck und auch in Regensburg befindet sich zurzeit ein Mentoring-Programm im Aufbau. Im deutschsprachigen Ausland gibt es z. B. auch in Zürich ein solches Programm. (Die kompletten Angaben zu den Adressen finden sich im Service-Teil).

3.4.4 Coaching

Was ist Coaching?

Viele Menschen haben von Kindheit an Coaches, ohne dass diese so heißen. Es kann die Großmutter sein, die beste Freundin oder die eigenen Eltern. Im Sport sind es die Betreuer. Als Erwachsene haben wir die Chance, uns selbst eine entsprechende Unterstützungsperson zu suchen. Dies kann z. B. während der Famulatur in einer Klinik die Oberärztin sein, deren Umgang mit Patientinnen und Patienten uns gefällt, oder die Wissenschaftlerin, die wir uns als Doktormutter ausgesucht haben.

Hauptanliegen des Coachings ist die aktive Unterstützung der persönlichen beruflichen Entwicklung. Dazu gehört auch insbesondere Hilfestellung bei der beruflichen Zielfindung und bei der Lösung beruflicher Probleme und Hindernisse. Gezieltes Coaching ist im Sport wie auch in der Industrie weit verbreitet. Es dient der persönlichen Weiterentwicklung, der Verbesserung der individuellen Motivation und der Produktivitätssteigerung. Hier erarbeiten Mitarbeiterinnen und Mitarbeiter gemeinsam mit ihren Vorgesetzten persönliche Entwicklungsziele, wobei zwischen Mitarbeiter- und Managementbedürfnissen vermittelt werden muss. Die Realisierung der gesetzten Ziele wird durch kontinuierliche Beobachtung und individuelle Beratung unterstützt. Häufig wird Coaching von Führungskräften beispielsweise bei psychischen Problemen (z. B. Isolation, persönliche Konflikte, Bewältigung von Stress, Schwierigkeiten im Kommunikations- und Führungsverhalten, Burn-out-Syndrom sowie bei Schwierigkeiten im persönlichen Arbeitsverhalten) in Anspruch genommen. Führungskräfte-Coaching beinhaltet neben der Wahrnehmungssensibilisierung und Information der Führungskraft auch Anleitungen zum Erlernen neuer Denk- und Verhaltensmuster, setzt eine umfassende fachliche und oft auch psychotherapeutische Ausbildung der beratenden Person (Coach) voraus und wird meist von externen Beratern oder Beraterinnen in Einzelsitzungen durchgeführt.

Coaching kann insbesondere dann hilfreich sein, wenn jemand vor einer beruflichen Herausforderung steht. Dann tauchen häufig Fragen auf, die man alleine nicht optimal lösen kann: Wie gehe ich mit meiner Nervosität um (z. B. beim »Vorsingen« vor der Berufungskommission an der Universität XY)? Oder: Will ich mich habilitieren oder nicht, niederlassen oder nicht? Wie stelle ich mich in einer Bewerbungssituation am Besten dar? Wie passe ich mein Auftreten am besten meinen Zielen oder dem erreichten beruflichen Status an? Häufige Fragestellungen sind außerdem: Wie kann ich meine familiäre Situation so gestalten, dass ich wieder in meinen Beruf einsteigen kann? Wie reagiere ich auf eine unerwartete Nichtbeförderung? Wie bereite ich ein strukturiertes Gespräch mit meinem Chef über meine berufliche Zukunft vor? Wie kann ich meine berufliche Rolle und mein Verhalten ändern, um eine sich oft wiederholende Polarisierung in der Kollegenschaft zukünftig zu verhindern? Obwohl Coaching nichts mit einer Psychotherapie zu tun hat, werden aber oft auch Verhaltensweisen und Konfliktpotentiale berührt, die größtenteils unbewusst ablaufen und deshalb nur sehr schwer zu verändern sind.

Menschen mit hoher arbeitsmethodischer Entwicklungskompetenz können für ihren persönlichen Alltag und für ihre biographischen Entwicklungsschritte auch eigene individuelle und unverwechselbare Coaching-Methoden erarbeiten (»Selbstcoaching«). Hierzu gibt es entsprechende Literatur (z. B. »Der Arbeitsmethodiker«, Zeitschrift für erfolgreiche Lebens- und Arbeitsgestaltung, Gesellschaft für Arbeitsmethodik, http://www.g-f-a.de).

Im Folgenden geht es jedoch um professionelles Einzel-Coaching sowie um Peer-Group-Coaching.

Verschiedene Arten von Coaching
Professionelles Einzel-Coaching

Immer mehr ärztliche Führungskräfte nutzen einen männlichen oder weiblichen Coach im persönlichen Einzelgespräch oder per Telefon, der oder die ihnen individuell, schnell und effektiv bei der Bewältigung neuer Herausforderungen hilft. (Kosten für professionell tätige weibliche oder männliche Coachs liegen zwischen 50,- und 300,- Euro pro Stunde.) Versuchen Sie, durch Vorinformationen zu eruieren, mit wem Sie die »gleiche Wellenlänge« haben könnten.

Die frühere Cosmopolitan-Redakteurin und selbst als Coach tätige Sabine Asgodom schrieb 1999 über ihre Coaching-Tätigkeit: »Ich bekenne mich schuldig, viele Jahre lang Frauen aufgefordert zu haben, wie Männer zu denken. Ich bekenne mich schuldig, Frauen ermahnt zu haben, wie Männer zu handeln. Ich bekenne mich schuldig, Frauen gebeten zu haben, ihre weiblichen Eigenschaften hintanzustellen. Ich bekenne mich schuldig, mich selbst jahrelang im Beruf um meine Weiblichkeit betrogen zu haben. Aber ich habe beobachtet, nachgedacht und gelernt. Und ich habe kapiert: Frauen sollen wissen, wie Männer sind, wie sie denken und handeln. Aber sie sollten Frauen bleiben« (Asgodom 1999). Und ich möchte persönlich hinzufügen: Sie sollen den Mut haben, ihr Potential als Frau auch aktiv einzubringen.

Peer-Group-Coaching

Diese Coaching-Form bezieht sich auf Teilnehmer und Teilnehmerinnen, die sich auf der gleichen Hierarchieebene befinden und somit eine ähnliche berufliche Situation haben, wie z. B. Oberärztinnen und -ärzte, Niedergelassene, Chefärztinnen und -ärzte. Oftmals wird eine Moderatorin gewählt, die z. B. Ärztin mit Erfahrung im Coachen und in der Gruppenleitung ist. Die teilnehmenden Personen sollten möglichst nicht am selben Arbeitsplatz tätig sein. Die Treffen finden ein- bis dreimonatlich abends oder am Wochenende statt. Sind die Teilnehmerinnen und Teilnehmer aus dem gleichen Fachgebiet, könnten auch überregionale Treffen im zeitlichen Zusammenhang mit Fachkongressen stattfinden.

Folgende Techniken und Fragestellungen haben oftmals besondere Relevanz für das Peer-Group-Coaching:

- Wie gehe ich mit dem Oberarzt um, der sich wie ich um die Chefarztstelle beworben hat und nun versucht, mir Hindernisse in den Weg zu stellen?
- Wie führe ich das Gespräch um die nächste freiwerdende oberärztliche Position mit meinem Chef?

- Wie schaffe ich es, Beruf, Familie und Freizeit zufriedenstellend in der Balance zu halten?
- Welches Stress-Management kann mir bei der Bewältigung meiner vielen Aufgaben helfen?

Genaue Angaben über die Anzahl solcher Peer Groups gibt es ebenso wenig wie offizielle Erfahrungsberichte, aber meine eigenen Erfahrungen mit einer solchen Gruppe mit Ärztinnen in Leitungsfunktionen sind sehr positiv.

Beispiele von Coaching-Angeboten

Einzelne Bausteine für die Karriereplanung und -förderung werden fachübergreifend an vielen Universitäten auf den Homepages der Frauen- und Gleichstellungsbeauftragten angeboten: Als Beispiel sei hier das »Career Center für Frauen« an der Technischen Universität München genannt, das Studentinnen und Nachwuchswissenschaftlerinnen aller Fachbereiche eine Beratung und Unterstützung auf ihrem gesamten wissenschaftlichen Berufsweg im Rahmen von 3 Modulen anbietet: In Modul 1 »Study Career« können Rhetorik- und Kommunikationstechniken, Stress-Management, Präsentationstechniken sowie Lebens- und Karriereplanung erlernt werden. In Modul 2 »Job Career« werden neben der Berufs- und Karriereplanung auch Coachings sowie Bewerbungs- und Assessment-Center-Trainings angeboten. Modul 3 wendet sich speziell an Postdoktorandinnen und Habilitandinnen. Zusätzlich gibt es diverse Angebote zum Thema »Studieren und Arbeiten mit Kind«.

Folgende Institutionen bieten ebenfalls Coachings und gezielte Trainingsseminare an (die genaueren Angaben inkl. Internetadressen finden sich im Serviceteil dieses Bandes).

- CEWS (Center of Excellence Women and Science): »Anstoß zum Aufstieg« – Karrierestrategien für Frauen in der Wissenschaft, Trainingsseminar: »Potenziale nutzen« - Zusammen mit dem Deutschen Hochschulverband DHV.
- Deutscher Ärztinnenbund e. V.: »Karrieretraining und Coaching für leitende Ärztinnen«, Intensivseminar.
- Hartmannbund: Durch die »Friedrich-Thieding-Stiftung« werden seit ca. 20 Jahren berufspolitische Seminare einschließlich Gruppen-Coaching angeboten.
- Marburger Bund: Regelmäßiges Angebot von »Karriere-Seminaren« mit Coaching-Elementen.
- Frauen- und Gleichstellungsbeauftragte an Universitätskliniken: Hier gibt es Informationen über das jeweilige Angebot an Coachings, Trainingsseminaren etc.

Sollten vor Ort keine Coaching-Angebote bestehen oder sollte auch das überregionale Angebote nicht zusagen, macht es Sinn, Eigeninitiative zu entwickeln und selbst aktiv eine bzw. einen Coach zu suchen. Um sich einen ersten Überblick über Coaching-Angebote zu verschaffen, können die Internetseiten des Deutschen Bundesverbandes Coaching e. V. (DBVC) und des »Coaching-Reports« empfohlen werden (vgl. dazu die Internetadressen sowie weiterführende Literatur im Serviceteil dieses Bandes).

3.4.5 Beruflicher Wiedereinstieg

Der Wiedereinstieg ist am besten möglich, wenn gar nicht erst ein kompletter Ausstieg aus dem Beruf vorgenommen wird. Die Gründe für einen zeitweiligen Aus- oder Umstieg sind vielfältig – allerdings liegen sie häufig in der Erziehung kleiner Kinder und dem vermehrten Engagement in Familie und Haushalt. Sollten Sie nach dem Mutterschutz die so genannte Elternzeit in Anspruch nehmen wollen, könnten Sie während dieser Elternzeit trotzdem bis zu 30 Stunden berufstätig bleiben. Dann könnten Sie z. B. in der Ferienzeit für Kolleginnen oder Kollegen mit bereits schulpflichtigen Kindern einspringen oder eine Spezialambulanz weiterführen. Wichtig ist, nicht ganz aus dem Beruf »raus zu kommen« und Kontakt zum alten Arbeitsplatz und zum aktuellen medizinischen Entwicklungsstand im eigenen Fachgebiet zu halten.

Wenn Sie sich bereits dafür entschieden haben, ganz oder vorübergehend aus dem Beruf auszuscheiden, so gibt es viele Möglichkeiten, wieder in den ärztlichen Beruf einzusteigen:

- beim alten Arbeitgeber »anklopfen«,
- in einer Klinik oder Praxis wegen einer Hospitation anfragen,
- einen der Wiedereinstiegskurse belegen, die seit 2003 wieder an einigen Landesärztekammern und seit 2004 auch an der Kaiserin-Friedrich-Stiftung in Berlin mit sehr unterschiedlichem, zeitlichem und fachlichem Umfang durchgeführt werden. Die Dauer beträgt zwischen zwei Wochenendtagen und 4 Wochen ganztägigen Fortbildungen mit integrierter Hospitation;
- sich auf Anzeigen im Deutschen Ärzteblatt bewerben oder im Internet in Stellenbörsen recherchieren (z. B. jobcenter-medizin.de).

3.4.6 Fazit

Die Förderung von Medizinstudentinnen und Ärztinnen sollte von Klinikgesellschaften, öffentlichen und konfessionellen Trägern, der Deutschen Krankenhausgesellschaft, Medizinischen Fakultäten, Ärztekammern, Kassenärztlichen Vereinigungen etc. viel intensiver und strategischer als bisher durchgeführt werden, denn dies wäre nicht nur ein Akt der verbesserten Gleichberechtigung, sondern darüber hinaus auch wichtig im Hinblick auf den zunehmenden Ärzte- und Ärztinnenmangel.

Die berufliche Förderung junger Ärztinnen ist gleichzeitig auch positiv für das Image eines Unternehmens. In der internationalen Wirtschaft spielt dieser Gedanke im Rahmen der »Global Diversity« bereits länger eine wichtige Rolle, denn es hat sich gezeigt, dass Unternehmen dann besonders erfolgreich sind, wenn sie durch die Kompetenzen und Kenntnisse ihrer Mitarbeiterinnen und Mitarbeiter möglichst viele unterschiedliche Aspekte und Bedürfnisse integrieren. Ausgeglichene Geschlechteranteile bei den Beschäftigten ist dabei eine wichtige Komponente von »Diversity«.

Das erst langsam wachsende Angebot an gezielter Förderung der Karriere für Frauen sollte von ambitionierten Studentinnen und Ärztinnen unbedingt genutzt werden. Ebenso kann nur empfohlen werden, sich in schwierigen beruflichen Phasen durch Coaching unterstützen zu lassen, denn diese Investition in die eigene berufliche Entwicklung zahlt sich meistens später vielfach aus.

Bleiben Sie also selbstbewusst am Ball und fördern Sie ihre beruflichen Chancen aktiv, indem Sie

- engagierte und gute fachliche Arbeit leisten und darauf achten, dass Ihre Leistung und Ihr Einsatz auch anerkannt werden;
- zusätzlich zur fachlichen Weiter- und Fortbildung auch übergreifende Fertigkeiten erlangen (wie z. B. Präsentationstechniken, Zeit- und Konfliktmanagement, erfolgreiche Selbstdarstellung in Bewerbungssituationen, Einwerbung von Drittmitteln etc.), denn das bringt einen Zuwachs an Schlüsselqualifikationen und stärkt zudem das Selbstbewusstsein;
- Sicherheit in der Kommunikation mit Patienten und ihren Angehörigen gewinnen (s. dazu auch das Buch von Klaus Dörner »Der gute Arzt«). Besonders wichtig erscheint ferner, dass Sie Ihrem eigenen Bild von der Ärztin näher kommen, das Sie einst animiert hat, sich für das Medizinstudium zu entscheiden;
- sich Netzwerken anschließen, an Gremienarbeit beteiligen und nur in finanziellen Notlagen an Beiträgen für Mitgliedschaften in Verbänden sparen;
- Mentoring und/oder Coaching erwägen, wenn eine weitreichende Weichenstellung für die berufliche Zukunft ansteht, wenn sich eine schwierige berufliche Situation ergeben hat, oder wenn sie einfach vorausschauend etwas für Ihre berufliche Entwicklung tun wollen.

Im Serviceteil dieses Handbuchs finden Sie eine Sammlung mit wichtigen Links und Adressen sowie mit weiterführender Literatur zu den einzelnen in diesem Beitrag angesprochenen Themen.

Literatur

Asgodom S (1999) Erfolg ist sexy! Kösel, München

Bowman MA, Frank E, Allen DI (2002) Women in Medicine. Springer, Berlin Heidelberg New York Tokyo

Buddeberg-Fischer B, Vetsch E, Mattanza G (2004) Career support in medicine: experiences with a mentoring program for junior physicians at a university hospital. Psycho-Social-Medicine 1: Doc04

Bühren A (2001) Ist die Chirurgie männlich? Diskussionen eines Vorurteils. In Schönleben K (Hrsg) Chirurgische Praxis. Sonderband zum Chirurgenkongress. Hans Marseille, München, S 177–190

Bühren A (2002) Ärztinnen: Zukunftsperspektiven für die Medizin. Vortrag auf dem Deutschen Ärztetag 2002 vom 28.–31.05.02. www.bundesaerztekammer.de.

Bühren A (2004) DÄB-Checkliste Weiterbildung. Erhältlich: Geschäftsstelle Deutscher Ärztinnenbund, Herbert-Lewin-Platz 1, 10623 Berlin

Dörner K (2001) Der gute Arzt. Lehrbuch der ärztlichen Grundhaltung. Schattauer, Stuttgart New York

Lang FR, Neyer FJ (2004) Kooperationsnetzwerke und Karrieren an deutschen Hochschulen. Der Weg zur Professur am Beispiel des Faches Psychologie. Kölner Zeitschrift für Soziologie und Sozialpsychologie, 56: 520–538

Lind I (2004) Balancierung von Elternschaft und Wissenschaft – Mythen und Fakten. CEWS-Newsletter Nr. 26/2004

Lind I (2004) Aufstieg oder Ausstieg? Karriereweg von Wissenschaftlerinnen – ein Forschungsüberblick Kleine, Bielefeld

Löther A (2003) Erfolgversprechendes Instrument – Mentoring-Programme für Frauen in der Wissenschaft. Forschung Lehre 12: 648–649

Macha H et al. (2004) Erfolgreiche Frauen – Wie sie wurden, was sie sind. Campus, Frankfurt/M New York

Mark S et al. (2001) Innovative mentoring programs to promote gender equity in academic medicine. Academic Medicine 76: 39–42

Richter-Kuhlmann E (2005) Richtige Ansätze zur rechten Zeit – Frauen fördern Frauen ist die Devise des Deutschen Ärztinnenbundes. Dtsch Ärztebl (Ausg B) 7: 340–341

Rudroff C, Herberg U (2004) Bausteine für die Karriere. Dtsch Ärztebl 101: A3012

Segermann-Peck LM (1994) Frauen fördern Frauen – Netzwerke und Mentorinnen. Ein Leitfaden für den Weg nach oben. Campus, Frankfurt/M New York

Winsen C van (2002) Mentoring als effizientes Instrument der Personalentwicklung. In: Frauen Aktiv in Baden-Württemberg 17: 3–5

3.5 Berufspolitisches Engagement

Annegret Schoeller

3.5.1 Wege ins Ehrenamt

Häufig wird über Unzufriedenheit mit berufspolitischen Entscheidungen und über Politikverdrossenheit berichtet. Doch berufspolitische Entscheidungen der ärztlichen Organisationen müssen nicht »schicksalhaft« hingenommen werden, sondern es bestehen Einflussmöglichkeiten. Ärztinnen haben oft Bedenken, ein Ehrenamt anzunehmen, weil sie glauben, sowieso nichts bewirken zu können oder weil sie es sich nicht zutrauen. Wenn sie diesen Schritt aber gehen, stellen sie fest, dass es durchaus Möglichkeiten gibt, innerhalb des Systems tätig und wirksam zu werden. Als Mitglied und Teil ihrer Ärztekammer ist es insbesondere notwendig, dass Ärztinnen ihre speziellen Interessen in die berufspolitische Debatte einbringen. Seit einigen Jahren besteht ein Ärztemangel in Deutschland, der mit einem deutlichen Anstieg des Ärztinnenanteils einhergeht. Dieser Anstieg ist aber nicht mit einem entsprechenden Anstieg des Anteils der Ärztinnen in Gremien ärztlicher Organisationen verbunden. Auch aus diesem Grund ist ein verstärktes berufspolitisches Engagement von Ärztinnen zu erhoffen und anzustreben. Ziel sollte es sein, dass Ärztinnen möglichst gemäß ihres Anteils an der Ärzteschaft zur angemessenen Vertretung ihrer Interessen in allen Gremien der ärztlichen Organisationen tätig werden. Derzeit ist dieses Ziel noch weit entfernt.

Viele Ärztinnen, die sich entschlossen haben, die Chance zu ergreifen, berufspolitisch tätig zu werden, wissen aber nicht, wie sie den Weg in die Gremien der ärztlichen Selbstverwaltung finden können. Dieses Kapitel soll die Strukturen der ärztlichen Selbstverwaltung darlegen und Mut machen, den Weg ins Ehrenamt zu gehen.

3.5.2 Organisationsformen der Ärzteschaft

Die Organisation der Ärzteschaft in der Bundesrepublik Deutschland lässt sich nach drei Strukturprinzipien gliedern:
- Körperschaften des öffentlichen Rechts mit Pflichtmitgliedschaft,
- freie und gebietsabhängige ärztliche Verbände,
- wissenschaftliche Medizinische Fachgesellschaften.

Körperschaften des öffentlichen Rechts mit Pflichtmitgliedschaft

Körperschaften öffentlichen Rechts sind die Ärztekammern der Länder sowie die Kassenärztlichen Vereinigungen und die Kassenärztliche Bundesvereinigung. Die

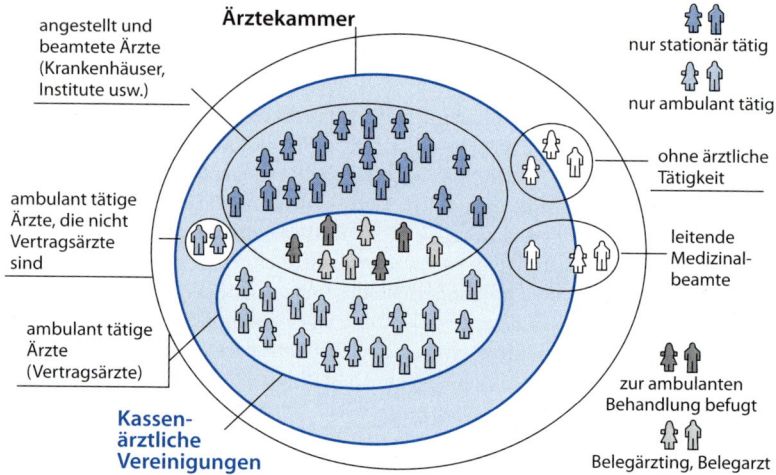

Ärztinnen und Ärzte in Deutschland Mitgliedschaft in ärztlichen Selbstverwaltungskörperschaften

□ **Abb. 3.11.** Ärztinnen und Ärzte in Deutschland. Mitgliedschaft in ärztlichen Selbstverwaltungskörperschaften

Bundesärztekammer ist keine Körperschaft öffentlichen Rechts, sondern die Arbeitsgemeinschaft der Ärztekammern auf Bundesebene (□ Abb. 3.11).

Die Landesärztekammern

Wie ist es möglich, sich in die Ärztekammer einzubringen? Der offizielle Weg zu einer ehrenamtlichen Tätigkeit als Einzelperson oder als Mitglied einer ärztlichen Gruppierung, wie eines Berufsverbandes (s. unten), besteht darin, für die Kammerwahl zu kandidieren. Nach der Wahl erfolgt die Berufung in die Ausschüsse und Arbeitsgruppen der Kammern für die laufende Wahlperiode. Die Kammerversammlung wählt schließlich jährlich die Delegierten für den Deutschen Ärztetag, das höchste »Parlament« der Ärzteschaft.

Unbeschadet dieses Weges kann sich jedes Mitglied der Kammer schriftlich mit einem Anliegen an den Vorstand oder auch an die Geschäftsführung wenden oder dies telefonisch oder persönlich vortragen. Dabei sind Initiativen, die spezifische Probleme aufzeigen, sehr wertvoll für die Ärztekammern. Diese können über die aktuelle Diskussion hinaus bewirken, dass ein Kammerausschuss gegründet wird, um das Problem zu lösen, wobei Initiatorinnen selbst mitwirken können. Es besteht auch die Möglichkeit, dass sie als Gast für dieses Thema in einem bestehenden Gremium aktiv werden können. Da die Kammern schon jetzt Nachwuchssorgen haben, wird jede Ärztin, die aktiv werden will, gern gesehen. Die Geschäftsführung unterstützt die Gremienarbeit durch die Organisation der Sitzungen mit Vor- und Nacharbeiten, Einladungen, Protokollerstellung etc. Wer sich in diese Strukturen hineinbegibt, wird über positive Erfahrungen berichten können. Ein langer Atem und Beharrlichkeit, aber auch Teamfähigkeit und Verhandlungsgeschick sind gute Voraussetzungen für den Erfolg.

Die Ärztekammern haben neben berufs- und interessenspolitischen Funktionen auch ordnungspolitische Aufgaben und sind durch Landesgesetze (Heilberufegesetze/Kammergesetze) geschaffene Berufsvertretung für alle approbierten Ärztinnen und Ärzte. Rechtlich leitet sich die Ärztekammer als Institution aus der gesetzlichen Zuständigkeit der Länder für Aufgaben des Gesundheitswesens ab. Pflichtmitglieder der Ärztekammern sind alle Ärztinnen und Ärzte, die im Bereich der Kammer ihren Beruf ausüben oder, sofern sie ihren Beruf nicht ausüben, ihren Wohnsitz haben. Die Ärztekammern sind Körperschaften des öffentlichen Rechts. Die Rechtsaufsicht obliegt der für das Gesundheitswesen zuständigen Landesbehörde, in der Regel dem Landesministerium für Gesundheit und Soziales oder dem Innenministerium.

Alle Bundesländer haben eine Ärztekammer. Einzige Ausnahme ist Nordrhein-Westfalen – hier gibt es je eine Ärztekammer für die Region Nordrhein und für Westfalen-Lippe. Somit existieren insgesamt 17 Ärztekammern. Die Aufgaben der Ärztekammern sind in den Heilberufegesetzen (Kammergesetzen) der Bundesländer geregelt. Dadurch bedingt variieren die Inhalte der regionalen Gesetze geringfügig. In den wichtigsten Aufgaben besteht jedoch Übereinstimmung. Sie lassen sich wie folgt zusammenfassen:

- die Regelung der Rechte und Pflichten der Ärzte durch Erlass der Berufsordnung einschließlich Regelungen zum ärztlichen Notdienst,
- die Aufsicht über die Einhaltung der Berufspflichten (Berufsaufsicht) und Ausübung der Berufsgerichtsbarkeit,
- die Regelung der Weiterbildung in den einzelnen Gebieten durch die Weiterbildungsordnung (Regeln, Prüfungen, Befugniserteilung),
- die Förderung der ärztlichen Fortbildung,
- Arzthelferinnenausbildung auf Grundlage des Berufsbildungsgesetzes,
- die Regelung von Maßnahmen zur Qualitätssicherung,
- die Einrichtung von Schlichtungs- und Gutachterkommissionen für ärztliche Behandlungsfehler bzw. für Fragen der Arzthaftpflicht (Behandlungsfehler, Honorarfragen),
- die Einrichtung von Ethikkommissionen zur Beurteilung der Zulassung von Forschungsvorhaben unter ethischen Gesichtspunkten,
- Melde- und Beitragswesen,

- berufspolitische Vertretung der Ärzteschaft gegenüber Politik und Medien,
- Herausgabe eines Presseorgans (amtliche Bekanntmachung).

Darüber hinaus unterhalten die Ärztekammern eigenständige Vorsorge- und Fürsorgeeinrichtungen als alternative Systeme der Alters- und Hinterbliebenenversorgung sowie für die Absicherung im Falle der Berufsunfähigkeit.

Die Bundesärztekammer

Um sich in die Gremienarbeit in der Bundesärztekammer einbringen zu können, kann eine Ärztin als Kammerversammlungsmitglied der zuständigen Ärztekammer in die Ständigen Konferenzen der Bundesärztekammer berufen werden. Die Kammern entsenden dann ihre Expertinnen zur Bundesärztekammer. Zudem können sie als Ausschussmitglieder direkt vom Vorstand der Bundesärztekammer bestellt oder als Gast assoziiert werden. Die Gremien tagen je nach Beratungsbedarf meist ein- bis zweimal im Jahr.

Die Bundesärztekammer besteht seit 1955. Sie ist ein freiwilliger Zusammenschluss der 17 Ärztekammern in der Rechtsform eines nicht eingetragenen Vereins. Sie ist keine Körperschaft des öffentlichen Rechts. Die Ärztekammern finanzieren die Bundesärztekammer durch die Beiträge ihrer Pflichtmitglieder. Die einzelne Ärztin/der einzelne Arzt gehört der Bundesärztekammer nur mittelbar als Mitglied seiner Ärztekammer an. Organe der Bundesärztekammer sind die Hauptversammlung (Deutscher Ärztetag) und der Vorstand. Der Vorstand der Bundesärztekammer wird aus dem Präsidenten der einzelnen Ärztekammern sowie dem Präsidenten, den zwei Vizepräsidenten und drei Beisitzern der Bundesärztekammer gebildet. Er wird von über 1000 ehrenamtlichen Mitgliedern in über 50 Ausschüssen, Ständigen Konferenzen und Arbeitsgruppen unterstützt und beraten. Der Hauptversammlung, d. h. dem Deutschen Ärztetag, gehören 250 Delegierte an. Sie werden im Verhältnis der Mitgliederzahlen der Ärztekammern entsandt. Die Bundesärztekammer ist als Arbeitsgemeinschaft der deutschen Ärztekammern die Spitzenorganisation der ärztlichen Selbstverwaltung. Sie wirkt aktiv am gesundheitspolitischen Meinungsbildungsprozess der Gesellschaft und an Gesetzgebungsverfahren mit und entwickelt Perspektiven für eine bürgernahe und verantwortungsbewusste Gesundheits- und Sozialpolitik. Sie vertritt die berufspolitischen Interessen der 394.432 Ärztinnen und Ärzte (Stand: 31.12.2004) in der Bundesrepublik Deutschland (◻ Abb. 3.12 und ◻ Abb. 3.13).

Nach ihrer Satzung obliegen der Bundesärztekammer folgende Aufgaben:
- ständiger Erfahrungstausch unter den Ärztekammern und gegenseitige Abstimmung der Tätigkeit,
- Vertretung der Position der Ärzteschaft in gesundheits- und sozialpolitischen Diskussionen gegenüber der Öffentlichkeit,

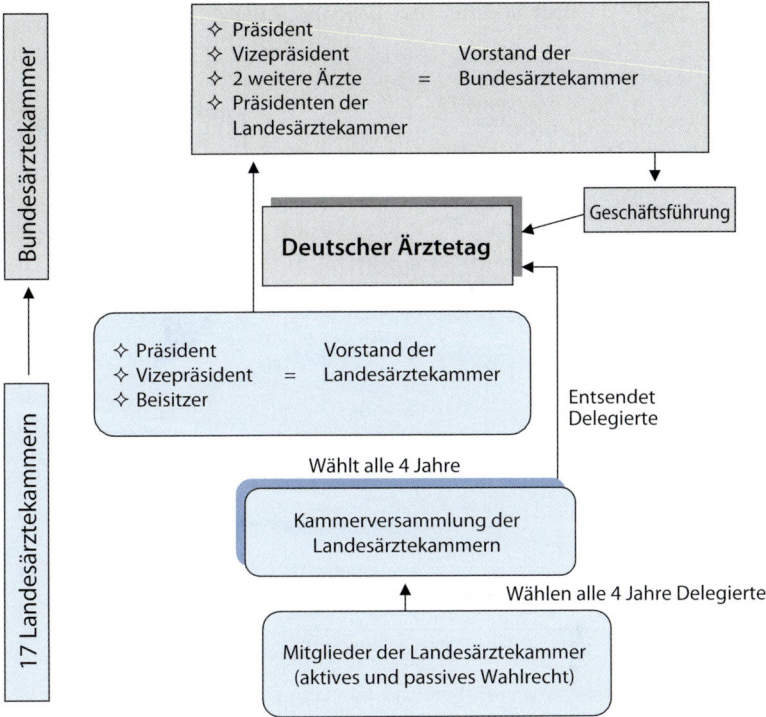

◻ **Abb. 3.12.** Bundesärztekammer als Spitzenorganisation der ärztlichen Selbstverwaltung

— Herbeiführung möglichst einheitlicher Regelungen der ärztlichen Berufspflichten (Beschluss einer (Muster-)Weiterbildungsordnung),
— Förderung der ärztlichen Fortbildung (z. B. durch Fortbildungskongresse),
— Wahrung der beruflichen Belange der Ärzteschaft in Angelegenheiten, die über die Zuständigkeit eines Landes hinaus gehen (z. B. Bundesgesetzgebung),
— Herstellung von Beziehungen zur ärztlichen Wissenschaft und zu ärztlichen Vereinen im Ausland,
— Beschluss von Richtlinien zur Qualitätssicherung,
— Pflege des Zusammengehörigkeitsgefühls der Ärzte und ihrer Organisationen,
— Durchführung des Deutschen Ärztetages mindestens einmal pro Jahr

Insbesondere bei Normgebungsverfahren, wie bei der Verfassung der (Muster-)Berufsordnung oder der (Muster-)Weiterbildungsordnung besteht ein bundesweiter

Bundesärztekammer – Deutscher Ärztetag

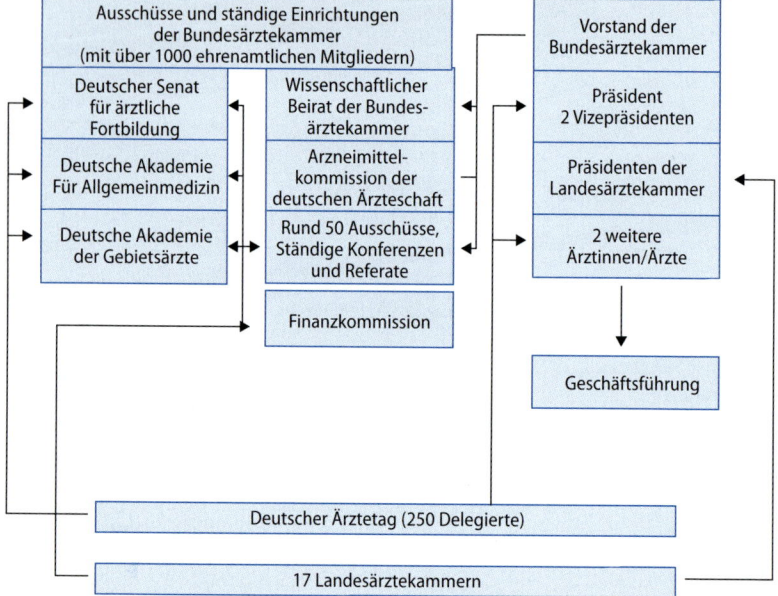

◘ **Abb. 3.13.** Bundesärztekammer - Deutscher Ärztetag

Koordinierungsbedarf für die Prozesse der Entscheidungsvorbereitung in den Gremien der Bundesärztekammer, für die Willensbildung auf dem Deutschen Ärztetag und für die Umsetzung der Beschlüsse in die Kammern. Diese Koordination ist Voraussetzung dafür, dass die gesamte Ärzteschaft als funktionierende Selbstverwaltung ihre gesellschaftliche Verantwortung nach außen geschlossen darstellen kann.

Die Kassenärztlichen Vereinigungen

Die Kassenärztlichen Vereinigungen als Vertragspartner der Krankenkassen wurden als genossenschaftlicher Zusammenschluss der Kassenärzte gegründet. Ihre Errichtung führte zur Ablösung des Einzelvertragssystems zwischen Ärzten und Krankenkassen durch ein Kollektivvertragssystem. Mitglieder der Kassenärztlichen Vereinigungen sind die zugelassenen Vertragsärzte und Psychotherapeuten (ordentliche Mitglieder) und die in das Vertragsregister eingetragenen Nichtvertrags/-Vertragspsychotherapeuten (außerordentliche Mitglieder). Die 17 Kassenärztlichen Vereinigungen bestehen in der Rechtsform einer Körperschaft des öffentlichen Rechts unter der Rechtsaufsicht des Staates (§ 77 SGB V). Die rechtlichen Rahmenbedingungen werden durch das Sozialgesetzbuch V (SGB V) festgelegt.

Die Kassenärztliche Vereinigung ist die Selbstverwaltung der an der vertragsärztlichen Versorgung teilnehmenden Ärzte und Psychotherapeuten. Ihre Organe sind der hauptamtliche Vorstand und die Vertreterversammlung. Die durch gesetzliche Regelungen bestimmten Aufgaben einer Kassenärztlichen Vereinigung sind:

- Sicherstellungsauftrag, d. h. Verpflichtung zur Sicherstellung der vertragsärztlichen Versorgung in dem in § 73 Abs. 2 SGB V bezeichneten Umfang,
- Interessensvertretung, d. h. Wahrung der Rechte der Vertragsärzte,
- Gewährleistungspflicht, d. h. Gewährleistung einer ordnungsgemäßen Durchführung der vertragsärztlichen Tätigkeit gegenüber den Krankenkassen,
- Vertragshoheit, d. h. Zuständigkeit zum Abschluss von Verträgen mit den Verbänden der Krankenkassen zur Gestaltung der vertragsärztlichen Versorgung,
- Ausschussbesetzung, d. h. Rechte zur Besetzung von Ausschüssen der gemeinsamen Selbstverwaltung von Ärzten und Krankenkassen.

Die Kassenärztliche Bundesvereinigung

Die Kassenärztliche Bundesvereinigung ist eine »Körperschaft der Körperschaften«, die Dachorganisation der 17 Kassenärztlichen Vereinigungen. Ihre Organe sind der im Jahr 2004 neu eingerichtete zweiköpfige hauptamtliche Vorstand und die Vertreterversammlung. Die wichtigsten Aufgaben der Kassenärztlichen Bundesvereinigung sind:

- die Interessensvertretung der Vertragsärzte/-Psychotherapeuten auf Bundesebene,
- der Abschluss der Bundesmantelverträge sowie weiterer Verträge und Vereinbarungen mit Wirkung auf alle an der vertragsärztlichen Versorgung teilnehmenden Ärzte,
- die Mitwirkung im Gemeinsamen Bundesausschusses gem. § 91 Abs. 5 SGB V und im Bundesschiedsamt,
- die Durchführung des Fremdkassenausgleichs

Die freien Zusammenschlüsse von Ärztinnen und Ärzten

Die freien Zusammenschlüsse von Ärztinnen und Ärzten untergliedern sich in:
- freie gebietsunabhängige Verbände,
- gebietsabhängige Berufsverbände.

Diese Verbände haben in etwa »Partei-Funktion« bei Wahlen in den Kammern und der Kassenärztlichen Vereinigung. Es ist einfacher und von der Struktur her wirkungsvoller, über diese Verbände berufspolitisch auch in den Kammern oder

Kassenärztlichen Vereinigungen tätig zu werden, da mit einem ärztlichen Verband im Hintergrund berufspolitische Vorstellungen und Entscheidungen besser durchsetzbar sind.

Die freien und gebietsunabhängigen ärztlichen Verbände

Die freien ärztlichen Verbände vertreten die Interessen ihrer Mitglieder unabhängig von ihrer Zugehörigkeit zu einer bestimmten medizinischen Fachgruppe. Die Mitgliedschaft ist freiwillig. Diese Verbände verfolgen vorwiegend berufspolitische Interessen und sind eher praxisorientiert. Freie ärztliche Verbände in der Bundesrepublik Deutschland sind zum Beispiel der:

- Deutsche Ärztinnenbund e. V.
- Marburger Bund – Verband der angestellten und beamteten Ärztinnen und Ärzte Deutschlands e. V. (MB)
- Hartmann Bund – Verband der Ärzte Deutschlands e. V.
- NAV Virchow-Bund – Verband der niedergelassenen Ärzte Deutschlands e. V.

Um beispielsweise im Deutschen Ärztinnenbund e. V. tätig zu werden, nehmen Studentinnen/Assistenzärztinnen oft über das Internet mit dem Deutschen Ärztinnenbund Kontakt auf. Wenn sie passiv teilhaben möchten, können sie sich jeweils durch Zusendung von Informationsmaterialien auf den aktuellen Stand der Diskussion bringen. Wenn sie sich jedoch aktiv an der Verbandsarbeit beteiligen möchten, können sie sich informieren, ob an ihrem Studien- oder Wohnort eine Landesgruppe des Deutschen Ärztinnenbundes existiert. Dort können Sie an Vorträgen teilnehmen, Fortbildungen besuchen oder diese später selbst diese organisieren. Studentinnen und Ärztinnen haben auch die Möglichkeit im »Jungen Forum«, eine Gruppierung von Ärztinnen unter 40 Jahren, aktiv zu werden. Darüber hinaus können sie an Intensivseminaren für Karrieretraining und -coaching teilnehmen. Es steht ihnen jederzeit offen, auch in das Mentorinnennetzwerk des Deutschen Ärztinnenbundes aufgenommen zu werden.

Auch andere Verbände können so oder im Rahmen von Kongressen und Seminaren kontaktiert werden.

Die gebietsabhängigen Berufsverbände

Neben den freien ärztlichen Verbänden gibt es eine große Anzahl von ärztlichen Verbänden mit berufspolitischer Interessensvertretung für bestimmte medizinische Fachrichtungen (Berufsverbände). Berufsverbände existieren für jede Gebietsbezeichnung. Gebietsabhängige Berufsverbände sind beispielsweise:

- Berufsverband der Allgemeinen Ärzte Deutschlands – Hausärzteverband e. V. (BDA),
- Berufsverband Deutscher Internisten e. V. (BDI),
- Verband Deutscher Betriebs- und Werksärzte e. V. (VDBW).

Die Wissenschaftlichen Medizinischen Fachgesellschaften

Neben den berufspolitisch ausgerichteten Verbänden gibt es eine Vielzahl Wissenschaftlicher Medizinischer Fachgesellschaften. Sie dienen ausschließlich der Pflege der Wissenschaft. Sie sind sowohl für die inhaltliche Festlegung von medizinischen Standards als auch für die Forschung und Entwicklung neuer Methoden von großer Bedeutung. Der Zusammenschluss dieser Wissenschaftlichen Medizinischen Fachgesellschaften stellt die Arbeitsgemeinschaft der Wissenschaftlichen Medizinischen Fachgesellschaften (AWMF) dar. Die Expertinnen und Experten der AWMF beraten auf Bundesebene in vielerlei Hinsicht auch die Bundesärztekammer und machen Vorschläge, zum Beispiel zur Erarbeitung der Diagnosis Related Groups (dem Vergütungssystem für stationäre Krankenhausbehandlungen), Leitlinien, Qualitätsstandards etc. Wissenschaftliche Medizinische Fachgesellschaften sind zum Beispiel die

- Deutsche Gesellschaft für Allgemeinmedizin und Familienmedizin e. V. (DEGAM),
- Deutsche Gesellschaft für Gynäkologie und Geburtshilfe e. V. (DGGG),
- Deutsche Gesellschaft für Arbeitsmedizin und Umweltmedizin e. V. (DGAUM).

3.5.3 Ergebnisse ehrenamtlicher Tätigkeit von Ärztinnen

Beispielhaft soll die Gremienarbeit des Ausschusses und der Ständigen Konferenz »Ärztinnen« der Bundesärztekammer dargestellt werden. 1991 wurde der Ausschuss und die Ständige Konferenz »Berufliche Angelegenheiten von Ärztinnen« auf Beschluss des 94. Deutschen Ärztetages eingerichtet, um die spezifischen Anliegen von Frauen im Arztberuf auf Bundesebene angemessen vertreten zu können. Aufgaben des Ausschusses und der Ständigen Konferenz »Ärztinnen« ist die Koordinierung der Aktivitäten der Ärztekammern auf diesem Gebiet (◘ Abb. 3.14).

Arbeitsziele, Forderungen und Erfolge dieser Gremienarbeit werden im Folgenden beispielhaft dargelegt. Bereits 1992 forderten die Ärztinnengremien, dass die ärztliche Weiterbildung nicht nur in Vollzeit, sondern auch in Teilzeit ermöglicht wird, damit auch Ärztinnen mit Familie eine Chance haben, sich weiterzubilden. Dieser Forderung entsprach der 95. Deutsche Ärztetag bei der Neuformulierung der (Muster-)Weiterbildungsordnung in § 4 Abs. 6, die heute ein unverzichtbares Element der Weiterbildung für Ärztinnen und Ärzte geworden ist.

Eine bedeutende Forderung der Ärztinnengremien an die politisch Verantwortlichen war es, die Bedarfsplanungs- und Zulassungsregelungen dahingehend zu ändern, dass die Aufteilung eines Vertragsarztsitzes auf mehrere Ärztinnen und

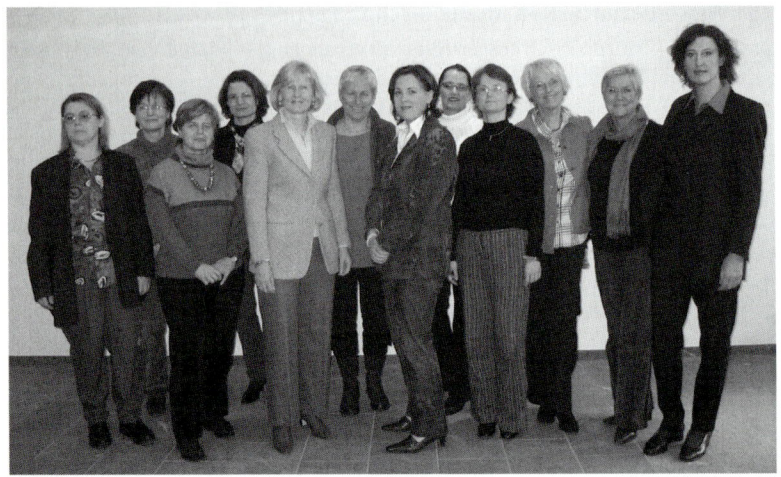

▣ **Abb. 3.14.** Ausschuss und Ständige Konferenz »Ärztinnen« der Bundesärztekammer der Wahlperiode 2003/2007. Die Vorsitzende dieser Gremien ist Frau Dr. med. A. Bühren, für die Geschäftsführung ist Frau Dr. med. A. Schoeller zuständig

Ärzte möglich wird (Job-Sharing). Diese Forderung wurde vom Gesetzgeber zwischenzeitlich in der Bedarfsplanungsrichtlinie berücksichtigt (Juniorpartner), die 1997 in Kraft trat. Die Angestellten-Ärzte-Richtlinie folgte ein Jahr später.

Ebenso wurde der Länderausschuss der Kassenärztlichen Bundesvereinigung 1998 von den Ärztinnengremien gebeten, zu prüfen, ob Kindererziehungszeiten von Niedergelassenen bei der Festlegung des Honorarverteilungsmaßstabes der Kassenärztlichen Vereinigungen im Sinne einer Härtefallregelung berücksichtigt werden können. Die Beratung des Länderausschusses im Dezember 1999 ergab, dass der Länderausschuss dieses Vorgehen in den Kassenärztlichen Vereinigungen zur Umsetzung empfahl. Des Weiteren haben die Ärztinnengremien über Entschließungen des 103. Deutschen Ärztetages 2000 bewirkt, dass sich der Deutsche Ärztetag im Folgejahr mit der Unterbindung der Ausbeutung der Arbeitskraft insbesondere junger Krankenhausärztinnen und -ärzten in der Weiterbildung befasste. Darüber hinaus forderten sie erfolgreich die Abschaffung der Vorabbestätigung der Anrechnungsfähigkeit für eine Teilzeitweiterbildung.

Der 105. Deutsche Ärztetag hat sich 2002 in Rostock zum ersten Mal in seiner 100-jährigen Geschichte ausführlich mit der beruflichen Situation von Ärztinnen als herausgehobenem Tagesordnungspunkt »Ärztinnen: Zukunftsperspektive für die Medizin« befasst. Auf Initiative der Ärztinnengremien der Bundesärztekammer hatten die Delegierten des Deutschen Ärztetages 1998, also noch zu einer Zeit, als von einer Ärzteschwemme gesprochen wurde, auf dem Ärztetag dieses Schwerpunktthema bestimmt. Heutzutage zeichnet sich genau das Gegenteil ab – und zwar ein Ärztinnen- und Ärztemangel, nicht zuletzt eine Folge davon, dass in der Vergangenheit nie konkret die Verbesserung von Arbeitsbedingungen bedacht wurde, die Ärztinnen und Ärzten ein zufriedenstellendes Nebeneinander im Beruf und in der Familie ermöglichen. Dabei bewirken die schwer zu durchbrechenden Hierarchien insbesondere im Krankenhaus mit kaum erträglichen Verteilungsdifferenzen ihr übriges. Diese Gegebenheiten bewirken, dass Ärztinnen ihre Betätigung in alternativen Berufsfeldern suchen. Der Deutsche Ärztetag appellierte daher an die Politik, die Krankenhäuser und die Universitäten, bessere Rahmenbedingungen zu schaffen, um mehr Ärztinnen trotz Familienaufgaben eine ihrer Qualifikationen entsprechende Ausübung ihres Berufes zu ermöglichen.

Insgesamt verlief die Beratung zur Situation von Ärztinnen auf dem 105. Deutschen Ärztetag mit Vorträgen der Bundesministerin für Bildung und Forschung, Frau Edelgard Bulmahn, Frau Prof. Dr. med. Doris Henne-Bruns, Ärztliche Direktorin der Abteilung für Viszeral- und Transplantationschirurgie der Universität Ulm, sowie Frau Dr. med. Astrid Bühren, als Vorsitzende des Ausschusses und der Ständigen Konferenz »Ärztinnen« sehr konstruktiv. Dass ein großer Bedarf besteht, über diese Thematik zu diskutieren, zeigte sich schon darin, dass die Belange von Ärztinnen in einer fast fünfstündigen Debatte, an der sich Ärztinnen und Ärzte gleichermaßen beteiligten, behandelt wurden. Die Liste der Redebeiträge war zudem ungewöhnlich lang. Ein beachtliches Medienecho verschaffte dem gemeinsamen Anliegen eine erfreulich große Resonanz in der Öffentlichkeit. Die gut besuchte Posterausstellung zur »Situation von Ärztinnen in den einzelnen Ärztekammern« während des Deutschen Ärztetages hat rege inhaltliche Diskussionen bewirkt. Aus den zusammengetragenen Informationen und Materialien wird nicht nur die Bedeutung der Rolle von Ärztinnen in der Patientenversorgung, sondern auch ihre Rolle als profilierte Mitglieder der Selbstverwaltung mit Bereitschaft zu hohem berufspolitischen Engagement sichtbar.

Folgende Anregungen und Forderungen konnten umgesetzt werden: Der 106. Deutsche Ärztetag 2003 beschloss die Novellierung des § 26 (Ärztlicher Notfalldienst) der (Muster-)Berufsordnung. Er beinhaltet, dass auf Antrag eine Befreiung vom Notfalldienst ganz, teilweise oder vorübergehend erteilt werden kann »für Ärztinnen ab dem Zeitpunkt der Bekanntgabe ihrer Schwangerschaft und bis zu 12 Monaten nach der Entbindung sowie weitere 24 Monate, soweit nicht das andere Elternteil die Versorgung des Kindes gewährleistet«, »Für Ärztinnen ab dem Tag der Geburt des Kindes für einen Zeitraum von 36 Monaten, soweit nicht das andere Elternteil die Versorgung des Kindes gewährleistet.« Der Gesetzgeber änderte ferner auf Grund eines Appells der Bundesärztekammer und des Deutschen Ärztinnenbundes die Zulassungsverordnung für Vertragsärzte. Der § 32 Abs. 1 (Beschäftigung von Vertretern und Assistenten) wurde um folgenden Satz ergänzt:

»Eine Vertragsärztin kann sich im unmittelbarem zeitlichen Zusammenhang mit einer Entbindung zusätzlich bis zur Dauer von weiteren 3 Monaten im Jahr vertreten lassen«.

Weitere Gegenstände von Beratungen der Ärztinnengremien auf Landes- und Bundesebene sind die Vertretung der beruflichen Belange von Ärztinnen, die Auswirkungen der Mutterschutzgesetzgebung auf angestellte Ärztinnen in Klinik und Praxis, Mentorinnenprogramme für Ärztinnen, Verbesserung der Karrierechancen für Wissenschaftlerinnen der Universitäten, Forderung eines transparenteren Berufungsverfahrens für W2-/W3-Professorinnen bzw. Professoren und das bedarfsgerechte Zur-Verfügung-Stellen von Kindertagesstätten und Ganztagsschulen sowie verstärkte Einführung von flexiblen Arbeitszeitmodellen in Krankenhäusern.

Eine Initiative der Ärztinnengremien hat bewirkt, dass die Ärztekammern vermehrt Kinderbetreuung anbieten, während Ärztinnen Fortbildungs- und Weiterbildungsveranstaltungen wahrnehmen. Die Ärztinnengremien haben sich über viele Jahre hinweg mit Nachdruck dafür eingesetzt, dass alle ärztlichen Versorgungswerke Kinderbetreuungszeiten von 3 Jahren nach der Geburt eines jeden Kindes vorsehen sollen. Ergebnis dieser Arbeit ist, dass 16 ärztliche Versorgungswerke, eine 3-jährige Kinderbetreuungszeit und 1 ärztliches Versorgungswerk eine 1-jährige Kindererziehungszeit eingeführt haben.

Diese Arbeitsergebnisse sollten ein Ansporn sein, in der Selbstverwaltung aktiv zu werden und dafür zu sorgen, dass die beruflichen Interessen von Ärztinnen ein stärkeres Gewicht als bisher erhalten. Darüber hinaus sind spezifische Impulse sinnvoll und nötig, um gezielte Verbesserungen der Situation von Ärztinnen zu erreichen. Vorrangiges Ziel muss es sein, dass zukünftig mehr Ärztinnen ihre Sachkompetenz und ihre eigene Sicht der Probleme in die Gremienarbeit der ärztlichen Organisationen einbringen können.

Den Schritt in Richtung Ärztekammer wagen, zum Beispiel durch die Teilnahme an der nächsten Kammerversammlung!

3.6 Work-Life-Balance bei Ärztinnen

Christine Färber

3.6.1 Alles unter einen Hut kriegen

Alles unter einen Hut kriegen, die Balance zwischen Arbeit und Leben finden, das klingt für Frauen, die den Beruf der Ärztin anstreben, oft wie eine Illusion. In der praktischen Phase des Studiums wird bei der Konfrontation mit dem Klinikalltag schnell deutlich, dass eine ärztliche Karriere zeitaufwendig und anstrengend ist. Sie lässt scheinbar nur dann Platz für eine Familie, wenn zu Hause jemand diese Familie organisiert. Muss die Vereinbarkeit von Familie und Beruf deshalb ein Wunschtraum bleiben, der für Ärztinnen unter den aktuellen Bedingungen nur schwer zu realisieren ist?

Viele beruflich engagierte Ärztinnen sehen das so und verzichten auf Kinder. Es gibt keine gesicherte Erhebung über diesen Verzicht. In Deutschland haben heute 40% der akademisch ausgebildeten jüngeren Frauen keine Kinder – bei den Ärztinnen ist diese Quote mit Sicherheit nicht geringer, insbesondere bei denjenigen, die in Klinik und Wissenschaft Karriere machen. Gerade in Deutschland ist das Problem der Vereinbarkeit besonders groß, denn hier ist die Infrastruktur für Kinderbetreuung besonders in den westlichen Bundesländern sehr schlecht. Im deutschsprachigen Raum gibt es den Begriff der »Rabenmutter« für Frauen, die berufstätig sind und sich angeblich nicht genügend um ihre Kinder kümmern. Dahinter steht eine Ideologie der Mütterlichkeit, die auch der Grund für die unzureichenden öffentlichen Betreuungs- und Bildungsangebote für Kinder ist. Familie bedeutet aber mehr als Kinderbetreuung. Auch Partnerschaften oder die Sorge für pflegebedürftige Angehörige stellen Ärztinnen vor Herausforderungen, ihre familiären Aufgaben und Wünsche mit dem Beruf zu vereinbaren.

Ziel dieses Beitrages ist es, Wege aufzuzeigen, wie eine Vereinbarkeit von Familie und Beruf für Ärztinnen in Deutschland möglich sein könnte. Dabei befasst sich der Beitrag nicht mit Veränderungen der Strukturen oder der gesellschaftlichen Wertvorstellungen innerhalb und außerhalb der Medizin. In den ärztlichen Arbeitsbereichen sind Arbeitsorganisation und Karrierebedingungen oft extrem schlecht für alle, die sich nicht zumindest phasenweise einem völlig familienfeindlichen Arbeitsrhythmus unterwerfen. Es gibt also durchaus die Notwendigkeit für Veränderungen: angefangen von familienfreundlicheren Arbeitszeiten, mehr Kinderbetreuungseinrichtungen und Ganztagsschulen über professionelle Unterstützung in Haushalt und Pflege bis hin zu veränderte Leitbildern über das, was Familie zu sein hat. Doch die einzelne Ärztin kann nicht warten, bis sich die Gesellschaft verändert hat. In diesem Beitrag geht es darum, in der aktuellen Situation mögliche

Probleme und Konflikte aufzuzeigen und Lösungsmöglichkeiten anzubieten. Was können Ärztinnen unter den bestehenden Bedingungen tun, um beides leben zu können, sowohl Familie als auch Beruf? Dabei geht es zunächst um Zeit für die ärztliche Tätigkeit und für den Privatbereich. Zeitbudgets sind verbunden mit der Frage der Arbeitsteilung, sowohl im Beruf als auch zu Hause. Hinter diesen organisatorischen Fragen stehen wichtige Wertentscheidungen und Lebensfragen, die sich nicht technokratisch nach Checklisten abarbeiten lassen. Der Beitrag will solche Wertevorstellungen nicht als »richtig« und »falsch« abstempeln oder Entscheidungen abwerten, sondern Handlungsmöglichkeiten aufzeigen und Fragen aufwerfen, die Ärztinnen helfen, die Folgen ihrer Entscheidungen und die Konsequenzen aus ihren Wertvorstellungen zu beurteilen. Denn es ist unmöglich, allen Rollenbildern gleichzeitig perfekt gerecht zu werden: Niemand kann gleichzeitig als »Göttin in weiß« 16 Stunden am Tag eine Klinik leiten und gleichzeitig Vollzeitmutter und umsorgende Ehefrau sein.

Es zeigt sich aber, dass es durchaus Bedingungen gibt, die eine Vereinbarkeit von Familie und Beruf ermöglichen. Ermutigend erscheinen nicht nur Beispiele aus dem Ausland, sondern auch die Erfahrungen aus vielen Kliniken in der ehemaligen DDR, in denen Frauen die überwiegende Mehrheit der Ärzteschaft stellten, aber – ebenfalls wie in den westdeutschen Kliniken – nur selten in Führungspositionen aufgestiegen sind. Dort war es die Regel und nicht die Ausnahme, dass Ärztinnen Kinder hatten. Da die strukturellen Bedingungen heute in ganz Deutschland für die Vereinbarkeit von Familie und Beruf in der Medizin schwierig sind, wird Ärztinnen viel Mut und Pioniergeist abverlangt. Wer als Pionierin unterwegs ist, sollte sich eine Landkarte besorgen: Wo liegen die Mühen der Ebene, das Tal der Tränen, der Gipfel des Erfolgs? Der Beitrag soll zeigen, wie ärztliche Pionierinnen mit dem Thema Vereinbarkeit von Familie und Beruf umgehen. Er soll zeigen, wo die Brücken über Täler, Züge durch die Ebenen und Seilbahnen zu den Gipfeln fahren.

3.6.2 Die klassische Frage: Kinder?

Will ich Ärztin und Mutter sein? Diese Frage müssen Frauen bis zum Alter von 45 Jahren entschieden haben, Männer können sich mit der Väterfrage länger Zeit lassen. Dieses Kapitel betrachtet den Zeitpunkt für Mutterschaft in der ärztlichen Karriere, die Frage der Zahl der Kinder und Modelle für die ärztliche Berufstätigkeit.

Der »richtige« Zeitpunkt

Gibt es den richtigen Zeitpunkt für Kinder? Das ist eine wichtige Frage, denn Karriere- und Lebensplanung sind wichtig, wenn so natürliche, aber leider zurzeit anspruchsvolle Ziele wie Familie und ärztlicher Beruf miteinander verbunden werden sollen. Planung ist aber nicht alles. Wer nur plant, aber kein Kind bekommt, wird nie eines haben. »Ich wollte immer Großmutter sein« erzählt eine Ärztin im Alter von 65 Jahren. »Ich habe nur zwischendrin vergessen, dass man Kinder bekommen muss, um Oma zu werden.« Beim Planen kommt es einem manchmal so vor, als gäbe es nie den richtigen Zeitpunkt für ein Kind, gar für 3 oder 5 Kinder. »Wenn ich alles planen würde, dann hätte ich nie ein Kind bekommen«, so das Fazit einer wissenschaftlich tätigen Ärztin. Schwanger werden richtet sich nicht nur nach der Planung und Empfängnisverhütung. Schwanger werden ist auch ein Glück: Der richtige Mann zur richtigen Zeit in der Partnerschaft, es klappt mit der Empfängnis, es klappt mit den ersten kritischen Schwangerschaftswochen. Gerade im fortgeschrittenen Lebensalter entstehen Schwangerschaften nicht dann, wenn es gerade passt, sondern mehr als eine Ärztin beschreibt den Versuch, mit 40 schwanger zu werden, als Projekt. Der Beruf ist wichtig, aber er ist nicht so wichtig, dass eine Ärztin nur deshalb auf Kinder verzichten sollte.

Die Frage nach dem richtigen Zeitpunkt lässt sich also nicht beantworten. Kinder lassen sich in jeder Phase der ärztlichen Qualifizierung und Berufstätigkeit integrieren. Immer entstehen Vor- und Nachteile mit Schwangerschaft und Kinderbetreuung. Die Bedingungen unterscheiden sich auch nach fachlicher Spezialisierung. Nichts ist unmöglich und jede spezifische Situation erfordert andere Durchsetzungsstrategien.

Kinder im Studium

Im Studium lassen sich Schwangerschaft und Kinderbetreuung relativ gut unterbringen, weil die Lehrveranstaltungen teilweise flexibel gewählt werden können und Hochschulen in Deutschland zunehmend individuelle Studienpläne und sogar flexible Prüfungsmöglichkeiten für studierende Eltern mit Betreuungsverpflichtungen zulassen. Kinderbetreuungseinrichtungen der Hochschulen und der Studentenwerke orientieren sich am flexiblen Stundenplan der studierenden Eltern. Weniger positiv ist die ökonomische Situation: Sie zwingt viele studierende Eltern zu Nebenerwerben, die das Studium verlängern. Heutzutage bekommen die meisten Frauen ihr erstes Kind mit ungefähr 29 Jahren. Studieren mit Kind ist nicht so unbeschwert wie ohne Kind. Das Studium ermöglicht eine Auszeit von einem halben oder sogar einem Jahr, die Eltern sich sehr gut teilen können. Ungefähr 10% der Studierenden haben Kinder. Viele studierende Eltern beschreiben ihre Situation sehr positiv und sind vor allem rückblickend froh, dass sie Schwangerschaft, Mutterschutz und die Phase der Kleinkindbetreuung »schon hinter sich« hatten, als sie in die Berufstätigkeit eingetreten sind.

Kinder in der fachärztlichen Qualifizierung

Die Phase der fachärztlichen Qualifizierung ist je nach Fachgebieten und Klinikkultur unterschiedlich günstig für Phasen der Schwangerschaft und Kinderbetreuung. Ganz grundsätzlich gibt es kein Fach und keine Klinik, in der das nicht organisierbar wäre. In der Realität grenzen vor allem die operativen Fächer und die Organisationskultur vieler Kliniken Frauen, die schwanger werden, aus. Der Grund dafür ist nicht, dass es nicht möglich wäre, gute Bedingungen für die Vereinbarkeit von Familie und Beruf zu schaffen, sondern das herrschende Bild von Aufopferung für die ärztliche Karriere.

Kinder in dieser Phase müssen sehr genau geplant werden, damit die Qualifizierung optimal gestaltet werden kann und möglichst wenig Zeit verloren wird. Wer in der fachärztlichen Ausbildung operiert oder mit Gefahrstoffen arbeitet, muss einkalkulieren, dass während Schwangerschaft und Stillzeit diese Tätigkeiten unterbrochen werden müssen und sich die Ausbildung verzögert. In Untersuchungen beschreiben Ärztinnen und Ärzte die Verteilung der Operationen, die für die fachärztliche Qualifizierung notwendig sind, auf zwei unterschiedliche Arten: Entweder werden Operationen, die für den OP-Katalog notwendig sind, vom Leiter gegenüber den Qualifikanten einzeln als Gunst gewährt. Der Nachwuchs wird so zueinander in Konkurrenz gesetzt. Manche Klinikchefs belohnen damit einzelne Personen, zum Beispiel Männer, die zeitlich uneingeschränkt verfügbar sind. Es besteht die Gefahr, dass eine Leitkultur der Ausbeutung und des Nepotimus an der Klinik entsteht, in dem Frauen qua Geschlecht und Männer mit Familienorientierung schlechte Bedingungen haben. Oder aber Operationen werden so zugeteilt, dass alle gleichermaßen Zugang haben. Es wird darauf geachtet , dass alle »ihren Katalog voll bekommen« und es besteht eine Leitkultur der Fürsorge für die Qualifizierung des fachärztlichen Nachwuchses. Diese fördernde Kultur ermöglicht dem weiblichen Nachwuchs eine sehr hohe Partizipation. Wichtig ist, dass diese Phase, in der es rein altersmäßig für Ärztinnen normal wäre, Kinder zu bekommen, in der Arbeitsorganisation fürsorglich gestaltet wird. Transparente Kataloge für die fachärztliche Ausbildung mit klaren Anforderungsprofilen an den Nachwuchs und die Vorgesetzten schaffen dafür gute Bedingungen. Wer die Möglichkeit hat, sich eine Stelle zur fachärztlichen Qualifizierung auszusuchen sollte darauf achten, ob die Klinik und die Vorgesetzten dazu in der Lage sind, engagierte Nachwuchsförderung zu betreiben und Frauen dabei gleichwertig wie Männer zu behandeln. Das lässt sich daran ablesen, wie lange dort für eine fachärztliche Ausbildung gebraucht wird und ob es Personen dort vorher faktisch möglich war, während dieser Zeit Kinder zu bekommen, Elternzeit zu nehmen oder während der Ausbildung Teilzeit zu arbeiten. Wichtig ist auch, ob Frauen mit Kindern an der Klinik ihre fachärztliche Ausbildung abschließen konnten. Bei der Standortwahl sollte die Kinderbetreuungsinfrastruktur ebenfalls ausschlaggebend sein.

Kinder nach der fachärztlichen Qualifizierung

Wenn die fachärztliche Qualifizierung beendet ist, stehen vielfältige Karrieremöglichkeiten offen, z. B. die Übernahme oberärztlicher Funktionen, die Vertiefung des

Einsatzes in der Wissenschaft oder die Leitung einer Praxis oder die Übernahme von Leitungsfunktionen in Ämtern. Ärztinnen, die eine Dauerperspektive aber zunächst keinen weiteren Aufstieg anstreben, haben dann, wenn sie diese Positionen erreicht haben, nach einer Einarbeitungsphase Zeit für Schwangerschaft und für Kinder. Viele Ärztinnen streben eine Tätigkeit in einer Praxis oder einem Amt an, weil sie dort Elternzeiten nehmen oder Teilzeit arbeiten können. Die weitere Karriere kann darin bestehen, danach Vollzeit zu arbeiten, die Praxis zu erweitern, einen Aufstieg im Amt anzustreben oder Führungsaufgaben in einer anderen Organisation zu übernehmen. Wer nach einer intensiveren Kinderphase im Beruf einen weiteren Aufstieg plant, sollte in der Kinderphase die Kontakte zu den relevanten Netzwerken pflegen.

Aber auch Medizinerinnen, die direkt weiter Karriere machen wollen, können das mit Schwangerschaft oder Zeit für Kinder vereinbaren. Die Weiterarbeit in der Wissenschaft hat neben Tätigkeiten im Labor auch Phasen, in denen Schreibtischarbeit im Vordergrund steht und Erfahrung in der Lehre, vielleicht sogar im Ausland, gesammelt werden muss. Oberärztinnen haben einen hohen Zeitaufwand im Klinikalltag, aber dennoch bleibt Zeit für ein Leben außerhalb der Klinik. Wer Karriere und Kinder verbinden will, muss darauf achten, dass das Unterstützungssystem für die Kindererziehung und -betreuung solide ist. Sie sollte darauf achten, dass die unmittelbaren Vorgesetzten, die zur Förderung der Karrieren notwendig sind, damit umgehen können, dass eine Oberärztin ihre Kinder regelmäßig sehen möchte. Das Problem haben nicht nur männliche Chefs. Auch weibliche Vorgesetzte verstehen manchmal nicht, »dass die jungen Frauen alles haben wollen, wo ich doch verzichten musste«. Deshalb gilt, dass es ratsam ist, sich die Vorgesetzten sehr gut auszusuchen.

Eins, zwei, drei, sieben?

Wie viele Kinder sind ideal? Darauf gibt es natürlich keine Antwort. Es gibt Ärztinnen, die im Beruf stehen und die ohne Kind, mit einem Kind oder mit sieben (!) Kindern glücklich werden. Viele Mütter beschreiben, dass zwischen einem Kind und zwei Kindern ein echter Quantensprung liegt. Das hat viel damit zu tun, dass ein Kind sich in einer arbeitsteiligen Partnerschaft noch irgendwie organisieren lässt. Bei zwei und mehr Kindern sind größere Unterstützungssysteme gefragt. Eine professionelle Hauswirtschafterin mit Unterstützung durch Reinigungskraft und Babysitter bietet für zwei Kinder ein ebenso gutes Umfeld wie für viele. Mehrere Kinder haben den großen Vorteil, dass sie sich gegenseitig erziehen und die Eltern im emotionalen Gefüge der Familie nicht die alles dominierende Rolle spielen.

Modelle für die Vereinbarkeit von Kinderbetreuung und ärztlicher Berufstätigkeit

Ärztinnen können zwischen verschiedenen Tätigkeitsbereichen wählen: Praxis, Klinik, Wissenschaft und alternative Berufswege bieten unterschiedliche Arbeitsbedingungen. Ärztinnen sollten sich zunächst überlegen, welche Karrierewege sie sich wünschen. Ärztinnen, die sich eine Familie wünschen, sollten besonders auf ein familienfreundliches Umfeld achten. Der Standort muss entsprechend sorgfältig ausgewählt werden. So sollte darauf geachtet werden, dass das ärztliche Personal in Sachen Schwangerschaftsvertretung und Kinderbetreuung dem Pflegepersonal gleichgestellt ist und dass Überstunden nicht im Übermaß erwartet werden. Darüber hinaus ist es wichtig, sich selber kontinuierlich für familienfreundliche Arbeitsstrukturen einzusetzen – und nicht erst dann, wenn man selbst betroffen ist.

Vereinbarkeitsmodell: Praxis mit flexibler Arbeitszeit

Viele Ärztinnen mit Kindern entscheiden sich für die Tätigkeit in einer Praxis, die räumlich nah bei der Familie liegt. Manchmal liegen Wohnung und Praxis sogar in einem Haus. Die Praxistätigkeit lässt sich nicht nur allein, sondern auch im Team ausüben und häufig sind die Arbeitszeiten besser planbar und flexibler gestaltbar als beispielsweise in der Klinik. In Teilzeit tätig zu sein kann aber auch in der Praxis schwierig sein – beispielsweise dann, wenn sehr teure Geräte angeschafft wurden und diese Geräte ausgenutzt werden müssen, um den Kredit abbezahlen zu können. In diesen Fällen verhindert der ökonomische Druck, dass eine Praxis in Teilzeit geführt werden kann. Manche dieser Probleme lassen sich durch Praxisgemeinschaften bzw. Gemeinschaftspraxen lösen, indem die angeschafften Geräte gemeinschaftlich genutzt werden können und die Geräte so besser ausgelastet sind. Gleichzeitig ist es auf diese Weise möglich, die Arbeitszeiten mit den Kollegen und Kolleginnen abzusprechen und sich ggf. auch untereinander vertreten zu können. Mithilfe dieses Modells vereinbaren viele Ärztinnen Familie und Beruf.

Vereinbarkeitsmodell: Ärztin im öffentlichen Gesundheitswesen

Auch in der Laufbahn als Amtsärztin sehen viele Medizinerinnen ein Modell, mit dem Beruf und Familie gut zu vereinbaren ist. Die Bestimmungen des öffentlichen Dienstes zur Vereinbarkeit werden hier anders als im Klinikalltag sehr gut umgesetzt. Die Arbeitszeiten sind anders als in den Kliniken zuverlässig planbar (keine Bereitschaftsdienste, keine Schichtarbeit). Zudem bietet eine unbefristete Beschäftigung im öffentlichen Dienst die Sicherheit, auch nach längeren Erziehungszeiten in den Beruf zurückkehren zu können. Eine Reduzierung der Arbeitszeit zur Betreuung von Kindern oder pflegebedürftigen Angehörigen ist problemlos möglich, wobei ein Rückkehrrecht auf einen Vollzeitarbeitsplatz besteht.

Vereinbarkeitsmodell: Klinik

Kliniken bieten zurzeit noch in ihrer Gesamtheit eher schlechte Bedingungen für Arbeitszeitreduzierungen und Elternzeit – nicht formal, aber doch, was die geringere Beschäftigungssicherheit sowie sich verschlechternde Aufstiegsmöglichkeiten betrifft. Frauen, die schwanger werden und deren Vertrag ausläuft, haben keine Handhabe, auf Weiterbeschäftigung zu bestehen. Hier steht dringend ein Kulturwandel an, denn mittlerweile ist in mehreren Bundesländern die Mehrheit der Medizinstudierenden weiblich. Kliniken werden in Zukunft nur dann qualifiziertes Personal rekrutieren und an sich binden können, wenn sie für Mütter und Väter angemessene Möglichkeiten der Vereinbarkeit von Familie und Beruf bieten. Neuen Studien zufolge haben Männer ebenso wie Frauen den Wunsch, ihre Arbeitszeit zu reduzieren. Sie realisieren diesen Wunsch viel seltener als Frauen, weil sie die Sanktionen der Arbeitgeber fürchten. Ärztinnen und Ärzte, denen die Vereinbarkeit von Familie und Beruf wichtig ist, sind gut beraten, diesen Wunsch deutlich zu machen und sich in den Kliniken Verbündete zu suchen. Die Verhandlungssituation ist dort besser, wo ein Mangel an qualifiziertem Personal herrscht.

Auch wenn die Vereinbarkeit von Mutterschaft und Kliniktätigkeit schwer zu sein scheint, Kliniken können dafür gute Bedingungen schaffen. Im Ausland sind solche organisatorischen Regelungen oft die Normalität, in Deutschland setzen sie sich nur langsam durch. Dennoch ist es möglich, als Klinikärztin Kinder zu haben. Es kommt ganz entscheidend auf die Klinikkultur und die konkreten Vorgesetzten an. Die schwierigeren Bedingungen im Beruf erfordern ein stärkeres Unterstützungssystem im Privatbereich, das mit dem Partner ausgehandelt werden muss.

Vereinbarkeitsmodell: Wissenschaft

Wissenschaft ist ein spannendes und sehr befriedigendes Betätigungsfeld für Ärztinnen. Der Aufstiegsweg in der Wissenschaft beinhaltet Unwägbarkeiten, die eine Vereinbarkeit von Familie und Beruf erschweren. Andererseits bietet die Wissenschaft dann, wenn eine Führungsfunktion erreicht ist, gewisse Freiheiten bei der Arbeitszeiteinteilung. In der Medizin stehen solche Führungsfunktionen am Ende eines Qualifizierungsweges – also nach Promotion, fachärztlicher Qualifizierung und Habilitation. Manchmal wird heutzutage auch eine habilitationsadäquate Leistung anerkannt, das sind in der Regel Publikationen mit ausreichendem Impact-Faktor, die als Habilitation einreicht werden können. In klinischen Fächern sind die Bewerberinnen und Bewerber nicht selten über 40 Jahre alt; aber auch dann sind Kinder noch möglich.

Auf dem Weg zu den Spitzenpositionen der Wissenschaft ist durch die Befristung der Stellen und die Arbeitsorganisation ein hoher Druck gegeben, sodass klinisch arbeitende Wissenschaftlerinnen oft Schwierigkeiten haben, sich vorzustellen, wie Kinder in ihr Leben passen können. Das betrifft vor allem die Frage der Arbeitsorganisation in der Klinik und die Frage der Unterstützung durch die Vorgesetzten. Familie und klinisch-wissenschaftliche Tätigkeit müssen sich keinesfalls ausschließen, sondern es müssen entsprechende Rahmenbedingungen geschaffen werden. Es gibt etliche Beispiele von Frauen, die beides geschafft haben, weil ihre Chefs bzw. Chefinnen hinter ihnen und ihren Leistungen gestanden haben. In den operativen Fächern ist dies wohl am schwersten zu realisieren, in der Grundlagenforschung dagegen wohl am besten.

3.6.3 Probleme und Lösungswege rund um Schwangerschaft, Geburt und Elternzeit

Die Entscheidung für Kinder erfordert eine Menge weiterer Entscheidungen, unter anderem zu Schwangerschaft, Stillzeit und Elternzeiten.

Schwangerschaft und Stillzeit

In vielen akademischen Berufen spielt es keine Rolle, ob eine Frau schwanger ist oder stillt. In der Medizin gelten dagegen in vielen Bereichen Mutterschutzbestimmungen, die bestimmte Tätigkeiten für betroffene Ärztinnen einschränken oder verbieten. Auch wenn es manchmal nicht ganz einleuchtend ist, warum bestimmte ärztliche Tätigkeiten verboten sind: Das Mutterschutzgesetz muss eingehalten werden. Während das für manche Ärztinnen keine oder kaum Konsequenzen hat, verändert sich für andere die Berufstätigkeit mit dem Melden der Schwangerschaft vollständig.

Wenn wesentliche Bestandteile der regulären Tätigkeiten durch das Mutterschutzgesetz untersagt sind, ist es günstig, sich rechtzeitig zu überlegen, was im Fall einer Schwangerschaft eine sinnvolle alternative Tätigkeit sein könnte: Es wäre z. B. möglich, eine Dissertation oder Habilitation zu verfassen, wichtige Papers zu schreiben, Weiterbildungen zu besuchen, Vorträge zu halten, auf einer anderen Station Dienst zu tun, in einer Praxis Vertretungen zu übernehmen, Lehrerfahrungen zu sammeln etc. Das alles ist leichter zu organisieren, wenn man sich vorher überlegt, was im konkreten Fall an Veränderungen ansteht. Spätestens wenn die Vorgesetzten über eine Schwangerschaft informiert werden, sollten konkrete Vorschläge gemacht werden können, welche Aufgaben sie während der Schwangerschaft und Stillzeit in ihrem Bereich übernehmen können. Zudem ist es sinnvoll, sich nach finanziellen Mitteln zur Vertretung von Ärztinnen im Mutterschutz zu erkundigen. Das beste für den Arbeitsbereich ist es in der Regel, wenn Vertretungskräfte eingestellt werden können. Vertretungskräfte können zwar die eigentliche Fachkraft nie komplett ersetzten, aber wenn insbesondere in klinischen Tätigkeitsbereichen keine Vertretungsmittel verfügbar sind, steht eine Station vor fast unlösbaren Personalproblemen. Manche Vorgesetzte verwechseln hier allerdings die Ursachen des Problems: Sie sind wütend auf die schwangere Frau und nicht auf den Verwaltungsdirektor, der ihnen keine adäquate Vertretung zuweist. Viele Ärztinnen haben die Erfahrung gemacht, dass ihre Vorgesetzten nicht positiv auf die Nachricht ihrer Schwangerschaft reagierten, sondern sich verärgert, gekränkt, beleidigt oder wütend zeigten. Manche Klinikerinnen beschreiben, dass ihre Chefs ab dem Zeitpunkt der Schwangerschaft ihre Förderung zurückzogen, sich abgrenzen und davon ausgingen, dass sie in Zukunft vor allem Mutter sein werden. Das hindert viele Frauen daran, ihren Kinderwunsch zu realisieren. Ebenso gibt es aber auch Berichte, dass sich das Verhältnis zu den Vorgesetzten wieder bessert, wenn deutlich wird, dass der Beruf weiter wichtig ist und nicht die Absicht besteht, für lange Zeit aus dem Beruf auszuscheiden. Ziel sollte es sein, Schwangerschaft und Muttersein für Ärztinnen als »Normalfall« zu betrachten und organisatorische Maßnahmen zu ergreifen, um entsprechende Rahmenbedingungen zu schaffen. Kinder zu bekommen ist ein Recht, es ist volkswirtschaftlich und menschlich sinnvoll – darauf müssen werdende Eltern bestehen.

Beschäftigungsverbot

Sechs Wochen vor der Geburt haben werdende Mütter das Recht, nicht mehr erwerbstätig zu sein. Einige Ärztinnen arbeiten trotzdem bis zur Geburt des Kindes, andere schließen sich der Mehrheit der werdenden Mütter an und nutzen die sechs Wochen. Nach der Geburt gilt ein vollständiges Beschäftigungsverbot von acht Wochen. In manchen Bereichen besteht eine sehr geringe Bereitschaft, die Arbeit für die Zeit des Mutterschutzes umzuorganisieren. In einer Organisation, in der Unfälle von Kollegen als tragisch, Schwangerschaften aber als »unverschämt« gelten, herrschen seltsame Werte. Die schönste Geschichte über Mutterschutz, die ich je gehört habe, stammt leider nicht aus der Medizin, aber von einer Hochschulkanzlerin. Sie wurde als Bewerberin vom Akademischen Senat der Hochschule befragt, wie sie das denn sähe, sie sei ja im gebärfähigen Alter. Daraufhin erwiderte sie dem fragenden Herrn: »Ich bin in dem Alter, in dem Frauen Kinder bekommen und Sie sind in dem Alter, in dem Männer Herzinfarkte bekommen. Beide fallen wir dann ein halbes Jahr aus.« Die Dame wurde zur Kanzlerin gewählt.

Elternzeit

Die neuen Bestimmungen für Elternzeit sehen vor, dass nach der Geburt eines Kindes beide Eltern gleichzeitig in Elternzeit gehen dürfen. Es ist möglich, Elternzeit und Teilzeiterwerbstätigkeit zu verbinden. Viele Paare haben heute den Anspruch, sich die Elternzeit zu teilen. Allerdings wird dieser Anspruch sehr selten realisiert. Die geringe Inanspruchnahme der Elternzeit durch Väter hat verschiedene Gründe. Der wichtigste Grund sind sicher die befürchteten beruflichen Nachteile durch die Elternzeit oder auch durch Teilzeitarbeit, denn für die meisten Vorgesetzten ist dies gleichbedeutend mit einer geringen Karriereorientierung. In jedem Fall ist damit zu rechnen, dass ein beruflicher Aufstieg behindert wird. Männer, die im öffentlichen Dienst unbefristet beschäftigt sind oder auch manche Freiberufler können noch am besten familienbedingte Arbeitszeitreduzierungen umsetzten. Auch wenn es für Männer riskant erscheint, die eigene Erwerbstätigkeit zugunsten der Betreuung von Kindern zu reduzieren: Für Frauen ist es ebenso riskant. Viele Paare entscheiden sich aber dafür, dass die Frau Elternzeit nimmt und/oder ihre Arbeitszeit reduziert. Häufig hat dies auch ökonomische Gründe, weil die Ehemänner besser verdienen.

Viele Ärztinnen, die einige Monate oder ein Jahr Elternzeit nehmen, beschreiben die Zeit, in der sie sich auf den Nachwuchs und einige Schreibtischarbeiten (z. B. die Dissertation oder Habilitation) konzentrieren, als glückliche und erfüllte Zeit. Längere Auszeiten werden allerdings retrospektiv häufiger als Problem für die weitere berufliche Laufbahn beschrieben, weil sich die alten Kolleginnen und Kollegen auf neue Leute eingestellt haben und weil wichtige Entwicklungen verpasst wurden. Bei der Vermittlung der Agentur für Arbeit gelten Personen, die über ein Jahr nicht erwerbstätig waren, als langzeitarbeitslos und schwer vermittelbar, weil ihnen Qualifikationen fehlen. Viele Ärztinnen machen die Erfahrung, dass die rasante Entwicklung ihres Fachgebietes eine Nachqualifizierung nötig macht.

3.6.4 Arbeitsteilung im Beruf

Die Vereinbarkeit von Familie und Beruf ist in erster Linie eine Frage der Arbeitsorganisation und der Akzeptanz von familiären Verpflichtungen bei der Arbeitsstelle. Arbeitgeberinnen und Arbeitgeber, die es Ärztinnen und Ärzten ermöglichen, Zeit mit ihren Kindern und ihren Familien zu verbringen, haben viel von dieser Haltung: Sie binden ihr Personal an sich, denn wer die Familie wertschätzt, zieht nicht für 200 Euro mehr Gehalt einfach zur nächsten Arbeitsstätte. Sie vermeiden Burn-out-Effekte, denn zu Hause bietet sich auch ein Ausgleich. Dieser Ausgleich ist keine Erholung, aber Zeit mit Kindern und mit Partnerinnen und Partnern bieten eine positive Balance. Es ist Aufgabe des Arbeitgebers für die Vereinbarkeit von Familie und Beruf zu sorgen. Dafür besteht eine umso bessere Verhandlungsposition, je größer der Mangel an qualifiziertem ärztlichem Personal ist. Diese Forderungen müssen aber gestellt werden; kein Vater und keine Mutter wird mehr bekommen als sie oder er einfordert. Forderungen zu erheben geht am besten gemeinsam, dafür gibt es Strukturen. Auch wenn viele Ärztinnen aus Milieus stammen, in denen es üblich ist, die eigenen Angelegenheiten allein zu regeln: Eine Personalvertretung, Frauen- und Gleichstellungsbeauftragte, eine Gewerkschaft wie Verdi oder der Marburger Bund, der Hartmannbund, die Ärztekammer oder der Deutsche Ärztinnenbund können dazu beitragen, dass Arbeitsverhältnisse familiengerechter werden. Ärztinnen sollten in diesen Organisationen Mitglied werden, Forderungen erheben und sich einmischen. Es ist bedeutend einfacher, sich für die Anliegen anderer einzusetzen als für die eigenen – vor allem, weil im Ernstfall für Politik keine Zeit bleibt und dann auf ein unterstützendes Netzwerk zurückgegriffen werden kann.

Insgesamt gesehen wird der ärztliche Beruf selten einer sein, der sich in 38,5 Stunden pro Woche abarbeiten lässt. Es handelt sich um Führungsfunktionen von Spezialistinnen und Spezialisten im Gesundheitswesen, in denen alle Beteiligten engagiert zum Wohl der Patientinnen und Patienten arbeiten – über 38,5 Stunden in der Woche. Auch bei einem 50-Stunden-Job bleibt Zeit für Familie, vor allem, wenn ein Teil der Arbeit flexibel zu Hause erbracht werden kann und die Fahrtzeiten nicht allzu lang sind.

3.6.5 Partnerschaft und Arbeitsteilung zu Hause

Die Vereinbarkeit von Familie und Beruf ist nicht ausschließlich eine Frage der Organisation der Erwerbsarbeit. Vereinbarkeit wird auch zu Hause ermöglicht. Je komplexer die familiären Anforderungen sind, desto mehr Unterstützung brauchen Ärztinnen zu Hause.

Dual Career

Für hochqualifizierte Partnerinnen und Partner ist es zunehmend kompliziert, zwei Karrieren aufeinander abzustimmen. Häufig bleibt nur die »Wochenendehe«. Arbeitgeber lernen hierzulande nur langsam, im Sinne einer Dual-Career-Politik Beschäftigungsmöglichkeiten für *beide* Partner anzubieten. Im angloamerikanischen Sprachraum ist dies dagegen weit verbreitet und dort wurden auch gute Erfahrungen damit gemacht. So können beispielsweise Kliniken ihre Fachkräfte längerfristig an sich binden und die Zufriedenheit der Beschäftigten erhöhen. Wer zusammen mit dem Partner in eine andere Stadt wechselt, muss sonst häufig einen »Knick« in der eigenen Karriere in Kauf nehmen. Früher waren das fast immer die Frauen und auch heute sind es noch immer viel häufiger Frauen als Männer. Auch wenn einige Karrierestufen bei Dual-Career-Paaren relativ unproblematisch nebeneinander verlaufen, entsteht irgendwann die Frage, welcher Karriere Priorität beigemessen wird. Viele Diskussionen mit Klinikfrauenbeauftragten und Ärztinnen zeigen, dass die männlichen Partner ihre Karrieren zielstrebiger verfolgen, eigene berufliche Ziele besser durchsetzen und letztlich steilere Karrierekurven aufweisen als ihre Partnerinnen.

Manchen Akademikerpaaren gelingt es aber auch, eine gleichberechtigte Doppelkarriere zu realisieren – dies sind allerdings sehr häufig Paare ohne Kinder. Die Frauen in diesen Paaren müssen allerdings oftmals stärker um die Anerkennung ihrer Leistungen und um ihre »Karriere« kämpfen als ihre Partner, weil Männer von ihrem Umfeld nach wie vor stärker in ihrer Karriere gefördert werden. Dabei kann es auch zu Konkurrenz und zu Konflikten zwischen den Ehepartnern kommen. »Ich bin nicht so gut als Ärztin wie mein Mann.« Die strukturell schlechten Bedingungen für Doppelkarrieren in Deutschland führen dazu, dass es selbst gleichstellungsorientierte Paare sehr schwer haben, gleichwertige Karrieren für beide Partner zu organisieren. Viele Frauen erleben das als Niederlage und büßen an Selbstwertgefühl ein, viele Partnerschaften scheitern an diesem Problem. Hier hilft es, das Thema immer wieder gemeinsam zu diskutieren und sich dafür eine externe Karriereberatung zu leisten, die sich mit dem Problem von Doppelkarrieren auskennt. Die Familie (»Kind, ich musste auch zurückstecken, als dein Vater Oberarzt wurde«) ist wegen der anderen Rollenvorstellungen früherer Generationen ein schlechter Ratgeber. Nicht nur die Eltern haben andere Arrangements gewählt, auch im privaten Umfeld ist es oft so, dass die Frauen zurückstecken, während die Männer Karriere machen. Letztlich sind Ärztinnen, die Karriere und Familie vereinbaren – zumindest in Westdeutschland – nicht nur im Beruf Pionierinnen, sondern auch im Privatleben. Es bedarf einer hoch entwickelten Organisation des Alltags, die eine personelle Unterstützung für häusliche und familiäre Aufgaben mit einschließt.

Arbeitsteilung zu Hause

Die außerberufliche Arbeitsteilung ist für Partnerschaften ein zentrales Thema. Die Berufe der Partner und die Relation der beruflichen Positionen stellen wichtige Rahmenbedingungen für die Arbeitsteilung zwischen den Partnern dar (Dettmer & Hoff 2005). Während 70% aller Akademikerinnen in einer Partnerschaft leben, in der die Partner gleichfalls über einen Hoch- bzw. Fachhochschulabschluss verfügen, trifft dies nur auf 37% der Akademiker zu. Das heißt, dass Akademiker wesentlich häufiger in Partnerschaften mit einer Frauen leben, die einen nichtakademischen Beruf erlernt haben. In diesen Partnerschaften verfügen die Männer entsprechend häufig über eine wesentlich höhere berufliche Position und verdienen deutlich mehr als ihre Partnerinnen. Das führt bei diesen Paaren oft allein schon aus ökonomischen Gründen zu einer traditionalen Arbeitsteilung. Diesen Unterschied im Heiratsverhalten zwischen Männern und Frauen gibt es sicher auch bei Professionsangehörigen der Medizin. Die Ehemänner von Ärztinnen sind auch heute noch meist älter und haben ein höheres Einkommen sowie eine höhere berufliche Stellung als ihre Partnerin. Dieses Idealbild einer Partnerschaft hat sich auch in jüngeren Generationen nicht grundlegend gewandelt. Gleichberechtigung ist zwar ein hoher Wert in vielen Beziehungen – wird aber trotzdem selten realisiert. Gleichwohl sind junge Männer heute öfter bereit, ihre Karrieren zumindest phasenweise zugunsten ihrer Partnerinnen zurückzustellen und einen Teil der Sorge für die Kinder und den Haushalt zu übernehmen. Allerdings arbeiten junge Väter nach der Geburt ihrer Kinder in Deutschland statistisch gesehen nicht weniger in ihrem Beruf, sondern mehr als zuvor. Frauen arbeiten dagegen nach der Geburt von Kindern kürzer oder setzen beruflich ganz aus. Dies ist auch Ausdruck von bestehenden Geschlechtsrollenerwartungen, die sich auf partnerschaftliche Arbeitsteilungsmuster auswirken. Drum prüfe, wer sich ewig bindet – dieser klassische Grundsatz gilt für Frauen mit Karrierewunsch ganz besonders.

Allein erziehen

Die deutliche Mehrheit der berufstätigen Mütter lebt mit einem Partner zusammen. Allerdings sind immerhin 15 von 100 Müttern allein erziehend. Da in Deutschland vier von zehn Ehen geschieden werden und in manchen Bundesländern mehr Ehen geschieden als geschlossen werden, kann keine Frau und auch keine Ärztin davon ausgehen, dass sie mit dem Vater ihrer Kinder auf ewig zusammenbleiben wird. Der Beruf als Ärztin sichert in diesem Fall ein gutes Einkommen. Es ist auch für alleinstehende Ärztinnen möglich, Karriere zu machen und Kinder zu haben. »Ich bin allein erziehend. Das war nicht einfach, aber letztlich besser für mich und für mein Kind« – so das Fazit einer Medizinprofessorin.

Professionelle Unterstützung

Es gibt unendlich viele Dinge in Haushalt und Kinderbetreuung, für die es eine professionelle Unterstützung gibt. Wenn Hilfe von Dritten in Anspruch genommen wird, lassen sich ärztliche Berufstätigkeit und Familie durchaus vereinbaren. Wichtig ist also, Arbeit zu delegieren und den Alltag gut zu organisieren. Das beginnt mit der Professionalisierung der Haushaltsführung: Putzen, Waschen, Bügeln, Kochen und Einkaufen für den täglichen Bedarf sind Angelegenheiten, die bestens an eine Hauswirtschafterin abgegeben werden können. Eine Hauswirtschafterin sollte von einer Reinigungskraft und einem Babysitter unterstützt werden, allein schon, weil auch die treueste Mitarbeiterin krank werden kann, ein Recht auf Urlaub hat und nicht 12 Stunden am Tag arbeiten kann. Unqualifiziertere Hilfe kann dagegen riskant sein: So bieten Au-Pair-Mädchen und -Jungen weniger Sicherheit dafür, dass die Unterstützung gut funktioniert. Mit ihnen holt man sich zu den eigenen kleinen Kindern zusätzlich große Kinder ins Haus. Das kann zwar auch gut gehen, aber Au-Pairs bleiben nur ein Jahr und sind dadurch als Bezugspersonen nicht sehr gut geeignet. Zudem dürfen sie nicht als Reinigungskräfte beansprucht werden. Hauswirtschafterinnen und Reinigungskräfte können dagegen völlig problemlos im Haushalt angestellt werden. Steuerberatungen machen die Buchführung und erledigen den ganzen Organisationskram, der nicht unerheblich ist. Einfach so eine Haushaltshilfe zu beschäftigten, ist Schwarzarbeit, weder arbeitsmarktpolitisch noch für die Altersversorgung der Beschäftigten sinnvoll und unterliegt einer hohen Fluktuation. Großeltern, die in der Nähe wohnen und Zeit haben, sind für beruflich engagierte Eltern natürlich ein Segen. Viele Ärztinnen, die Kinder haben, berichten, dass ihre Mütter einen hohen Anteil an der Kinderbetreuung übernehmen. Den Haushalt kann man der Mutter aber nicht auch noch aufbürden. Es geht darum zu entscheiden, ob man in der Lage ist, 40–50 Stunden in der Woche zu arbeiten und trotzdem Zeit mit den Kindern zu haben, Zeit mit dem Partner zu haben, einzukaufen, zu putzen, zu bügeln etc. – irgendwo müssen Abstriche gemacht werden.

Professionelle Unterstützung in Haushalt und Familie verursacht allerdings nicht unerhebliche Kosten. Auch wenn beide Partner gut verdienen, entsteht schnell der Eindruck, dass einer von beiden nur für die Hauswirtschafterin und den Kindergarten arbeitet. Das deutsche Steuersystem macht es vor allem denjenigen Frauen schwer, ihre eigene Erwerbstätigkeit als wertvoll durchzusetzen, die ein geringeres Einkommen haben als ihre Ehemänner. Langfristig ist eine Hilfe im Haushalt aber auf jeden Fall lohnend, denn so werden längere berufliche Auszeiten verhindert, die sich häufig sehr negativ auf den weiteren beruflichen Verlauf auswirken.

3.6.6 Wertfragen

Familie wird nicht nur gelebt, Familie ist ein Begriff, der mit bestimmten Wertvorstellungen verbunden ist. Was ist eine gute Familie? Was macht eine gute Partnerschaft aus? Bei der Kinderfrage taucht die Frage auf: Was für eine Mutter möchte ich sein und wie möchte ich mein Kind erziehen? Vereinbarkeit beginnt in den Köpfen.

Was für eine Mutter möchte ich sein?

Was für eine Mutter möchte ich sein? Diese Frage klingt so einfach, aber sie ist sehr schwer zu beantworten. Die eigene Mutter dient Frauen oft als wichtiges Rollenvorbild. War die Mutter in einem Beruf tätig, in dem sie selten zu Hause war? War die Mutter Teilzeit berufstätig oder ganz zu Hause? Es ist nicht einfach, selbst in der Kindererziehung alles anders zu machen als die Mutter, wenn man der Meinung ist, dass sie die Erziehung gut gemacht hat. Weil sie als Karrierefrau zufrieden und eine wunderbare Mutter war. Weil sie als Hausfrau immer für ihre Tochter da war. Und es ist schwer, sich davon zu lösen, dass man selbst alles besser machen möchte, wenn die eigene Mutter eher ein abschreckendes Beispiel ist – z. B. weil sie nie Zeit für ihre Tochter hatte oder weil sie als Hausfrau die Tochter mit ihren Erwartungen erstickt hat.

Die gesellschaftlichen Wertvorstellungen von der deutschen »Supermutter« tragen auch wir mit uns herum: »Kinder gehören zur Mutter« oder: »Schulerfolg und Karriere hängen vom Elternhaus ab, nicht von der Schule«. Diese wenigen Aussagen zeigen, wie hoch die Latte hängt für die Eltern, insbesondere für die Mütter. Frauen mit Hang zur Perfektion und zu Höchstleistungen haben mit solchen Anforderungen besondere Probleme. Ärztinnen waren in der Regel selbst sehr gut in der Schule und sind sehr leistungsorientiert. Sie haben entsprechend hohe Anforderungen an die eigene Mutterrolle: »Ich will nur dann Mutter werden, wenn ich auch eine perfekte Mutter sein kann.« »Ich mache Sachen nur ganz oder gar nicht«. Das heißt, entweder auf Karriere oder auf Kinder zu verzichten. Alle Frauen, die berufstätig sein wollen, sollten sich von diesem Bild der »Übermutter« abgrenzen.

Ein Blick ins Ausland hilft dabei, mit dieser Frage unverkrampfter umzugehen. In Frankreich, England oder Skandinavien ist es normal, dass nicht allein die

Mütter für die Betreuung der Kinder zuständig sind, sondern dass dies als gesellschaftliche Aufgabe gesehen wird. Eine gute Kinderbetreuung und ein gutes Bildungswesen entlasten dort die Eltern. Eine Mutter muss ihre Kinder also durchaus nicht allein betreuen und erziehen. Sie kann sich bei dieser Aufgabe ohne schlechtes Gewissen unterstützen lassen, ohne dass die Entwicklung des Kindes dabei Schaden nehmen würde. Eine Mutter, die sich ausschließlich oder überwiegend der Kindererziehung widmet, muss keine bessere Mutter sein, denn in dieser Rolle beschreiben Frauen sich nicht selten als einerseits überfordert und andererseits unausgefüllt. Kinder brauchen emotionale Nähe, sie brauchen Bezugspersonen und sie brauchen ihre Familie. Sie brauchen keine Mutter-Köchin-Putzfrau-Chauffeuse-Gärtnerin. Und sie brauchen nicht nur ihre Mutter, sondern genauso ihren Vater und andere Bezugspersonen.

Was für eine Tochter möchte ich sein?

Vereinbarkeit von Familie und Beruf betrifft nicht nur Kinder und Partnerschaft, sondern auch die eigenen Eltern und Geschwister. Für viele Frauen ist eine gute Beziehung zu den Eltern sehr wichtig. Das gilt auch für Ärztinnen. Wenn keine Partnerschaft besteht, gewinnt darüber hinaus der Freundeskreis eine besondere Bedeutung. Die ganzen positiven Aspekte von Partnerschaft und Familie können nicht Thema dieses Beitrages sein. Hier soll es lediglich darum gehen, wie Ärztinnen den privaten Teil ihres Lebens mit ihrem Beruf in Einklang bringen.

Die ärztliche Tätigkeit erfordert häufig Mobilität und hohe zeitliche Verfügbarkeit. Gerade dann, wenn Eltern alt und gebrechlich werden, wenn Geschwister behindert sind, wollen viele Frauen aber in der Nähe der Familie sein und für sie sorgen. Die Pflege von Angehörigen erscheint vielen, wenn sie jung sind, über eigene Kinder nachdenken und sich gerade ärztlich qualifizieren, weit weg. Viele Menschen, besonders Frauen, leisten aber eine solche Betreuung. Sie sehen regelmäßig nach dem Rechten, sie besuchen die Familie am Wochenende oder teilen sich mit anderen Geschwistern die Sorge: »Ich fahre jeden Monat für drei Tage zu meinen Eltern, um einzukaufen, mit der Pflegerin zu sprechen, den Schriftverkehr zu erledigen und so weiter. Das mache ich jetzt seit 10 Jahren«. Dies zeigt, dass solche Belastungen außerhalb der Klinik z. T. über lange Zeiträume etwas ganz Normales sind. Pflegebedürftige Angehörige sind allerdings häufig ebenso wenig mit dem Klinikbetrieb zu vereinbaren wie kleine Kinder. Hinzu kommt, dass der Umgang mit Gebrechlichkeit, Leid und Sterben auch psychisch sehr belastend ist.

Wie die Frage nach der guten Mutter, so ist auch die Frage nach der guten Tochter, Schwester und Schwiegertochter eine sehr persönliche Frage und nicht pauschal zu beantworten. Letztlich muss an irgendeinem Punkt eine Grenze gezogen werden. Selbst Menschen, die sich Vollzeit der Pflege ihrer Angehörigen widmen, stoßen schnell an ihre Belastungsgrenzen. Sich eine professionelle Unterstützung zu organisieren, ist deshalb auch hier wichtig.

3.6.7 Fazit

Eine gelungene »Work-Life-Balance« ist vielen Ärztinnen sehr wichtig. Ein selbstbewusster Umgang mit den eigenen Prioritäten sowie Bündnisse mit Gleichgesinnten helfen dabei, solch eine »Balance« umzusetzen – auch wenn die Bedingungen dafür in der Medizin (noch) nicht besonders förderlich sind. Gleichwohl gibt es Tätigkeitsbereiche, in denen die beruflichen Anforderungen mit den privaten und familiären Anforderungen recht gut zu vereinbaren sind. Aber auch in den Kliniken und im Wissenschaftsbereich vollziehen sich Umbrüche, die (bei allen Schwierigkeiten) als Chance genutzt werden könnten, um Arbeitsbedingungen familienfreundlicher zu gestalten und somit kurative Tätigkeiten für junge Ärztinnen und Ärzte attraktiver zu machen. Aber für welchen Tätigkeitsbereich sich Ärztinnen auch immer entscheiden: Wenn sie eine berufliche Karriere mit Partnerschaft *und* Familie vereinbaren wollen, ist die Unterstützung des Lebenspartners von entscheidender Bedeutung. Dabei ist vor allem darauf zu achten, dass die eigene Karriereorientierung vom Partner voll akzeptiert wird und dass der Partner auch bereit ist, seine berufliche Laufbahn auf familiären Anforderungen abzustimmen. Das setzt das Leitbild eines egalitären Paararrangements voraus, das auf einer Gleichwertigkeit der beruflichen Ambitionen basiert.

Literatur

Abele-Brehm AE, Hoff EH, Hohner HU (Hrsg) (2003) Frauen und Männer in akademischen Professionen. Berufsverläufe und Berufserfolg. Asanger, Heidelberg

Dettmer S, Hoff EH (2005) Berufs- und Karrierekonstellationen in Paarbeziehungen: Segmentation, Integration, Entgrenzung. In: Solga H, Wimbauer C (Hrsg) »Wenn zwei das Gleiche tun …« Ideal und Realität sozialer (Un-)Gleichheit in Dual Career Couples. Barbara Budrich, Opladen

Domsch ME, Ladwig A (1998) Dual Career Couples. Die unerkannte Zielgruppe. In Gross W (Hrsg) Karriere 2000. Hoffnungen – Chancen – Perspektiven – Probleme – Risiken. Deutscher Psychologen-Verlag, Bonn, S 126–137

Goebel W (1997) Kinder oder Karriere. Lebensentwürfe junger Akademikerinnen und ihre persönlichen Netzwerke. Campus, Frankfurt/M

Lempert W (1998) Berufliche Sozialisation oder was Berufe aus Menschen machen. Eine Einführung. Schneider, Bartmannsweiler

Paetzold B (1996) Eines ist zu wenig, beides macht zufrieden. Die Vereinbarkeit von Mutterschaft und Berufstätigkeit. Kleine, Bielefeld

Seeman S (1997) Die berufliche Situation von Medizinerinnen. Ausbildung, Weiterbildung und Arbeitsmarkt. Centaurus, Pfaffenweiler

Wiese BS (2000) Berufliche und familiäre Zielstrukturen. Waxmann, Münster

Serviceteil

Ausgewählte Förderprogramme und Beratungsstellen

Bund, Länder und Wirtschaft

Bundesministerium für Bildung und Forschung
Dienstsitz Bonn
Heinemannstr. 2
53175 Bonn
Tel.: 01888-57-0
Fax: 01888-57-83601
Homepage: http://www.bmbf.de
E-Mail: bmbf@bmbf.bund.de
oder: Dienstsitz Berlin
Hannoversche Str. 28-30
10115 Berlin
Tel.: 01888-57-0
Fax: 01888-57-83601

Christiane-Nüsslein-Vollhard Stiftung
Geschäftsführung: Jutta Dalhoff
Poppelsdorfer Allee 15
53115 Bonn
Tel.: 0228-734830
Homepage: http://www.cnv-stiftung.de
E-Mail: dalhoff@cews.uni-bonn.de

Deutsche Akademie der Naturforscher Leopoldina
Postfach 110543
06019 Halle/Saale
Tel.: 0345-47239-0
Fax: 0345-47239-19
Homepage: http://www.leopoldina.uni-halle.de
E-Mail: leopoldina@leopoldina-halle.de

Deutscher Akademischer Austausch Dienst (DAAD)
Geschäftsstelle Bonn-Bad Godesberg
Kennedyallee 50
53175 Bonn
Tel.: 0228-882-0
Fax: 0228-882-444
Homepage: http://www.daad.de
E-Mail: postmaster@daad.de

Deutsche Forschungsgemeinschaft (DFG)
Kennedyallee 40
53175 Bonn
Tel.: 0228-885-1
Fax: 0228-885-2777
Homepage: http://www.dfg.de
E-Mail: postmaster@dfg.de
Nachwuchsförderung der DFG
Emmy Noether-Programm (Postdocs)
Heisenberg-Programm (Habilitation)
NIH/DFG Research Career Transition Awards
Programm (Postdoc-Phase)
Homepage: http://www.dfg.de

EU-Büro des Bundesministeriums für Bildung und Forschung
für das Forschungsrahmenprogramm
Leitung: Dr. Andre-Schlochtermeier
Heinrich-Konen-Str. 1
53227 Bonn
Tel.: 0228-447-630
Fax: 0228-447-649
Homepage: http://www.eubuero.de
E-Mail: eub@dlr.de

FiF Kontaktstelle – Frauen in die EU-Forschung
EU-Büro des BMBF/PT-DLR
Ansprechpartnerinnen: Cornelia Schneider, Nina Satori
Königswinterer Str. 522 – 524
53227 Bonn
Tel.: 0228-447-632/-635
Fax: 0228-447-649
Homepage: Homepage: http://www.eubuero.de/fif
E-Mail: cornelia.schneider@dlr.de/nina.sartori@dlr.de

Stifterverband für die Deutsche Wissenschaft
Barkhovenallee 1
45239 Essen
Tel.: 0201-8401-0
Fax: 0201-8401-301
Homepage: http://www.stifterverband.de
E-Mail: E-Mail@stifterverband.de

Studienstiftung des deutschen Volkes
Ahrstraße 41
53175 Bonn
Tel.: 0228-82096–0
Fax: 0228-82096–103
oder: Berliner Büro
Jägerstraße 22/23
10117 Berlin
Tel.: 030-20370-614/-442
Fax: 030-20370-433
Homepage: http://www.studienstiftung.de
E-Mail: info@studienstiftung.de

Volkswagenstiftung
Dr. Anja Fließ
Kastanienallee 35
30519 Hannover
Tel.: 0511-8381-374
Fax: 0511-8381-344
Homepage: http://www.volkswagen-stiftung.de
E-Mail: fliess@volkswagenstiftung.de

Parteien, Gewerkschaft und Kirche

Cusanuswerk
Bischöfliche Studienförderung
Baumschulallee 5
53115 Bonn
Tel.: 0228-983840
Fax: 0228-9838499
Homepage: http://www.cusanuswerk.de
E-Mail: info@cusanuswerk.de

Evangelisches Studienwerk e. V. Villigst
Iserlohner Str. 25
58239 Schwerte
Tel.: 02304-755196
Fax: 02304-755250
Homepage: http://www.evstudienwerk.de
E-Mail: info@evstudienwerk.de

Friedrich-Ebert-Stiftung e. V.
Abt. Studienförderung
Godesberger Allee 149
53170 Bonn
Tel.: 0228-883-0
Fax: 0228-883-697
Homepage: http://www.fes.de
oder: Friedrich-Ebert-Stiftung Berlin
Hiroshimastraße 17
10785 Berlin
Tel.: 030-26935-6

Friedrich-Naumann Stiftung
Karl-Marx-Straße 2
14482 Potsdam
Tel.: 0331-7019-0
Fax: 0331-7019-188
Homepage: http://www.fnst.de
E-Mail: fnst@fnst.org

Hanns-Seidel-Stiftung e. V.
Lazarettstraße 33
80636 München
Tel.: 089-1258-0
Fax: 089-1258-356
Homepage: http://www.hss.de
E-Mail: info@hss.de

Hans-Böckler-Stiftung
Hans-Böckler-Straße 39
40476 Düsseldorf
Tel.: 0211-77780
Fax: 0211-7778120
Homepage: http://www.boeckler.de
E-Mail: zentrale@boeckler.de

Heinrich Böll Stiftung
Studienwerk
Rosenthaler Str. 40/41
10178 Berlin
Tel.: 030-28534-400
Fax: 030-28534-5400
Homepage: http://www.boell.de
E-Mail: studienwerk@boell.de

Konrad-Adenauer-Stiftung e. V.
Rathausallee 12
53757 Sankt Augustin
Tel.: 02241-246-0
Fax: 02241-246-591
Homepage: http://www.kas.de
E-Mail: zentrale@kas.de
Bereich Begabtenförderung
Kontakt: Angelika Beuth
Tel.: 02241-246-281
Fax: 02241-246-869
E-Mail: angelika.beuth@kas.de

Rosa-Luxemburg-Stiftung
Franz-Mehring-Platz 1
10243 Berlin
Tel.: 030-44310221
Fax: 030-44310222
Homepage: http://www.rosalux.de
E-Mail: info@rosalux.de
Studienwerk; Leiterin: Dr. Katrin Schäfgen
Tel.: 030-44310128

Mentoring-Netzwerke und Coaching-Angebote

Mentoring-Programme speziell für MedizinerInnen

Charité – Mentoring-Programm
Ansprechpartnerin: Kerstin Dlab
Charité - Universitätsmedizin Berlin
Geschäftsbereich Changemanagement/Personal
Abteilung Personal- und Organisationsentwicklung
Dienstsitz Campus Mitte
Schumannstr. 20-21
10117 Berlin
Tel.: 030-450-571312
Fax: 030-450-571928 (Gemeinschaftsfax)
E-Mail: kerstin.dlab@charite.de

Elisa – Elitenförderung Sachsen
Ansprechpartnerin: Dipl.-Psych. Roswitha Rump
Technische Universität Dresden
Fakultät Mathematik und Naturwissenschaften
Institut für Psychologie
01062 Dresden
Tel.: 0351-46332910
Fax: 0351-46337719
Homepage: http://www.elisa-sachsen.de
E-Mail: rump@elisa-sachsen.de
oder: Universität Leipzig; Dr. Jeannine Stiller
Tel.: 0341-9731655
E-Mail: stiller@elisa-sachsen.de

Expertinnen-Beratungsnetz/Mentoring
Ansprechpartnerin: Prof. Angelika C. Wagner
Arbeitsstelle der Universität Hamburg
Brucknerstr. 1
22083 Hamburg
Tel.: 040-291026
Fax: 040-292489
Homepage: http://www.expertinnen-beratungsnetz.de
E-Mail: expertinnen@uni-hamburg.de

Projekt MEDIMENT
MEDUSE – Mentorinnen-Netzwerk der Universität Dusiburg-Essen
Ansprechpartnerinnen: Dr. Renate Klees-Möller, Renate Petersen
Zentrum für Hochschul- und Qualitätsentwicklung/
Frauenförderung und Gender-Mainstreaming
Universität Duisburg-Essen, Campus Essen
Universitätstr. 12
45141 Essen
Tel.: 0201-183-2205/0201-183-2245
Homepage: http://www.uni-essen.de/meduse
E-Mail: info@meduse-mediment.de/renate.klees-moeller@uni-essen.de

Mentoring-Programm für Nachwuchswissenschaftlerinnen
Dr. phil. Bärbel Miemietz
Frauen- und Gleichstellungsbeauftragte der
Medizinischen Hochschule Hannover
Carl-Neuberg-Str. 1
30625 Hannover
Tel.: 0511-5326501
Fax: 0511-5323441
Homepage: http://www.mh-hannover.de/gleichstellung.html
E-Mail: Miemetz.Baerbel@mh-hannover.de
oder: Wissenschaftliche Begleitung und Projektkoordination: Ursula Keiper
Tel.: 0511-5326502
E-Mail: Keiper.Ursula@mh-hannover.de

Mentoring-Projekt im Bereich Humanmedizin
Ulla Heilmeier
Frauen- und Gleichstellungsbüro
Georg-August-Universität Göttingen
Robert-Koch-Str. 40
37099 Göttingen
Tel.: 0551-39-8398 /-9785
Fax: 0551-39-9339
Homepage: http://www.frauenbuero.med.uni-goettingen.de
E-Mail: ulla.heilmeier@med.uni-goettingen.de/
frauenbuero@med.uni-goettingen.de

Mentorinnen-Netzwerk im Deutschen Ärztinnenbund e. V.
Prof. Dr. med. Marianne Schrader
Plastische Chirurgie
Universitätsklinikum Schleswig-Holstein
Campus Lübeck
Ratzeburger Allee 160
23538 Lübeck
Tel.: 0451-500-2062
Fax: 0451-500-2190
Homepage: http://www.aerztinnenbund.de
E-Mail: Marianne.schrader@medinf.mu-luebeck.de
oder: Dr. med. Esther Gärtner
Gustav-Müller-Str. 6
10829 Berlin
Tel.: 030-788948-86
Fax: 030-788949-38
E-Mail: esther_gaertner@gmx.de

Projekt Mentoring der Landesärztekammer Hessen
Im Vogelsgesang 3
60488 Frankfurt am Main
Tel.: 069-97672-142
Fax: 069-97672-224
Homepage: http://www.laekh.de
Dr. Susanne Köhler
E-Mail: susanne.koehler@laekh.de
oder: Dr. Susan Trittmacher
Vorsitzende des "Referats für Ärztinnen«
E-Mail: susan.trittmacher@laekh.de

TANDEMplus med
Projektleiterin: Dr. Carmen Leicht Scholten
Universitätsklinikum der RWTH Aachen
Pauwelsstr. 30
52074 Aachen
Tel.: 0241-80-80115
Fax: 0421-80-3380115
Homepage: www.tandemplus.de
E-Mail: tandem.med@rwth-aachen.de

Mentoringangebote im deutschsprachigen Ausland

ÖSTERREICH
Stabsstelle Gender Mainstreaming
Frauen.Netzwerk Medizin; Projektleiterin: Prof. Dr. Brigitte Litschauer
Medizinische Universität Wien
Spitalgasse 23
1090 Wien
Tel.:+43-14016011400
Homepage: http://www.meduniwien.ac.at
E-Mail: frauen_netzwerk@meduniwien.ac.at/brigitte.litschauer@meduniwien.ac.at

SCHWEIZ
Ressort Chancengleichheit
Projektleiterin: Christa Sonderegger
Universität Basel
Petersgraben 35
Postfach
4003 Basel
Tel.: +41-61-2671246
Homepage: http://www.zuv.unibas.ch/chancengleichheit/bund/modul2.html
E-Mail: Christa.Sonderegger@unibas.ch
Mentoring für Assistenz- und Oberärztinnen der Universitätskliniken Basel
Projektleiterin: Prof. Dr. med. Regine Landmann
E-Mail: regine.landmann@unibas.ch

Mentoring Medizin
Projektleiterin: Prof. Dr. med. Barbara Buddeberg-Fischer
Universitätsspital Zürich
Psychosoziale Medizin
Rämistr. 100
8091 Zürich
Tel.: +41-44-2555392
Fax: +41-44-2554384
E-Mail: barbara.buddeberg@usz.ch

Weitere Mentoring-Angebote in Österreich, in der Schweiz bzw. in den Niederlanden siehe auch unter: http://www.mentoring.unizh.ch sowie http://www.univie.ac.at/woman/links/mentoring.htm

Fachbereichsübergreifende Mentoring-Programme

Cornelia-Harte-Mentoring-Programm
Projektkoordinatorin: Nina Steinweg
Gleichstellungsbüro
Universität zu Köln
Eckertstraße 4
50931 Köln
Tel.: 0221-470-4830
Fax: 0221-470-5138
Homepage: http://www.uni-koeln.de/organe/gleichstellungsbeauftragte
E-Mail: gleichstellungsbeauftragte@uni-koeln.de

Förderprogramm Peer Mentoring
Prof. Dr. Ingrid Hotz-Davies
Gleichstellungsbüro
Universität Tübingen
Wilhelmstraße 26
72074 Tübingen
Tel.: 07071-29-74958
Fax: 07071-29-5084
Homepage: http://www.uni-tuebingen.de/uni/qbf
E-Mail: gleichstellungsbuero@uni-tuebingen.de

MentHo
Geschäftsstelle/Projektleitung: Prof. Dr. Ute Mackenstedt
Universität Hohenheim
Emil-Wolff-Str. 30
70593 Stuttgart
Tel.: 0711-459-3478
Fax: 0711-459-3720
Homepage: http://www.uni-hohenheim.de/mentho
E-Mail: mentho@uni-hohenheim.de

Mentoring3 – Mentoring-Programm für Doktorandinnen
Helga Rudack
Ruhr-Universität Bochum
NA 6/58 Nord
Universitätsstr. 150
44780 Bochum
Tel: 0234-32-23726
Homepage: http://www.mentoring-hoch3.de
E-Mail: mentoring3@rub.de

Mentoring für Frauen
Projektleiterin: Heike Surrey
Career Service
Universität Potsdam
Am Neuen Palais 10
Haus 1 Raum 1.02
14469 Potsdam
Tel.: 0331-977-1781
Fax: 0331-977-1179
Homepage: http://www.mentoring-brandenburg.de
E-Mail: surrey@rz.uni-potsdam.de

Mentoring in Wissenschaft und Forschung
Projektleitung: Christine Kurmeyer
Gleichstellungsbüro
Universität Hannover
Wilhelm-Busch Str.4
30167 Hannover
Tel.: 0511-762 40594058
Fax: 0511-7623564
Homepage: http://www.uni-hannover.de/gleichstellungsbuero
E-Mail: mentoring@gsb.uni-hannover.de/
christine.kurmeyer@gsb.uni-hannover.de

Mentoring – Weichenstellung für die Zukunft
Projektleiterin Mentoring: Dr. Christel Hornscheidt
Büro der Gleichstellungsbeauftragten der
Bergischen Universität Wuppertal
Gaußstraße 20
42097 Wuppertal
Tel.: 0202-439-2308 /-3090
Fax: 0202-439-3317
Homepage: http://www2.uni-wuppertal.de/einrichtungen/gleichstellung/
E-Mail: frauen@uni-wuppertal.de/hornstei@uni-wuppertal.de

Mentoring-Programm für Frauen in Wissenschaft und Forschung
Mentoring-Koordinationsstelle
Projektleiterin: Dr. Carmen Eccard Universität Stuttgart
Geschwister-Scholl-Str. 24 D
70174 Stuttgart
Tel.: 0711-121-4127
Fax: 0711-121-4173
Homepage: http://www.uni-stuttgart.de/mentoring
E-Mail: mentoring@uni-stuttgart.de

MUT – Mentoring und Training für Frauen
Dr. Dagmar Höppel (LaKoF)
Universität Freiburg
Werderring 8
79085 Freiburg
Tel.: 0761-203-8892
Fax: 0761-20388-93
Homepage: http://www.uni-heidelberg.de/organe/frb
E-Mail: Hoeppel@rumms.uni-mannheim.de
oder: Frauenbüro; Dr. Agnes Speck
Universität Heidelberg
Hauptstraße 126
69117 Heidelberg
Tel.: 06221-54-7657
Fax: 06221-54-7271
E-Mail: a65@urz.uni-heidelberg.de

PROFiL – Professionalisierung für Frauen in Forschung und Lehre: Mentoring,
Training, Networking hochschulübergreifendes Mentoring-Programm der Berliner
Universitäten; Wissenschaftliche Koordinatorin: Dr. Dorothea Jansen
Technische Universität Berlin, VP 31
Straße des 17. Juni 135
10623 Berlin
Tel.: 030-314-29304
Fax: 030-314-26959
Homepage: http://www.profil-programm.de
E-Mail: profil@tu-berlin.de

Student und Arbeitsmarkt – Mentoring-Programm
Mentoring-Programm; Projektkoordinatorin: Annette Tensil
Institut Student und Arbeitsmarkt an der Ludwig-Maximilians-
Universität München
Leopoldstr. 13
80802 München
Tel.: 089-2180-5215
Fax: 089-2180-6234
Homepage: http://www.lmu.de/conman/index.cfm?path=3749
E-Mail: mentoringprogramm@lmu.de

Thekla – Mentoring Berufsorientierung
Helga Rudack
Ruhr-Universität Bochum
NA 6/58 (Nord)
44780 Bochum
Tel.: 023432-23726
Fax: 023432-14756
Homepage: http://www.ruhr-uni-bochum.de/mentoring
E-Mail: thekla@ruhr-uni-bochum.de

Thüringer Koordinierungsstelle Naturwissenschaft und Technik
für Schülerinnen, Studentinnen und Absolventinnen
c/o Technische Universität Ilmenau
PF 100565
98684 Ilmenau
Tel.: 03677-694583
Fax: 03677-694371
Homepage: http://www.thueko.de
E-Mail: thueko@tu-ilmenau.de

Deutscher Bundesverband Coaching e. V.
Lyoner Strasse 15
60528 Frankfurt am Main
Tel.: 069-66366662
Homepage: http://www.dbvc.de
E-Mail: info@dbvc.de

mibeg – Kompetenz für Weiterbildung, Personalmanagement und Unternehmens-
beratung
mibeg-Institut Medizin
Sachsenring 37–39
50677 Köln
Tel.: 0221-336046-10
Fax: 0221-336046-66
Homepage: http://www.mibeg.de
E-Mail: medizin@mibeg.de

Zahlreiche Informationen zu Coaching (Definition, Coaching-Varianten, Literatur
und Tools etc.) können im Netz unter der Adresse: http://www.coaching-report.de
abgerufen werden.

Ärztliche Selbstverwaltung

Bundesärztekammer
Herbert-Lewin-Platz 1
10623 Berlin
Tel.: 030-400456-0
Fax: 030-400456-388
Homepage: http://www.bundesaerztekammer.de
E-Mail: info@baek.de

Landesärztekammer Baden-Württemberg
Jahnstr. 40
70597 Stuttgart
Tel.: 0711-769890
Fax: 0711-7698950
Homepage: http://www.laek-bw.de
E-Mail: info@laek-bw.de

Bayerische Landesärztekammer
Mühlbaurstr. 16
81677 München
Tel.: 089-41471
Fax: 089-4147280
Homepage: http://www.blaek.de
E-Mail: blaek@blaek.de

Ärztekammer Berlin
Friedrichstr. 16
10969 Berlin
Tel.: 030-408060
Fax: 030-408063499
Homepage: http://www.aekb.de
E-Mail: kammer@aekb.de

Landesärztekammer Brandenburg
Dreifertstr. 12
03044 Cottbus
Tel.: 0355-78010-0
Fax: 0355-78010-36
Homepage: http://www.laekb.de
E-Mail: post@laekb.de

Ärztekammer Bremen
Schwachhauser Heerstr. 30
28209 Bremen
Tel.: 0421-3404200
Fax: 0421-3404209
Homepage: http://www.aekhb.de
E-Mail: info@aekhb.de

Ärztekammer Hamburg
Humboldtstr. 56
22083 Hamburg
Tel.: 040-22802596
Fax: 040-2209980
Homepage: http://www.aerztekammer-hamburg.de
E-Mail: aekhh@aerztekammer-hamburg.de

Landesärztekammer Hessen
Im Vogelsgesang 3
60488 Frankfurt
Tel.: 069-976720
Fax: 069-97672128
Homepage: http://www.laekh.de
E-Mail: laek.hessen@laekh.de

Ärztekammer Mecklenburg-Vorpommern
August-Bebel-Str. 9a
18055 Rostock
Tel.: 0381-492800
Fax: 0381-4928080
Homepage: http://www.aek-mv.de
E-Mail: info@aek-mv.de

Ärztekammer Niedersachsen
Berliner Allee 20
30175 Hannover
Tel.: 0511-38002
Fax: 0511-3802240
Homepage: http://www.aekn.de
E-Mail: info@aekn.de

Ärztekammer Nordrhein
Tersteegenstr. 9
40474 Düsseldorf
Tel.: 0211-43020
Fax: 0211-4302200
Homepage: http://www.aekno.de
E-Mail: Aerztekammer@aekno.de

Landesärztekammer Rheinland-Pfalz
Deutschhausplatz 3
55116 Mainz
Tel.: 06131-288220
Fax: 06131-2882288
Homepage: http://www.laek-rlp.de
E-Mail: kammer@laek-rlp.de

Ärztekammer des Saarlandes
Faktoreistr. 4
66111 Saarbrücken
Tel.: 0681-40030
Fax: 0681-4003340
Homepage: http://www.aeksaar.de
E-Mail: info-aeks@aeksaar.de

Sächsische Landesärztekammer
Schützenhöhe 16
01099 Dresden
Tel.: 0351-82670
Fax: 0351-8267412
Homepage: http://www.slaek.de
E-Mail: dresden@slaek.de

Ärztekammer Sachsen-Anhalt
Doctor-Eisenbart-Ring 2
39120 Magdeburg
Tel.: 0391-60546
Fax: 0391-60547000
Homepage: http://www.aeksa.de
E-Mail: info@aeksa.de

Ärztekammer Schleswig-Holstein
Bismarckallee 8-12
23795 Bad Segeberg
Tel.: 04551-8030
Fax: 04551-803180
Homepage: http://www.aeksh.de
E-Mail: aerztekammer@aeksh.org

Landesärztekammer Thüringen
Im Semmicht 33
07751 Jena-Maua
Tel.: 03641-6140
Fax: 03641-614169
Homepage: http://www.laek-thueringen.de
E-Mail: verwaltung@laek-thueringen.de

Ärztekammer Westfalen-Lippe
Gartenstr. 210-214
48147 Münster
Tel.: 0251-9290
Fax: 0251-9292999
Homepage: http://www.aekwl.de
E-Mail: posteingang@aekwl.de

Ombudsstellen der Landesärztekammern (▶ http://www.bundesaerztekammer.de)

Berufsverbände und wissenschaftliche Fachgesellschaften

Arbeitsgemeinschaft der Wissenschaftlichen Medizinischen Fachgesellschaften
(AWMF)
(Zusammenschluss von 151 wissenschaftlichen Fachgesellschaften)
Geschäftsstelle
Heinrich-Heine-Universität
Gebäude 15.12
Moorenstr. 5
40225 Düsseldorf
Tel.: 0211-312828
Fax: 0211-316819
Homepage: http://www.awmf.org/http://www.awmf-online.de
E-Mail: office@awmf.org

Bundesärztekammer
Herbert-Lewin-Platz 1
10623 Berlin
Tel.: 030-400456-0
Fax: 030-400456-388
Homepage: http://www.bundesaerztekammer.de
E-Mail: info@baek.de

Bundesverband der Ärzte des öffentlichen Gesundheitsdienstes (BVÖGD)
Friedrichstr. 169-170
10117 Berlin
Tel.: 030-4081-40
Homepage: http://www.arzte-oegd.de

Deutscher Ärztinnenbund e. V.
Geschäftsstelle
Herbert-Lewin-Platz 1
10623 Berlin
Tel.: 030-400456-540
Fax: 030-400456-541
hompepage: http://www.aerztinnenbund.de
E-Mail: GSDAEB@aol.com
Das Junge Forum im Deutschen Ärztinnenbund e. V.
Dr. med. Esther Gaertner
Gustav-Müller-Str. 6
10829 Berlin

Gemeinschaft Fachärztlicher Berufsverbände (GFB)
(Zusammenschluss von 28 Fachärztlichen Berufsverbänden)
Dr. med. Andreas Rüggeberg
Zermatter Straße 21/23
28325 Bremen
Tel.: 0421-4098809
Fax.: 0421-429740
Homepage: http://www.gfb.dgn.de
E-Mail: dr.rueggeberg@t-online.de

Hartmann-Bund
Hauptgeschäftsführung
Schützenstr. 6a
10117 Berlin
Tel.: 030-2062080
Fax: 030-20620829
Homepage: http://www.hartmannbund.de
E-Mail: HB-Info@Hartmannbund.de

Kassenärztliche Bundesvereinigung
Herbert Lewin Platz 2
10623 Berlin
Tel.: 030-4005-0
Fax: 030-4005-160
Homepage: http://www.kbv.de
E-Mail: info@kbv.de

Marburger Bund
Hauptgeschäftsführung
Riehler Str. 6
50668 Köln
Tel.: 0221-973168-0
Fax: 0221-9731678
Homepage: http://www.marburger-bund.de
E-Mail: bundesverband@marburger-bund.de
oder: Hauptstadtbüro
Leiter: Athanasios Drougias
Robert-Koch-Platz 7
10115 Berlin
Tel.: 030-28096238
Fax: 030-28099523
E-Mail: hauptstadtbuero@marburger-bund.de

NAV-Virchow-Bund
Bundesgeschäftsstelle
Belfortstraße 9
50668 Köln
Tel.: 0221-973005-0
Fax: 0221-7391239
Homepage: http://www.nav-virchowbund.de
E-Mail: info@nav-virchowbund.de
oder: Geschäftsstelle Berlin
Chausseestraße 119 b
10115 Berlin
Tel.: 030-288774-0
Fax: 030-288774-15
E-Mail: info-berlin@nav-virchowbund.de

The Medical Women's International Association
Wilhelm-Brand-Str. 3
44141 Dortmund
Tel.: 0231- 94 32 771/772
Fax: 0231- 94 32 773ho
Homepage: http://www.mwia.net
E-Mail: secretariat@mwia.net

Berufliche Netzwerke

Wissenschaftliche Netzwerke

Center of Excellence Women and Science (CEWS)
Universität Bonn
Poppelsdorfer Allee 15
53115 Bonn
Tel.: 0228-73-4835
Fax: 0228-73-4840
Homepage: http://www.cews.org
E-Mail: cews-info@cews.uni-bonn.de

Deutscher Akademikerinnenbund e. V.
Geschäftsstelle
Breite Str. 6
23552 Lübeck
Tel.: 0451-3003-330
Fax: 0451-3003-331
Homepage: http://www.dab-ev.org
E-Mail: dab@iz-luebeck.de

Deutscher Hochschullehrerinnenbund
Geschäftsstelle
c/o Prof. Dr. Dorothea Beutling
Freie Universität Berlin
Institut für Fleischhygiene und -technologie
Philippstr. 13
10115 Berlin
Tel.: 030-2093-6730 /-6352
Fax: 030-2093-6017
Homepage: http://www.deutscherhochschullehrerinnenbund.de
E-Mail: webmaster@deutscherhochschullehrerinnenbund.de

European Medical Students' Association (EMSA)
Permanent Office
c/o CPME Standing Committe of European Doctors
Rue de la Science 41
1040 Brussels
Tel.: +32-27380316
Homepage: http://www.emsa-europe.org
E-Mail: cpme-pwg.lo@emsa-europe.org

European Platform of Women Scientists (EPWS)
Project Coordination Manager: Dorotheé Kreuzer
c/o Helmholtz Association of National Research Centres
Rue du Trone 98
1050 Brussels
Tel.: +32-2-5000 977
Fax: +32-2-5000 980
Homepage: http://www.epws.org
E-Mail: dorothee.kreuzer@helmholtz.de

Frauennetzwerk für Führung und Forschung in der Medizin e. V.
Homepage: http://www.medf3.uni-goettingen.de
E-Mail: medf3@med.uni-goettingen.de

Gesellschaft deutscher Akademikerinnen (GdA)
Geschäftsstelle
Dr. Ingeborg Aumüller
Pfauengasse 10
93047 Regensburg
Tel.: 0941-55922
Fax: 0941-563417
Homepage: http://www.gesellschaft-deutscher-akademikerinnen.de
E-Mail: info@gesellschaft-deutscher-akademikerinnen.de

International Federation of Medical Students' Association (IFMSA, France)
c/o WMA
General Secretariat
BP 63
01212 Ferney-Voltaire CEDEX
Fax: +33-450-405937
Homepage: http://www.ifmsa.org
E-Mail: gs@ifmsa.org

International Federation of University Women (IFUW, Switzerland)
Rue de l'Ancien-Port
CH-1201 Geneva
Tel.: +4122-7312380
Fax: +4122-7380440
Homepage: http://www.ifuw.org
E-Mail: info@ifuw.org

Kompetenzzentrum Frauen in Informationsgesellschaft und Technologie
Fachhochschule Bielefeld
Geschäftsführung
Dipl.-Soz. Barbara Schwarze
Wilhelm-Bertelsmann-Straße 10
33602 Bielefeld
Tel.: 0521-1067323
Fax: 0521-1067171
Homepage: http://www.kompetenzz.de
Die Homepage des Kompetenzzentrums der FH Bielefeld enthält umfassende
Informationen zu Frauennetzwerken (KompetenzDatenbank, Expertinnen-Daten-
bank, Frauennetze: Karriere und Beruf).
E-Mail: info@kompetenzz.de

University Women of Europe (UWE, Belgium)
Avenue de Thiervaux 99
B-4802 Heusy
Tel./Fax: +32-87231323
Homepage: http://www.ifuw.org/uwe/
E-Mail: Karine.Henrotte@skynet.be

Außeruniversitäre Netzwerke

Bundesvereinigung zur beruflichen Förderung von Frauen in Deutschland e. V.
Homepage: http://www.vbff-bund.de
E-Mail: info@vbff-bund.de

bundesweite gründerinnenagentur (bga)
Homepage: http://www.gruenderinnenagentur.de
E-Mail: bga@gruenderinnenagentur.de

Europäische Akademie für Frauen in Politik und Wirtschaft Berlin e. V. (EAF)
Homepage: http://www.eaf-berlin.de
E-Mail: info@eaf-berlin.de

Frauen machen Karriere
Homepage: http://www.frauenmachenkarriere.de
E-Mail: frauenmachenkarriere@bmfsfj.bund.de

Die Niederlassung

Zu gesetzlichen Grundlagen und Qualitätsmanagement in Praxen: vgl. Informationen der Kassenärztlichen Bundesvereinigung http://www.kbv.de/themen/qualitaetsmanagement.html sowie http://www.q-m-a.de (Adresse siehe unter Berufsverbände und wissenschaftliche Fachgesellschaften)

Ärztliches Zentrum für Qualität in der Medizin (ÄZQ)
Wegelystr. 3
Herbert-Lewin-Platz
10623 Berlin
Tel.: 030-4005-2501/-2504
Fax: 030-4005-2555
Homepage: http://www.azq.de
E-Mail: E-Mail@azq.de

Informationen vom Praxisstart bis zur Praxisabgabe: vgl. Marburger Bund e. V. (Adresse siehe unter Berufsverbände und wissenschaftliche Fachgesellschaften)

Informationen zur Rechtsberatung, Musterverträgen, Praxisbörsen usw.: vgl. NAV-Virchow-Bund (Adresse siehe unter Berufsverbände und wissenschaftliche Fachgesellschaften)

Weiterführende Literatur zu relevanten Themen rund um die Niederlassung. (▶ unter S. 328)

Arbeitsmöglichkeiten im Ausland

Arbeitskreis »Lernen und Helfen in Übersee« e. V.
Geschäftsstelle
Thomas-Mann-Straße 52
53111 Bonn
Tel.: 0228-9089910
Fax: 0228-9089911
Homepage: www.entwicklungsdienst.de
E-Mail: aklhue@entwicklungsdienst.de

DAAD (siehe unter: Fördereinrichtungen des Bundes und der Wirtschaft)
Zentralstelle für Arbeitsvermittlung der Bundesagentur für Arbeit
53107 Bonn
Tel.: 0228-713-0
Fax: 0228-713-270-1111
Homepage: http://www.bundesagentur.de
E-Mail: Bonn-ZAV@arbeitsagentur.de

Europa- und Auslands-Hotline: 0180-5222023
E-Mail: InfoHotline-Ausland@arbeitsagentur.de

Ärzte für die Dritte Welt e. V.
Elsheimerstr. 9
60322 Frankfurt am Main
Tel.: 069-7079970
Fax: 069-70799720
Homepage: http://web.uni-frankfurt.de/Aerzte-3Welt/
E-Mail: aerzte3welt@aerzte3welt.de

Ärzte ohne Grenzen
Hauptgeschäftsstelle
Am Köllnischen Park 1
10179 Berlin
Tel.: 030-22337700
Fax: 030-22337788
Homepage: http://www.aerzte-ohne-grenzen.de
E-Mail: office@berlin.msf.org

Arbeitsgemeinschaft für Entwicklungshilfe e. V. (AGEH)
Ripuarenstr. 8
50679 Köln
Tel.: 0221-8896-0
Fax: 0221-8896-100
Homepage: http://www.ageh.de
E-Mail: infoline@ageh.org

Centrum für internationale Migration und Entwicklung (CIM)
Mendelssohnstr. 75-77
60325 Frankfurt am Main
Tel.: 069-719121-0
Fax: 069-719121-19
Homepage: http://www.cimffm.de
E-Mail: cim@gtz.de

Christliche Fachkräfte International (CFI)
Wächterstraße 3
70182 Stuttgart
Tel.: 0711-21066-0
Fax: 0711-21066-33
Homepage: http://www.ead.de/werke/werke_cfi.htm
E-Mail: cfi-stuttgart@t-online.de

Deutscher Entwicklungsdienst (DED)
DED-Zentrale in Bonn
Tulpenfeld 7
53113 Bonn
Tel.: 0228-2434-0
Fax: 0228-2434-111
Homepage: http://www.ded.de
E-Mail: poststelle@ded.de

Deutscher Famulantenaustausch e. V. (DFA)
Godesberger Allee 54
53175 Bonn
Tel.: 0228-375340
Fax: 0228-375342 + 8104155
Homepage: http://www.dfa-germany.de
E-Mail: dfa.bonn@t-online.de
bzw.: Campus Benjamin-Franklin
Deutscher Famulantenaustausch
Hindenburgdamm 30
12200 Berlin
Tel.: 030-8445-3424
oder: Campus Mitte
Deutscher Famulantenaustausch
Fachschaftsgebäude
Philippstr. 12
10117 Berlin
Tel.: 030-450-576-469

Deutsche Gesellschaft für Technische Zusammenarbeit (GTZ)
Dag-Hammarskjöld-Weg 1-5
65760 Eschborn
Tel.: 06196-79-0
Fax: 06196-79-1115
Homepage: http://www.gtz.de
E-Mail: info@gtz.de
oder: Büro Berlin
Reichpietschufer 20
10785 Berlin
Tel.: 030-72614-0
Fax: 030-72614-130
E-Mail: gtz-berlin@gtz.de

Deutsches Rotes Kreuz (DRK)
DRK Generalsekretariat
Carstennstr. 58
12205 Berlin
Tel.: 030-85404-0
Fax: 030-85404-450
Homepage: http://www.drk.de
E-Mail: drk@drk.de

Evangelischer Entwicklungsdienst e. V. (EED)
Ulrich-von Hassell-Str. 76
53123 Bonn
Tel.: 0228-8101-0
Fax: 0228-8101-160
Homepage: http://www.eed.de
E-Mail: eed@eed.de
oder: Dr. Jürgen Hambrink
EED-Büro in Berlin
Charlottenstr. 53-54
10117 Berlin
Tel.: 030-20355307
Fax: 030-20355100
Homepage: http://www.gkke.org
E-Mail: j.hambrink@gkke.org

Internationale Ärzte für die Verhütung des Atomkrieges. Ärzte in sozialer Verant-
wortung e. V. (IPPNW)
Körtestr. 10
10967 Berlin
Tel.: 030-698074-17
Fax: 030-6938166
Homepage: http://www.ippnw.de
E-Mail: gorges@ippnw.de

InWent – Internationale Weiterbildung und Entwicklung gGmbH
Tulpenfeld 5
53113 Bonn
Tel.: 0228-2434-5
Fax: 0228-2434-766
Homepage: http://www.inwent.org

Johanniterorden
Johanniter-Ordenszentrum
Finckensteinallee 111
12205 Berlin
Tel.: 030-2309970-0
Fax: 030-2309970-249
Homepage: http://www.johanniter.de
E-Mail: info@johanniter.de

Malteser Hilfsdienst e. V.
Dr. Claudia Kaminski
Kalker Hauptstraße 22-24
51103 Köln
Tel.: 0221-9822-125
Fax: 0221-9822-119
Homepage: http://www.malteser.de
E-Mail: claudia.kaminski@maltanet.de
oder: Malteser International
Kalker Hauptstraße 22 - 24
51103 Köln
Tel.: 0221-9822151
Fax: 0221-9822179
Homepage: http://www.malteser.de/61.Malteser_International/default.htm

medico international e. V.
Burgstraße 106
60389 Frankfurt am Main
Tel.: 069-944380
Fax: 069-436002
Homepage: http://www.medico-international.de
E-Mail: info@medico.de

medica mondiale e. V.
Hülchrather Str. 4
50670 Köln
Tel.: 0221-9318980
Fax: 0221-9318981
Homepage: http://www.medicamondiale.org
E-Mail: info@medicamondiale.org

World Health Organization (WHO)
WHO Headquarters
Avenue Appia 20
1211 Geneva 27
Tel.: + 4122-7912111
Fax: + 4122-7913111
Homepage: http://www.who.int/en
E-Mail: info@who.int

Kinderbetreuung

Au-pair Society e. V. – Bundesverband der Au-pair Vermittler, Gastfamilie
und Au-pairs
Ansprechpartnerin NORD: Frau Greis
Bürgermeister-Hasberg-Str. 41
25767 Bunsoh
Tel.: 04835-972792
Fax: 04835-972791
Homepage: http://www.au-pair-society.org
E-Mail: info.nord@au-pair-society.org

Ansprechpartnerin MITTE: Frau Welzel
Neuenaher Str. 12
53501 Grafschaft-Gelsdorf
Tel.: 02225-836791
E-Mail: info.mitte@au-pair-society.org

Ansprechpartnerin SÜD: Frau Brunner
Drachenseestr. 13
81371 München
Tel.: 089-76729510
Fax: 089-76729511
E-Mail: info.sued@au-pair-society.org

Bundesarbeitsgemeinschaft Elterninitiativen e. V. (BAGE)
Geschäftsstelle München
Einsteinstr. 111
81675 München
Tel.: 089-4706503
Fax: 089-41902838
Homepage: http://www.bage.de
E-Mail: bage.mitarbeit@t-online.de

pme Familienservice GmbH
Flottwellstr. 4-5
10785 Berlin
Tel.: 030-2693710
Fax: 030-26937121
Homepage: http://www.familienservice.de
E-Mail: berlin@familienservice.de

Tagesmütter – Bundesverband für Kinderbetreuung in Tagespflege e. V.
Geschäftsstelle
Moerserstr. 25
47798 Krefeld
Tel.: 02151-1541590
Fax: 02151-1541591
Homepage: http://www.tagesmuetter-bundesverband.de
E-Mail: tagesmuetterbv@t-online.de

Verband alleinerziehender Mütter und Väter Bundesverband e. V. (VAMV)
Hasenheide 70
10967 Berlin
Tel.: 030-695978-6
Fax: 030-695978-77
Homepage: http://www.vamv.de
E-Mail: kontakt@vamv-bundesverband.de

Verband berufstätiger Mütter e. V. (VBM)
Bundesgeschäftsstelle
Postfach 290426
50525 Köln
Tel.: 0221-326579
Fax: 01212-5678/-03841
Homepage: http://www.berufstaetige-muetter.de
E-Mail: info@berufstaetige-muetter.de

Frauengesundheit

Arbeitskreis Frauengesundheit in Medizin, Psychotherapie
und Gesellschaft e. V. (AKF)
AKF-Geschäftsstelle
Sigmaringer Str. 1
10713 Berlin
Tel.: 030-86393316
Fax: 030-86393473
Homepage: http://www.akf-info.de
E-Mail: buero@akf-info.de

Bundesverband der Frauengesundheitszentren
(Bundesweite Vereinigung von 16 Frauengesundheitszentren)
Goetheallee 9
37073 Göttingen
Tel.: 0551-487025
Fax: 0551-5217638
Homepage: http://www.frauengesundheitszentren.de
E-Mail: bv@frauengesundheitszentren.de

European Institute of Women's Health (EIWH)
Pearse Str. 33
Dublin 2
Ireland
Tel.: +353-16715691
Fax: +353-16715662
Homepage: http://www.eurohealth.ie
E-Mail: info@eurohealth.ie

International Women's Health Coalition (IWHC, USA)
333 Seventh Avenue, 6th floor
New York, NY 10001
Tel.: +212-979-8500
Fax: +212-979-9009
Homepage: http://www.iwhc.org
E-Mail: info@iwhc.org

Women's Health Coalition e. V.
Heidelberger Landstraße 22
64297 Darmstadt
Tel.: 06151-601411
Fax: 06151-953339
Homepage: http://www.w-h-c.de
E-Mail: whc_nassde@yahoo.de

Zentrum für Geschlechterforschung in der Medizin (GiM)
Charité – Universitätsmedizin Berlin
Geschäftsstelle
Luisenstr. 65
10117 Berlin
Tel.: 030-450-539109
Fax: 030-450-539989
Homepage: http://www.charite.de/gender
E-Mail: gim-office@charite.de
Ansprechpartnerin: Dr. Judith Fuchs
Tel.: 030-450-539089
E-Mail: fuchs@charite.de

Wiedereinstieg in den ärztlichen Beruf

Ärztekammer Westfalen Lippe
Gartenstraße 210-214
48147 Münster
Tel.: 0251-929-0
Fax: 0251-929-2999
Homepage: http://www.aekwl.de/public/index.html
E-Mail: posteingang@aekwl.de

Auch andere deutsche Landesärztekammern bieten z. T. Seminare für den Wiedereinstieg in den Beruf an.
Kaiserin-Friedrich-Stiftung
für das ärztliche Fortbildungswesen
Robert-Koch-Platz 7
10115 Berlin
Tel.: 030-308 88 920
Fax: 030-308 88 926
Homepage: http://www.kaiserin-friedrich-stiftung.de
E-Mail: kfs@kaiserin-friedrich-stiftung.de

Weiterführende Literaturhinweise

Arbeiten in der Niederlassung

Amon U (Hrsg) (2004) Qualitätsmanagement in der Arztpraxis. Patientenbindung, Praxisorganisation, Fehlervermeidung. 2.vollst. überarb. akt. Aufl. Springer, Heidelberg

Schüller AM von, Dumont M (2003) Die erfolgreiche Arztpraxis. Springer, Berlin
Fahlbusch R, Kirschner G (Hrsg) (2005) Arzt und Niederlassung. Praxisübernahme, Neugründung, Kooperationen richtig durchführen. Deutscher Ärzte-Verlag, Köln
Fahlbusch R, Kirschner G, Wigge P (Hrsg) (2005) Arzt und Praxisabgabe. Planen, entscheiden, durchführen. Deutscher Ärzte-Verlag, Köln
Gerlach FM (2001) Qualitätsförderung in Praxis und Klinik – eine Chance für die Medizin. Thieme, Stuttgart New York
Thill K-D (2002) Professionelles Management. Von der Arztpraxis zum Dienstleistungsunternehmen in 21 Schritten. Deutscher Ärzte-Verlag, Köln
Welling H (2005) Das Handbuch für den Praxiserfolg. Praxismarketing und Praxisorganisation für niedergelassene Ärzte. 3. überarb. Aufl. Thieme, Stuttgart

Arbeiten und Weiterbilden im Ausland

Bornschein T, Thomas M (2004) Leben und Arbeiten im Ausland. Interna Aktuell, Bonn
Gödde D, Sellmann T, O‹Connell C (Hrsg) (2005) Medizin im Ausland. Survival Guide für Famulatur und Praktikum. Springer, Heidelberg
Gundlach D (2002) Jobben weltweit. Arbeiten & Helfen. Reihe Jobs und Praktika. Interconnections Verlag, Freiburg
Rieder J (2003) Jobs im Ausland. Der erfolgreiche Weg zu neuen Erfahrungen im Beruf. Compact Verlag, München
Schulze M, Winter S (2003). Berufschancen im Ausland. Falken, Niedernhausen
Winistörfer N (2003). Ab ins Ausland. Beobachter-Buchverlag, Zürich
Zentralstelle für Arbeitsvermittlung der Bundesagentur für Arbeit (Hrsg) (2004) Ärztinnen und Ärzte. Facharztmangel droht. Arbeitsmarkt-Information für qualifizierte Fach- und Führungskräfte. Bonn

Coaching

Asgodom, Sabine/Bornhäußer, Andreas/Detroy, Erich-Norbert/Scherer, Hermann (2001). Von den Besten profitieren. Erfolgswissen von 12 bekannten Management-Trainern. Gabal, Offenbach
Rauen, Christopher (Hg.) (2005). Handbuch Coaching. Serie Innnovatives Management. 3. überarb. Aufl. Hogrefe, Göttingen

Weitere Literatur findet sich auf folgenden Homepages:
http://www.dbvc.de sowie http://www.coaching-literatur.de

Mentoring

Dolff M, Hansen K (2002) Mentoring: Internationale Erfahrungen und aktuelle Ansätze in der Praxis. im Auftrag des Ministeriums für Frauen, Jugend, Familie und Gesundheit des Landes Nordrhein-Westfalen. Düsseldorf
Fey G (2005) Kontakte knüpfen und beruflich nutzen. Erfolgreiches Netzwerken. Walhalla Fachverlag, Regensburg
Haasen N (2001) Mentoring. Persönliche Karriereförderung als Erfolgskonzept. Heyne, München

Heinze C (2002) Frauen auf Erfolgskurs mit Mentoring. So kommen Sie weiter. Herder, Freiburg

Löther A (Hrsg) (2003) Mentoring-Programme für Frauen in der Wissenschaft. CEWS Beiträge. Frauen in Wissenschaft und Forschung. Kleine, Bielefeld

Michel-Alder E (2004) Wissenschaftliche Nachwuchsförderung mittels Mentoring. Wegbeschreibungen fürs Wandern durch die Mentoringlandschaft. UniFrauenstelle – Gleichstellung von Frau und Mann. Zürich

Nöbauer H, Genetti E, Schlögl W (Hrsg) (2005) Mentoring für Wissenschaftlerinnen. Im Spannungsfeld universitärer Kultur- und Strukturveränderung. Materialien zur Förderung von Frauen in der Wissenschaft. Band 20. Vol. 20. Verlag Österreich, Wien

Scheler U (2003) Erfolgsfaktor Networking. Mit Beziehungsintelligenz die richtigen Kontakte knüpfen, pflegen, nutzen. Piper, Frankfurt/M

Wiedereinstieg in den Beruf

Ehrhardt U, Johnen W (1998) Frauen steigen wieder ein. Das Programm für den neuen Start in den Beruf. Fischer, Frankfurt/M

Ewald C (2004) Das Bewerbungsbuch für Frauen. Humboldt, Baden-Baden

Homburg E (2005) Zurück in den Job. So meistern Mütter ihr berufliches Comeback. Redline Wirtschaftsverlag, Baden-Baden

Schnierda U, Püttjer C (2001) Wiedereinstieg für Frauen. Optimale Bewerbungsstrategien nach der Familienpause. Campus, Baden-Baden

Vollmer M (1998) Zurück in den Beruf. Walhalla und Praetoria, Regensburg

Sachverzeichnis

Gesundheitsförderung,
  betriebliche 169
Gesundheitsforschung,
  frauenspezifische,
  Herz-Kreislauf-
  Erkrankungen 120
Gesundheitsmanagement
  172
Gesundheitsratgeber
  17–21
Gesundheitsreformgesetz
  169
Gesundheitssystem
– Sparzwänge 150
– Umbrüche 150
gewerkschaftsnahe
  Förderinstitutionen,
  Kontaktadressen
  298–300
Gewinnerin, Konkurrenz
  96
von Gizycki, Lily 11
Gleichstellungsbeauf-
  tragte 98
– an Universitätskliniken,
  Coaching-Angebote
  263
Goudstikker, Sophia 11
Gruppen-Mentoring
  257–259
– ▶ Mentoring
– Erfahrungen in Zürich,
  von Mentees 257
– – von Mentees 258
– – von Mentorinnen
  258–259
gutachterlich ausgerich-
  tete ärztliche Berufs-
  felder 168

H

Haarer, Johanna 28
Habilitation 21, 111,
  220–222, 225–226
– Etikettenschwindel
  225
– Gespräch mit der
  Berufungskommission
  227–230
– Karriereplanung 226
– kumulative 225
– Lehrbefähigung 225
– Peer-review-Prozesse
  225
– Probevortrag 227–230
Hacker, Agnes 17
Hals-Nasen-Ohren-Heil-
  kunde, Weiterbildung
  211
Hamsterrad, wissenschaft-
  liche Karriere 233
Handlungsmuster, sub-
  jektive 109
Handlungsspielraum
– AiP 45
– am Arbeitsplatz 45
Hartmannbund,
  Coaching-Angebote
  263
Hausärzte, niedergelas-
  sene 150
Hausfrau 62
Haushalt, Unterstüt-
  zung, professionelle
  291–292
Heim-Vögtlin, Marie 103
Helferinnen, Verant-
  wortung, abgestufte
  245

Henne-Bruns, Doris
  112–117
Herz-Kreislauf-Erkrankun-
  gen, frauenspezifische
  Gesundheitsforschung
  120
Heusler-Edenhuizen,
  Hermine 10
Hierarchien/hierarchische
  Strukturen
– Ausgeliefert-Sein 191
– drei Säulen 84
– männliche Strukturen
  84–85
– starre, Klinik 149
Hilfe zur Selbsthilfe 80
Hilfswerk, Mutter und
  Kind 29
Hirsch, Rahel 21–23
Hirschfeld, Henriette
  103
Hochbegabtenförderung
  123
Hochschulkarrieren,
  Kooperationsbe-
  ziehungen 251
Honorarverteilungsmaß-
  stab, Ärztinnengremien
  276

I

Immatrikulationsrecht 13
Impact-Faktor (IF)
– Schwächen, objektivier-
  bare 224
– wissenschaftliche
  Karriere 223–225
Industrialisierung 11

technische Geräte, Praxisgründung 244
Thimm, Lea 28
Tiburtius, Franziska 10,
15–16, 103
Titelführung, Historie 15
Tochter, Wertvorstellun-
gen, gesellschaftliche
293
Traditionalisierungs-
effekte, Familienstruk-
turen 53
Turnau, Laura 24

U

Übernahme, Praxis 242
Ungerechtigkeiten 9
Universität
– Berufskarrieren 111–
127
– Kinderbetreuungsan-
gebote, unzureichende
235
– Laufbahngestaltung,
berufliche 127
– Mentoring-Programme
260
Universitätsstudium in der
Schweiz 13
Unterstützung, professio-
nelle
– Haushalt 291–292
– Kinderbetreuung
291–292

V

Vaerting, Mathilde 21
Veränderungsdruck 89
Verband/Verbände
– Ärztinnen und Ärzte
273–274
– ärztliche, freie 274
– – gebietsunabhängige
274
– Deutscher Betriebs-
und Werksärzte e.V.
(VDBW) 274
Verein sozialistischer Ärzte
(VSÄ) 24
Vereinbarkeitsbedingun-
gen/-ziele
– von Beruf und Familie
38, 147
– Karriere 38
Verhaltensklugheit in
kritischen Situationen
90
Verliererin, Konkurrenz
96
Versicherungen, Praxis-
gründung 243
Versorgung, integrierte,
Niederlassung 242
Versorgungseinrichtun-
gen, fachübergreifende
149–150
Vertragsärztinnen und
-ärzte, Medizinische
Versorgungszentren
150
Vertragsarztänderungs-
gesetz (VÄG) 150
Vertragsdauer 83
Visionen, Karriere 100

Volkswagen-Stiftung,
Drittmittelgeber 231
Vollzeit-Berufstätige
– Berufserfolg 51
– Elternschaft 51
– Selbstvertrauen, beruf-
liches 47
Vorbilder 102
Vorgesetztenerwartun-
gen 53
Vortrag, universitäts-
öffentlicher, Berufungs-
verfahren 228–229
Vorurteile, karriererele-
vante Qualifikationen
65

W

W2-/W3-Professuren
111
WB-Richtlinien, Weiter-
bildungsbuch (log-
book) 203
Weiblichkeit
– und Fachlichkeit 94
– Führungspositionen
94
– Ideal, traditionelles 76
– und Karriere 64–68
– Konkurrenz 94
Weihrauch, Birgit 181–
188
Weimarer Reichsverfas-
sung 21
Weiterbildung
– ▶ Zusatz-Weiter-
bildungen
– Abschluss 214